# 脂肪的真相

## THE BIG FAT SURPRISE
### Why Butter, Meat & Cheese Belong in a Healthy Diet

〔美〕妮娜·泰肖尔兹 —————— 著
Nina Teicholz

王薇 ————————————— 译

商务印书馆
The Commercial Press
创于1897

Nina Teicholz

**THE BIG FAT SURPRISE:**

**WHY BUTTER, MEAT & CHEESE BELONG IN A HEALTHY DIET**

© 2014 Nina Teicholz

据 Simon & Schuster Paperbacks 出版社 2014 年英文版译出

献给格雷戈里

目
录

# 序

看到妮娜·泰肖尔兹的《脂肪的真相》中文版要正式出版，我由衷地感到激动和欣慰。

《脂肪的真相》是对我个人影响最深的书之一，它彻底颠覆了过去几十年我对健康饮食的认知，也曾帮我在不到半年的时间里，成功减掉20多公斤的体重。

在我看来，《脂肪的真相》的出版在营养学历史上具有划时代的意义。

作者妮娜·泰肖尔兹，是一名著名的调查记者，她曾经和大多数人一样，认真遵守政府颁布的饮食金字塔，践行严格的低脂饮食，将谷物、蔬菜、植物油当作最理想的健康食物，尽量避免摄入脂肪。直到有一天，她开始为一些美食餐厅撰写评论。为了工作，每天都要吃下大量黄油、牛排等"不健康"的食物。原本她很担心这样的摄入大量脂肪的饮食会让自己变胖，甚至导致可怕的心脑血管疾病。但一段时间后，她发现自己不仅没有变胖，反而瘦了超过10磅（4.54公斤），而且胆固醇很正常。这些现象，都和她过去学过的营养知识截然相反，于是决定找出相关论文研究到底是什么原因造成这一结果。这一查，花了她整整九年时间，还挖出了美国营养学界的"权力与游戏"。

在我们每个人的成长过程中，都会不断地听到身边的人说：健康饮食就要少吃油腻；肥肉吃多了会长胖，甚至还会得心脑血管疾病；一天最多只能吃两颗鸡蛋，否则胆固醇会上升……这些一直以来被大家认为是"常识"的理论，其实都来自于"低脂饮食"这一概念。

低脂饮食源于20世纪中期。以安塞尔·季斯为首，提倡"少吃脂肪、多吃谷物"的低脂派通过买通总统私人医生、拉拢大型研究机构、消除反对声浪等手段在20世纪50年代的营养学界站稳了脚跟，让美国人相信脂肪是恐怖的，而糖反而对身体没有危害。一旦一种理论已经成型，支持这种理论的研究论文会大量涌现，反对方则很难获得研究资金，这种研究偏误恰恰发生在1950—2000年间的美国营养学界。

自此，低脂饮食被推广向全美国乃至全世界。人们开始对脂肪，特别是富含饱和脂肪的动物脂肪避之唯恐不及。而为了代替传统饮食中的动物脂肪，人们发明了氢化植物油，不完全氢化产生的反式脂肪——导致心脑血管疾病的真凶——开始在人们日常的食物中被大范围使用。正如本书所阐述的，自20世纪80年代起，美国人的健康状况不仅没有得到任何改善，反而其国民肥胖率从15%增加到了35%，心脑血管疾病的发病率也爆发性增长。

2014年5月，《脂肪的真相》在美国出版，为流行了几十年的低脂饮食正式敲响了丧钟。2014年6月23日，《脂肪的真相》出版一个多月后，美国《时代》杂志封面文章以"吃黄油"为主题，讲述多年来黄油、脂肪被严重误解的历史，并呼吁美国人把这个曾被唾弃的美味，重新唤回餐桌；2015年，《美国居民膳食指南》正式取消了胆固醇摄入量的限制；2016年，《美国医学协会杂志》揭发1967年美国三位哈佛科学家曾收受五万美金贿赂，将心脏病的成因从糖导向脂肪；2017年欧洲黄油卖空，黄油的价格在两年内涨幅超过 200%；2018 年和 2019 年，美国全食超市（Whole Food Market）连续两年都将"脂肪回归"纳入十大饮食趋势当中……

越来越多的人开始意识到，脂肪其实并不是肥胖、心脏病的罪魁祸首，而是维持身体健康的必要营养素。

读过《脂肪的真相》，相信你会对营养学史有一个全新的认识和理解。你会知道"传统营养学"的很多理论其实都基于非常薄弱的科学证据，大多只能给出相关性而缺乏因果关系的结论，并没有可以进一步佐证的临床试验；你还会知道，营养学其实是一门历史相当短暂的学问，很多被大众熟知的"常识"，从严谨的科学角度来看，其实还只处在假说的阶段；那些以科学研究为己任的专家学者甚至会为了获得研究经费——可能来自各种利益集团——而背叛自己的科学信仰。

本书的珍贵之处在于，作者妮娜·泰肖尔兹不属于任何一个学术派系，也不需要从食品厂商或政府手中获得研究经费，而是以一个中立客观的科学调查记者的身份去探究营养学历史上的众多科学研究和公共政策出台背后的真相。这一独特的视角，也让我们能够更好地跟随她的讲述，全面地了解大众饮食观念变革历史背后，来自政府机构、商业组织以及各路专家学者等多种力量的博弈。

商务印书馆将《脂肪的真相》一书引进翻译出版，对推动国内大众饮食理念的进步，是极其有意义的一件事情。我在此将本书诚意推荐给你，相信读完这本书之后，你对营养学和健康饮食的理解将会被彻底颠覆。

是时候为脂肪正名了。

程鹏
野兽生活创始人
2019 年 3 月

# 引言

从那天起我不再为摄入脂肪而担心，我一直记得那一天。那是远在我为了撰写本书而开始审视成千上万的科学研究和进行数以百计的访问之前的事情。像大部分的美国人一样，我一直遵循着美国农业部提出的关于食物金字塔的低脂膳食建议。20 世纪 90 年代，随着地中海式膳食概念的引进，我在饮食中加入橄榄油，多吃鱼，同时减少红肉的摄入。我深信遵循这些指南，可以保证我的心脏健康、腰围紧致。毕竟这么多年我们一直被告知，最佳的饮食结构应该以瘦肉、水果、蔬菜和谷物为主，而且最健康的脂肪来自于植物油。避免食用动物性食品中的饱和脂肪，这似乎是最明显的可以衡量一个人健康状况的标准。

2000 年左右，我搬到了纽约，开始为一份小报撰写餐厅评论专栏。这份工作没有预算支付用餐费，所以通常厨师决定给我什么我就吃什么。忽然之间，我开始大快朵颐那些以前绝对不会入口的食物：肉酱、以任何能想象出来的方式烹饪的牛肉、奶油沙司、奶油汤、鹅肝酱——全都是我以前避之不及的食物。

这些菜肴成分复杂，口感极佳。我尽情地吃，但是，奇怪的是，我发现自己的体重却在减轻。事实上，多年来我都很难减重，这次却很快减掉了十磅。而且我的医生告诉我，我的胆固醇指数良好。

要不是《美食家》杂志的编辑请我写一篇关于反式脂肪的故事，我可能不会再多想这件事。那时候人们对反式脂肪知道得还不多，它也并没有像今天这样臭名昭著。我的文章受到了很大的关注，并有出版社向我约稿出书。

但是，随着研究深入，我确信整个事件远比反式脂肪更庞大、更复杂。反式脂肪似乎只是近来我们国家健康问题的替罪羊。

在过去的 60 年，我们的健康部门一直沉迷于提供关于脂肪的饮食推荐。但是，研究愈深入，我愈发地意识到所有关于脂肪的饮食推荐不是偏离轨道一点，而是完全错误的。经过仔细地审视，我发现今天我们对于脂肪的普遍认识，尤其是关于饱和脂肪的，几乎没有准确的。

九年来我一直执着于找出真相。我阅读了大量的论文，参加会议，学习复杂的营养科学，几乎采访了美国所有健在的营养专家以及多位国外专家，有的甚至多次访问。为了了解行业巨头对营养科学的影响，我还采访了好几十位食品公司的高管。采访结果是令人吃惊的。

人们一般认为受利益驱使的食品产业一定是我们所有饮食问题的根源所在，为了他们自己的目的，食品公司会误导一些营养建议，为此他们应该负一定的责任。的确如此，他们可不是天使。事实上，关于植物油的宣传，包括反式脂肪，一定程度上都是食品公司为了保护自己产业至关重要的成分而采取的遏制科学的手段。

2　　但是我发现，从总体上看，食品科学的错误不能主要归罪于大型食品企业的不法利益。相反，我们饮食建议的来源在某些方面更加令人不安。这些建议来自我们最信赖的机构，他们认为自己的做法是为公众利益好。

研究者们一直面临一个存在于食品科学中的问题，即食品科学中的很大部分是极不可靠的。我们所接受的大部分饮食建议是基于这样的研究：先衡量人们吃什么，然后跟踪研究他们数年，观察其健康状况的变化。跟踪饮食中某个特定的因素，很多年后确定它与疾病的直接联系，这是极其困难的，尤其是考虑到在这个过程中起作用的还有生活方式方面等其他的因素和变量。这些研究得出的数据往往仅凭印象，不够充分。但是为了对抗心脏病（后来还有肥胖和糖尿病），这些不充分的数据不得不变得足够充分。研究者们的这种妥协似乎导致了许多营养政策的失败：出于好意的专家们，急于应对越来越流行的慢性疾病，简单地、过度地解读了这些数据。

事实上，过去 50 年中，营养学的发展令人不安，它的轨迹看起来是这样的：1900 年心脏病的案例屈指可数，到了 1950 年它却成为导致死亡的最主要疾病，为了应对飞涨的心脏病病例，科学家们猜测膳食脂肪，尤其是饱和类脂肪（由于它对胆固醇的影响）导致了病例飞涨。没有经过适当地测试，这一假设就变成了公认的真理。公共卫生机构采信了这一未经证实的武断说法，并奉为真理。这一假设在庞大的公共卫生机构成为永恒的真理。正常情况下，科学的自我纠错机制，其中就包含不断挑战自己的真理，在这里却完全丧失了能力。科学应该在怀疑与自我怀疑精神框架之下，但营养学领域却被近乎狂热的激情所支配。这个将假设推崇成事实的系统令我们很失望。

一旦有关脂肪与胆固醇的观点被官方机构采信，即使是该领域最杰出的专家也会发现想要挑战这些观点几乎是不可能的。20 世纪最受尊敬的营养学专家之一，有机化学家大卫·克瑞契夫斯基（David Kritchevsky）30 年前发现了这个问题，在美国国家科学院的专家组座谈中，他建议放松对膳食脂肪的限制。

"我们被群起而攻之！"他告诉我，"人们会向我们吐口水！现在很难想象现场的激动情绪，我们的建议好像亵渎了美国国旗一样。对于我们胆敢违背美国心脏协会（AHA）和美国国立卫生研究院的建议，他们愤怒至极。"

所有批评过膳食脂肪流行观点的专家都遭遇了这种待遇，这有效地压制了反对声音。继续坚持挑战这些观点的研究者们发现自己的资助被切断，无法在自己的专业领域有所提升，得不到专家座谈会的邀请，找不到愿意发表他们论文的科学期刊。他们的影响力被压制，他们的观点消失了。因此，多年来呈现在公众面前的都是这样一个表象：对于脂肪我们有统一的科学共识，尤其是饱和脂肪。但其实是因为排除了所有不同观点所致。

美国民众们认真地遵循这些膳食指导方针，他们却不知道这些方针建立在脆弱的科学基础之上。20 世纪 70 年代以来，我们的饮食中水果和蔬菜的比例增长了 17%，谷类增长了 29%，而脂肪的摄入量从 40% 减少到 33% 甚至更少。政府的数据显示，其中饱和脂肪所占的比例也减少了。（这些年，美国人也开始加强了锻炼。）脂肪摄入的减少意味着摄入了更多诸如谷类、大米、意大利面这样的碳水化合物以及水果。比如早餐不吃蛋类和培根的话，通常可以用麦片或者燕麦片来取代；人们早餐常会选择低脂酸奶，它比全脂酸奶更富含碳水化合物，这是因为从食物中去除脂肪后，为了弥补其口感，总是需要加入碳水化合物型"脂肪替代品"。放弃动物类脂肪也意味着向食用植物油转移，在过去的一个世纪，植物油在美国人摄入的卡路里中所占的比例从零增长到 8%，这是 40 年来我们饮食结构最大的改变。

在这个过程中，美国人的健康状况明显变得更糟糕了。1961 年，美国心脏协会第一次向公众正式推荐低脂肪、低胆固醇的饮食。那时在美国成年人中，大约每七人中有一人肥胖。40 年后，这个比例提高到每三人中有一人肥胖。（联邦政府的"全民健康"计划始于 20 世纪 90 年代中期，其 2010 年的目标居然只是想把公众的肥胖度恢复到 1960 年的水平，这真是太悲哀了。更可悲的是即使是实现这个目标也是遥不可及的。）近几十年，糖尿病患病率大幅上涨，成年人患病率从原来的不到 1% 增长到 11% 多。心脏病依然是导致死亡的主要原因，无论是对男性还是女性都是如此。而按照政府研究报告，多年来美国民众忠实地遵循政府所有的膳食指南。这是多么可悲的结果。如果我们一直以来做得这么好，为什么我们健康报告上的指标如此糟糕呢？

过去 50 年的这种低脂肪、近乎素食的饮食可能会被当作是对全体美国人的一次非控制实验，它极大地改变了我们的传统饮食，得到的却是意想不到的结果。这听起来像是一种戏剧化的坚持。我从来都不相信这种做法。在研究过程中，最令我吃惊的事是，政府推荐低脂膳食 30 年来，人们认为它能带来的好处是理所当然的，却从没有大规模的、正式的科学实验来验证这些建议是否真的会带来好处。终于，"妇女健康计划"（Women's Health Initiative, WHI）开启了这一实验，1993 年该计划招收了 49,000 名女性，预期实验结果反馈时，可以一劳永逸地验证低脂饮食的好处。这些女性多吃水果、蔬菜和谷物，减少肉类和脂肪的摄入，然而 10 年之后，她们不仅没能成功减肥，这样的膳食也没能显著减小她们患心脏病或任何主要癌症的几率。"妇女健康计划"的这次实验是有史以来针对低脂肪膳食的规模最大、历时最长的一次实验，其实验结果表明这种膳食并不科学。

2014 年，越来越多的专家开始承认这样一个事实：将近 60 年的时间，一直把低脂肪饮食作为营养建议的核心，这很有可能是一个糟糕的主意。即便如此，政府的解决方法却没什么改变。我们得到的饮食建议依然是多吃水果、蔬菜和全谷类，配以适量的瘦肉和低脂乳制品。红肉实际上依然是不建议吃的，同样地还有全脂牛奶、奶酪、奶油、黄油，对鸡蛋的限制稍有放松。

赞成食用全脂动物性食品的观点在食谱作者和"美食家"中涌现出来，他们无法相信祖父母那一辈吃的东西会真的那么不利于他们的健康。

还有遵循原始饮食法的人，他们通过博客交流信息，基本只靠吃红肉生存。近来出现一些热衷动物食物的爱好者，其中很多人都是受到了一位医生的启发，他的名字一直与高脂肪饮食紧密联系在一起，他就是：罗伯特·C.阿特金斯（Robert C. Atkins）。正如我们所看到的那样，他的观点很大程度上经受住了考验，而且近年来这些思想已成为很多学术和科学研究的主题。但是报纸还是会刊登诸如红肉会引起癌症和心脏病类的吓人的新闻标题，大部分的营养专家还是会告诉你一定要避免摄入饱和脂肪。几乎没有人给出与此不同的意见。

作为一个有科学思想的局外人，在写作这本书的过程中，我没有受到任何根深蒂固的观点的影响，也没有接受过相关的资金资助。本书回顾了营养学从 20 世纪 40 年代的萌芽期至今的历史，试图回答：为什么我们要避免摄入膳食脂肪？这是一个好主意吗？避免摄入饱和脂肪，食用植物油取而代之，这样做对健康有好处吗？橄榄油真的是不生病健康长寿的关键吗？美国人试图把反式脂肪从其饮食中剔除，他们的健康状况因此变好了吗？本书不会给读者提供饮食秘方或者具体的饮食建议，但是对于健康饮食营养如何实现最佳平衡，的确给出了一些结论。

在研究的过程中，我特别注意避免依赖总结性报告，因为这种报告倾向于传递共识，这可能会在不知不觉中传播伪科学。相反地，我自己翻阅大量原始的研究资料，而且在一些案例中找出了从未准备曝光的模糊数据。因此，本书会以全新的、大胆的方式披露营养学基础研究的缺陷，以及这些研究是以怎样令人惊讶的方式拙劣地构思出来并被曲解的。

令人难以置信的是，我发现不但限制摄入脂肪的做法是错误的，我们对诸如黄油、鸡蛋和肉这种动物性食品中饱和脂肪的恐惧也没有任何科学来由。对这些食物早期形成的偏见渐渐根深蒂固，而支持其合理的证据却一直缺乏说服力，因此最终崩溃。

本书回顾了营养科学 50 年迂回曲折的发展历程，通过科学案例阐释了为什么摄入大量脂肪的饮食是最有利于我们身体健康的，为什么饮食一定要囊括肉、蛋、黄油以及其他饱和脂肪含量很高的动物性食品，以及我们现在的饮食理念是如何形成的。此外，本书还揭露了某些专家说服学界相信其观点的事实，这些渴望成功的研究人员先是向全美国推出低脂肪、近乎素食主义的饮食指南，随后将这种饮食推广到全世界。具有讽刺意味的是，这种本欲治愈很多疾病的饮食法可能直接导致病症加剧。

对于花费大量时间相信并遵循低脂饮食的人来说，至关重要的是要搞明白到底是哪里出了问题，为什么错了这么久，我们又该何去何从。

### 不同类型脂肪的主要来源

**饱和脂肪**

- 可可脂
- 奶类（奶酪、牛奶、奶油）
- 蛋类
- 棕榈油
- 椰子油
- 肉类

**不饱和脂肪**

**单一不饱和脂肪**
- 橄榄油
- 猪油
- 鸡和鸭的脂肪

**通过化学处理得到的**
- 氢化油（反式脂肪）

**多不饱和 "omega-6"**
- 玉米油
- 棉籽油
- 大豆油
- 红花油
- 花生油
- 菜籽油
- "omega-3"
- 鱼油
- 亚麻油

# 1 脂肪的悖论：高脂肪饮食，吃出健康

1906年，一位冰岛裔美国人，哈佛大学毕业的人类学家威尔海尔默·斯蒂芬森（Vilhjalmur Stefansson）开始与加拿大北极圈内的因纽特人一起生活。他是这些居住在马更些河流域的因纽特人见到的第一个白种人。在那里他学会了如何捕猎和捕鱼。斯蒂芬森特别注意保持与当地因纽特人一样的生活方式，这其中就包括在整整一年时间几乎只吃肉和鱼。在六到九个月的时间，他们只吃驯鹿肉，而接下来的几个月又只吃鲑鱼肉。在春天有一个月只能靠吃蛋类为生。在因纽特人的膳食结构中，70%—80%的卡路里来自于脂肪。

斯蒂芬森很清楚，对于他所观察的所有的因纽特人来说，脂肪含量高的肥肉是他们最喜欢、最珍贵的食物。驯鹿眼后和沿下颌的肥肉是最受他们喜爱的，接下来是头部的其他部分，还有心脏、肾脏和肩膀部分的肥肉。而瘦肉，包括驯鹿腰部的嫩肉，却用来喂狗。

1946年斯蒂芬森写了一本饱受争议的书《不能只靠面包生活》，书中
9 写道："吃蔬菜……对大部分因纽特人来说，主要发生在闹饥荒的时候。"

他知道这种说法令人震惊，他补充道："如果说肉类只有搭配着碳水化合物和其他的蔬菜吃才有益健康的话，那么可怜的因纽特人吃得可真不健康。"他还观察到，更糟糕的情况是，每年冬天近乎完全黑暗的几个月，他们只能无所事事地待着，不能捕猎，没什么"真正的工作"可做。"所以他们本该状态很糟糕……但是，恰恰相反，在我看来他们是我见过的最健康的人。"他既没见到肥胖者也没见到生病的人。

20 世纪初期的营养专家并没有像现在的专家一样强调吃水果蔬菜的重要性，但即使在那样的年代，斯蒂芬森的这一断言也被认为是难以置信的。从北极回来后，他急于验证自己的说法，于是他设计一个很极端的实验。1928 年，他和他的同事，在一队专业科学家的监督下，入住了纽约市的贝列佛医院，发誓一整年只靠吃肉，喝水生存。

从他们入院开始，他们就遭遇到"猛烈的抗议"。斯蒂芬森曾写道，"我的朋友一致认为，我们吃生肉的行为会遭到社会的排斥。"（事实上，肉都是做熟了吃的。）还有些人担心斯蒂芬森和他的同事会死掉。

这样的饮食大约维持了三周，在此期间医院一直观测他们的身体情况，然后依然健康的两个人回家，继续接受严密的监督。在接下来的一年中，只有一次——当实验人员只允许他吃瘦肉而不能吃肥肉的时候，斯蒂芬森生了一次病。"导致那次症状的原因是不完整的肉类饮食结构（即只有瘦肉没有肥肉的食物）"，症状发展得很快，他回忆道："我腹泻并伴随着全身莫名的不适。"但吃了一顿肥腻的菲力牛排和培根肥油炒脑花后，这些症状就被治愈了。*一年实验结束时，这两人都感觉自己状态棒极了，观测也显示他们的确十分健康。监督委员会发表了六篇论文，均记录了一个事实，那就是科学家真的没发现这两位身体有什么异样。本来大家估计这两位至少

---

* 理想的膳食结构是：肥肉与瘦肉的比例是 3∶1，这是通过斯蒂芬森一年的实验得出的一个公式。因此，"只吃肉"应该说是用词不当的，这种饮食结构实际上主要是吃肥肉。

会得维生素 C 缺乏病（坏血病），毕竟熟肉中不包含维生素 C。但是没有出
现这种情况，这可能是因为他们的食物来自动物的全身而不只是肉的部分，
包括骨头、肝脏、脑子，这些是含有维生素的。像因纽特人一样，他们俩
通过咀嚼骨头来获取钙质。不只是在实验的这一年，斯蒂芬森后来几乎一
生都坚持这样的饮食习惯。他一直充满活力，非常健康，直到 82 岁去世。

半个世纪之后，在地球的另一端，乔治·V. 曼恩（George V. Mann）
医生，同时他也是位生物化学教授，在非洲也遇到了一个有违常识的类似
案例。当时，他的美国同事们普遍支持一种假设，即动物性脂肪会引发心
脏病。而在非洲，曼恩却见证了完全不同的情况。在 20 世纪 60 年代初，
曼恩和他来自于范德堡大学的团队带着他们的流动实验室来到肯尼亚，研
究当地的马赛人。曼恩听说马赛人只食用肉、血和奶类——这一习惯与因
纽特人的饮食结构相似，即其中几乎只包含动物脂肪——他们甚至认为水
果和蔬菜只适合牛吃。

曼恩的研究是基于 A. 杰拉尔德·夏普（A. Gerald Shaper）的发现。
这位南非医生就职于乌干达的一所大学，他曾去过肯尼亚更北部的地区研
究一个类似的部落——桑布鲁人。根据季节的不同，一个年轻的桑布鲁男
性每天会喝掉 2～7 升牛奶，算起来平均每天摄取乳脂的量远远超过 1 磅。
而其胆固醇摄入量更是高得离谱，尤其有时，在摄入牛奶的基础上，还会
额外食用 2～4 磅的肉类。曼恩在马赛人身上发现了相同的情况：通常分
两餐，马赛勇士（"murran"）每天会喝下 3～5 升的牛奶。在旱季牛奶
供应量不足的时候，他们会把牛血与牛奶相混合食用。他们不避讳食用肉
类，经常会吃羔羊肉、山羊肉和牛肉。在一些特别的场合或者赶集日，杀
牛后，他们平均每个人会吃掉 4～10 磅的肥牛肉。对于这两个部落的人来
说，他们 60% 以上的卡路里摄入来自脂肪，且都来源于动物性脂肪，也就
是说他们摄入的主要是饱和脂肪。曼恩的报告称，马赛勇士阶层的男子不
会吃任何蔬菜类的食物。

在这样的饮食结构之下，马赛人和桑布鲁人的血压和体重却比与其类似的美国人群低 50%——而更重要的是，这些数值也不会随着年龄增长而升高。夏普说，"这些发现让我非常震惊。"在美国，人人都认为胆固醇、血压和其他一些健康指数会随着人的年纪增长而升高，会对健康产生负面影响，但是他的研究数据迫使他意识到这种升高在生物学上是不正常的。事实上，通过对 26 篇关于不同种族和人群研究论文的回顾，得出这样的结论：一些生活在原始条件下的人群，"若其生活状态基本上没有受到与现代文明接触的影响"，血压的升高并不会成为其正常身体老化过程的一部分。生活在西方世界的人才是不正常的，我们的饮食结构或者现代生活方式的某些方面，使我们的血压飙升并毁掉了我们的健康。有没有这样的可能呢？

的确，马赛人基本没有情感和竞争方面的压力，而这些却在折磨着那些更"文明"国家的公民们。一些人认为这种压力会导致心脏病。马赛人比那些一天到晚围着书桌转的西方人锻炼得更多：这些身材高挑纤细的放牧人每天会跟着他们的牛群走上好几英里的路，到处寻找食物与水。曼恩认为也许这些锻炼会帮助马赛人预防心脏病。*但是他也承认他们的生活"容易"，并且"活儿不累"，而那些"看起来总是坐着"的老年人也没有得心脏病。

如果我们现在关于动物性脂肪的看法是正确的，那么这些部落的人所吃的肉、喝的奶应该会在肯尼亚引起普遍的心脏病。但是曼恩发现，恰恰相反，几乎没有得心脏病的人。他为 400 个当地人做了心电图，没有发现一丝心脏病的迹象。（夏普也为 100 个桑布鲁人做了同样的检测，结果只有 2 个人的检查结果显示他们"可能"存在心脏病迹象。）对 50 个马赛人

---

\* 曼恩是首批关注锻炼对预防心脏病的潜在好处的研究者之一。但是，跑步的好处并不明确，比如，1984 年著名的跑步爱好者吉姆·菲克斯（Jim Fixx）在跑步的时候死于严重的心脏病。传说中的古希腊士兵法伊迪皮德斯（Pheidippides），为了把马拉松战役胜利的消息传递回去，他跑步回雅典，成为世界上第一个跑马拉松的人，但据说他到达雅典告知喜讯后，便倒地死去。

进行尸检，曼恩只发现了 1 个病例有明确的梗死迹象。马赛人也不患有其
他的慢性病，比如癌症或者糖尿病。[12]

　　以我们了解的关于动物性脂肪和心脏病风险的关系来看，这些来自非
洲和北极（还有纽约市）的记载从表面上看似乎是矛盾而荒谬的。根据市
场共识，我们知道，动物性脂肪，尤其是红肉，会引发冠心病，或癌症，
所以良好的健康状况与大量摄入动物性脂肪之间应该是相互对立的。这些
想法是如此根深蒂固，以至于对我们而言它们似乎是不证自明的。

　　几十年来，我们听到的建议都是应该食用植物性食物而不是动物性
食物，甚至有的建议称完全素食才是最健康的做法。美国心脏协会、美国
农业部还有几乎这个世界上所有的专家团体都建议大家每天摄取的热量应
主要来自于水果、蔬菜和全谷类食物，而尽量减少动物性脂肪的摄入。不
建议大家食用红肉。《纽约时报》首席美食专栏作家马克·比特曼（Mark
Bittman）曾提到，"要想吃得'更好'，……这个答案的关键每个人都知
道，那就是：多吃植物性食物。"美国农业部发布的膳食指南的第一点就
是："增加蔬菜与水果的摄入。"还有在《保卫食物：食物的宣言》这本广
受欢迎的书中，迈克尔·波伦（Michael Pollan）开场就写道，"吃饭，不
要吃得太多。主要吃植物性食物。"

　　那么我们该怎么理解因纽特人和马赛人的情况呢？他们的饮食脂肪含
量极高，几乎不摄入植物性食物，可是他们却很健康。斯蒂芬森和曼恩都
是令人尊敬的学者，他们的研究遵循科学标准，研究结果均发表在著名期
刊上。两位都不是那种想找出自然界怪胎特例的边缘人物，他们只是观测
研究了一些非典型性的现象。

　　良好的科研实践要求我们具备以下品质：当我们观测到不符合某个假
设的现象时，就需要用某种方式来处理这些观测结果。观测结果本身是不
是有瑕疵？如果不是，那么假设本身是不是该做出调整以符合观测结果？
斯蒂芬森和曼恩研究的结论不应该被轻易地抹掉或无视，然而当时其他的

研究者却正是这么做的。那些批评者无法想象这两位学者的观测记录是正确的。

脂肪，尤其是饱和脂肪会引起心脏病（还有肥胖和癌症）。半个世纪以来，营养专家一直致力于倡导这样的假设。虽然有很多反面证据，但是想让营养专家们承认它们，即便不是不可能，也是很困难的。对膳食与健康的大量科学研究进行仔细审视后，展现在我们面前的是一个令人吃惊的事实——针对饱和脂肪的论证似乎并非那么确凿。*

实际上，我们所知道的这样"矛盾"的故事有很多，斯蒂芬森和曼恩的经历只是其中两个。事实证明，许多健康的人类族群主要靠食用动物性食品为生，这种习惯历史悠久而且持续至今。这样的例子很容易就可以找到。比如，在 20 世纪初期，作为在上世纪前叶最有影响力的营养专家，印度军医所（Indian Medical Service）英属政府营养研究中心主任罗伯特·麦卡里森爵士（Sir Robert McCarrison）曾写道，他"对当地一些族群的健康和活力印象深刻，尤其是锡克人和罕萨人"，在"西方国家流行的一些主要疾病，诸如癌症、消化性溃疡、阑尾炎和龋齿"，他们都没有。这些居住在印度北方的人普遍长寿，"体质好"，他们充满活力的健康状态与印度南部人群的高发病率形成鲜明对比。在南部，那里的人群主要吃精白米，奶类和肉类摄取比较少。对于这种差异，麦卡里森认为可以排除营养之外的其他诱因，因为他发现通过给实验室的老鼠喂食奶类和肉类含量少的食物，老鼠身上重现了类似程度的不健康状态。麦卡里森发现健康族群的人除了食用一定的肉类外，还会摄取大量的牛奶和奶制品，比如黄油和奶酪，这也就意味着他们的饮食中所摄入的脂肪主要是饱和脂肪。

与此同时，1898 ～ 1905 年，医生出身的人类学家艾莱斯·赫德里兹

---

\* 饱和脂肪主要存在于动物性食品中。"饱和"指的是个体脂肪酸中化学键的类型，我们将会在本章下面的内容中讨论（见术语表）。

卡（Aleš Hrdlička）对西南部的美国印第安人进行了观察，并为史密森学会写了 460 页的观察报告。这些印第安人饮食以肉类为主，主要吃水牛肉。然而，赫德里兹卡发现，他们看起来都十分健康而且很长寿。据 1900 年美国的人口普查结果，这些印第安人中，每 100 万个男性中有 224 个百岁以上的老人，女性中是 254 个；而每 100 万个白人男性和女性中只会分别出现 3 个和 6 个百岁以上老人。虽然赫德里兹卡指出这些数字可能不完全准确，但是他也认为"没有什么误差能够解释所观察的百岁以上老人比例不均衡现象"。他所接触的 90 岁以上的印第安老人中，"没有一个是痴呆或者生活不能自理的"。

更让赫德里兹卡感到震撼的是，他观察的印第安人完全不受慢性病的困扰。"恶性疾病，"他记录道，"如果真的存在于印第安人中——这一点很难质疑——那也肯定是十分少见的。"他听说过有人得"肿瘤"，也见过几个患有纤维瘤类疾病的病例，但他从未遇到过任何其他肿瘤或癌症的确诊案例。在他检查过的 2000 多个印第安人中，赫德里兹卡只见过 3 起心脏病病例，而且"没有一个案例有明显的"动脉硬化（冠状动脉斑块积聚）。静脉曲张也很少见。他也没见过有人得阑尾炎、腹膜炎、胃溃疡，或任何严重的肝部疾病。虽然我们不能假设是食肉为主的饮食使他们健康长寿，但完全可以得出这样的合理结论：以肉为主的饮食绝不会损害身体健康。

20 世纪初期，在非洲和亚洲，探险家、殖民者以及传教士多次发现一些居住在偏僻地区的人群不会得退化性疾病，这让他们很震惊。《英国医学杂志》定期刊登殖民地医生撰写的文章。这些医生在英国本土行医的过程中都曾诊断过癌症病例，但是在非洲殖民地他们很少发现癌症患者。1923 年，一位在中南部非洲工作过的医生，乔治·普伦蒂斯（George Prentice）写道，这里确诊的病例如此之少，以至于"有些人就此推断这里不存在癌症"。如果这里的人具有某种"对癌症相对的免疫力"，绝不是饮食中缺乏肉类摄入的功劳。据他记录：

> 黑人，只要有机会，他们吃肉远比白人多。他们对于肉类的选择，没有品种或者条件的限制，也许有人会想是不是对摄入的量有限制。[15] 可他们只有在没有别的可以吃的情况下才会成为素食者……他们什么肉都可以吃，无论是田鼠肉还是大象肉。

也许以上所述都是真的，但是任何一个专业的心脏病研究者在读过这些观察记录后，都会提出一个合理的反对意见：与一百年前到处跑的野生动物相比，我们现在所食用的家畜肉脂肪含量要高得多——而且其中大部分是饱和脂肪。专家们认为野生动物的肉含有更高比例的多元不饱和脂肪，也就是我们在植物油和鱼类中发现的脂肪。* 如果野生动物肉所含的饱和脂肪量更少，那么与食用家畜肉的现代人相比，早期食用肉类的人们摄入的饱和脂肪更低。

的确，吃谷物饲料长大的牛与在野外捕来的牛相比，二者提供的脂肪酸量是不同的。1968 年，英国生物化学家迈克尔·克劳福德（Michael Crawford），首次从细节上审视了这个问题。乌干达狩猎委员会为他提供了各种各样奇特动物的肉，包括大羚羊、狷羚、转角牛羚、疣猪、长颈鹿以及一些其他的动物。通过把这些动物的肉与英国的一些家畜肉作比较，包括牛、鸡和猪的肉，研究报告中指出野生动物肉类中所含的多元不饱和脂肪是家畜肉的十倍。从表面上看，他的文章似乎验证了现代人的观

---

* 这种反对意见反映出关于肉类的一个事实——它们混合了不同类型的脂肪。比如，一块牛肉中一半的脂肪是不饱和的，而且其中绝大部分是与我们在橄榄油中发现的脂肪是同一类的（单一不饱和脂肪）。鸡肉中不饱和脂肪含量也占一半，猪油中不饱和脂肪占 60%。（因此，认为动物性脂肪就等同于饱和脂肪的说法只是一种简单化的处理。尽管饱和脂肪主要来自于动物性食物，但我不会为了简洁，就在本书中使用上述的简单化说法。）

点——家畜肉的营养与狩猎得来的野生动物肉不一样。在过去的 45 年，克劳福德的论文被广泛引用，形成了对这个问题的普遍观点。

但是克劳福德的数据隐藏了一点，那就是野生和家养的动物肉中饱和脂肪的含量几乎没有不同。换言之，这种被认为存在于红肉中的危险因素，在英国的牛肉和猪肉中的含量并不比乌干达的野生动物肉高。而且，家畜肉中的单一不饱和脂肪的含量很高，这种脂肪主要存在于橄榄油中。所以不管野生动物肉和家畜肉的区别是什么，主要问题绝不是饱和脂肪。

这些研究的另一个瑕疵在于，他们认为早期人类像我们现在一样，主要食用动物肌肉部分的肉。他们所说的"肉"是指动物的肌肉：里脊肉、肋骨肉、腰窝肉、颈肉等。但相对来说，仅关注肌肉部分的肉似乎是近年来才有的现象。关于这个问题，在每一个历史时期，证据都显示早期的人类族群，喜欢吃肥肉和内脏（也叫下水或者器官肉）更胜过肌肉部分。斯蒂芬森发现因纽特人会仔细地把肥肉和内脏部分挑出留给他们自己食用，而把更瘦的部分用来喂狗。这样的吃肉方式，与其他大型的食肉哺乳动物的习惯是一样的。比如，狮子和老虎会首先掠食其猎物的血、心、肾、肝和脑子，经常会把肌肉部分留给秃鹫。这些内脏肉富含脂肪，尤其是饱和脂肪（比如，鹿肾中所含的脂肪一半是饱和脂肪）。

先食用动物最肥的部分，选择在动物最肥的时候捕猎，这是我们人类历史上一贯的狩猎模式。比如，研究者们发现，澳大利亚东北部的巴迪部落会以脂肪为"衡量标准"进行对鱼类、海龟和贝类的捕猎。研究者认为巴迪人"痴迷于食用脂肪部分"，为了吃到肥硕的猎物，他们十分善于把握狩猎的最佳季节与技巧，比如，仅凭绿海龟晚上出来呼吸换气的味道，他们就能判断出它肥不肥。他们认为不够肥的肉是"垃圾"，会"吃起来太干了，没味道，不好吃"。

他们普遍认为，吃了脂肪含量低的肉会导致人身体虚弱。因纽特人会避免食用过多的兔子肉，据一位曾在北极圈进行过研究的观察者记录，这是因为，"如果人们只吃兔子肉……他们可能会饿死，兔子肉实在太瘦 17 了。"1857 年冬天，一支设陷阱捕兽者队伍被困于俄勒冈州克拉马斯河附近，"他们只能靠吃马肉、小马肉、骡子肉维持，当时这些动物都处于饥饿状态，自然肉不够鲜嫩多汁。"他们吃了大量的肉，差不多每人每天吃 5 ～ 6 磅。但是，他们却"不断变瘦，身体越来越虚弱"，直到 12 天后，他们"几乎干不动活了，而且一直都很想吃肥肉"。

参加过开拓美国西部计划的著名探险家路易斯和克拉克（Lewis and Clark）在他们 1805 年的旅程中也遇到过这样的问题：一次打猎归来，克拉克和他的捕猎队共捕杀了 40 只鹿，3 头水牛，还有 16 只麋鹿，但这次捕猎的结果却是令人失望的，因为大部分的猎物"吃起来太瘦了"。也就是肌肉部分的肉太多，脂肪高的肥肉不足。

人类不断改进狩猎策略，在动物最肥的季节进行捕猎，然后享用动物身上最肥的部分。这样的描述在人类学研究和历史记载中比比皆是。

现在我们只吃瘦肉部分，甚至想把瘦肉中的脂肪剔除。上述叙述对现代的我们来说，异乎寻常，不可思议。这些想法很难与我们现在的健康饮食观念相符合。那些族群的饮食习惯按照我们现在的标准，显而易见是非常不健康的，他们的主要食物在我们看来是一些疾病的根源，这些疾病已经成为现代人的沉重负担，可是他们怎么会不得这些病呢？遗憾的是科学文献依然执着于推荐现代饮食结构，根本没有尝试去解决这样的疑问。

因此，对于这个一直莫名其妙被忽视的矛盾说法应该有一个解释。毕竟，我们现代的先进知识是严格基于科学的，是由世界上最著名、最有影响力的组织和政府机构支持和推动的。半个多世纪的科学"证据"不可能是错的，是吧？ 18

# 2　我们为什么认为饱和脂肪不健康

在全国性研讨会中，"饱和脂肪不健康"的观点已经根深蒂固，很久以来，我们更倾向于认为这是个"常识"而不是个科学假设。但其实就像很多关于饮食与疾病之间联系的看法一样，这种观点，一开始也不过是由一些研究者在某一个时刻提出的一种想法。

20世纪50年代初，明尼苏达大学的生物学家，病理学家安塞尔·本杰明·季斯（Ancel Benjamin Keys）提出了这一假设：饱和脂肪会引发心脏病。他在实验室里寻找疾病的早期迹象，而在20世纪50年代，没有什么健康问题比心脏病更亟待解决。美国人觉得自己陷入了一种可怕的流行病。处于壮年的男性，无论是正在打高尔夫球还是在办公室工作，都可能会出现胸口突然紧缩的状况，医生们却不知道为什么会这样。这种病似乎突然出现，并迅速增长，成为美国人口死亡的主要原因。*

---

\* 自20世纪60年代以来，大概由于更先进的医疗护理，心脏病死亡率下降了。但是，心脏病本身潜在的发病率是否下降了并不明了。心脏病依然是导致美国人——无论是男性还是女性——死亡的主要原因，每年大约造成60万人死亡（洛伊德·琼斯等，2009）。

于是，在季斯首次提出关于膳食脂肪的观点时，美国正处于紧张恐
惧、渴望答案的时期。当时，流行的观点是，随着人类年龄的增长，人类
的动脉会渐渐变窄，而现代医学对此却几乎无能为力。相反地，心脏病并
非一直如此流行，季斯认为它是可避免的。这方面，他与乔治·曼恩很
像，在非洲观察马赛人几十年后，曼恩意识到心脏病并非人生经历中不可
避免的一部分。季斯认为美国公共卫生署应扩大其工作范畴，不应只包含
诸如肺结核类的疾病，也应该在疾病发生前做好预防。他提出了一个可行
的解决方法，试图摆脱"对心脏病的失败主义态度"。*

季斯是个顽固、大胆、有冒险精神的人。他出生于 1904 年，在加州
伯克利长大，自小就非常独立。青少年时，季斯就曾从伯克利搭车到亚利
桑那州，在一个山洞里工作了三个月，为一个商业肥料公司收集蝙蝠粪
便。大学上了一年就不耐烦了，离开学校，跑到一艘开往中国的船上干起
了体力活。后来他在明尼苏达大学最亲近的同事亨利·布莱克本认为他是
一个"直接、坦率、犀利、不留情面，但是反应敏捷，非常聪明"的人。
大家都说，季斯有一种不屈不挠的劲头，对认定的观点会"抗争到底"。
（不太欣赏他的同事们则说他"傲慢自大""冷酷无情"。）他只用了三年时
间就获得了加州大学伯克利分校的生物学博士学位，接着又在伦敦国王学
院获得了生理学博士学位。

1933 年，季斯在安第斯山脉的高原地区待了十天，测量海拔高度对他
血液的影响，那些日子改变了他的人生。在观测那里稀薄的空气是如何影
响自身身体运作的过程中，季斯发现自己对人体生理学研究产生了热情。
第二次世界大战期间，他正在做一项关于饥饿的开创性研究，他为士兵们

---

\* 心脏病是一个涵盖性术语，包括许多影响心脏的疾病，比如器官血液供应的减少
（缺血性心脏病），心机退化（心肌症），心肌发炎（炎症性心脏病），高血压引发的整
个循环系统的衰退（高血压性心脏病）。这一阶段的研究者们主要关注的心脏病类型
是与动脉粥样硬化相关的心脏病，症状包括在动脉中形成斑块。

研发出"K种口粮"，也称"应急口粮"，K代表的就是季斯。这之后他的兴趣点转移到营养是如何影响身体健康的。

凭其惊人的头脑和雄心，他又开始研究心脏病，后来他彻底地革新了这个领域。

从一开始，心脏病讨论的一个主要因素就是胆固醇，这种黄色的蜡状物质是所有身体组织的必要组成部分。它是每一个细胞膜至关重要的组成部分，控制进出细胞的物质。它还负责性荷尔蒙的新陈代谢。胆固醇浓度最高的则是大脑。但是除了扮演这些重要的角色以外，研究者们发现胆固醇也是动脉粥样硬化斑块的主要组成成分，因此大家猜测它就是冠状动脉类疾病的罪魁祸首。这种斑块的累积会导致动脉变窄，直到阻断血流。当时这种斑块累积被认为是导致心脏病的最主要原因。

虽然心脏病的发展实际上是非常复杂的，但胆固醇累积这一引人注目的早期意象却成了公共健康天空上最明亮的邪恶之星。这一领域最早且最具影响力的研究者杰里迈·斯塔姆勒（Jeremiah Stamler）曾形容，胆固醇是"生物锈"，它可以"蔓延到阻断（血液的）流动，或者减缓流动，就好像水管生锈一样，这样一来水龙头只能滴水"。的确，我们仍然认为胆固醇会"阻塞动脉"，就好像热油脂流过冷排水管一样。即使当科学已经证明这种说法对于问题的描述过于简单，甚至不准确，但这个生动的、看似直观的观点却一直与我们同在。

最早暗示胆固醇会引起心脏病的线索来自19世纪晚期的报告。这些报告称某些血液中胆固醇特别高（被称为"血清胆固醇"）的孩子，心脏出现问题的风险特别高。（据一份早期的报告记录，一不幸的女孩心脏病发作，11岁就去世了。）这些孩子的手部和脚踝有很大的块状脂肪沉积，称为黄色瘤。

到20世纪40年代初，研究者们已确定这些孩子患有一种罕见的基因病，这与他们的饮食无关。但是，一些血清胆固醇高的老年人也有这些黄色瘤，尤其是在眼皮上，这就使得研究者们相信高血清胆固醇可能最终会引起皮下的这些蜡状累积。研究者们猜想这种身体外部的可见沉积，必定与累积在动脉管壁的沉积很类似，而后者是不可见的、隐伏的，肯定是这些东西导致了心脏病。这些联想完全是大胆的思维跳跃，尽管听起来貌似有道理。并非所有人都同意这一连串的推理（一个明显的反对理由是，儿童的遗传疾病可能由不同的机制操作，从慢性病渐渐发展成终身疾病），但并没有阻止胆固醇假说前进的步伐。

早期的证据暗示性地将胆固醇与心脏病联系在一起还源于一些对动物的研究。1913 年，俄国病理学家尼古拉·阿尼齐科夫（Nikolaj Anitschkow）在报告中称，通过给兔子喂食大量富含胆固醇的食物可诱发兔子体内动脉粥样硬化类损伤。这一著名实验被广泛地复制，实验对象包括猫、羊、牛、马等动物，这导致人们普遍相信饮食中的胆固醇——比如我们在蛋类、红肉和贝类中发现的胆固醇——一定会导致动脉粥样硬化。同期有人发现兔子和后期跟进复制实验的动物都是食草动物，它们原本就不吃动物性食物，其生理功能自然不适合代谢这类食物。与此形成对照的是，当用狗来做这一实验的时候（它跟人类一样也吃肉），狗显示出可以调节并排出多余胆固醇的能力。这一实验犬类与人类似乎更具可比性，但是一开始的兔子实验已经完全吸引了研究者们的注意力，于是胆固醇就被确定为心脏病形成的主要嫌疑犯。*

到了 1950 年，血清胆固醇值升高被广泛地认为可能会引发心脏病，很多 22 专家认为对于任何有高血胆固醇症状的人来说，安全的做法就是设法降低它。

对于人们该如何降低体内的胆固醇，早期的观点之一是简单的减少摄入。1937 年，来自哥伦比亚大学的两位生物化学家提出一种概念，认为饮食

---

\* 研究者们后来发现这些研究中许多是有瑕疵的，因为相关研究人员不知道应采取措施防止喂给实验动物的胆固醇发生氧化。（一旦胆固醇氧化，斑块更有可能产生。）（史密斯，1980）

中的胆固醇会直接转化为更高的血液中胆固醇，这在直观上似乎是合理的。这种假设认为如果我们能避免吃蛋黄之类的食物，就可以防止胆固醇在身体里累积。这种观点现在牢牢地印在我们的思想里：但事实上有多少吃早午餐的客人在看到一份煎蛋时，会提出异议"含胆固醇太多了"？

第一个对这个概念提出质疑的正是安塞尔·季斯。尽管在 1952 年，他还声称这一理论有"压倒性的证据"支持，但接下来他发现无论让他研究的志愿者摄入多少胆固醇，他们血液中的胆固醇水平都保持不变。他发现即使在每日的饮食中加入大剂量的胆固醇——高达每天 3000 毫克（一个大鸡蛋的胆固醇含量只有不到 200 毫克）只会产生"非常小"的影响。1955 年，他断定"这一点不需要进一步的考虑"。

许多其他的研究也强化了这一结论。在一个案例中，瑞典医生乌斐·拉夫斯考（Uffe Ravnskov），把每天吃鸡蛋的量从 1 个增加到了 8 个（大约含 1600 毫克的胆固醇），这样持续了一个星期后，令人惊奇的是，他发现他的总胆固醇水平下降了。后来他把这个发现记录在他书中"鸡蛋摄入量和一个持怀疑态度的瑞典医生体内胆固醇值的关系"一章。事实上，很长一段时间每天吃 2 到 3 个鸡蛋对绝大部分人的血清胆固醇值只会产生很小的影响。记得曼恩后来发现马赛人的血清胆固醇平均值是极低的，尽管他们的饮食完全是由奶、肉和动物血组成的。1992 年，一项对这一主题进行的最全面的分析研究得出结论：饮食中加入大量胆固醇后，绝大部分人的身体反应是降低身体自身产出的胆固醇量。*换言之，身体本身会试图保持其内部状态的恒定。这跟身体通过排汗来降低体温是一样的，体内平衡的过程就是不断地回到身体内部的正常状态——这也包括胆固醇水平调整到所有的生理系统都能最优化运转的状态。

面对这些证据，英国和欧洲大部分国家的卫生主管部门近年来都

---

\* 这一研究首次纠正了方法论的问题，正是这些问题扭曲了以前对胆固醇的研究，比如缺乏基线胆固醇分数，对照它们，才能正确测量变化。

已撤销了限制膳食胆固醇摄入的公告。可是，美国相关部门仍然坚持推荐健康人群每天胆固醇摄入量不超过 300 毫克（相当于一个半鸡蛋的含量）。美国食品和药物管理局（FDA）继续允许食品宣传是"不含胆固醇的"，所以消费者在超市里，到处看到不含胆固醇的麦片、不含胆固醇的沙拉酱，他们就很容易产生这样的印象：我们食物中的胆固醇是影响健康的因素。

但如果并不是胆固醇含量高的食物引起了一些人的高血清胆固醇症状，那么是什么引起的呢？已经确定饮食中的胆固醇不是该症状的诱因，季斯建议研究人员关注饮食中的其他因素。从 20 世纪 50 年代早期起，不少科学家已经开始调查不同营养物质如何影响胆固醇还有血液生化指标的其他方面。在前几年，心脏病研究的重点一直是蛋白质和碳水化合物，但随着分离脂肪酸的新方法的激增，特别是 1952 年被称为气液色谱法的出现，可以测试不同的脂肪（也称为"脂类"）和它们对人类生理的影响。来自纽约洛克菲勒大学的 E. H. "皮特"·阿伦斯（E. H. "Peter" Ahrens）写道，"死气沉沉的老式脂类研究领域忽然间一飞冲天"。他是那个年代最杰出的"脂类学家"。研究者们蜂拥而至这个领域，研究基金逐年增长，就像阿伦斯所描述的，"脂类研究轰动一时"。

24

**脂肪酸是由氢原子包围碳原子链构成的，一端是羧酸基**

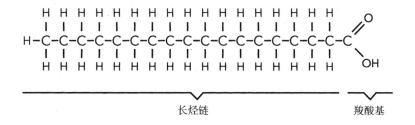

20 世纪 50 年代，阿伦斯在美国建立了第一个气液色谱法实验室，并开始了一些开创性的实验，还研究各种各样的膳食脂肪，了解脂肪的基本化学构造。脂肪酸是由氢原子包围碳原子链构成的。

这些链可以有不同的长度，而且可以由不同类型的化学键联系在一起。而正是化学键的类型决定了脂肪酸是"饱和的"还是"不饱和的"。键是一个化学术语，指的是两个原子连接在一起的方式。双键就像原子之间在双手握手，这有两个实际的意义：第一，这种键不够稳定，因为一只手随时可能松开，拉住更多的原子。第二，这种键会引起碳原子链的弯曲，所以它和与其相邻的原子不是整齐排列的。这些内部包含双键的弯弯曲曲的分子就这样松散地连在一起，形成了油。一个链中单一的双键就使它成了"不饱和"脂肪酸，橄榄油中的脂肪酸主要就是这种。如果不只有一个双键就成了"多元不饱和"脂肪，富含这种脂肪是"植物"油的特点，包括菜籽油、红花油、瓜子油、花生油、玉米油、棉籽油、大豆油。

与此相反的是，饱和脂肪酸不包含双键，只有单键。这种分子不能再

**脂肪酸类型**

饱和脂肪酸

单不饱和脂肪酸

多元不饱和脂肪酸

与其他的新原子相结合，因为它与氢原子结合，已处于"饱和"状态。这些脂肪也是直式键，可以紧密地结合在一起——这就使它们在室温下会呈固体状态，例如黄油、猪油、板油还有牛油。

20 世纪 50 年代的脂类科学家密切关注当食用不同的脂肪时，它们是如何影响血液各方面的，尤其是胆固醇水平。比如在加州的奥克兰代谢研究所，1952 年研究人员第一次发现用植物性脂肪代替动物性脂肪可以大幅降低总胆固醇值。一个哈佛大学团队发现与那些食用蛋和奶的素食主义者相比，不吃奶制品的素食者的血清胆固醇水平更低。荷兰对素食者的一项研究也有相同的发现。

洛克菲勒大学的阿伦斯是个特别细致的研究者。他会尽全力控制好实验的各个方面，他让病人在代谢病房住院，是为了避免真正的食物中营养成分过于复杂，他只让病人们摄入流质配方的饮食。他发现与别的脂肪相比，黄油和椰子油中的饱和脂肪更能提高血清胆固醇值，其次是棕榈油、猪油、可可油和橄榄油。他发现在他的受试者中，食用花生油、棉籽油、玉米油和红花油的人血清胆固醇的水平最低。后来，使用更先进的技术后，阿伦斯发现，对于不同的膳食脂肪，血清胆固醇值的起伏并非总是具有一致性；异质性远比他想的要更严重。正如阿伦斯晚年所写的那样，发现人体反应的"异质性"，是他对这个领域"最令人欣喜的贡献"之一。但是 20 世纪 50 年代，研究人员相信这些胆固醇的影响是绝对统一的，他们主要关注能使胆固醇水平大幅升高的饱和脂肪。

尽管季斯最终成为饮食与疾病领域最有影响力的研究者，但他确实在区分脂肪类型方面迟了一步。季斯十分赞同与某种脂肪类型相比，膳食脂肪的总量更能决定患心脏病的风险的观点。为证明这一观点，季斯在明尼苏达医院进行研究实验，但因研究对象特殊受到伦理质疑。他以男性精神分裂症患者为实验对象，给他们提供的饮食中，脂肪含量 9% ～ 24%

不等，他发现脂肪含量较低的膳食会使实验对象在降低胆固醇方面的表现略胜一筹。这一实验结果并不权威：实验时间只有 2～9 个星期，实验对象总共才 66 个人。*季斯很快又不认同实验结论。尽管如此，他努力推广这些早期的实验性结果，好像它们已经毋庸置疑："我们生活方式中的其他变量，从没有什么像饮食中的脂肪卡路里一样，可以与冠状心脏病或退行性心脏疾病的死亡率，呈现对应一致的关系。"在 1954 年的一次关于动脉粥样硬化的研讨会上，他如是说。

从饮食中的脂肪到血液中的血清胆固醇，再到心脏病，季斯自信地为三者画上了一条直接的因果线。1952 年在纽约西奈山医院的一次发言中（发言内容后来发表在多篇论文中，受到了极大的关注），季斯正式提出"饮食-心脏病假说"。右图表显示，在六个国家脂肪摄入量与心脏病死亡率存在密切相关性。**

27　　　这是一个完美的向上曲线，就像一个孩子的生长曲线图。季斯的曲线图表明如果将曲线延伸到零脂肪摄入量，那么患心脏病的风险就几乎为零了。

1952 年这次把几个点连起来的练习就像是一个橡子，它后来成长为一棵巨大的橡树，这就是现在我们对脂肪的不信任。这些年所有的被归咎于脂肪摄入引起的病痛——心脏病、肥胖、癌症、糖尿病等——都起源于安塞尔·季斯在营养学建立过程中植入的这一观点，并不遗余力地推广它。现如今，当你午餐决定吃沙拉配一块瘦鸡胸肉的时候，当你晚餐选择吃意大利面而不是牛排的时候，这些选择都可追溯到他的影响。季斯在营养学界的影响一直是无与伦比的。

---

\* 季斯的实验偏离了正常的科学标准，他没有报告这些实验的细节，比如有多少人参与其中，每次干预持续的时间。
\*\* 在这些初期阶段，季斯为他的饮食-心脏病假说提供的另一个论据是，人们消耗膳食脂肪的趋势可反映出心脏病在德国、挪威和美国越来越流行的现象。

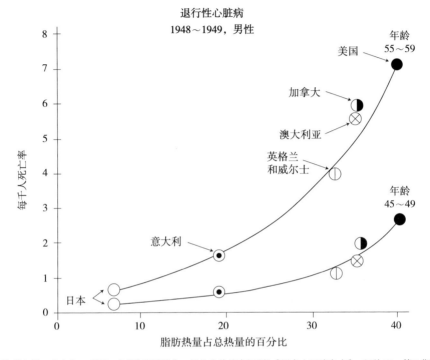

**季斯 1952 年的曲线图**
**脂肪卡路里与退行性心脏病死亡率**

退行性心脏病
1948～1949，男性

资料来源：安塞尔·季斯，"动脉粥样硬化：新的公共健康问题"《西奈山医院杂志》，纽约20，第 2 期（1953.7—1953.8）：第 134 页。

季斯就是用上述曲线图来推广其膳食脂肪引起心脏病的观点的。 28

### 脂肪真的会令人发胖吗？

除了会引起动脉粥样硬化，季斯还认为脂肪一定会使人发胖。因为每克脂肪会包含 9 卡路里多的热量，而每克蛋白质和碳水化合物只包含 4 卡路里的热量。营养专家一直认为由于卡路里含量减少，低脂肪饮食可以减肥。*换言之，如果我们摄入脂肪，我们就会变胖。

---

\* 季斯从没关心过肥胖的问题，他认为这与心脏病的发展是不相关的，但是后来证明二者之间的联系是很紧密的（季斯，《动脉粥样硬化研讨会》，1954，182—184）。

在说明人们对脂肪的这种普遍认知上，可能没有谁比杰瑞·宋飞（Jerry Seinfeld）描述得更生动：在超市里，"人们查看食品标签"，"脂肪含量……人们只看脂肪含量。这种食物含有脂肪啊！里面有脂肪啊！我吃了，脂肪就堆积到我身上了啊！"

还有比这更倒霉的同形异义词吗？一个词表示两种不同的概念：我们吃进去的脂肪和我们身体里的脂肪。对我们来说很难彻底理解有两种完全独立定义的脂肪。在美国，膳食脂肪会引起发胖的潜在恐惧可追溯到20世纪20年代，那时保持苗条是新兴中产阶级的时尚和生活方式。人寿保险公司开始根据人的身高和体重决定他们的基线保险费。关于人们为何减肥，如何减少热量的摄入是当时比较热门的需求，因为脂肪能够积聚更多的热量，很多医生建议病人减少饮食中的脂肪摄入。从那时起，各种形式的脂肪就被普遍理解为是应避免的。后来的许多实验证实限制脂肪摄入对人们减肥毫无用处（事实上，会带来相反的结果），但即便如此，"减掉脂肪"的想法，总会使人们感觉有些矛盾。

有关膳食脂肪和心脏病，季斯很早就认识到国际上的一些案例对他的假说构成严重的威胁。他早期的论文用大量的篇幅反驳来自世界各地的、
29 对他的假说不利的证据：非洲的马赛人，北极的因纽特人，甚至还有纳瓦霍人。他最早的研究对象是芬兰和日本等少数国家，这些国家的数据的确看起来与他的观点相符合。他早期的神来之笔就是意识到这种国际性的证据可以有力地支持他的论点。于是，当他的对手们在学术实验室里埋头苦干的时候，季斯却找到了一种冒险的方式，并总会带来令人印象深刻的全球性数据。

20世纪50年代初期，季斯开始在全球各地游历。他和妻子玛格丽特，到过南非、撒丁岛、瑞典、西班牙，还有意大利，不管走到哪里，他们都会测量当地人的胆固醇值，评估他们饮食中的脂肪含量。夫妇二人曾拜访

过芬兰一个偏僻的伐木场，那里的年轻人普遍患有心脏病。在日本，他们测量了渔民和农民的胆固醇水平，对生活在檀香山和洛杉矶的日本移民也做了同样的测量。

季斯对地中海周边国家尤其着迷，因为他听说这一地区心脏病发病率特别低。于是在1953年，他先去了那不勒斯，然后去了马德里，亲自对此进行调查研究。对一小部分男性样本做了血清胆固醇水平测量和心电图扫描后，他得出结论：这些城市的一般人群心脏病的发病率确实远低于美国。季斯推测，因为冠心病死亡率国与国之间差别太大，所以这种病不能简单地归咎于遗传因素，甚至是自然衰老的过程。相反，季斯认定这必然是由于饮食导致的。基于对马赛勇士的观察，曼恩后来得出了相同的结论，但是对于饮食中哪部分才是罪魁祸首，季斯有着完全不同的观点："到目前为止只有脂肪的因素显得最重要。"

美国人的动脉中布满斑块是"在长期丰富的高脂肪饮食的影响下，无数脂肪性食品导致的"，1957年，季斯这样评论。他举例年轻的芬兰伐木工，他们吃的零食是"一片面包那么大的奶酪厚片，还在上面涂抹黄油……喝啤酒。这是患冠心病的一个实例"。

尽管在那些早期的游历中，季斯只观察了一小部分人，也没用什么特 30 别的方法测量他们的饮食，他却非常有把握地论证脂肪总量"显然"是导致心脏病发展的"主要因素"。当然，这就是他一直想要的结果，所以他能找到这样的论据，也许是可预见的。

在他游历的过程中，季斯在世界各地成立了专业联盟，说服研究人员来检测他的观点。这些同行随后收集了从南非到瑞典的相关数据，他们积累的所有证据似乎都证实了他的假设，高脂肪饮食和相对较高的血清胆固醇密切相关。虽然这些观察过程观测的还只是一小部分人，但季斯巧妙地把这些来自四面八方的极有限的数据编织成一幅看似很有说服力的画卷。

第二次世界大战期间有一个引人注目的现象，战时整个欧洲死于心脏病的人数大幅下降，但是战后迅速反弹，这成为季斯假说的进一步论据。根据这些现象，季斯推测食物短缺——尤其是肉、蛋和奶类——很可能是导致这一现象的原因。但是，对此也有其他的解释：比如，战时糖和面粉也短缺；由于汽油短缺，人们吸入的汽车尾气减少了，而且人们因为骑自行车或者步行得到了更多的锻炼。科学家注意到，对心脏病患病人数的下降存在很多不同的解释，但是季斯却对此完全不予理会。

20世纪50年代中期，季斯开始放弃原有的脂肪总量是引起心脏病的主要原因的观点，虽然他并没有明确承认这一点。相反地，他的论文开始把膳食脂肪的类型作为胆固醇值升高的关键因素来进行探讨。1957年和1958年，在明尼苏达医院，同样是以精神分裂症患者为研究对象，季斯分别进行了一些小型的、短期的实验，他发现受试者在摄入饱和脂肪后血清胆固醇会升高，而摄入植物油时则下降，这与阿伦斯和其他研究者早些时候的发现是一致的。

31　　　于是，1957年，季斯在顶级医学杂志上发表了一系列论文，[*]宣称通过减少饱和脂肪的摄入可以使血清总胆固醇下降。季斯对这些新的发现十分有把握——他甚至发表了一个特定的数学公式，声称根据摄入的饱和脂肪、多元不饱和脂肪和胆固醇的量，可以计算出特定人群的血清胆固醇可上升或下降的确切数值。这就是著名的"季斯等式"，它在营养学界产生了巨大的影响，也许这为大家带来了安慰，因为人们一直想找到答案，找到一个适用于大众的精确公式。面对人类生物学的复杂性，阿伦斯督促他的同行们对于自己的知识要抱着谦虚的态度（他最终为生物反应的多样性而据理力争），与阿伦斯的态度相反，季斯却把这种复杂

---

[*]　在1957年和1958年，季斯在顶级科学期刊上发表了多达20篇论文来重申这些主张。

性简化为一种十分确信的解释。他依然认为人们不应该摄入过多的脂肪，无论是哪种类型的，但是当他认为饱和脂肪才是真正的饮食恶魔后，他又开始首推这一理论。他宣称，如果人们不再吃蛋类、奶制品、肉类，以及所有看得见的脂肪，那么心脏病将会"变得很少见"。季斯建议"大幅减少"膳食脂肪摄入，尤其是来自动物性食品的天然脂肪，而改成吃植物油。

### 多元不饱和总统：艾森豪威尔的心脏病

德怀特·D. 艾森豪威尔（Dwight D. Eisenhower）总统经历过几次心脏病发作，1955 年 9 月 23 日，他第一次心脏病发作时，正是季斯的观点成为全国焦点的时候。总统的私人医生，保罗·达德利·怀特（Paul Dudley White）立刻飞到总统位于科罗拉多州丹佛市的病榻边。怀特是始于 20 世纪初期的心脏病流行性观察最早的参与者之一，1931 年写了一本经典的关于心脏病的教材，他也是美国心脏协会的六位创始人之一。他与总统哈利·杜鲁门（Harry Truman）紧密合作，1948 年建立了美国国家心脏研究所（NHI），这是美国国立卫生研究院（NIH）的一部分。现在作为著名的哈佛大学教授，怀特在这个领域极具影响力。

季斯很有天分，他善于结交有权势的人。比如，为了赢得研发"K 种口粮"的工作，他获得任命，1939 ～ 1943 年，担任国防部部长的特别 32 助理。很明显怀特是一个令人满意的同盟，而且近些年，怀特参与了季斯和玛格丽特到世界各地测量脂肪与胆固醇的游历。毫无疑问，正是在这些游历的过程中——夏威夷、日本、俄国、意大利——怀特开始为季斯的观点折服。

艾森豪威尔心脏病发作的第二天，怀特召开了一个记者招待会，关于心脏病和可采取的预防措施，他对美国公众进行了一次清晰、权威的讲演：戒烟，减轻压力，减少饱和脂肪的摄入，降低胆固醇。在接下来的几个月，怀特继续通过记者发布会和《纽约时报》向全国通告总统的健康状况。在《纽约时报》头版，怀特受邀撰写的一篇文章中，季斯是他唯一提及名字的研究者（他称季斯的工作"是杰出的"），唯一详尽引用的也是季斯的饮食理论。在艾森豪威尔的整个总统任期，如果说当时的美国成年人了解到什么常识的话，那就是全国的顶尖医生都认为公众应该减少膳食脂肪摄入。艾森豪威尔本人沉迷于测量自己的血液胆固醇水平，而且很虔诚地避免食用任何含有饱和脂肪的食物，而食用一种1958年上市的多元不饱和人造黄油，早餐吃薄烤面包——直到1969年因心脏病过世。[*]

　　同时，季斯忙于向全世界的科学受众推广他的曲线图和数据，这些都明显地显示心脏病死亡病例与脂肪消耗量是相关的。1957年，季斯曾写道，"富含脂肪的饮食和无数脂肪性食品""很可能"是造成"绝大部分"冠心病的原因。

　　季斯在他的营养学同行中拥有相当多的追随者，但是他的听众中至少有一位科学家不太领情，他就是雅各布·耶鲁沙米（Jacob Yerushalmy）。他是加州大学伯克利分校生物统计学系的创始人；1955年在世界卫生组织（WHO）于日内瓦召开的一次会议上，他听了季斯的演讲。他认为这些数33据有点可疑。比如，就日内瓦来说，本地人摄入大量的脂肪——动物性脂肪——但死于心脏病的患者并不多。就好像所谓的"法国悖论"（那些吃着炒鸡蛋还惊人健康的食客们），在这里也可以观察到一个"瑞士悖论"。事实上，如果仔细观察1955年可获得信息的22个国家的数据，就会发现这样的"悖论"在西德、瑞典、挪威和丹麦也存在；很明显这些并不是悖论，也并不自相矛盾，而是数据另一种解读。

--------

[*] 艾森豪威尔每天抽四包烟，这可能导致了他患心脏病，虽然在他第一次心脏病发作五年前就不再抽烟了。

## 耶鲁沙米和希尔博：来自 22 个国家的数据

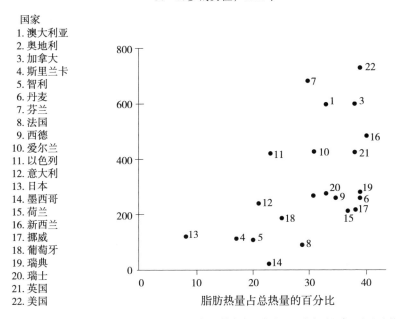

动脉硬化和退行性心脏病的死亡率
与脂肪总热量百分比——
50～59岁的男性，1950年

国家
1. 澳大利亚
2. 奥地利
3. 加拿大
4. 斯里兰卡
5. 智利
6. 丹麦
7. 芬兰
8. 法国
9. 西德
10. 爱尔兰
11. 以色列
12. 意大利
13. 日本
14. 墨西哥
15. 荷兰
16. 新西兰
17. 挪威
18. 葡萄牙
19. 瑞典
20. 瑞士
21. 英国
22. 美国

脂肪热量占总热量的百分比

资料来源：雅各布·耶鲁沙米和赫尔曼·E. 希尔博，"饮食中的脂肪和心脏病死亡率：方法论笔记"《纽约州医学杂志》57，第 14 期（1957 年 7 月）：第 2346 页。

当把季斯原来提及的六个国家之外的更多的国家加进来后，季斯的批评者们所制作的图表显示膳食脂肪与心脏病并不相关。

耶鲁沙米质疑季斯只选择了某些符合他假说的国家作为例子。他断言，在所有这些国家中还有其他的因素同样可以解释心脏病的发展趋势。在 1957 年的一篇论文中，耶鲁沙米列举了其中的一些因素：人均汽车销售量、香烟销售量、蛋白质的消耗量、糖的消耗量。这些都与健康紧密地联系在一起。任何伴随着 20 世纪中叶繁荣状态的因素，包括肉、糖、汽车尾气还有人造 34 黄油都可能会引起心脏病。关于脂肪，耶鲁沙米和他的同事赫尔曼·E. 希尔博（Herman E. Hilleboe），绘制了 22 个国家的数据，而不只是季斯所选择的 6 个国家，他们发现季斯所说的关联性几乎消失了。只留下了像杰克逊·波洛克（Jackson Pollock）画作中随机的——溅落的数据点。这些混乱的数据点与季斯的观点大不相符。

"我记得当研究结果出来的时候实验室里弥漫着的情绪。"亨利·布莱克本（Henry Blackburn）说。他是季斯长期的得力助手，我采访他时他已从明尼苏达大学退休。

"情绪……不好吗？"我问道。

"嗯。"然后是长时间的停顿。*

现在，有很多批评季斯的人，其中就包括研究过马赛人的乔治·V. 曼恩。曼恩曾写过他希望季斯与耶鲁沙米的这次对抗将会是对季斯关于脂肪和心脏病理论的一个"毁灭性的打击"。但是季斯又回来反击了。他在《慢性病杂志》上回应说，耶鲁沙米和希尔博的数据有着严重的缺陷，因为全国性的统计数据是不可靠的，尤其是在战后不稳定阶段欧洲政府所收集的数据。太对了！即使没有战火肆虐，医生在死亡证明上记录"心脏病"导致死亡这样诊断的频率，国与国之间也存在巨大差异。这种差异会使这种国际数据的比较招致大量的怀疑。以 1964 年的一个调查为例，仅这次调查就发现，与欧洲医生相比，在面对一模一样的健康记录时，美国医生比英国医生诊断出心脏病的几率会高 33%，比挪威医生高50%。季斯对这一问题完全清楚，可是他却没有放弃在自己的图表中使用这些完全相同的全国性统计数据，因为不管这些数据有没有缺陷，毕竟

---

\* 布莱克本后来声称，耶鲁沙米和其他的批评者从季斯支持其理论的证据中挑出了这六个国家的图表，这样做是不公平的。但是，在 1957 年，当耶鲁沙米发表了他的评论文章时，季斯所提供的唯一的证据就是第二次世界大战期间在欧洲对于心脏病发病率减少的观察（这有可能有其他的原因）以及一些收集来的关于芬兰人和日本人的未发表的数据。在 1957 年那篇论文的主要部分，季斯阐述了他的假说，但在接下来的篇幅中，他没有继续充实他的理论，却用大量篇幅攻击那些与他竞争的理论，比如蛋白质、缺乏锻炼、膳食胆固醇也可能会引起心脏病（布莱克本和拉巴尔特，2012，1072；季斯，1957，552—559）。

无法获取别的数据了。但是那时，竟然没有人质疑季斯在这一点上的双重标准。

作为对希尔博的反驳，季斯指控他，"与积极的结论相比"，更偏信"消极的结论"。"希尔博博士真的相信他有足够的证据证明膳食脂肪与人体动脉粥样硬化病情发展趋势没有因果关系吗？对此我很怀疑。"季斯这样写道。

换言之，在被证明是错的之前，季斯希望他的假说能被认为是正确的。但是——这是很重要的一点——科学可不像司法体系。在司法体系中，美国人在被证明有罪之前，会被先假定为是无罪的，但科学知识恰恰相反：只有累积了大量重要证据支持一个假说时，它才能被假设为正确的，但即便如此，也不能完全确定，只能说有大量的证据趋向支持一种观点而不是另一种。季斯坚定地相信自己的假说，即使是在它的初始阶段，即使是面对相互矛盾的证据，这也表明为了捍卫这个观点，他甚至愿意偏离科学原则。

总之，很清楚的一点是，1955 年在世界卫生组织日内瓦会议上，对季斯来说，同行对他的演讲持怀疑态度是耻辱的但也是重要的："那是季斯一生中的关键时刻。"布莱克本回忆。日内瓦的交锋之后，"（季斯）"没有被打倒，他说，"我会让那些人知道"……然后他设计了七国研究。

### 七国研究

与之前和玛格丽特一起游历时做的早期国际抽样不同，七国研究是人类历史上第一个多国流行病学任务。*通过把数据收集标准化并对抽样群体 36

---

\* 流行病学，或称"观察性"研究，对一组实验对象进行描述（比如，对他们的饮食和吸烟习惯进行观测），然后研究者会对他们进行跟踪。年纪大些的人更适合作为实验对象，这样不需要等太久就可以观测到诸如心脏病、癌症或者死亡的报告结果。研究这些结果与最初测量的变量间的关联性，比如，这就使研究者可以看到吸烟和肺癌之间可能存在联系。

进行实地调查，季斯志在收集准确、详尽的数据以进行跨国比较——这不同于那些不稳定的全国性统计数据——因此这就可以一劳永逸地结束关于饮食与冠状动脉疾病的争论。

季斯于 1956 年发起了这项研究，从美国公共卫生署获得每年 20 万美元的拨款，在那时仅一个项目的拨款，这个数额可谓是巨款。他的实验对象是约 12,700 名中年人，他们大部分来自意大利、希腊、南斯拉夫、芬兰、荷兰、日本及美国几国的乡村地区。

许多批评者后来指出，如果季斯真的认真关注耶鲁沙米的批评，他会选择一个欧洲国家来挑战自己的脂肪假说，比如瑞士或法国（或德国、挪威、瑞典）。相反地，他却只选择了看起来可能会证实自己假说的那些国家（基于那些全国性统计数据）。

20 世纪初以来，研究者们一直都知道要以随机的方式选择实验对象以避免偏见，这对他们而言是十分重要的。这就是所谓的"随机性"，研究人员需按照一定的规程操作以实现随机抽样。但季斯选择实验对象的标准是不能称之为随机的；相反，正如他自己所写，他选择了他认为在饮食与死亡的比率上会呈现出某种对比的地方，更重要的是，正如布莱克本向我描述的，无论是人力还是资源方面，在这些地方"他受到热情的帮助"。关于为什么季斯没有找那些会给他的观点带来更大挑战的国家，布莱克本试图这样解释，"季斯个人很厌恶待在法国和瑞士。"

进行七国研究的历史时期也是个问题。1958 ~ 1964 年，是地中海地区的一个过渡时期：希腊、意大利、南斯拉夫还处于从第二次世界大战恢复的阶段，人们生活极其贫困，近乎食不果腹，意大利刚摆脱法西斯政府 25 年的统治。艰难的生活迫使 40 万意大利人逃离自己的国家；在希腊，有至少 15 万人离开了自己的祖国。

这些事实都应该是一项研究的历史背景。对 20 世纪 60 年代的欧洲稍加研究会发现，季斯的实验对象正处于一个贫困的时期。这些人可能在战前的童年时代饮食更丰富，他们的母亲在怀孕时期也许吃得更好，因为有的研究者认为心脏病的雏形可能在母亲的子宫中就已形成或者是人们一生习惯积累起来的结果。所以 60 年代的这次抽样调查不能反映普遍现实。

实验对象和历史时期的选择使该研究存在着局限性，但是，这个研究却旨在尽可能地达到最高标准。在季斯所选择的国家中，他的研究团队成员在乡下村落选择一些中年男性劳工，测量他们的体重、血压以及胆固醇水平，此外，还针对这些男性的饮食和吸烟习惯进行了调查。对于其中的一少部分人，研究团队采集了他们一周内吃的食物样本，送到实验室进行化学分析。

七国研究的成果首次出现在美国心脏协会 1970 年发表的一份 211 页的报告上，后哈佛大学出版社出版的一本书中引用了该成果。原研究小组的各成员又跟进出版了 7 本书，发表了 600 多篇相关文章。到 2004 年，一份统计显示，在医学文献研究中，关于七国研究的引用接近 100 万次。

正如季斯所希望的，他发现饱和脂肪的摄入与心脏病死亡病例之间存在密切关联。在芬兰的北卡莱利亚区，当地做伐木工人、农民的男性工作繁重，他们每天的饮食富含奶制品和肉类，他们死于心脏病的比例很高：十年之中，10,000 人中有 992 人死于心脏病。在克里特岛和科孚岛，那里人们多食用橄榄油，很少吃肉，那里死于心脏病的数据不可思议地低到 10,000 人中只有 9 人。在意大利，这个数值是 290 人。而在美国的铁路工人中，这个数值是 570 人。

季斯仔细地把心脏病的诊断和其他各国的冠状动脉疾病的临床表现标准化，可以说，七国研究数据最大的成就之一就是证明了，生活在不 38 同国家的人们在心脏病发病率方面确实存在巨大差异。出于这个原因，布莱克本说，这项研究是第一个证明"心脏病是可以预防的……这种病并不是一种自然老化现象，或由基因预先决定，更不是不可抗拒的上帝的行为"。

研究结果表明，尽管芬兰伐木工与希腊的农民摄入的脂肪总量大致相同，但真正重要的是摄入的脂肪类型。研究结果显示，饱和脂肪摄入得越多，患心脏病的风险就越大。饱和脂肪只占克里特岛人所摄入卡路里的8%，但芬兰人摄入的卡路里中22%是饱和脂肪。这些发现看起来是毋庸置疑的，似乎给季斯的批评者们提供了一个明确的回答。

真的是这样吗？虽然这些研究结果值得庆祝，但还存在一些棘手的数据点问题，未能支持他的假设。比如，东部的芬兰人死于心脏病的几率比西部的芬兰人高三倍，但是根据季斯的数据，他们的生活方式和饮食几乎是相同的。希腊科孚岛的人摄入的饱和脂肪甚至比他们的同胞克里特岛人还要少，但是科孚岛的人得心脏病的几率却高很多。因此，即使是在同一个国家，饱和脂肪与心脏病之间的相关性也完全经不住检验。

1984年，季斯对所有七个国家中的相关人群进行了跟进研究，结果发现矛盾性更加严重，脂肪的摄入量不再能解释心脏病发病率存在的差异了。因为心脏病仅占到所有死亡因素的三分之一，季斯采取了合乎逻辑的下一步，审视所有导致死亡的原因，而不仅仅是导致心脏病致死的原因。毕竟，这才是我们最终想知道的，不是吗？不仅仅是我们该怎么做才能避免患心脏病，而是如果想要更长寿，我们该做些什么呢？（如果低脂肪饮食可以使人们不得心脏病，但是比如说，却使他们患上了癌症，那么这有什么意义呢？）

令季斯泄气的是，七国研究的数据显示，尽管低饱和脂肪饮食似乎与心脏病死亡率下降有关（至少在那几个国家是这样的），但是这种优势没有能够延伸到总死亡率。坚持低饱和脂肪饮食的人和对脂肪摄入百无禁忌的人相比，死亡的风险一样高。该研究显示，最长寿的是希腊人和美国人，但他们的长寿与脂肪或者饱和脂肪的摄入没有关系，与他们血液中的胆固醇水平也没有必然联系。

营养数据收集缺乏科学性。仔细阅读季斯的研究设计会发现，针对
12,770 位研究对象，研究只对 499 位所吃的食物进行了评估，或者说只评
估了 3.9% 的研究对象。各国的营养数据收集方式缺乏一致性：在美国，
1.5% 的实验对象只采集一天的记录样本；而在其他国家，数据采集期达七
天。采集的食物样本，有的是做熟的，有的是未烹饪过的，有的是两种的
混合体。

我还认真地审视了希腊部分的饮食数据，它是地中海饮食的范例（见
第七章）。我发现一个令人惊讶和不安的错误。在希腊，为记录所食食物
的变化，季斯在克里特岛和科孚岛不同的季节多次采集饮食样本。但这有
一个严重的疏忽，对克里特岛的三次调查中，一次正赶上为期 48 天的大斋
节禁食。希腊东正教的禁食是很严格的，这就意味着大斋节期间要禁食所
有动物来源的食物，包括鱼、奶酪、鸡蛋还有黄油。（在意大利，有种说
法叫 "pari corajisima"，直译为他 / 她看起来像经历了大斋节，指一个人
因为营养不良而看起来很瘦很丑，令人讨厌。）在大斋节期间人们禁食的
食物是饱和脂肪的主要来源，在这期间的饮食采样很明显会缺少这种营养
物质。2000 年和 2001 年在克里特岛进行的一项研究显示，在大斋节期间
人们饱和脂肪的摄入量减少一半。

季斯在他的专著里确实提到了这个问题，但是很快地又为它找借口开
脱，"严格地遵守（大斋节禁食）似乎并不常见"。在他关于希腊饮食的主
要论文中，再没有进一步给出这方面的细节，完全没有再提到这个问题。
后来，当两个来自克里特大学的研究者找到七国研究中希腊部分的原负责
人时，他们被告知，参加研究的克里特岛人，在调查期间有 60% 正在禁
食，但是研究却"没有做出任何尝试"来区别禁食的人和没有禁食的人。[40]
这两位研究者在 2005 年的《公共健康营养》中写道，这是"一个值得注
意的很棘手的疏忽"。这是七国研究 40 年之后的事了，纠正这个研究原来

留给人们的印象已经太迟了。

这个发现令我感到震惊，我打电话给达恩·克罗姆特（Daan Kromhout），七国研究的营养成分部分是由他负责的。他现在是一位教授，在荷兰从事公共卫生研究，同时也是荷兰政府卫生政策的高级顾问。对大斋节的疏忽，他显然有点懊恼，但是他还是强调，那时人们对于食物采样知之甚少，强调他们当时在这个全新的领域摸索是多么盲目。"在理想状况下，我们不应该那么做，"他承认，"但是你不可能一直做理想的事情。"如果在过去的半个世纪，克里特岛的数据没有成为我们饮食建议的基石的话，那么这种解释似乎还算合理。

季斯似乎一点也不急于报告他的饮食数据。的确，我在追踪其中的一些数据时遇到了困难。他把大部分的数据发表在了一本荷兰杂志《食品》上，他知道发表在这里不会引人注意，*而他七国研究的其他论文却发表在主流的英国或者美国的刊物上。要想了解季斯遇到的所有的技术上的困难，就必须得体会他字里行间的言外之意。仅在希腊，分析食物样本中的脂肪就用到了三种不同的化学方法，但是分析结果却并不一致。（正如他所说，"哪个系统提供的结果最准确，这是无法确定的。"）

七国研究报告本身并没有以任何方式指出数据可能存在缺陷，但是几十年来，这个领域的研究者就这么听之任之了。在追踪这些论文的过41 程中，我越来越清楚地意识到，季斯在研究过程中尽全力去掩藏其中的问题——这些问题十分关键，如果当时被发现了，那么七国研究可能永远也不能发表了。

除了数据方面的问题，七国研究还存在巨大的结构局限：这是一份流

---

\* 关于他早期发表在《食品》杂志上的论文，季斯感到很失望，论文"没有获得国际关注"，他说，因为这本杂志虽然也很有声望，但是"在荷兰之外，鲜有发行。即使在荷兰，（当时）读者主要仅是营养学家"（季斯，在克罗姆特、梅诺蒂、布莱克本，1994，17）。

行病学研究，因此展示的只应该是关联性，而不应是因果关系。换言之，它可以展示某两个因素一起发生，但是不应该建立任何因果联系。因此，季斯的研究，至多能够建立低动物脂肪饮食与心脏病低患病率之间的关联性，却不能断言这种饮食会让人们免受心脏病的困扰。在季斯的研究中，可以看到饮食和生活方式的其他一些方面也与心脏病低患病率相关联，所以不能排除其他因素的影响。

**糖类：另一种致病因素？**

1999 年，当年七国研究的首席意大利研究员亚历山德罗·梅诺蒂（Alessandro Menotti）25 年后重新审视研究中的 12,770 位受试者的数据时，他注意到一个有意思的事实：所有食物类别中与冠心病死亡率最相关的是糖类。他说的"糖类"是指糖类产品和糕点，其与冠心病死亡率的相关系数是 0.821（完全相关系数是 1.0）。如果梅诺蒂所指的"糖类"还包括巧克力、冰淇淋以及软饮料的话，这个数值可能会更高。如果这些东西被重新归属到不同的类别，他解释道，重新编码"太麻烦了"。与之形成对照的是，"动物类食物"（黄油、肉、蛋、人造黄油、猪油、牛奶，以及奶酪）相关系数是 0.798，如果梅诺蒂把人造黄油排除在外的话，这个数值应该会更低。（人造黄油通常是用植物脂肪制作的，但当时的研究者们趋向于把它和动物类食物归为一类，因为它看起来太像黄油了。）

关于心脏病的诱因，糖类可能会是另一个因素。对此，安塞尔·季斯很警惕。20 世纪 50 年代晚期到 20 世纪 70 年代初期，他和约翰·尤肯（John Yudkin）在科学文献上进行了一场持续的辩论，尤肯是伦敦大学伊丽莎白女王学院的生理学教授，是糖类假设的支持者。"季斯非常反对关于糖类的说法"，在一次采访中达恩·克罗姆特回忆道，但他却不说 42 为什么。科学哲学家认为，科学家的工作就是尽可能地对自己的想法持怀疑态度，但很明显，季斯恰恰相反。"他是如此确信，脂肪酸就是与动脉粥样硬化有关的那个因素，所以他看什么都是从这个角度出发的。"克罗姆特说，"他是个很强势的人，坚持自己的观点。"对于其他人的观点，他不屑一顾：认为糖类会导致心脏病的观点根本就是"无稽之谈"，在《动脉粥样硬化》期刊上一篇九页的评论中他这样总结道。"事实没能吓退尤肯和他的商业支持者，他们继续高调宣传不足为信的论调。"他后来写道。

糖类似乎可以解释季斯观察到的死亡率的差异，但季斯特别注意，以避免自己的七国研究成果受到这种观点的威胁。为了回应1971年一位瑞典研究人员来信提出的问题，季斯进行了回归分析，回归分析显示仅脂肪摄入一项就可以与心脏病的变化完全相关；糖类没有产生额外的影响。但是他没有进行逆运算，没有想过仅糖类一项会不会也可以产生相同的相关性（梅诺蒂后来做了这项运算）。季斯把这些数字发布在回信中，而不是一篇文章中（因为文章会受到同行的评议），而且他没有提供原始数据，所以他人无法核查他的计算过程。

"关于糖类，我们从没有好好探讨过（七国研究的领导者们之间），"梅诺蒂告诉我，"我们不知道该怎样处理它。我们报告了事实，但是很难解释我们的发现。"

是糖类还是脂肪呢？即使可以精确地评估饮食，在观察了许多年后，流行病学家也不可能知道，到底是某种食物，还是别的因素综合起作用而导致了心脏病。流行病学这门科学的主旨是研究传染病，传染病发病突然，但通常可以追溯到源头。与此相反，慢性病是很长一段时间积累发展起来的，有成千上万的因素可能影响一个人，进而导致他几十年后出现某种状况，想要测量所有的因素是根本不可能的。在解决慢性病谜题的道路上，流行病学唯一一次伟大的成功就是发现了香烟会引起肺癌。在那个案例中，吸烟与不吸烟人群的差异达到30倍，而对于饱和脂肪，季斯只观测到 2 倍的差异。*而且，季斯所说的影响并没有随着饱和脂肪摄入量的逐渐增加而同步增长，这其实是另一个警告信号，说明他的证据很薄弱。流行病学家认为这种"剂量反应关系"在建立可靠的联系时是至关重要的。

尽管有这些问题经常困扰营养流行病学，不过决策者还是经常使用这些发现作为"证据"，因为它们通常是唯一可用的数据类型。临床试验可以确定原因，但实施起来更加复杂和昂贵，因此实施得很少。回顾过去 50 年营养学的历史，我们一次又一次看到，缺乏试验数据反而使流行病学证据变得足够可信。

尽管从本质上来说，流行病学证据不能对因果关系下结论，但它却一次次地被采纳。这种将流行病学数据作为官方膳食指南基础的做法正是季斯首创的。想要理解其动机，这并不困难。一个研究者跟进研究某个人群 10～15 年，可以想象他渴望在公共卫生领域最大化其发现，通过其影响力，赢得市场认可，获得资助，以进行后续的研究。

季斯，最早的营养流行病学家之一，渴望得到各方认可，这可以理解。任何数据缺陷和研究结构的局限性，都被季斯隐藏了，他强势地使人们理解并接受其研究的"关键"观点——摄入饱和脂肪会导致高胆固醇，而高胆固醇会导致心脏病。现在，有了七国研究支持他的观点，季斯就更可以居高临下地维护自己的观点了。正如《时代周刊》报道的一位费城物理学家所说，"每一次你质疑季斯这个人，他就会说'我有 5000 [44]个实例。你有多少个？'"那时的科学家当然知道，关联性并不能证明因果关系，但是季斯的研究中积累的大量的数据使他获得了非同寻常的地位，尤其在一个研究尚不完善的领域，而他也毫不迟疑地接受特殊地位

---

* 流行病学家称这些差异为"效应量"，类似季斯所发现的很低的数值在如今公布的营养流行病学发现中仍很常见，其中就包括 2012 年红肉与慢性病之间关联性的惊人发现（帕恩等，2012）。

为他带来的好处。

当然，一直以来并不是没有人质疑季斯。有很多人怀疑他的观点，包括一些备受尊敬、有影响力的科学家。还记得那个吃鸡蛋的瑞典医生乌斐·拉夫斯考吗？当我为这本书做调研时，他是我遇到的第一个"怀疑者"。一批杰出的科学家曾反对季斯和他的假说，但绝大多数反对者到20世纪80年代末就消失了。拉夫斯考后来拾起他们的火炬，2000年出版了《胆固醇的神话》一书。

2005年，我和拉夫斯考参加了在哥本哈根附近举行的一次会议。会上，他提出了一些被认为早已是既定事实的问题，因为他勇于对质顶级营养学专家，受到极大关注。

"从饮食中的胆固醇，到血液中的胆固醇，到心脏病——这条路径真的被证实过吗？"在一场演说后，他站起来严肃但又很礼貌地问道。

场内嘘声一片，一百多位科学家都摇头。

"下一个问题？"恼怒的主持人喊道。

对我来说，这个事件反映了营养学研究界最值得注意的问题，即对不同的观点缺乏宽容性。在我的研究开始的时候，我本期待会见到一群高雅辩论的科学家。与之相反的是，我发现对于那些想要挑战传统看法的科学家来说，拉夫斯考就是一个警示范例。他的前辈们从20世纪60年代开始就不相信关于胆固醇的正统观点；但他们被迫保持缄默，疲惫不堪，或者干脆结束了自己的职业生涯。随着季斯观点的传播，被权威机构采信，那些质疑他的人不得不面对一场艰难的——有人可能会说是不可能的——斗争。作为毫无胜算的一方，质疑季斯的观点使他们的职业生涯遭遇挫折。他们中的许多人失去了工作、研究资助、演讲机会，以及声誉所能带来的所有其他待遇。虽然这些反对饮食-心脏病观点的人中包括许多在各自领域顶级的研究者，甚至还有一位是《美国医学会杂志》的编辑。他们无法获邀参加会议，也无法将成果发表在有声望的期刊上。*他们发现，产生不同结果的实验，不会被探讨和分析，相反地，会被无视。更令人吃惊的是，这些对饮食-心脏病假说持反对态度的人，甚至还会被诽谤和讥讽。他们无法在自己的领域继续作贡献，而这自然是每一个科学家的希望和抱负。

事实上，营养科学史并不像我们期望的那样，是研究人员冷静地、慎重地、明智地稳步前行的过程。相反地，它受到了历史"伟人"理论的影响，强烈个性的"伟人"，凭借自己的个人魅力、聪明、智慧、才能，引导了事件的发展。在营养学的历史上，安塞尔·季斯就是迄今为止最伟大的那个人。

46

---

\* 《美国医学会杂志》的前编辑爱德华·R. 平克尼（Edward R. Pinckney），1973 年著有《胆固醇的争议》，1988 年他又针对支持饮食-心脏病假说的证据撰写了一篇开创性的科学评论。第二篇文章目前仍然是最彻底的科学评论，但是没有出版商肯发表（平克尼和平克尼，1973；斯密斯和平克尼，1988）。

# 3　低脂饮食进入美国

对于季斯和他的饮食-心脏病假说来说，1961 年是非同寻常的一年。美国心脏协会（American Heart Association），美国历史上最强大的心脏疾病团体；最有影响力的杂志《时代周刊》；美国国立卫生研究院（National Institutes of Health），既是美国重要的科研机构又是丰厚研究基金的提供者。作为营养界最重要的角色，这三个团体都支持饮食-心脏病假说，它们团队协作，将季斯的观点制度化，在未来的几十年中持续推广并提升。

美国心脏协会就像一艘远洋蒸汽油轮独自地驱动着饮食-心脏病假说向前行进。这一团体创立于心脏疾病流行之始的 1924 年，是一个由心脏病专家组成的科学社团，致力于更科学地理解这一新的病痛。几十年来，美国心脏协会规模很小，资金不足，几乎没有收入。1948 年，这一协会时来运转：美国宝洁公司（Procter & Gamble）指定该协会接收来自其广播节目《真理或结果》智力竞赛所获资金，共计 174 万美元，相当于今天的 1700 万美元。午宴时，宝洁公司执行主席将支票递呈给美国心脏协会会长。"突然金库充盈，我们拥有了资金，可以用作研究，促进公共健康，推动当地团体的发展！"美国心脏协会官方历史记载。宝洁公司的支票"砰然一击""启动了"这一团队。一年后该协会在全国开设了7个分会，募集265万美元资金。到1960年，它已拥有300多个分会，每年募集3000多万美元。由于受到宝洁公司和其他食品巨头的持续支持，美国心脏协会很快成为美国首要的心脏疾病团体，也是美国最大的非营利组织。

1948年资金使该协会有能力聘请了第一位专业主管，美国圣经协会（American Bible Society）前募资者，其在全国展开了一场史无前例的募捐运动。在电影院上演了多种多样的真人秀、时装秀、智力竞猜、拍卖、物品收集等活动，所有这些活动目的都在于募集资金，并且让美国人知道心脏病是该国的头号杀手。到1960年为止，美国心脏协会在研究中投入了数亿美元，成为公众、政府机构、专业人士以及媒体获取关于心脏疾病信息的权威来源。

由于饮食被认为是导致心脏疾病的一个可能原因，20世纪50年代末，美国心脏协会召集了一个专家委员会，向中年人就饮食方面提出建议，预防心脏病。艾森豪威尔总统在美国心脏协会创始人保罗·达德利·怀特的监督下，开始遵循"谨慎饮食"以求改善身体状况。怀特的照料使得艾森豪威尔总统重返总统办公室工作，这件事本身对于美国心脏协会来说意义非凡，这表明该团体的建议值得遵循。对资金的筹集也很起作用：艾森豪威尔心脏病发作以后，美国心脏协会收到的捐款比前一年多出40%多。* 48

刚成立的美国心脏协会营养委员会认为，普通医生面临着要"有所作为"的巨大压力："人们想知道他们的饮食是否会使自己过早患上心脏

---

* 艾森豪威尔在其总统任职期间特别支持美国心脏协会：他在总统办公室向美国心脏协会颁发了"年度之心奖"，在白宫为美国心脏协会的"心脏基金运动"举行开幕仪式，出席美国心脏协会董事会议，担任美国心脏协会的未来名誉主席一职。他的内阁成员们也都在美国心脏协会董事会任职。美国心脏协会官方历史记载："由此，美国政府的高层领导们都是积极的心脏运动参与者。"（摩尔，1983，85）

病。"委员会如是描述。尽管如此，营养委员会顶住了压力，出版了一份严谨的报告。报告称，现有证据不足以表明特定人群的高胆固醇水平能够导致心脏病，因此，要求美国人为此目的而大幅改变饮食习惯还为时尚早。（然而，委员会确实建议超重人群将脂肪摄入减少到25%～30%之间，这是减少热量的一个好办法。）委员会成员还一针见血地批评饮食-心脏病假说的支持者，如季斯，因为他们"在经不起推敲的证据基础上主张了坚定的立场"。委员会认为，目前的证据还不足以支撑这样一个"坚定的立场"。*

然而，几年之后当季斯和来自芝加哥的医生杰里迈·斯塔姆勒一起策划，说服营养委员会接受他们的观点，美国心脏协会的政策出现了重大变化。杰里迈·斯塔姆勒后来成为季斯的助手。虽然有些反对者注意到季斯和斯塔姆勒都没接受过营养学、传染病学或者心脏病学方面的教育，虽然美国心脏协会发布有关营养的正式声明并没有使季斯的证据变得更加有说服力，但是这两个人却成功地使委员会委员相信饮食-心脏病假说应该盛行。美国心脏协会转而支持他们的观点，1961 年的结论报告提出，"目前能够获得的最好的科学证据"表明美国人可以通过减少饮食中的饱和脂肪和胆固醇来减少罹患心脏病和中风的危险。

该报告还建议使用诸如玉米油或者豆油之类的多元不饱和脂肪来"合理替代"饱和脂肪。这一所谓的"谨慎饮食"总体上脂肪含量仍然相对较
49  高。实际上，美国心脏协会直到 1970 年才在杰里迈·斯塔姆勒的推动下开始强调减少脂肪总量。但是，此后十年，该协会的重点在于强调减少肉类、奶酪、全脂奶和其他乳制品中发现的饱和脂肪。1961 年美国心脏协会的报告是世界上第一份由全国性团体发布的官方声明，它建议饮食中应少摄入饱和脂肪以预防心脏疾病。这就是季斯的假说。

---

* 当时，关于导致心脏病的原因，主流科学家们也曾认真考虑过其他一些因素，包括缺乏维生素 $B_6$、肥胖、缺乏运动、高血压和神经紧张。（曼恩，1959，922）

对于季斯来讲，这是一个个人职业和意识形态的巨大胜利。美国心脏协会在心脏病方面的影响曾经是——现在仍然是——无与伦比的。对于这一领域的科学家们来说，有机会为美国心脏协会营养委员会服务是梦寐以求的机遇。从一开始，委员会发布的膳食指南就成为营养建议的黄金标准。这些指南不仅在美国而且在世界其他国家和地区都很有影响。因此，季斯能够将自己的假说嵌入到这些指南中就好比向该团体拼接进 DNA 一样：它规划了美国心脏协会的成长，这一团体反过来又像船舵和引擎一样驱动着季斯的饮食-心脏病假说之船穿越了过去的半个世纪。

季斯认为，1961 年他协助撰写的美国心脏协会报告遭到了"一些不应有的质疑"，因为它只是对高风险人群的饮食提出建议，而不是针对所有美国人。两周之后，57 岁的季斯登上《时代周刊》杂志封面，他戴着眼镜，穿着白色大褂，身后画着一个伸展出静脉和动脉的心脏。《时代周刊》称他为"胆固醇先生"，还引用了他减少膳食脂肪的建议，要将目前 40% 的平均总热量严格地降低到 15%。季斯甚至建议对饱和脂肪的摄入应更加苛刻——从 17% 减少到 4%。他说，这些措施是避免高胆固醇水平的"唯一可靠的方法"。

文章详尽地论述了饮食-心脏病假说，以及季斯的个人经历：他被描述成一个毫无拘束而又机敏的人，而这正是通过支配权力的方式得以体现的。他主张严格控制饱和脂肪摄入。"人们应该知道真相，"他说，"那样的话，如果他们想吃死自己，那就悉听尊便。"从文章内容看，季斯本身似乎并不遵循自己的建议。他在家里和玛格丽特在"柔美的布拉姆斯音乐"中享受着烛光晚餐的"仪式感"，包括肉类的晚餐——牛排、排骨和烤肉——一个星期最多三次。（一次会议，他和斯塔姆勒也曾经被同事目睹正大快朵颐地吃着摊鸡蛋和"大约五份"的熏肉。）"没有人想靠粥活着。"季斯辩解道。《时代周刊》的文章只是简要地提到季斯的观点"仍然"受到"很多研究者"的"质疑"，对于冠心病的原因有研究者持不同的观点。

50

驱动季斯饮食-心脏病假说这艘轮船不断向前的另一个引擎是媒体。大多数报纸和杂志早已对季斯的观点深信不疑。例如,《纽约时报》很早就在头版报道过保罗·达德利·怀特对季斯的观点大加赞赏(1959年《中年男性应警惕脂肪》的报道)。同研究团体一样,媒体也在寻找解决心脏疾病流行的办法,而饮食脂肪和胆固醇的说法解释这一点是可以讲得通的。季斯不仅拥有宣传才能,而且他那激昂的言辞以及听起来确定无疑的方案对于记者们来说,显然比洛克菲勒的皮特·阿伦斯(Pete Ahrens)这样的科学家的观点更加有吸引力,后者对缺乏足够的科学证据保持清醒的谨慎态度。媒体还从美国心脏协会获得暗示。这一团体发布"谨慎饮食"指南不久,《纽约时报》就报道了"最高科学团体倾力支持"减少或改变个人饮食中的脂肪含量能有助于预防心脏疾病这一观点。

**安塞尔·季斯登上《时代周刊》杂志 1961 年 1 月 13 日封面**

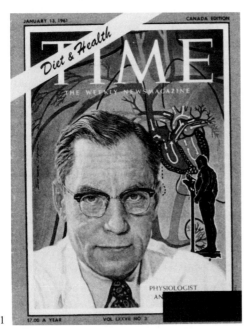

安塞尔·季斯发表了他的看法,认为饱和脂肪会导致心脏病。他是20世纪最有影响力的营养专家。

51

1962 年，《纽约时报》营造出一种氛围，让人觉得这些新饮食方式是必不可少的："从前人们认为奶制品给他们带来健康和活力，然而现在很多人将它们同胆固醇和心脏疾病联系起来。"一篇题为"没有神圣的食物？牛奶在美国人心中的吸引力消退"的文章如是描述。媒体几乎一致支持季斯的假说。报纸和杂志使他的饮食观念全国皆知，而女性杂志则将其降低脂肪和肉食摄入的菜谱走入厨房。具有影响力的健康专栏作家也起了推波助澜的作用。哈佛大学营养学教授让·迈耶（Jean Mayer）撰写了一个由多家报纸联合刊登的专栏，在美国一百家规模最大的报纸上每周刊登两次，累计发行量达到 3500 万。（1965 年，他将低碳水化合物饮食称为"大屠杀"（mass murder）。）从 20 世纪 70 年代起，《纽约时报》的健康作家简·布洛迪成为饮食–心脏病假说最强有力的推广者。她忠实地报道美国 52 心脏协会的声明以及将脂肪和胆固醇同心脏疾病或癌症关联起来的所有最新研究。1985 年她撰写了一篇题为"美国倾向于更加健康的饮食"的文章，开篇以吉米·约翰逊（Jimmy Johnson）为例，他"曾经清早伴着平底锅里培根的香气醒来"，而他的妻子以前也总会记着将培根里的油脂省下来用来煎鸡蛋；现在约翰逊先生感伤地说，"早餐中不再有这些气味了，但是我们所有人的健康状况也因此好多了。"

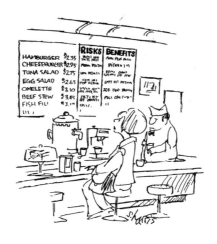

3　低脂饮食进入美国　　051

专栏作家可以描述一幅生动的画面，吸引广大的读者，他们所说的内容和卫生官员的建议并无任何不同。对于媒体和营养专家而言，季斯所提出的因果关系链看起来显然很有道理：膳食脂肪导致胆固醇升高，这一过程最终会使动脉硬化并且导致心脏病。这一逻辑是如此简单以至于看起来不言自明。然而，即使低脂肪、"谨慎饮食"广泛地传播开来，能证明这一理论的证据也没跟上，甚至可以说从来就没跟上过。事实上，这一关系链的每一步都没能得到证实：没有证据证明饱和脂肪会导致极具破坏性的胆固醇升高；对于大多数人而言，总胆固醇升高也未被证明会导致罹患心脏病的风险增加；甚至是动脉变窄也不能表明会心脏病发。但是在 20 世纪 60 年代，要明白这些还要等上十年。官方机构和媒体都在热烈地拥护着季斯的简单而又有吸引力的观点，对相反的证据已然视而不见了。

这里有必要审视一下他们忽视的一些证据，因为尽管一些科学实验——最突出的是七国研究——看起来可以支持饮食-心脏病假说，但早些年的大量研究看起来并非如此。

**早期反对季斯假说的报告**

20 世纪 50 年代，在美国公共卫生署的要求下，研究员威廉·祖克尔（William Zukel）在美国北达科他州的东北角研究罹患心脏病或者冠心病猝死的人群。一年间，他的团队发现 228 起此类案例，并且获得其中 162 位研究对象的详细饮食和生活方式的记录。祖克尔发现，这些心脏病人基本都是吸烟者，除此之外，在饱和脂肪、非饱和脂肪或者总卡路里消耗量方面，两组人群之间并没有什么差别。*

---

* 这类追溯性地询问病人饮食的研究方法被称为"个案对照"研究。这些研究被认为有"回忆偏差"，病人可能不能准确地回忆过去的饮食消耗。特别是，心脏病人根据诊断通常会在医生的建议下减少饮食中的饱和脂肪（可能是总脂肪）的摄入，这些病

在爱尔兰，研究者分析了 100 位 60 岁以下患心脏病男性过去几年的饮食，将之与一个年龄和性别一致的对照群体作比较，发现他们所食用的脂肪数量和类别无差别。同一团队又对 50 位中年女性进行类似研究，一年后，结果相同。研究人员将他们的发现发表在《美国临床营养学杂志》上。他们注意到尽管季斯当时提出饱和脂肪和心脏病之间有联系（当时是基于国际统计数据），但是他们的研究却"未能支持"这一结论。

孟买西部铁路的主要卫生官员 S. L. 马尔霍特拉（S. L. Malhotra），确实发现了心脏病人和非心脏病人饮食上的差异，但这并不能证实饮食-心脏病假说。20 世纪 60 年代中期，马尔霍特拉研究了印度铁路 100 多万名男性员工患心脏病的情况。在五年的研究期间，他发现印度南部马德拉斯（现称金奈）的铁路清扫工罹患心脏病的比例比北部旁遮普铁路清扫工高 7 倍——尽管后者食用了 8 ～ 19 倍多的脂肪（大部分来自于奶制品）。南方人食用很少的脂肪，他们食用的是不饱和花生油。尽管如此，他们比北方人平均早逝 12 年。马尔霍特拉在其论文结论部分建议"食用更多的发酵奶制品，例如酸奶、酸奶冰沙和奶油"。马尔霍特拉把他的发现发表在流行病学领域最重要的期刊上，但是没有人对他的作品作出评论，也几乎没有人曾引用过它。

大约同一时间，另外一组研究者来到宾夕法尼亚州的罗塞托，生活在那里的意大利人因心脏疾病致死的数量"明显很低"，还不到相邻城镇的一半。研究者很快发现，出现这种状况的原因并不是他们饮食中缺乏脂

---

（接上页）人很可能会为了迎合遵循医嘱的需要而使回忆产生偏差。另外，既然自从 20 世纪 60 年代起，所有的美国人都接受了要低脂饮食的建议，这使对照组可能因为同样的方式产生偏差。然而，祖克尔自 20 世纪 50 年代起的研究不太可能会因为这些问题产生偏差，因为大多数医生在 20 世纪 60 年代以前并没有建议心脏病人进行低脂饮食。

肪，因为当地饮食包含大量的动物脂肪，包括周围附有一英寸厚脂肪的意大利熏火腿以及大多使用猪油烹饪的食物。研究观察的 179 位罗塞托人中，大部分都食量较大，有大量饮用葡萄酒的习惯，体重普遍超标，然而在 1955～1961 年调查的这几年间，却没有一位 50 岁以下的观察对象死于心脏疾病。

这一详细研究于 1964 年，发表在另一份读者广泛的刊物——《美国医学会杂志》上，季斯十分气愤，它受到了"世界范围过分的关注，很明显一些医学界人士竟对此表示赞同"。他觉得显然有必要作出回应，1966 年，在《美国医学会杂志》上他发表了一篇长达三页的评论文章。这十分不同寻常，因为针对一项研究的问题通常会被放在"致编者信"一栏，给季斯的篇幅无疑反映出他在这一领域特有的声望。季斯认为这一研究对象是自主选择的（不是随机样本），而且饮食数据的采集不能准确地反映这些来自意大利的移民一生的饮食习惯。*尽管研究者们所采用的方法在当时是符合规范的，但季斯的结论是罗塞托数据"当然不能被看作是饮食中脂肪和热量不重要的证据"。他的文章成功地边缘化了这一研究——它此后很少再被提到。

这些关于脂肪消耗量和罹患心脏病的风险不相关的发现，对于季斯的假说来说是一个挑战，但是它们仍然在全世界范围内不断涌现。1964 年，日内瓦世界卫生组织官员 F. W. 洛温斯坦（F. W. Lowenstein）收集了所有他能找到的关于无心脏病困扰的人们的研究，发现他们的脂肪消耗量差异很大——本尼迪克派修道士和日本人的饮食中脂肪摄入最低，只占总热量的 7%，索马里人的这一比例最高，达 65%。玛雅人是 26%，菲律宾人是 14%，加蓬人是 18%，圣基茨岛上的黑人奴隶是 17%。脂肪的种类也有很

---

\* 季斯在此表现得非常虚伪，因为他的七国研究搜集的数据也是如此。由于第二次世界大战的原因，他的研究对象人群一生中的饮食习惯毫无疑义地发生过重大变化。

大的不同，僧徒们吃棉籽油或芝麻油（植物油），马赛人喝大量牛奶（动物脂肪）。大多数群体的饮食混合了蔬菜和动物脂肪。人们从这些发现中得出膳食脂肪和心脏疾病的联系无论怎么粉饰都是没有说服力且不可靠的。

这些研究都发表在著名的学术期刊上，有些被拿出来讨论和辩论——这是营养"对话"的一部分——但是饮食-心脏病假说的支持者总是寻找各种借口排挤它们：认为这些研究被曲解了、不重要或是基于不可靠的数据。

为了促成某个假设，研究者经常选择采用或是抛弃一些研究。在这一过程中，选择那些便于支持自己假设的结论，抛弃不支持的研究结果，这是人类的本能，很难克服。大量的心理学研究表明对于科学或技术证据，人们会趋向于作出有利于证实自己先前已有想法的反应。所谓的"选择偏倚"是造成过分依赖于自己的假设或信念体系的危险因素。

17世纪伟大的理论家弗朗西斯·培根（Francis Bacon）戏称之为"心灵幻觉"，抵制它们正是科学方法要做的事情。科学家必须总是试图推翻自己的假设。正如20世纪伟大的哲学家之一卡尔·波普尔（Karl Popper）所言，"科学的方法就是大胆地假设然后巧妙而又严格地试图推翻它。"*

看到这些包括从宾夕法尼亚罗塞托到北达科他州的早期研究如何被忽视或摈弃后，作为研究饮食-心脏病假说历史的我不得不说：选择偏倚在这一领域一直存在。许多实验要么被遗忘，要么被曲解了结果。我们在此回顾的是早期的、规模相对较小的研究。稍后我们将看到的被忽视

---

* 著名地质学家，美国科学促进会（American Association for the Advancement of Science）主席 T. C. 钱柏林（T. C. Chamberlin）1897年就对自己的观点保持客观性的困难作出了特别诗意的解释。他写道，当你心生某一主意时，一个"智慧之子跃然而生"，它很难保持中立。思想"乐意"停留在支持理论的事实之上，而对那些不支持这一理论的事实感到"自然的冷淡"（钱柏林，1965）。

或者有意曲解的研究则是营养科学历史上关于饮食和疾病研究的大规模的实验。

**其他观点和反对观点**

选择偏倚的一个标志是人们——即使是经过训练的科学家——经常没有意识到他们自身可能正受其害。在饮食-心脏病假说的形成阶段，这可以是任何研究成员用来表示自己无辜的借口。季斯并没有警惕自己的偏见。他认为那些反对他的人应该承担举证的责任。他从没试图推翻自己的观点，对此波普尔向他提过建议，他却毫不迟疑地继续推广他的"心灵幻觉"。对于季斯和他的团队来说，美国人不仅应该接受而且应该推广他的假设，这似乎是再明显不过的事情，因为这会给他们带来潜在的巨大的健康福利。他们难以想象减少膳食脂肪的非预期后果。

57 有一个人预测了那些后果，他就是皮特·阿伦斯。从一开始，阿伦斯就强调，季斯的观点无论是起初关于总脂肪，还是后来关于饱和脂肪，都是不确定的，而且其他关于心脏疾病的解释仍然合理。（阿伦斯早在1957年反对："当未经证明的假设被热心地宣布为事实时，应该及时地反思用其他解释来阐释被观察现象的可能性。"）阿伦斯自己的研究也提出了新的质疑。他的研究表明，在麦片、谷物、面粉和糖类中发现的碳水化合物如果不是造成肥胖和疾病的全部原因，也有可能是直接原因之一。他还正确地预测：减少脂肪摄入只会增加我们对麦片、谷物等食物的消耗。

当几乎所有人都着迷于血清胆固醇时，阿伦斯却对甘油三酯感兴趣。它们是在血液中构成循环的脂肪酸的脂肪分子。新技术常常推动科学发展，这在科学中很常见。阿伦斯率先将甘油三酯从血液样本中分离出来。1951～1964年间他一直进行这一实验，这种高度控制液体配方注入的实验显示，饮食中用碳水化合物来替代脂肪时，甘油三酯就会快速上升。（早餐中用麦片来代替鸡蛋和培根，就会产生上述情况。）

与耶鲁大学的年轻医生玛格丽特·阿尔布林克（Margaret Albrink）合作，阿伦斯将纽黑文医院的心脏病病人的甘油三酯和胆固醇水平与附近美国钢铁和线材公司的健康员工的甘油三酯和胆固醇水平进行比较，结果发现冠心病病人中高甘油三酯现象比高胆固醇现象要普遍得多。因此他们提出假设，甘油三酯，而非总胆固醇，才是一个更合理的预测心脏病的指标。虽然这一假设并未流行，但是接下来的十年中有多位研究者证实了他的假设。

阿伦斯发现甘油三酯中的乳状白色液体会使血液变得浑浊，这在试管中清晰可见。高碳水化合物饮食者的血液浑浊，相反崇尚高脂肪饮食的遵循者血液清澈。在极少数情况下，也会出现相反的情况，但是阿伦斯相信这些人应该患有一种罕见的遗传病。阿伦斯写道，大多数病人出现血液浑浊症状，这是因为"所有高碳水化合物饮食者身上都会发生的一种正常的化学反应"。 58

阿伦斯还发现，当碳水化合物减少时，血液就变得清澈起来。限制总热量也会起到同样的效果。阿伦斯认为或许这低热量效应可以用来解释为什么第二次世界大战后日本农村贫困人口的甘油三酯较低，尽管他们食用了大量的米饭。

通常糖尿病病人的甘油三酯水平比较高，而且糖尿病病人犯心脏病的风险较普通人群更高，阿尔布林克提出这两种疾病拥有同样的原因：过度肥胖。无论什么原因导致人们变胖都会增加甘油三酯，导致心脏疾病和糖尿病。阿尔布林克认为可能原因就是碳水化合物。这是一个可怕的设想，如今得到了越来越多的证据支持，但是在 20 世纪 60 年代早期，阿尔布林克和阿伦斯第一次提出时，它实在太超前了。

这种假设对饮食的暗示同季斯提出的观点完全相反。按照阿伦斯理论，导致心脏病的原因是碳水化合物，而不是脂肪。低脂肪的饮食必然导致碳水化合物含量较高（削减肉和奶制品需要吃更多的谷物和蔬菜，别无他法）。这两种假设是相互抵触的。

阿伦斯担心为美国公众规定的低脂饮食会导致甘油三酯水平提高，从而引起肥胖和慢性病。

然而，阿伦斯好像营养学界的卡珊德拉（Cassandra）*，尽管他是这一领域令人尊敬的科学家，很多有影响力的研究者都关注过他，但他的观点始终未被重视。他不屈不挠地指出，若要支持减脂饮食需要找到更多、更有说服力的证据。他不断地提醒同行不要过快地得出结论，但他或许还不够咄咄逼人。

在季斯和他同事们的不懈倡导下，假说推广取得了巨大的成功。他们甚至采取持续不断诋毁对立观点的策略。可以说，他们发动了一场营养科学的血腥运动。依靠强硬手段打击对手可能不是季斯和斯塔姆勒发明的策略，但是毫无疑问，他们两位却是最忠实的执行者。

### 营养学家的强硬回击

2009 年，我结识了杰里迈·斯塔姆勒，他已经 89 岁高龄，依然精神矍铄。斯塔姆勒曾是芝加哥西北大学的心脏疾病专家，20 世纪 50 年代后期，成为季斯的重要同事，也是美国心脏协会和美国国立卫生研究院的关键人物。本书后面的章节将探讨他的贡献，现在我们来看一看他是如何抨击他的对手的。

在与斯塔姆勒的谈话中，"我们来谈谈皮特·阿伦斯吧，"他自告奋勇

---

\* 卡珊德拉是希腊、罗马神话中特洛伊的公主，阿波罗的祭司。因神蛇以舌为她洗耳或阿波罗的赐予而有预言能力，又因抗拒阿波罗，预言不被人相信。——译者注

地说，"皮特·阿伦斯！他一直在所有事情上同我们作对！我曾经同皮特进行过激烈的讨论。"

斯塔姆勒以嘲讽的口气模仿引用阿伦斯："不，我们还在研究这件事，再给我们五年时间。我们不得不做一些平衡研究。我们必须把它搞清楚。我们还不确定。"相反，斯塔姆勒和季斯则迫不及待地向大众传达公共健康方面的建议。他们代表了营养学领域核心问题辩论的两方：流行病学研究发现的这些关联性是否可以作为向所有人给予饮食建议的基础。季斯和斯塔姆勒认为答案是肯定的。并不是因为他们的证据是无懈可击的，而是因为他们认为在一个难以权衡的世界里，流行病学数据已经足够。等待大型临床试验结果将会耗费十年或者更多的时间。与此同时，人们却在因为心脏病而走向死亡。阿伦斯那种平心静气的告诫口吻使斯塔姆勒异常愤怒。"他总是反对任何观点。我说：'皮特，你现在所说的意味着告诉美国人，出于健康考虑你们现在的饮食习惯是最健康的饮食习惯。''不！不是 60 这个意思！''但是，皮特，请注意你的逻辑！'好吧，无论如何，他已经去世了。"

听斯塔姆勒谈话，我可以想象他手持长矛的样子。"还有尤肯！"斯塔姆勒几乎对我吼了起来。他指的是倡导糖类假说的那位英国医生。"我坚决反对他的观点！"还有迈克尔·奥利弗（Michael Oliver），著名的英国心脏病专家，反对饮食-心脏病假说。斯塔姆勒反复强调，他是一个"恶棍"。

像斯塔姆勒一样，季斯几乎没有为辩论留下任何余地。实际上，当你了解他对那些敢对他的观点提出异议的人的反应时，你会着实感到惊讶。1973 年，得州农工大学教授雷蒙德·赖泽（Raymond Reiser）为《美国临床营养学杂志》撰写了一篇批评性文章，彻底而又严厉地批评了饱和脂肪假说。季斯为此写了一篇 24 页的回复，声称赖泽的分析"让人想起了县集市大厅里的哈哈镜"。季斯自始至终都是嘲讽的语气："这是一种典型的曲解，"他写道，"在一个包含 16 个词语的句子里很难再塞入更多的不准确表达"；"赖泽傲慢地陈述了……"，"他完全忽略了……"，"很显然，赖泽没有理解。"

赖泽是众多批评者之一，他重新审视了有关饮食–心脏病假说基础的重要研究，写了一些研究评论，直到最近这些评论才重新引起了人们的注意。他列举了研究方法的问题，动摇了早期研究的基础，还指出某些类型的饱和脂肪酸，例如肉食中的主要脂肪酸——硬脂酸，并没有表现出提高胆固醇的作用。季斯反驳中承认硬脂酸是"中性的"，但他辩称其他类型的饱和脂肪具有使胆固醇升高的属性。为了回应季斯，赖泽不情愿地为杂志写了一封短信，他表示，"我曾针对某些研究写过评论，季斯等人认为我是在想方设法地诋毁这些学者，而且还故意撒谎，我觉得我有必要就这一指控作出反驳。"

无论分歧是什么——科学的复杂性意味着总会存在一些分歧——季斯和斯塔姆斯咄咄逼人的方式是不合常理的，在这方面无人能企及。随着时间的推移，饮食–心脏病假说拥有大量的追随者并获得制度上的认可，更少有人试图这样做了。

### 乔治·V. 曼恩

与阿伦斯和赖泽一样，乔治·曼恩是为数不多的公开表示自己怀疑季斯观点的杰出的科学家之一。这位范德比尔特生物化学家曾在非洲研究过马赛人。曼恩的早期职业生涯十分耀眼：他是第一个提出警惕反式脂肪的科学家，那是 1955 年，他推测，与缓慢的动脉堵塞相比，动脉中的斑块突然断裂，必定是一个引起心脏病的更加重要的因素。他的观点被证明正确是几十年后的事情。

在非洲，曼恩发现马赛人依靠食用肉类、血液和牛奶来生存，然而他们的总胆固醇水平却是世界最低，他们没有心脏病，也没有其他慢性疾病。

这些发现很明显削弱了饮食-心脏病假说，营养学者努力推翻这一结论。美国几所大学成立了一个科学小组，前往肯尼亚寻找曼恩数据中的缺陷。令他们懊恼的是，结果使他们不得不肯定曼恩的发现。接下来，他们又东拼西凑地为这些出人意料的结果寻找某种合理的解释。一组研究者认为，马赛人的基因可能在长久的进化过程中形成了降低血液胆固醇的奇特能力。然而，这一理论很快就被推翻了。早前迁移到内罗毕附近的马赛人的胆固醇值比那些生活在肯尼亚的马赛人要高 25%，这意味着他们更接近于西方人。因此，如果真的存在某种优势的话，显然环境胜过基因。

果不其然，季斯开始贬低曼恩的工作，使其边缘化。"那些原始的游牧民族具有独特性，因此缺乏关联性"不能用来解释其他人群的心脏疾病，他写道。季斯在他的七国研究中通过比较全球各地不同人群来寻求饮食的真理，然而，正如他后来写到的那样，这些人主要是欧洲人，他们对于美国人来说更有参照意义。

季斯使用同样的贬损方法忽视北极圈因纽特人的观察结果。斯蒂芬森 62 也发现身体健康同高脂肪饮食密不可分，因纽特人的饮食中含有至少 50% 的脂肪。1929 年斯蒂芬森实施了为期一年的饮食实验，只吃肉和脂肪。他乐观地期待这会为主张"高脂肪饮食方案开辟一条充满鲜花的道路"，会赢得同行的喝彩。因此，他并没有做好失宠的准备。"跌得好惨！"他写道，"空中的第一朵云只有手掌那么大，实际上跟 1954 年来自安塞尔·季斯的一张简短而又友好的便签差不多大。"

不久，季斯公开贬低斯蒂芬森的工作，认为那是一种曼恩式的冒险，是有害的，与议题毫不相关：虽然"他们离奇的生活方式能够激发想象力"，特别是"因纽特人……开心地饱食鲸脂的图片"，但这不"能说明什么"，它"当然也不能表明饮食-心脏病假说存在例外"。

善意也可能会杀人，说的恰是弗雷德里克·J. 斯塔勒（Fredrick J. Stare），哈佛大学公共卫生学院营养系主任，季斯的支持者，对斯蒂芬森的帮助。斯塔勒是斯蒂芬森的朋友，还为他的书写过推荐。但是斯塔勒贬低了斯蒂芬森著作提出的实质性问题，而且没有提出任何认真思考这一问题的理由。他在介绍中煞有介事地问道："这对你来说是有益还是有害？""当然，如果我们都开始食用更多的肉食品，很快肉就不够了，特别是'精华'部分的肉。"*斯塔勒继续调侃，却丝毫没有涉及斯蒂芬森科研工作的意义，在文章最后斯塔勒向读者推荐了这本"有趣的"书。

这本书出版八年之后，1962 年，斯蒂芬森逝世。随后他的观点也从营养学的主流观点中消失。

### 弗雷明汉研究

乔治·曼恩于 20 世纪 60 年代早期进入这一领域，在他因研究马赛人而陷入争议之前已经取得了卓越的成就。他是当时最著名的心脏疾病专家之一——弗雷明汉心脏研究的副主任。弗雷明汉是邻近马萨诸塞州波士顿市的一个小城镇，自 1948 年起，那里一直是从事心脏病研究的重镇，如今已是第三代研究对象。研究覆盖了大约 5000 名中年男性和女性，他们参与了每一个可能会对心脏病的发展产生作用的调查。研究对象每两年要进行一次综合体检、面试以及跟进检查。这是第一次大规模的尝试，旨在发现某些风险因素，如吸烟、高血压以及基因等是否能有效地预测心脏病

---

\* 斯蒂芬森承认，对于一位生活在新罕布什尔州汉诺威的、喜爱食用脂肪的单身汉来说，还有一个额外的好处。脂肪被认为是应该丢弃的、不可食用的，所以可以从屠夫手中免费获得，而其他顾客认为那些脂肪残渣甚至都不配扔给狗吃（斯蒂芬森，1956，xxxi）。

导致的死亡。

1961 年，弗雷明汉研究者们在研究了六年之后，公布了第一个重大发现：总胆固醇水平高可以可靠地预测心脏病。这被认为是心脏病研究历史上最重要的发现之一，因为在这之前，尽管专家们逐渐地接受了血清胆固醇有害这一观点，但是仍然缺乏直接证据。

这一消息产生了广泛的影响。它解决了从一开始就困扰着心脏病研究的问题，即研究者们需要找到某种可以测量的指标，以评估心脏病的发病风险。说起来可能有些无情，研究者试图检测疾病产生的原因，死亡便是研究最理想的结束点。研究者们更喜欢对研究对象进行跟踪研究，看看他们吃什么，是否吸烟等其他因素，直到他们死亡为止。用研究语言描述，死亡是"结果"或者是"硬终点"；在实验的最后，它是无可争辩的数据。（心脏病也被认为是"硬"终点，即使心脏病也具有诊断的不确定性。）回顾不可否认的死亡事实，研究者们接下来提出这样的问题："原因在于他们食用了多少培根吗？还是因为吸烟或者其他因素？"

然而，等待研究对象死亡意味着研究者们必须长年跟踪一定的人群。64 在死亡最终成为一次伟大的科学实验的对象之前，需要找到一个"中间的"或者说是"软"目标。如果某一指标可以有效地预测心脏病，那么研究者们就能缩短研究时间，取而代之地使用那些中间因素来进行测量。弗雷明汉研究确认的总胆固醇水平被看作是一种软目标，因此被视为这一领域的一项重大突破。科学家们现在可以据此得出结论，任何提高总胆固醇的食物会增加罹患心脏病的风险。医生也可能会使用这一指标来帮助病人判断他们罹患冠心病的风险。

因此，弗雷明汉研究有关胆固醇的发现非常重要。它消除了研究者们关于饮食-心脏病假说的所有疑虑。威廉·坎内尔（William Kannel），弗雷明汉研究的医学总监，在当地的一家报纸上说，"血液胆固醇与冠状动脉粥样硬化紧密相连，这是毋庸置疑的。"

然而，30年之后，弗雷明汉的跟进研究——由于大量的研究对象死亡，研究者获得了更多的数据——表明总胆固醇的预测能力并不如研究者们之前想象的那样强大。对于胆固醇数值处于205和264毫克／分升（mg/dL）的男性和女性研究对象来说，胆固醇和心脏疾病风险之间并没有任何关联。事实上，罹患心脏病人群中有一半人胆固醇水平低于220毫克／分升这一"正常"水平。48～57岁之间的男性，胆固醇水平处于中等水平（183～222毫克／分升）比胆固醇水平更高（222～261毫克／分升）的人，罹患心脏病致死的风险更高。跟踪研究显示，总胆固醇并不是预测心脏病的可靠指标。

多年以来，弗雷明汉研究的研究者们一直都在鼓吹总胆固醇是最佳的预测心脏病的风险指标，当20世纪80年代后期弗雷明汉研究的跟进数据出来之后，研究者们并没有花费精力公布这些脆弱的跟进数据。（不久，他们就把对话转移到胆固醇的分支，即高密度脂蛋白（HDL）和低密度脂蛋白（LDL），现在这些指标都可以测量了，而且数据更具参考价值。我们将会在第十章对此进行探讨。）

弗雷明汉研究数据也未能证明人们降低胆固醇水平从长远来看能带来什么益处。30年后的跟进研究报告写道，"胆固醇水平每降低1%毫克／分升，冠心病和总死亡率将提高11%。"这令人十分震惊，同官方提倡降低胆固醇水平的预期完全相反。然而，弗雷明汉研究的这一特殊发现从没有在任何科学评论中被讨论过，即使很多大型实验也得出过类似的结论。

弗雷明汉研究的其他重要发现也都被忽视了，其中包括饮食风险因素，曼恩曾进行过研究。曼恩同一位膳食学家一起，两年时间搜集了1,000名研究对象的食品消耗数据，1960年，统计结果明确显示饱和脂肪和心脏病没有关联。关于冠心病和饮食的关联，作者的结论很简单，"未发现有相关性"。

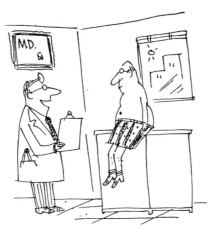

"好消息。你的胆固醇水平一直没有变化，但是研究结果改变了。"

"对于我美国国立卫生研究院的上司们来说，这是一件很扫兴的事，"曼恩告诉我，"因为这同他们希望我们发现的结果完全相反。"从20世纪60年代早期以来，美国国立卫生研究院也青睐饮食-心脏病假说。"他们不允许我们公布这一数据。"曼恩说。曼恩的研究结果在美国国立卫生研究院的地下室里存放了近十年。（曼恩哀叹，隐瞒科学信息"是一种欺骗"。）甚至当1968年这些研究结果公布时，一位研究者不得不研读28卷才发现血清胆固醇水平的变化不能追溯到研究对象所食用的脂肪数量和类型，这些信息被隐藏得太深了。

直到1992年，弗雷明汉研究的一位领导者才公开承认有关脂肪的研究发现。"在马萨诸塞州的弗雷明汉，人们食用的饱和脂肪越多……他们的血清胆固醇就越低……而且他们的体重也越轻。"威廉·P. 卡斯泰利（William P. Castelli）写道。他没有采用正式研究发现的形式来公布和承认这一结果，而是在一份通常不会被大多数医生阅读的期刊上以社论的形式进行了公布。*（卡斯泰利显然很难相信这一发现会是真实的，在一次访谈中他坚持认为问题可能出在其中的一项不精确的饮食数据收集。但是按照这一领域的标准来看，曼恩使用的研究方法已非常严谨，卡斯泰利的解释又站不住脚。）

尽管曼恩获得了很多成就，但对胆固醇的态度不受大众欢迎使他非常痛苦。20 世纪 70 年代末临近退休时，他的文章字里行间难掩痛苦。1977 年，在一篇文章开头他写道："关于饮食-心脏病问题，一代人的研究已经在混乱中结束。"他把饮食-心脏病假说称为"被误导的、徒劳的关注"。

我最后一次同曼恩交谈是他 90 岁的时候（他逝世于 2012 年）。尽管他的记忆力不佳，但是他却完全记得因为反对季斯自己所承受的种种不公。"对于我的事业来讲，那是毁灭性的。"寻找能够接受他的科研论文的杂志变得越来越难。在他主张反对饮食-心脏病假说之后，他便被知名的美国心脏协会出版物完全地禁言了。曼恩认为季斯在美国国立卫生研究院的影响力也导致他的科研资助金被取消。"有一天，"曼恩回忆道，"有位女士，研究部门的秘书，把我叫到大厅，对我说'你对季斯的反对将会使你得不到资助金'。她说对了。"

一个人的观点怎么会以这样的方式统治一个领域呢？曼恩解释道，"你必须明白季斯是一个多么强大而有说服力的人。他会和你谈上一个小时，然后你会完全相信他说的话。"

### 饮食-心脏病假说占据统治地位

曼恩被美国心脏协会和美国国立卫生研究院边缘化的事实证明饮食-心脏病假说是怎样向专家们强行灌输营养教条的。季斯显然是饮食-心脏病

---

\* 《内科医学文献》是一份受人尊敬的杂志，但是卡斯泰利是国家心脏疾病风险因素大型研究实验的负责人，他本来可以将他的文章发表在任何地方，包括医生们会更常阅读的杂志上，比如《新英格兰医学杂志》。

假说最具影响力的支持者，但是如果认为对几个人的科学欺凌就能碾压整个领域的智慧与客观的学术研究者们，那就太天真了。相反，事实上，在饮食-心脏病假说被美国心脏协会和美国国立卫生研究院采用以后，季斯的偏见被制度化了。这两个组织为这一领域设置议程，控制大多数的研究经费，不愿落得像曼恩一样下场的科学家们不得不遵循美国心脏协会和美国国立卫生研究院设定的议程。

美国心脏协会和美国国立卫生研究院从一开始就是平行而又纠缠在一起的两种力量。1948年，作为全国性的非政府组织建立之时，美国心脏协会的首要任务之一就是在华盛顿建立一个"心脏游说团体"，以说服艾森豪威尔总统建立美国国家心脏研究所（NHI）。同年，艾森豪威尔总统同意成立这一机构。美国国家心脏研究所几年之后蜕变成延续至今的美国国家心肺血液研究所（NHLBI）。这一新机构始终和美国心脏协会步调一致。1950年，这两个组织在华盛顿联合举办了第一届全国心脏疾病会议；1959年，又联合"向国家"提交了"预防心脑血管疾病十年进展"的报告；1964年，在华盛顿共同举办了第二届全国心脏疾病会议；1965年，美 68 国心脏协会主席同议会紧密协作，建立了地区医疗项目服务，成为全国心脏研究所的一部分，在全国范围内为心血管护理制定了标准，等等。1978年，美国国家心肺血液研究所和美国心脏协会共同庆祝成立三十周年。

一直以来，美国国家心肺血液研究所和美国心脏协会经常共同发布报告，联合举办会议，安排任务小组，组织顶级的心脏病学学会活动，一起形成了心脏疾病研究的官方历史。换句话说，从20世纪50年代早期以来，任何非美国心脏协会和美国国家心肺血液研究所主导的活动或发表的观点，实际上对美国心脏疾病的研究史都没有产生影响。

操控这些组织的核心是一小部分具有多职责的专家。其中营养学领域的精英非常少，相互间非常熟悉，渐渐地他们还控制了饮食和疾病方面的所有大型临床试验。借用托马斯·J.摩尔（Thomas J. Moore）杜撰的一个术语，这些人是营养"贵族"。托马斯·J.摩尔是一位记者，1989年他撰写了一篇爆炸性的评论揭露胆固醇假说。*这些精英来自东海岸和芝加哥的医学院、医学院附属医院以及研究机构。（因为航运交通变得越来越廉价，来自加利福尼亚和得克萨斯的专家们也参与其中。）这些几乎由男性成员构成的小团体同美国心脏协会和美国国家心肺血液研究所紧密协作，在官方委员会和专家小组任职；在有影响力的文章上共同署名；成为主要科技期刊编辑委员会委员；参与同行评议；参加和主导主要的专业会议。

在这种背景下，同样的名字持续出现。例如，美国心脏协会创始人保罗·达德利·怀特被哈里·杜鲁门总统任命为国家心脏咨询委员会第一任会长，指导美国国立卫生研究院所有关于心血管疾病的活动。怀特后来成立了一系列美国心脏协会和美国国立卫生研究院的联合科学委员会，包括社区服务和教育委员会，并亲自主持委员会工作。美国心脏协会的官方历史记载，美国心脏协会主席"几乎按惯例"指导美国国立卫生研究院的咨询委员会或成为他们的成员。美国心脏协会的领导还控制着专业的医学社团。怀特帮助建立了国际心脏病学学会，同季斯一起共同主持它的研究委员会。1961年，美国心脏协会和美国国立卫生研究院开始共同规划大型的国家饮食-心脏病研究，这是测试饮食-心脏病假说最大的一次尝试。执行委员会的名单看起来更像营养科学的名人录，其中当然包括季斯和斯塔姆勒。

美国心脏协会和美国国家心肺血液研究所还共同管理绝大部分心血管研究的资助。到20世纪90年代中期，美国国家心肺血液研究所的年度预算达到15亿美元，其中大部分用于心脏病研究。美国心脏协会每年投入大约1亿美元用于原创性研究。美国国立卫生研究院或者美国心脏协会实际

---

\* 摩尔的文章作为头条发表在1989年的《大西洋月刊》上，是该杂志历史销量最高的一期。那年之后，他就这一主题出版了一本书。同样在1989年，摩尔的报告促使国会举办听证会，讨论美国国立卫生研究院的项目是否正在毫无必要地向数以百万的美国人推荐服用降低胆固醇的药物（摩尔，"胆固醇神话"，1989；摩尔，《心力衰竭》，1989；匿名，美联社，1989）。

上资助了所有美国牵头的研究。其他重要研究资金的唯一来源是食品和药品企业。为了避免任何利益冲突，研究者们会尽量避免申请这一资金。正如 1991 年乔治·曼恩所写，"这是一项让人望而却步的任务，因为我们不能获得政府资助，还必须放弃食品企业的资助，避免使我们被视为既得利益的代表。"

最终，美国心脏协会和美国国立卫生研究院每多花 100 万美元支持饮食-心脏病假说，其他团体就越难逆转这种趋势或者持有其他观点。虽然关于饮食-心脏病假说的研究失败率异常高，但这些实验结果不得不被合理化，弱化重要程度或曲解本意，因为这一假说本身已经变成了一种机构可信度的问题。* 70

异见者的声音逐渐消失。1967 年，《美国医学会杂志》的编辑们哀叹道，"数量多得几乎让人感到尴尬的研究者们搭乘着'胆固醇花车'"，"对胆固醇狂热地拥护"，对其他可能引起心脏病的生化过程极力地"排斥"。在一些持相同观点的学术期刊上，阿伦斯、曼恩和少数几个同事一起，一直在徒劳地呼吁，反对饮食-心脏病假说的非理性推进，然而在这些所谓的精英面前他们显得无能为力。1978 年，乔治·曼恩在其退休的时候写道，一帮"心脏黑手党"靠"支持这一教条"，囤积研究资金。他宣称，"整整一代人，对心脏病的研究更多地基于政治性而非科学性。" 71

---

\* 如今，这一连锁系统按照几乎同样的方式运行。公开怀疑者如皮特·阿伦斯和麦克·奥利弗，在 20 世纪 70 年代和 80 年代早期还是专家小组成员，这一组织成立之初他们一直参与着这一领域的活动。现在他们几乎已不能被接受。自那些人退休以后，营养精英中再也没有人发表过对饮食-心脏病假说的综合性批评文章。

# 4 有缺陷的饱和脂肪科学 VS 多元不饱和脂肪

尽管季斯表现得好像七国研究已经证明了他的饮食-心脏病假说，但他在发表论文时总是很小心地注上这样的警告：他的研究只能证明关联性，"从未宣称过因果关系"。这是一个必要的声明，反映出流行病学固有的局限性。

想要确定可靠的因果关系，研究人员几乎总是必须采取一种叫作临床试验的研究。

临床营养学试验是控制实验，实验过程中人们实际要食用特定的饮食一段时间，而不是简单地问他们已经吃了什么。最理想的（控制得最好的）实验中，研究人员为研究对象准备或者提供食物，来精确地控制他们所吃的东西。有时会邀请研究对象在某一个专门的餐厅吃饭，或者有时研究人员甚至送餐到研究对象的家中，虽然这些方式会很贵。控制得没那么严格的实验中，仅仅对研究对象吃什么提出建议，可能会给他们一本食谱带回家。

72　　　理想状态下，会把使用特定饮食的人们与一组类似的、未改变饮食的"控制组"进行比对，这样干预的效果会被分离出来。如果把一个足够大型的随机研究人群划分成两个组，理论上可以认为他们所有外在条件相同，有相同的年龄分布、相同的吸烟或运动偏好等。两组在临床试验中唯一的不同应该就是干预项，无论它是一种药物还是一种饮食。这样，实验结果出现了任何不同，都可合理地归因于实验中的干预项。

临床试验最大的优点在于，流行病学研究中，研究人员必须努力想出，并测量所有可能导致疾病的因素。而临床试验，由于其自身的设计，假设所有的这些因素保持不变，不管研究人员是否想要解释这些因素。

关于饮食-心脏病假说的临床试验始于 20 世纪 50 年代末，把它们列举出来可以了解饱和脂肪对我们是有害的这种说法的科学起源，同时也能看到季斯提出的饮食法的惊人的副作用。这些并不是低脂实验——几十年后，要避免摄入所有类型脂肪的观点才变得很普及。20 世纪中期研究人员沉迷于季斯的饮食观，即低饱和脂肪、低胆固醇的饮食可以预防心脏病。因此，以今天的标准来看，这些基础实验的总脂肪含量仍然相当高，只是脂肪种类有所不同。

早期著名的实验是抗冠心病俱乐部实验，1957 年由纽约市卫生处主任诺曼·乔利夫（Norman Jolliffe）发起。乔利夫是当时德高望重的营养专家，他的著作《减少，再减少，保持谨慎饮食》是当时很受欢迎的饮食方面的书籍，甚至艾森豪威尔总统都尝试过这本书中的方法。乔利夫也读过季斯的作品，他决定在持续的一段时期内测试季斯的观点。他的抗冠心病俱乐部招募了 1100 人，要求他们减少诸如牛肉、羊肉或猪肉这样的红肉的摄入，每星期吃这种肉不超过四次（按今天的标准，这吃得很多啊！），但鱼肉和禽肉想吃多少就吃多少；限制摄入蛋类和奶类；每天至少喝两汤匙多元不饱和植物油。[73]总的来说，这种饮食约含 30% 的脂肪，但是多元不饱和脂肪（大部分是植物油）对饱和脂肪的比率是美国人日常饮食的 4 倍。乔利夫另招募一个控制组，饮食为日常的美国食物，脂肪含量大约是 40%，但他没有记录控制组的饮食。

"饮食与减少心脏病是相关的"，《纽约时报》1962 年报道，当时冠心病实验的结果公布：保持低饱脂肪饮食的人，其胆固醇水平和血压都降低了，而且体重减轻。他们罹患心脏病的风险似乎要逆转，这结果更加确认了对饱和脂肪的谴责。

这个实验十年后，研究者开始发现一些"不寻常"的结果：实验的这些年中，抗冠心病俱乐部的成员有 26 人去世了，而控制组中只有 6 人离世。26 人中有 8 人是死于心脏病，而控制组中没有 1 人死于心脏病。在最终报告的讨论部分，作者们（已经不包括乔利夫了，因为他已于 1961 年死于心脏病）强调实验改良了俱乐部成员患病的风险因素，但是却忽视了这些风险因素的隐性风险：他们有更高的死亡率。这一结果没有出现在研究报告中，被隐藏了。作者回避了一个最重要的问题："谨慎饮食"会使人活得更久吗？来自抗冠心病俱乐部的结果明显是否定的。

这绝非是一个特例，这类发现一次又一次地出现。令饮食-心脏病假说的推广者们感到极度不安的是：那些摄入脂肪尤其是饱和脂肪比较少的人，并没有因为这样做而延长了寿命。虽然他们的胆固醇水平下降，但他们死亡的风险却没有下降。自从季斯在他的七国研究中注意到这点后，这个令人不快的结果一直困扰着这个领域，而且这个结果已被其他的研究证实了。但这些研究者总体上决定，最好忽视这个细节。

抗冠心病俱乐部实验，尽管有其科学上的弱点，还是成为了低饱和脂肪饮食能预防心脏病这一观点的基础研究之一。这些研究（后续还会提到几个）被科学家不断地引用，被认为是这个假说的基础证据。在一次与专家交谈中，她曾任美国心脏协会营养委员会主席三年，即兴列举了对这些研究的引用，就像一个传教士在口若悬河地背诵《圣经》一般："1965 年《柳叶刀》第 501 页到 504 页；1969 年，戴顿在《循环》杂志，第 60 卷，增刊 2，第 111 页的引用……"我都跟不上。

这个领域的每一个人都知道这些研究，几十年来几乎每一篇关于饮食和动脉粥样硬化的论文都引用过这些研究，然而，仔细审视，这些实验中的每一个都充斥着类似抗冠心病俱乐部实验式的缺点和矛盾。直到最近，研究人员才开始重新审视这些研究，其中的一些细节令人震惊，就好像发现了根基原来是由沙子垒成的一样。

第二个研究是洛杉矶老兵实验。20世纪60年代，加州大学伯克利分校的医学教授西摩·戴顿（Seymour Dayton），在当地退伍军人事务部（VA）医院选取近850位老人进行实验。六年中，戴顿为一半的老人提供用玉米、大豆、红花、棉花籽油取代黄油、牛奶、冰淇淋和奶酪的饮食。另一半老人为控制组，他们正常饮食。实验组的胆固醇水平比控制组的要低13%多。更令人印象深刻的是，实验组中只有48人死于心脏病，而控制组有70人。

这好像是特别好的消息，除了一点——两组中死于各种原因的总死亡率是相同的。令人担忧的是，实验组中有31人死于癌症，而控制组中只有17人死于癌症。

关于癌症的发现，戴顿显然很担心，对此他进行了详尽的记述。事实上，探索高植物油饮食会产生的未知结果正是进行这一研究的最初目的：他质疑，"高不饱和脂肪的饮食……在持续了很多年后可能产生有害的影响，这是不可能的吗？这样的饮食，毕竟，很罕见。"这是一个奇怪的、全新的现状：直到20世纪20年代，植物油才被引入人的食物供给链，但忽然之间这种油被推荐为包治百病的万金油。事实上，植物油摄入的上升曲线刚好与20世纪前50年心脏病的上升势头完全一致，但当时的研究人员和医生却很少讨论这一巧合。当然，这只是一种关联，那时美国人的生活还有很多其他的变化（包括汽车持有量的变化、精炼碳水化合物的出现）。

由于这一领域的研究者关注的是饱和脂肪对心脏病的作用，所以1969年戴顿的研究成果公布后在美国获得了极其热情的反应。对大部分专家来说，基本的要点就是"谨慎饮食"可以降低患心脏病的风险。许多欧洲科学家更具有怀疑精神，英国历史最悠久、最著名的医学杂志《柳叶刀》的编辑们写了一篇尖刻的评论。他们指出了一些问题，如，控制组中吸烟率是实验组的两倍\*，实验组的人只吃了一半提供给他们的食物（他们在外面吃了什么食物就不得而知了）。戴顿也承认，实验组中只有一半的人在研究的六年时间里坚持住了特定的饮食。此外，人们康复之后，就会离开退伍军人事务部医院，与正在进行的实验失去联系，这也导致研究结果产生偏差。在写给《柳叶刀》的一封信中，戴顿维护自己的研究成果，坚定地捍卫"谨慎饮食"可以降低心脏病的风险的观点。于是"洛杉矶老兵实验"就经常被当作支持这一论点的有力证据而被经常引用，甚至起初围绕着这一实验的争议也都被遗忘了。

第三个被反复引用的著名的临床试验是芬兰精神病医院研究。1958年，研究人员试图比较富含动物脂肪的传统饮食和新型的富含多元不饱和脂肪的饮食，他们在赫尔辛基附近选择了两所精神病医院。他们称一家为K医院，另一家为N医院。在实验的前六年，N医院的病人饮食植物脂肪含量很高。兑入豆油乳剂的脱脂牛奶取代普通的牛奶，用特殊的富含多元不饱和脂肪的人造黄油代替黄油。特殊饮食中的植物油含量比正常的饮食高6倍。K医院的病人吃的是正常的食物。六年后，两所医院交换，K医院的病人按照特殊饮食进食，而N医院的病人恢复他们的正常饮食，为期六年。

在特殊饮食组，血清胆固醇降低了12%～18%，而且"心脏病患病率减半"。这是研究为人所知的结论，由研究的两位负责人，马蒂·米耶蒂宁（Matti Miettinen）和奥斯莫·图尔佩宁（Osmo Turpeinen）得出。他们认为，对于中年人来说，饱和脂肪含量低的饮食"对于冠心病起到了实质性的预防作用"。

但仔细审视会发现，N医院男性的心脏病发病率（定义为死于心脏病和心脏病发作）的确显著下降了：正常饮食的男性中出现了16例，而特殊饮食组只有4例。但是在K医院发现的差异并不显著。女性中也没能发现任何差异。这个研究最大的问题在于，跟洛杉矶老兵实验一样，研究对象

---

\* 戴顿在《柳叶刀》杂志上写了一封回复文章，其中他分析了吸烟的数据，基于一些假定，他断言吸烟这个因素对实验的结果"没有任何实际影响"（戴顿和皮尔斯，1970）。

是流动的群体。经过很多年，有新病人入院了，有病人出院了，研究对象的组成一半发生了变化。研究对象的流动性意味着一个死于心脏病的病人可能三天前才入院，他的死亡与他的饮食一点关系也没有；反之亦然，一个出了院的病人可能不久就死亡了，但这也不会被记录到研究中。

两位美国国立卫生研究院的高级研究员和乔治·华盛顿大学的一位教授觉得有必要给《柳叶刀》写信批评这一研究，他们认为该研究的结论，在统计方面太薄弱了，根本不能用作饮食–心脏病假说的证据。米耶蒂宁和图尔佩宁承认他们的研究设计"不太理想"，其中就包括研究对象群体不稳定，但他们也为自己辩护称一个完美的实验"太复杂，成本太高……（所以这样的实验）可能永远都无法实现"。同时，他们不完美的实验必须保持不变。"我们没有任何理由来改变或者修改我们的结论。"他们写道。研究界接受了这个"足够充分"的推理，于是芬兰精神病医院研究成为了 77 饮食–心脏病假说的至关重要的证据。

第四个经常被引用证明饮食–心脏病假说的实验是 20 世纪 60 年代初的奥斯陆研究。

保罗·乐仁（Paul Leren）是挪威奥斯陆的一位医师，他选择了 412 位男性，都曾有过一次心脏病发作历史（1945～1961 年，奥斯陆的男性心脏病患病率飙升）。这些研究对象被分成两组。一组是使用传统的挪威饮食，据乐仁记录，这组的饮食富含奶酪、牛奶、肉类、面包，还有应季的蔬菜水果——总体上，含有 40% 的脂肪。第二组使用的是"降低胆固醇"的饮食，含有大量的鱼肉和大豆油，但是肉类很少，没有全脂牛奶或者奶油。总体来说，两组饮食中的脂肪含量是相同的，但是"降低胆固醇"饮食组中摄入的大部分脂肪是多元不饱和脂肪。

乐仁选择的研究对象是已经经历过心脏病发作的人，部分原因是这样的人会非常乐于配合，能够坚持医生给出的饮食。这一点特别宝贵，因为乐仁也承认，植物油含量高的特殊饮食，人们接受起来"没有什么热情"，一些人在食用后，觉得身体虚弱，甚至恶心。有过心脏病病发经历的人为什么会经常被选为这类研究的对象？主要原因是，这些人更可能再次心脏病发作，这样研究人员将有足够的"事件"来获得显著的统计结果。

这个实验进行了五年，1966 年，乐仁发布他的研究发现。像所有其他大型实验一样，他提供的饮食成功地降低了实验对象的血清胆固醇，"降低胆固醇"饮食组比控制组低了 13% 多。致命的心脏病发作率在"降低胆固醇"饮食组下降了：与控制组相比是 10 : 23。这是个令人印象深刻的结果。但是，这个实验有一个硬伤，这一点一直被忽视，直到最近才有人关注。控制组除了摄入动物性脂肪外，他们还食用大量的硬人造黄油和氢化鱼油，在那时这是挪威饮食的主食，相当于每天摄入近半杯的反式脂肪。这比现在美国人的平均摄入量还高很多倍。现在美国食品和药物管理局认为反式脂肪是有害的，必须在食品标签上标注。实验的饮食，试图最大化多元不饱和大豆油，并不考虑反式脂肪因素，这一显著的差异可能会影响实验结果。而且，实验组追随当时的公共健康运动，比控制组的人减少了 45% 的吸烟量，这是一个研究人员无法解释的区别，但仅这一个区别就可以解释两组心脏病发病数值存在差异的主要原因。尽管存在这些问题，人们铭记的还只是奥斯陆实验降低胆固醇饮食取得的成功。

阅读这些文献，不禁让人想起电话传声游戏。也许第一条电话线上的人说："心脏病减少了，但是有几个重要的点要特别注意。"但是 20 年后，这条信息就被简单地记成"心脏病减少了"。[*]

虽然漏洞百出，抗冠心病俱乐部实验、洛杉矶老兵实验、芬兰精神病医院研究以及奥斯陆实验仍是支持饮食-心脏病假说的最常被引用的临床试验。就好像不管多少个零加到一起也不能等于——一样，这几个研究合并到一起，也不能算是一组令人信服的证据，但尽管如此，它们居然经久不衰。

_____

\* 1973 年得州农工大学的雷蒙德·赖泽提出："这种二次，或三次转述引用的做法，每次都认为上一次的说法是可信的，正是这种做法使人们接受了一种可能根本不存在的现象。"（赖泽，1973，524）

这些实验真正验证的是，以一种严格的、明确的方式研究营养和心脏病之间的联系是持久的、巨大的挑战。就像很多科学家所感慨的，坚持让一个研究对象群体保持特定饮食，并保持所有变量不变很多年，以产生统计上显著的"可靠的节点"数值（比如，心脏病），这几乎是不可能的。这些早期的实验是宝贵的，总体上，这些实验的研究对象都是固定的群体，至少在理论上，这些人相对容易控制。（道德准则现在明确禁止这样的实验。）然而，正如我们所见，甚至这些医院里的研究对象群体也很难保持不变。最具讽刺意味的复杂状况是，这些早期研究的研究人员无法使其控制组的成员们不受外界影响——当时出现的公共健康建议，反对摄入动物性脂肪和吸烟——这就不可避免地会改变他们的行为。于是控制组最后看起来跟实验组一样，干预产生的差异就消失了。

这些饮食实验的另一个缺陷是，无论研究人员还是参与者都不可能对干预做到完全"盲目"。一个理想的实验应该防止任何实验者知晓受试者是被分配到实验组还是控制组，避免实验者会倾向给实验组偏差待遇（被称为"性能效应"）；同样地，也要避免受试者知道自己在接受干预时，经常会潜意识地产生积极反应（被称为"安慰剂效应"）。这也是药品研究中经常会给控制组发放安慰剂的原因：让每个受试者都有同样的体验。

但是，实际上，包含有黄油、奶油、肉的饮食无论是看起来还是吃起来，都跟不含有这些食物的饮食不一样，所以真正的饮食盲目实验是很难实现的。而且与运动实验不一样的是，运动实验可以比较锻炼者和不锻炼者，但同样的方法却不适用于吃某种东西的人和不吃的人。实验中，食物必须有选择性地去除。有一种东西从饮食中去除——比如，饱和脂肪——必须有另一种取代它。那么该用什么取代？大豆油、碳水化合物、水果和蔬菜？饮食实验总是同时观测两个参数：去掉的营养物质和添加的食物。整理出一种物质区别于另一种物质带来的影响需要多组的实验，但这种实验非常昂贵，令人望而却步。

最大的一次真正的盲目实验是由美国国家心肺血液研究所与杰里

迈·斯塔姆勒一起实施的。美国国家心肺血液研究所已经意识到现有饮食实验存在的问题，只有通过一个大型的、控制良好的临床试验才可以明确建立饱和脂肪和心脏病之间的联系。这样的实验需要招募 10 万名美国人参加，以获得显著的统计结果，而且需要 45 年的追踪随访期。1962 年，为了检验这样的巨型实验是否可能，美国国家心肺血液研究所进行了可行性研究。在研究对象不知情的情况下，把他们的饮食换成了以植物油为主的饮食。这是一个巨大的涉及多个步骤的研究，研究涉及了近 1200 位受试者，来自五个不同的城市，包括巴尔的摩、波士顿、芝加哥、明尼苏达双子城、奥克兰，以及明尼苏达州的一家精神病医院。

巧合的是，对研究监督的重任落在了最关注结果的人身上：季斯和斯塔姆勒。斯塔姆勒记得他与季斯在纽约市的街道上走了"一整夜"，争论该如何设置这项研究，怎样做才能使人们吃的食物是"盲目的"。最终，他们想出了满意的解决方法：斯威夫特食品公司可以提供定制的人造黄油，供给两组食用的黄油含有的脂肪酸水平不同，黄油不是问题了。但任务依然艰巨，还得给两组制作其他的特殊食物，以保证所有受试者的食物在味道、质地和烹饪体验上都是相同的。因此汉堡肉饼和热狗都做成了两种：一种是植物油做的，另一种是用牛油、猪油做的。供给实验组的牛奶和奶酪"充满了"豆油。（但是没有人能想出如何造出一模一样的但实际成分不同的鸡蛋，因此每个人每周都食用两个正常的鸡蛋。）斯塔姆勒说，"家庭主妇将每周一次从特殊的商店采购，商店是专门为研究建立的，主妇们买到的都是分配给她们所在小组的适当的食物。"无论是受试者还是研究管理者都不知道谁吃的是哪种饮食，力图使研究成为"双盲"实验。这是饮食-心脏病研究的一个里程碑。根据研究人员做的各种测验，实验方法非常成功。"没有人注意到谁吃的是哪种食物！所有一切进行得都很顺利。"斯塔姆勒称。

现在回想起来，令人费解的是为什么没有科学家质疑这一假设：完全新型的食料居然可以恢复人们的身体健康。健康饮食怎么会依赖于这些刚刚创造出来的食物呢，比如"充满"豆油的牛奶？

的确，植物油已被证明可以成功地降低总胆固醇水平，这种效果对执 着于胆固醇的研究界来说有着巨大的吸引力。但降低胆固醇水平只是这些油对生物进程的许多影响之一，并不是所有的影响都是有益的。*事实上，并没有记录显示人类曾长时间依赖这些油作为主要的脂肪来源，直到 1976 年，研究人员研究了当时的以色列人，他们食用的植物油是全球"最多的"。然而，以色列人的心脏病患病率也很高，这就与认为植物油可以预防心脏病的想法相抵触了。

当我跟斯塔姆勒提及植物油是一种全新食物的时候，他说他和季斯也曾对没有任何关于人类食用这些油的历史记录而担心过，但是最终他们认为这并不是推进"谨慎饮食"的障碍。

**植物油是怎样成为厨房之王的**

植物油可能是最健康的脂肪，这是 20 世纪美国人饮食态度的一个更惊人的改变。消耗量的变化本身就是个天文数字：据两次学术估算，1910 年之前人们对这些油一无所知，而到了 1999 年，这些油占到美国人所有卡路里消耗量的大约 7% 或 8%。

脂肪以两种方式进入美国人的食品供应：瓶装的沙拉和食用油。更常见的是硬化油，通常用于人造黄油、起酥油、曲奇饼干、薄脆饼干、松饼、面包、薯条、微波爆米花、盒装电视便餐、咖啡伴侣、蛋黄酱以及冷冻食品。这些硬化油也被使用在自助餐厅、餐馆、游乐园、体育场馆销售的许多食品中，在过去的 40 年，任何在这些场所烘烤或煎炸的食物，通常都是用硬化油制作的。

这些油，无论是否是硬化的，所带来的健康影响基本上还是个未知 数。当它们以液态的形式被人体摄入后，可以降低人体的胆固醇水平，这

---

* 美国国立卫生研究院的研究员克里斯托弗·拉姆斯登（Christopher Ramsden）回顾早期的一些临床试验以梳理出植物油的功效，他得出的结论是，这些油与较高的死亡率相关——虽然影响比较小。这些实验控制不佳，结论值得商榷（拉姆斯登等，2013）。

也是健康专家们自 20 世纪 60 年代初以来建议我们不断增加这种油的摄入的原因（现在美国心脏协会建议美国人摄入的所有卡路里中，多元不饱和油应该占到 5%～10%），但是这些油也有令人担心的副作用——比如，有潜在的致癌可能。20 世纪 60 年代早期多个实验已经显示，加热的植物油能够显著缩短老鼠的生命。而硬化油，含有反式脂肪酸，美国食品和药物管理局认为反式脂肪会带来健康危害，要求在食品标签上标注。

### 1909～1999 年美国脂肪食用量

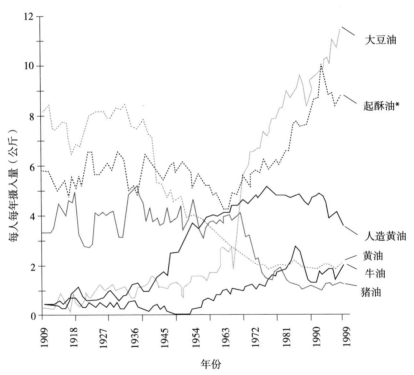

资料来源：塔尼亚·L. 布拉斯鲍格等（Tanya L. Blasbalg etal.），"20 世纪美国 omega-3 和 omega-6 脂肪酸摄入情况的改变"《美国临床营养学杂志》93，第 5 期（2011 年 5 月）：图 1 B 和 1 C，第 954 页。

83　　　自 1900 年以来，美国人从食用动物性脂肪改为食用植物油。

---

\* 1936 年以前起酥油主要来自猪油，后来，氢化油成为其主要成分。

如左图所示，直到大约 1910 年，在美国人的厨房里，唯一能找到的脂肪都是动物性脂肪：猪油（来自猪的油脂）、板油（来自于动物肾脏的脂肪）、兽脂（来自于绵羊和牛的硬化脂肪）、黄油和奶油。在南部的一些农场，当地会生产一些棉籽油和芝麻油（奴隶从非洲带来了芝麻种子），但这两种油都没有进行全国性的或者大规模的生产；在种植橄榄树的尝试失败后，橄榄油的生产也无法实现（做此尝试的正是托马斯·杰弗逊）。因此那时，在美国以及大部分的北欧地区，家庭主妇们对于用植物油的烹饪方法不甚熟悉。

人们甚至并不认为植物油可食用。这些油被用来制造肥皂、蜡烛、蜡、化妆品、清漆、油布、松脂、润滑剂和燃料——这些都是 19 世纪迅速增长的城市人口和工业化的机械设备所急需的。1820 年开始，鲸鱼油一直是满足上述需求的主要原料，这造就了沿海地区两代新英格兰人的富裕繁荣，但是这种产业到 1860 年就崩溃了。

在南部棉花种植园，棉籽油产业的发展帮助填补了植物油生产的空白。美国人仍然没有接受用这种油做饭或烘焙，但这并没有妨碍一些公司把这种油和牛脂混合，制造出"复合猪油"。比如，斯威夫特食品公司，在 1893 年推出一种叫棉籽板油的产品。消费者不知道的是，从 19 世纪 60 年代起，为了节约成本，生产商们一直都偷偷地把棉籽油混入黄油。事实上，关于植物油，一种持久的、令人信服的逻辑是它们比动物性脂肪便宜。20 世纪 30 年代早期，当机械化脱壳和压榨棉籽的技术被广泛使用后，用其他种子和豆类榨油就比饲养和屠宰动物更便宜了。

虽然我们称它们为"植物油"，实际上这些油主要是由种子加工而来的：棉花籽、葡萄籽、红花籽、向日葵籽、芝麻籽、玉米，还有大豆。1961 年，当美国心脏协会认可这些油有利于"心脏健康"后，它们在烹饪使用方面变得十分受欢迎。国家心脏病最高权威医疗机构的支持极大地推动了这种油的受欢迎度。同一年的行业出版物《食品加工》称，"人们争先恐后，急于追赶多元不饱和的潮流"。含有"越来越高的多元不饱和油"的新产品出现了，包括沙拉酱、蛋黄酱以及人造黄油，甚至含有这些新油类的面包和面包卷也因此受益。莫左拉公司是积极地宣传其油类产品潜在健康好处的公司之一。1967年莫左拉公司在杂志宣传，"多元不饱和油是莫左拉的优势"，而到了1975年，莫左拉公司把这种油作为医疗产品推销。

**把这则广告给你的医生看，莫左拉，1975**

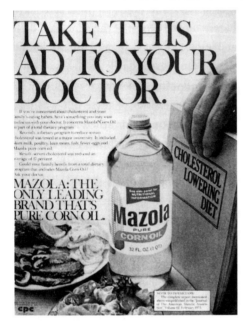

根据美国心脏协会的建议，在20世纪70年代，植物油因其多元不饱和脂肪成分和降低胆固醇的功效被广泛推广。

季斯和很多人坚信，由于多元不饱和油可以降低胆固醇，所以它有助于预防心脏病，而生产这些油的公司为美国心脏协会提供了数百万美元的资助，这也是不争的事实。美国心脏协会作为一个有全国影响的组织出现在公众面前是在1948年，依靠宝洁公司的《真理或结果》广播节目资助而成名。20世纪60年代末任美国心脏协会医疗主任的坎贝尔·摩西（Campbell Moses），甚至在美国心脏协会的教育影片中就拿着一瓶科瑞起酥油。值得注意的是，当杰里迈·斯塔姆勒再版他1963年出版的《你的心脏有九条命》这本书时，将它设计成"专业的"红色皮革版，免费发放给医生。而在书中，斯塔姆勒感谢了企业为医学研究提供的"重大"支持。当我问他关于两者之间的联系时，他不加掩饰地回答，"公共卫生科学家必须与企业联盟。"

斯塔姆勒是对的。营养研究是昂贵的，而资金来源却是有限的（尽管在他的年代，这种情况没那么严重），研究人员一直以来会向食品公司申请资金填补缺口。但我们有理由认为斯塔姆勒、季斯和早期的其他研究者们所建立的这种联系对美国饮食的发展产生了巨大影响。用植物油代替饱和脂肪是"谨慎饮食"的支柱，而且延续至今。

自 20 世纪 60 年代初起，美国人开始虔诚地遵循这个建议，然而这些油令人不快的一点在于，用它们烹饪、烘焙通常太油腻，而且容易腐败变质。这解释了为什么人类文明史上，很少有人使用这种油作为烹调的主要来源。几千年来，希腊人使用橄榄油，但其脂肪酸是单一不饱和的（只有一个双键），更为稳定。相比之下，用棉花籽、玉米、大豆、花生、亚麻籽、油菜籽压榨出来的油是多元不饱和的（具有多个双键）。每个双键都会提供一个额外的机会让脂肪酸与空气发生反应，所以这些油会氧化，迅速变质。它们在加热的时候特别不稳定，不能长途运送。在高温条件下橄榄油是相对稳定的，古代许多希腊油罐可以证明，橄榄油的运送是可跨越整个帝国的。*

油腻的、易变质的油不如保存持久的固体脂肪，如黄油、牛油或者猪油有用。但如果这些油可以变成固体，这种转换会神奇地解决这些问题，就像将稻草纺成了黄金。这就是为什么通过加氢催化使多元不饱和油脂硬化，成为一个重大发现。将油转化为硬化油，使其从一个相对无用的烹饪商品转化成为迄今为止食品行业最重要、最耐用的选择之一。硬化油远比

---

* 北太平洋海岸的因纽特人通过发酵和沸腾来稠化蜡烛鱼鱼油，这种"油脂"可以长途运输而不变质（菲尼，沃特曼，拜博斯，2008）。

4 有缺陷的饱和脂肪科学 VS 多元不饱和脂肪　　　083

液体油更有用。硬化油在全美国被广泛地用于食品加工和快餐制作，将改变美国未来几十年食品加工业的格局。

硬化油又名氢化油，由德国化学家诺门发明，美国宝洁公司获得了这项专利的使用权，最开始用于制作肥皂。这种白色或淡黄色乳脂状的产品看上去太像猪油了，人们开始考虑把它放到食品中使用的可能。1911年宝洁公司宣布研制出一种全新的、非猪油制作的起酥油，名叫Krispo。好吧，差点就叫这个名字了。因为商标纠纷很快被取消，改用Cryst，后来有人指出这个名字有明显的宗教暗示。最后宝洁公司将其命名为Crisco（科瑞起酥油），这名字源于它的主要成分：结晶的棉籽油（crystallized cottonseed oil）。

氢化油含有反式脂肪酸，正是科瑞起酥油将这种脂肪引入美国。*氢化油只有部分是由反式脂肪组成的，这也是为什么食物成分列表通常标的是部分氢化油。制造商严格地控制流程以保证得到他们想要的加氢量。油被氢化的程度越高越硬——含有更多的反式脂肪。高度氢化过的油是制作糖果的巧克力糖皮和硬蛋糕糖衣的理想材料；轻度氢化过的油被用于制造液态食品，如调味汁、沙拉调料；而介于二者之间的油被用来做奶油填料和烘焙食品，如科瑞起酥油。**

当然，美国的家庭主妇们并不是一夜之间适应了全新的烹饪方式。宝洁公司展开了大规模的推广。《科瑞起酥油的历史》（1913），是宝洁公司完全基于这个新产品出版的第一本食谱，内容致力于把科瑞起酥油描绘成一种"全新的"和"更好的"脂肪，吸引家庭主妇，满足她们对最新产品的渴望。书中称，科瑞起酥油可能会"使老一辈人感到震惊，他们出生在一个不如当下先进的年代"，现代女性会很"高兴"放弃黄油和猪油，就如

---

* "反式"是指两个碳原子之间的双键脂肪酸链的类型。双键在反式模式下会形成曲折排列形状的分子，相邻的脂肪酸可以互相依靠，整齐排列，这就形成了一种在室温下呈固体的脂肪。（另一种类型的双键称为"顺式"，会形成U形扭曲的脂肪酸链；这些分子不能紧密排列在一起，所以形成的是液体油。）
** 最高度的氢化油中反式脂肪酸高达70%，而轻度氢化油中含有10%～20%的反式脂肪。

同她们的"奶奶"当年很乐意放弃"累人的手纺车"一样。比起黄油或猪油，科瑞起酥油更容易消化，而且它是在"闪闪发光的、明亮的房间"制造的，那里"白色搪瓷覆盖着金属表面"。（最后一点是强调科瑞起酥油和猪油的不同，针对当时猪油肮脏的生产环境出现的丑闻。）与猪油不同，炸东西时，科瑞起酥油不会冒烟，否则"客厅里到处充满了厨房的油烟味"。*

在科瑞起酥油进入市场仅仅四年后，它的销售量就增加了40倍，吸引了其他的品牌进入这个市场，出现了诸如极地白、白丝带以及雪花白等品牌。第一次世界大战期间，政府要求面包师都要使用全植物的起酥油，这样猪油就可以出口给欧洲的盟友，这项政策极大地推动了这一产业的发展。烘焙行业的面包师们一旦发现如何使用这种植物起酥油后，他们就一直使用它了。

到20世纪40年代初，美国全国有65家工厂生产植物起酥油，产量高达15亿磅，在食品类产品销量排行榜上，植物起酥油排名第8，其中科瑞牌起酥油一直销量领先。"于是全国的食谱都因此作出了调整和修改。各种食谱上'猪油'和'黄油'都被替换成'科瑞'。"《科瑞起酥油的历史》中骄傲地如此记录。

与此同时，另一个开创性的食品也把氢化油带入美国人的生活：人造黄油。**与科瑞起酥油相比，人们对人造黄油更加褒贬不一。首先，它没有像科瑞起酥油那样特别到自成一系。其次，人造黄油不只用来烹调，它本

---

\* 宝洁公司进一步认识到科瑞起酥油对犹太人饮食需求的特殊吸引力。纽约的拉比·马格里斯（Rabbi Margolies）评价道，"希伯来民族等待科瑞起酥油等了4000年"。科瑞起酥油"符合犹太人严格的饮食规定。希伯来语称它为'parava'，一种中性脂肪"。"不同于乳制品脂肪，科瑞起酥油既可以用来制作乳制品，也可以制作牛奶和肉"类食品。得到拉比·马格里斯和拉比·里夫施茨（Rabbi Lifsitz）的认可后，特殊包装的科瑞起酥油开始售卖给犹太人。因其在保持犹太饮食习惯方面的便利性，美国犹太人会比其他美国人消耗更多这种植物脂肪（宝洁公司，1913，10）。
\*\* 人造黄油最初是用猪油制造的，也有一些品牌用的是椰子油，但到20世纪50年代，部分氢化植物油就成了人造黄油的主要成分了。

身是可以直接食用的。黄油，象征着美国纯洁而神圣的心灵食物，而人造黄油取代了它，这东西让人产生怀疑。当第一种人造替代性食品被广泛生产时，引发了关于食品本质的近乎形而上学的问题。人们应该用什么做黄油的替代品呢？人造食品在 20 世纪早期并非常态。那时没有仿蟹肉饼、无肉的"香肠"，或者调咖啡的"白油"。现在我们对于把椰子油做成奶酪的样子可能早已见怪不怪，无动于衷，但是在那时，食品依然是它们世代传下来的模样。因此，就像 19 世纪 80 年代明尼苏达州州长卢修斯·弗雷德里克·哈伯德（Lucius Frederick Hubbard）痛斥的那样，人造黄油及其"家族可恶的其他产品"，被认为是"人类堕落的天赋"创造出来的"机械混合物"。人们通常会把人造黄油制造商叫作"骗子"，称他们的行业为"造假货"。*再次，人造黄油比黄油便宜，主要是这一点吸引了主妇们，她们慢慢地接受了它。乳制品产业反应激烈，他们四处游说，要向人造黄油征收高额税，并附加其他限制。1917～1928 年，国会的每一次会议，都会有防止乳制品行业受到人造黄油侵害的法案提出，尽管大部分在委员会阶段就夭折了。联邦政府通过了四个主要的关于人造黄油的法案，1931 年最后的一个法案，几乎完全禁止出售所有黄色的人造黄油（白色人造黄油没有模仿黄油的样子，所以被认为是可以接受的）。各州也通过了各自的法案，不同程度地限制销售人造黄油。

《美食家》杂志以漫画的形式讽刺了法案的荒唐：在一次宴会上，一位穿着考究的女士面对已经就座的客人宣布，"根据本州法律第八章第八

---

* 马克·吐温（Mark Twain）的《密西西比河上的生活》中一个著名的段落就能说明这一点："（销售员）说，'现在来看看这个东西，……看一看——再闻一闻——再尝尝……是黄油，对吧？那就大错特错了——这是人造黄油！你根本分不清哪是黄油哪是人造黄油。的确是这样！……你会看到有一天，很快就会，到时候你想享用一盎司的黄油都不可能……我们现在为什么要生产成千上万吨的人造黄油。而且这东西卖得极其廉价，全国人民都在买它……黄油不再有什么优势……从此一败涂地。'"（吐温[1883]2011，278—288）

节第六条规定，我宣布我给大家准备的食品用的是人造黄油。"报纸也经常会报道，主妇们拼车跨州去法律没有那么严格的州购买人造黄油。

面对消费者的需求，联邦政府最终在 1950 年降低了对人造黄油的税收和限制，十年后，美国心脏协会把人造黄油归入需"谨慎饮食"的食物之列。具有讽刺意味的是，曾一度被认为可能有害而加以限制的人造黄油被广泛使用，忽然变得受欢迎。1961 年，莫左拉公司人造黄油的广告宣称它是"关注饮食中饱和脂肪的人们"的选择。几年后，弗莱施曼公司人造黄油宣称所含"饱和脂肪量最低"。人造黄油成为可降低胆固醇的健康饮食的关键部分。

几十年后，人造黄油又经历了另一个具有讽刺意味的角色转换，这一次因含有可怕的反式脂肪成为健康威胁。（与现在相比，早期的人造黄油含有的反式脂肪量更高——占到总脂肪量的 50%。）但是同时，食品产业又保证人造黄油、科瑞起酥油还有所有其他的含有氢化油的产品是安全和健康的。从 20 世纪 60 年代初开始，消费者们就被建议使用人造黄油或科瑞起 90 酥油替代黄油，应该选择植物脂肪而非动物脂肪作为健康的"谨慎饮食"。

**美国国立卫生研究院投入 2.5 亿美元试图证明油类的健康性**

在斯塔姆勒和季斯帮助下在全国进行了饮食-心脏病研究，这是对"谨慎饮食"大规模研究的一次严谨的尝试。研究涉及美国所有主要的食品公司，包括生产植物油的巨头安德森公司、克莱顿公司、康乃馨公司、玉米制品公司、菲多利公司、通用磨坊公司、亨氏公司、太平洋植物油公司、品食乐公司、桂格燕麦，等等。

"可行性"研究不产生结果，它是为了特定的实验在全面实施之前，测试其实用性的一种实验。从这个角度说，全国饮食-心脏病实验很明显是不成功的。季斯、斯塔姆勒和他们的团队发现实验的第一年就有四分之一的人退出了，这些人发现在家很难按照要求饮食，因为他们的妻子"不配合或者对实验不感兴趣"。他们也不喜欢实验的特殊饮食，他们怀念常规食物。

91 这次实验之后，美国国立卫生研究院是否应该继续投资一个更大的实验研究，在 20 世纪 60 年代一直困扰着管理者。遵循美国心脏协会的指导建议，医生们在近十年的时间里一直推荐低动物脂肪、低胆固醇的饮食，而这都是基于薄弱的流行病学关联性和一些管理松散的实验。为了科学，全面的临床试验需求迫切。

1971 年，美国国立卫生研究院决定针对饮食-心脏病假说不再做正式实验，因为这太不切实际。一方面要制造人造黄油和其他人造食品并在特殊商店售卖这么多年，可能要花销 10 亿美元以上。另一方面由于不可能说服参与者坚持实验饮食，整个实验还是徒劳的。美国国立卫生研究院因此决定投入 2.5 亿美元进行两个相对小型的实验，这在饮食-心脏病研究的历史上，也算得上是规模最大、投入最高的饮食实验了。

其中之一就是多种危险因素干预实验（MRFIT），自 1973 年开始，1982 年结束，历时 9 年。斯塔姆勒负责实验指导工作。在没有办法让受试者坚持食用他为全国饮食-心脏病研究发明的人造食品之后，他觉得更好的干预手段应该是轻饮食干预，重吸烟、减重、血压等因素干预。因此 MRFIT 采用了"除了厨房洗涤盆之外所有的"方法来预防心脏病。这是以人为研究对象进行的规模最大、耗时最长、投入最高的医学实验之一，涉及美国 28 个医疗中心，共耗资 1.15 亿美元。

斯塔姆勒的团队测量了 36.1 万名美国中年男性的胆固醇值，发现其中 12,000 人的胆固醇值高于 290 毫克 / 分升——这个值非常高，可以认定该人群有罹患心脏病的风险。*这 12,000 人中大部分人肥胖、血压高而且吸

---

\* 这组人可能包含患有罕见（500 个人中有一个）遗传缺陷的男性，这导致了他们胆固醇值异常高（对实验对象并没有进行基因筛查）。这些人的生理反应并不能泛化为其他人的反应，但许多饮食-心脏病的研究选定这些人作为研究对象，以增加产生更多"事件"（心脏病发作）的可能性，这样做的后果使整个领域的研究扭曲。

烟，具有许多应修正的风险因素。于是他们中的一半人接受了"多种"干预：戒烟，药物治疗降低血压；如果有必要，遵循低脂肪、低胆固醇饮食 92 的建议，喝脱脂牛奶，用人造黄油替代黄油，每周至多食用两个鸡蛋，不吃肉类和甜点，尽量使饱和脂肪摄入只占总热量摄入的 8% ～ 10%。另一半实验对象可以随着自己的喜好想怎么吃就怎么吃，想怎么生活就怎么生活。这 12,000 人斯塔姆勒跟进研究了七年。*

1982 年 9 月，实验结果的宣布，对饮食-心脏病假说却是场灾难。尽管实验组的人们非常成功地改变了他们的饮食，戒了烟，降低了血压，但他们的死亡率还是略高于控制组。多种危险因素干预实验的研究人员承认这一点并提出了各种可能的解释。一种解释是控制组的人也自主减少了吸烟，用药物来控制血压，所以到研究的最后，两组的差异并没有预期的那么大。第二种可能的解释是用来治疗高血压的利尿剂是有毒的（这一观点经证实是错误的）。第三种是人们可能需要在年轻时就接受这些干预措施，并在相当长的时间里保持这些做法，才能取得客观的观察结果。

多种危险因素干预实验在研究界引发了广泛的争论，但其不如意的结果既没有改变现实生活，也没有引发心脏病研究方向的调整和评估。而在这一实验的跟进研究发现更多不利饮食-心脏病假说的结果后，情况依然没有改变。1997 年，跟进研究的第 16 年，研究发现实验组患肺癌率更高，虽然其中 21% 的人已经戒烟了，而控制组只有 6% 的人戒烟。

当我就这个明显矛盾的实验结果询问斯塔姆勒时，他直接说，"我不知道！那可能是个偶然的发现……这就是其中一个结果。很麻烦。意想不到。无法解释。不合理！"（即使是对他观点最小的挑战，斯塔姆勒也会

---

* 斯塔姆勒曾说过，这个研究的唯一问题是，研究对象中没有女性（斯塔姆勒的访谈）。过去男性罹患心脏病的几率比女性高得多，但是到 20 世纪 80 年代中期，双方的患病几率已经持平了。女性作为饮食-心脏病研究的一个单独的类别，我们将在下一章进行讨论。

用他朴实的芝加哥口音激动地回应。在他 90 岁的时候，一位同事依然形容
他"瘦弱但爱激动"。）

### 低胆固醇与癌症

在我对斯塔姆勒访问的一开始，他就告诉我，有些事情他记得很清
楚，"但有些事情都不记得了"。我发现，对饮食-心脏病假说有利的证据，
斯塔姆勒能回忆起最细微的细节，而对不利的证据，他几乎什么也记不起
来了。比如，他本应该记得他的多种危险因素干预实验发现癌症发病率很
蹊跷。到 1981 年，有将近 12 个以人类为实验对象的大规模的研究发现过
低胆固醇值与癌症之间存在联系：易患结肠癌。

在弗雷明汉研究中，胆固醇水平低于 190 毫克 / 分升的人患结肠癌的可
能性是胆固醇水平高于 220 毫克 / 分升的人的三倍。事实上，自从 1968 年实
验显示玉米油会使老鼠身上的肿瘤生长速度加倍后，人们对于植物油与癌症
关系的担心就有了警惕。（这个时期的其他研究使人们怀疑玉米油可能会导致
肝硬化。）而且通过饮食或者药物实验成功降低胆固醇水平的人患胆结石的几
率更高。\* 中风也是大家担心的问题。比如，日本农村地区的中风患病率相对
低，美国国立卫生研究院的研究人员发现日本人中，胆固醇水平低于 180 毫
克 / 分升的人发生中风的可能性比胆固醇水平高的人高出两到三倍。

美国国家心肺血液研究所对癌症十分关注，于是在 1981 年、1982 年、
1983 年组织了三场研讨会。主要对引发癌症的证据进行回顾评述，实施这项
工作的是一些非常著名的科学家，其中就包括季斯和斯塔姆勒。研讨会讨论
认为胆固醇水平低可能不是癌症发生的原因，而是早期的症状。这种说法的

---

\* 洛杉矶老兵实验中，实验对象的饮食富含多元不饱和脂肪。部分实验对象的尸体
解剖结果显示采用这种饮食习惯的人患胆结石的机会是控制组的两倍多（斯特迪文
特，皮尔斯，戴顿，1973）。在一次降低胆固醇药品安妥明的实验中，研究者也发现
胆结石患病率过高的问题（项目负责人委员会，1978）。

逻辑貌似有点道理。尽管研究者们对于癌症的引发因素无法给出令人信服的解释，但他们得出结论：所发现的癌症并"不构成公共卫生挑战"，与更迫切的、人人都该降低胆固醇水平的公共卫生"常识"不"矛盾"。

美国国家心肺血液研究所的副主任曼宁·芬雷布（Manning Feinleib）也作为大会报告起草人出席了这些会议。他说，委员会似乎觉得癌症的负面作用不如减少心脏病发病的正面影响重要。2009年，我曾跟他聊过一次，对于低胆固醇与癌症的问题依然没有解决，他显然很沮丧。"天啊，都已经25年多过去了，他们仍然没有解释究竟是怎么回事，为什么不解释？这更令人费解啊。"

1990年，美国国家心肺血液研究所召开了一会议，会议主题是低胆固醇水平的人因癌症和其他非心血管原因而导致死亡的死亡率显著增加。胆固醇水平越低，罹患癌症致死的死亡率越高，而且令人沮丧的是，那些健康的人正积极努力地通过饮食或者药品降低胆固醇水平。但会议后，并没有进一步的跟进研究，会议结果也没有改变人们对"谨慎饮食"的热情。低胆固醇的影响依然不明朗。

当我对斯塔姆勒提起这些疑问时，他对于任何癌症–胆固醇辩论的部分都不记得了。他的表现是社会现象的缩影，季斯等人采用了同样的态度促进了饮食–心脏病假说的发展，其带来的不利结果一直被忽视。

### 选择性偏差的极端例子

这些年出现了许多选择性报道，忽视方法论。但也许选择性偏差最令人震惊的例子就是国家饮食–心脏病研究的一个研究结果——明尼苏达州冠状动脉调查，几乎完全被忽视。明尼苏达州冠状动脉调查是由美国国立卫生研究院资助的，它是针对饮食–心脏病假说有史以来最大的临床试验，它的地位应该与奥斯陆研究、芬兰精神病医院研究和洛杉矶老兵实验相当，但它很少被提及，因为它没有按营养专家预期的方向发展。

95

从 1968 年开始，生物化学家伊万·弗朗茨（Ivan Frantz），在六所明尼苏达州立精神病院和一家养老院，为 9000 位男性和女性提供饮食。饮食分两种，一种是含有 18% 饱和脂肪的"传统美国食品"，另一种是以含有人造黄油、全蛋替代品、低脂牛肉和植物油提炼乳制品为主的食物，饱和脂肪量仅占一半。（两种饮食的总脂肪含量都是 38%。）研究人员报告宣称实验是"近 100% 的参与率"，而且因为这些人在住院，该实验比大部分其他实验控制得更好——尽管，像芬兰精神病医院研究一样，住院人员具有流动性（每个人在医院所待的时间平均大约只有一年）。

四年半后，研究者发现，无论是心血管病例，还是心血管导致的死亡，或总死亡率，他们都无法发现实验组和控制组之间存在任何不同。报告中并没有提到低饱和脂肪组患癌率更高，因为只有在统计学上意义重大的数据，才能写入报告。

低饱和脂肪的饮食没有显示出任何优势。弗朗茨在季斯所在的大学任职，他把实验结果保留了 16 年没有发表。直到退休，他才把研究结果发表在《动脉硬化、血栓和血管生物学》杂志上，而心脏病学领域以外的人是不大可能会读到他的研究的。他认为他在研究中没做错什么。当被问及为什么没有把结果早点发布时，弗朗茨回答说，"我们只是对它的实验结果有些失望。"换言之，项目负责人选择性地忽视了这个研究。这又是一个会带来不利影响的数据点，对其结果只能不予理会。

**对饱和脂肪的不利证据：流行病学研究**

在大量用来解释支持饮食-心脏病假说且并不完美的数据中，很多不是来自于临床试验，而是来自于大型流行病学项目，就是季斯的七国研究所开创的那种类型的研究。这些研究中，研究对象的饮食不会有任何改变：通过一段时间的观察，研究人员会把观察的健康结果比如疾病、死亡等与研究对象的饮食结构建立联系。之前也有过这类研究——关于罗塞托的意大利人、爱尔兰人、印第安人等——但投入都不大。后来的研究持续多年跟踪观察几千人，研究结果产生了大量有影响的科研论文，而这些论文又成为专家们支持饮食-心脏病假说的证据。

斯塔姆勒研究的对象是就职于芝加哥附近的西部电气公司的 2000 名男性。研究人员对他们的身体进行了医疗评估，从 1957 年开始记录他们的饮食。在论文的摘要部分，斯塔姆勒提到他的研究结果支持通过饮食降低胆固醇的观点，而繁忙的医生和科学家们可能只读了论文的摘要部分。但是经过 20 年的研究，结果显示，实际上饮食只会对血液胆固醇值产生一点点的影响，正如作者所写，"饮食中饱和脂肪酸的量与因 CHD（冠心病）致死的风险之间没有显著联系"。很明显，斯塔姆勒不甘心得到这样的结果。在论文的讨论部分，他和同事们对自己的数据完全不予理会，而是继续探讨其他确实得出"正确"结果的研究。

当我就此询问斯塔姆勒时，他说，"我们想要展示的是饱和脂肪对最终结果没有独立的影响。"

"所以，最终，饮食中的饱和脂肪并不重要，对吗？"我问道。

"它没有产生独立的影响。"斯塔姆勒喊道。也就是说，就其本身，它并不重要。尽管如此，西部电气研究还是经常被引用，用于支持饮食-心脏病假说。

另一项研究以以色列 10,000 名男性公务员和政府雇员为研究对象，观察期为五年，发现饮食和心脏病没有任何联系。（根据这个研究，想要避免心脏病最好的方法就是信上帝，因为越虔诚地信仰上帝，得心脏病的风险就越低。）*

97

---

* 在 23 年的跟进过程中，研究人员发现饱和脂肪与心肌梗死之间的相关性非常弱，这一发现却被研究人员无视，被认为是无关紧要的（古德博尔特，1993）。尽管如此，这个叫作以色列公务员研究的项目还是经常会被著名的科学家们引用以证明饱和脂肪的摄入与冠心病风险之间存在"正相关"关系（歌瑞尔和克里斯-埃塞顿，2006，258）。

这一时期还有一项大型病理学研究，研究对象是一直都令科学家很着迷的日本人，因为他们心脏病患病率很低，而且他们的饮食习惯近乎素食。

一项被称为日本人项目的研究，通过把广岛和长崎的日本中年男性与他们移居到火奴鲁鲁和旧金山湾区的同胞作比较，试图梳理出基因和饮食的关系。1965年，第一次对研究对象的饮食进行了评估，所有受试者是健康的，跟踪研究为期五年。事实证明，搬到旧金山湾区的男性患心脏病率（根据异常心电图仪测试）是住在火奴鲁鲁和日本的男性的两倍。饱和脂肪似乎提供了一个合理的解释，因为住在旧金山湾区的日本人摄入的饱和脂肪量比住在日本国内的人多大约五倍。（第二次世界大战快结束时，在广岛和长崎投下的原子弹使这些人暴露于核辐射之下，但分析中没有考虑这一因素。）

日本人项目研究的结果被大肆宣传。但是结论中存在问题，有的是明显的，有的是模糊的。首先，研究者通过选择需要的"可能性"冠心病作为自己的研究终点，这样做绕过了死亡率的数据，因为他们得出的死亡率数据并不支持饮食-心脏病假说。（"可能性"冠心病包括一些定义模糊的症状，诸如胸痛等。）扩大冠心病的定义范围，把一些不确定的诊断也包括进来，这就使风险计算的误差大大增加。但是这样做却可以使研究项目的负责人得到与饮食-心脏病假说相符合的研究结果：从日本到夏威夷到加利福尼亚，心脏病和饱和脂肪摄入量之间呈逐步递增的相关关系。

但是，如果只看"确定的"冠心病，火奴鲁鲁的男性所摄入的饱和脂肪量跟旧金山湾区的男性差不多，然而他们心脏病患病率却比日本国内的研究对象低（每1000人中心脏病的发病率，日本本土为34.7人，而火奴鲁鲁为25.4人）。事实上，研究人员所知道的风险因素——血清胆固醇、高血压或血压——没有一个能够解释研究对象心脏病患病率的差异。他们也无法解释，在几乎所有人都吸烟的情况下，日本男性是如何避免得冠心病的。

这些矛盾让我觉得可能这些数据中存在着普遍性的错误。我在想，也许研究记载的饮食信息只是从"旧金山湾区的研究对象的一个子样本"中搜集的。于是我找出了关于该项目研究方法的论文，发现旧金山湾区的研究团队完全没有把工作做好。与日本本土2275名受试者和火奴鲁鲁的7963名受试者相比，旧金山湾区团队只收集了267人的饮食信息，且只以一种方式（一份24小时调查问卷）。而另两个团队分别在两次不同的场合，以四种不同的方式评估研究对象的饮食，中间间隔了几年。所以这很明显不是作者所宣称的"同一方法"下做出的研究。但是这些问题从来都没有被提及过，如果不是我决定自己亲自查找，也不会了解到这些情况。

不管怎样，尽管旧金山湾区的日本男性的确是摄入更多的饱和脂肪，但他们也面临更大的压力，缺乏体育运动，忍受更严重的工业污染，食用更多的包装食品和提炼过的食物等。任一上述因素都可能引发心脏病。作者只指责饱和脂肪，并煞费苦心地掩盖了数据存在的问题，这充分地反映了1970年前人们一直倾向于偏信心脏病的脂肪假说。*

日本本土的研究对象更健康吗？的确，他们中患缺血性心脏病的比较少，与美国人相比，他们的中风率更高，但移居到美国的日本人中风率却下降了。有研究表明低肉类、奶类、蛋类饮食的人群中风率更高。日本人发生致命的脑出血的概率也高，这与他们血液中胆固醇值低有关，这种情况在美国很少见。在日本，低胆固醇、高中风率、高脑出血率的状况一直持续到今天，可研究人员还是不能断定，低胆固醇饮食是否会引发健康问题。

自第二次世界大战结束以后，日本人摄入的肉类、蛋类以及奶制品也比以前多了很多，心脏病的患病率却低至20世纪50年代季斯观测时的水

---

\* 该项目又跟进研究了六年，报告总结，心脏病与饱和脂肪摄入量之间无必然联系，降低冠心病死亡率只与减少饮酒、减少高碳水化合物摄入，以及减少总热量摄入相关（矢野等，1978）。

平。这意味着，低饱和脂肪饮食并不是战后日本人心脏病患病率低的原因。

日本人项目和以色列公务员研究的结果发表后，《柳叶刀》杂志1974年对其证据进行了评估。"到目前为止，尽管付出了大量精力，花费了大量经费，"编辑们写道，"但消除风险因素会消灭心脏病的证据几乎为零。"

在最近出版的两个流行病学研究中，他们继续写道，"有一点是明确的，统计学上的联系不能立即等同于因果关系。"这一点显而易见。应该在营养学界重复强调这一观点，他们总是试图拓展流行病学证据，以支持饮食-心脏病假说。

《柳叶刀》杂志的编辑直言不讳地指出，对饮食-心脏病假说接纳得太快了。多年以来，英格兰在这方面的争论比美国更加激烈、更加开放。英格兰对饮食-心脏病假说的怀疑甚至敌意是很普遍的。美国科学家们热情地接受饮食-心脏病假说，对此他们的英国同行感到很困惑。"在那个年代，100 这种解释有很大的感情成分在里面，"英国著名心脏病学家迈克尔·奥利弗说，"我觉得这一点很奇怪。我无法理解这种对降低胆固醇的热情。"他的英国同事，杰拉尔德·夏普，曾在肯尼亚研究桑布鲁人的学者，也觉得美国人对饮食-心脏病假说的支持不可思议，"像杰里迈·斯塔姆勒和安塞尔·季斯那样的人让英国的心脏病学家的血压飙升。这太奇怪，太不理智，太不科学了。"

《柳叶刀》杂志的编辑有时也会嘲笑美国人对此假说的痴迷。"一些信奉该假说的人，他们早已过了盛年，在公园里穿着短裤和背心，利用空闲时间锻炼身体，之后回家吃热量低到令人难以形容的食物，然而根本没有证据证明这样做可以预防冠心病。"

《柳叶刀》杂志还提醒人们："治病的方法不该比疾病本身还要糟糕。""首先，不该伤害。"很快，其他人也认识到了这一点。减少脂肪摄入可能会导致一些意想不到的后果，比如会缺乏"必要的"脂肪酸（这是人体自身无法制造的脂肪）。事实上，西摩·戴顿很担心"谨慎饮食"者们过低的花生四烯酸水平，这是一种主要由动物性食物提供的脂肪酸。减少脂肪的另一个可能后果就是不可避免地增加碳水化合物的摄入。原因很简单，世界上只有三种营养素：蛋白质、脂肪和碳水化合物。减少动物性食物的摄入（主要是蛋白质和脂肪）就只能增加碳水化合物的摄入。实际生活中，鸡蛋和培根（蛋白质和脂肪）早餐会被谷类或者水果（碳水化合物）代替；晚餐没有肉的话，人们会选择意大利面、米饭或土豆。专家们现在感叹，20世纪后50年，饮食变化对人们的健康可能产生令人不安的结果。《柳叶刀》杂志的担忧也就合情合理了。

在美国，皮特·阿伦斯依然是"谨慎饮食"的最主要的批评者，他警 101告说，饮食-心脏病假说"依然只是一个假说……我由衷地认为我们不应该……向公众做大规模的饮食和药物推荐"。*

然而，到20世纪70年代末期，正如哥伦比亚大学的一位病理学家所说，科学研究的数量已多到"失控的地步"，局面变得难以应对。基于不同的数据解释、不同的声明侧重点，导向也各不相同。胆固醇专家丹尼尔·斯坦伯格（Daniel Steinberg）简单地把人分为两类："信徒"和"非信徒"。从科学的角度而言，数据的多样性解释是可能的，同样有说服力，但是对于"信徒"来说，只有一种解释是可信的，而其他的"非信徒"就成为了异教徒。

因此，战后在美国聚集的完美风暴把现代科学的正常防御夷为平地。在易受影响的起步时期，伴随着想要治疗心脏病的迫切愿望，营养科学屈服于学科领导人。一个假说占据了中心舞台。为了测试它，投入大量的资金，然后营养学界接受了这种观点。很快，可以争论的空间被挤压得越来越小。美国开始尝试大型的营养学实验，减少肉类、奶制品和膳食脂肪，

---

\* 阿伦斯说的"药物"是指第一代降胆固醇药物，安妥明和烟酸，五年三次大型的实验都表明这两种降低胆固醇的药物并没有对降低中年男性的心脏病发病率产生影响。

热量摄入主要来自谷物、水果和蔬菜。饱和动物性脂肪被多元不饱和植物油取代。这是一种全新的、未经验证的饮食——它只是一个想法，却被美国人奉为真理。多年以后，科学研究表明这种饮食并不是很健康，但为时已晚，它作为全国性政策已经推行了几十年。

102

# 5　低脂饮食走向华盛顿

低胆固醇饮食成为国家政策，不仅是由于美国心脏协会和营养学家把它作为预防心脏病的良方热情地支持它，更重要的是因为其背后美国政府的巨大力量。从20世纪70年代末开始，美国国会开始干预美国人应该吃什么的问题，政府参与推动低脂肪饮食成为一条新路径，这使其脱离了科学的领域，进入了政治的世界。在过去15年，研究界支持饮食-心脏病的观点，而该观点尚未经过合理的验证，就科学本身而言，这相当于是失败的。无论专家们曾怎样自我修正，当联邦政府介入后，凭借其庞大的官僚机构，饮食-心脏病假说就占据了优势，成为了统领一切、不容置疑的真理。

这一切都始于1977年，当时参议院营养与人类需求特别委员会开始关注美国人民的饮食和疾病问题。委员会拥有一笔相当大的预算，近50万美元，之前主要是解决饥饿或营养不良问题。现在，委员会转向新的问题——营养过剩：吃某种食物太多是否会导致疾病。毕竟，哪个中年男性参议员会不支持一项心脏病调查研究呢？那可是导致中年男性参议员死亡的首要因素啊！

1977年7月，在乔治·麦戈文（George McGovern）参议员的领导下，委员会举行了为期两天的听证会，题为"与致命疾病有关的饮食"。[*]委员会的成员是由律师和前记者组成的，对脂肪和胆固醇主题，他们很感兴趣，但毕竟不专业，他们对多年来围绕这一话题的激烈的科学争议几乎一无所知。

听证会之后，委员会成员尼克·莫特恩（Nick Mottern）带头着手研究，撰写报告。他是一个有责任心的改革派，曾是华盛顿特区一家小型的时事周刊《消费者新闻》的记者，同时也是反对大公司影响力的社会改革活动家。但是，莫特恩的背景完全与营养或健康无关。因此，他根本不具备审查其中微妙之处的资格，比如，研究样本的大小或混杂的流行病学问题。他没有经验，不知道当解释科学时，明智的方式是应该征求各种观点。与此相反，他几乎完全只信赖一个人——哈佛大学公共卫生学院的营养学教授马克·海格斯戴（Mark Hegsted），这是位饮食-心脏病假说的忠诚拥护者。（季斯本来也有可能成为这一角色的候选人，但是他已经在1972年退休了。）在海格斯戴的指导下，莫特恩推荐的饮食与美国心脏协会之前推荐的是一致的，总脂肪量由占总热量的40%减少到30%，饱和脂肪量限制在10%，而碳水化合物却增加到占总热量的55% ～ 60%。（莫特恩为营养学引进一个术语"复合碳水化合物"，指的是全谷类，相对于精致碳水化合物，比如糖。）[**]

委员会最终采纳了这种健康饮食的观点，这与莫特恩抵触肉类、乳制品和鸡蛋行业的态度相吻合。莫特恩认为这些行业污染环境且道德堕落（他后来在纽约州北部开了几年素食餐厅）。他曾近距离地接触过肉类产

---

[*] 委员会针对这一主题的工作，首次是由2001年《科学》杂志上的一篇文章披露的（陶布斯，2001）。

[**] 莫特恩的报告也建议减少糖类摄入（这是六条建议中的第五点），但随着研究者更加注重脂肪和胆固醇方向，这一目标半途而废了。

业，他认为这是一个腐败的行业——麦戈文是代表南达科他州的参议员，这是一个养牛大州，美国养牛者协会的成员经常会大摇大摆地到办公室见参议员。莫特恩本人就接到过养牛者的电话，意图干涉他的报告。

这种说客的影响让理想主义的莫特恩愤愤不平。也许在国会山工作的关系，他认为脂肪和胆固醇的问题既是争夺食品利润的政治斗争，也是关于营养与疾病之间的科学辩论。在他看来，这是场良性的争论，美国心脏协会支持低脂肪饮食，反对腐败的肉类和蛋类产业——它们"掩盖"脂肪的问题。在他眼里，这与烟草企业的行为是一样的——努力掩盖吸烟所带来的负面影响数据。"尼克希望这成为一场好人与坏人的对决"，委员会的总顾问马歇尔·马茨（Marshall Matz）回忆道。曾代表美国心脏协会的杰里迈·斯塔姆勒等学者给莫特恩留下深刻印象，莫特恩认为"这些科学家勇于面对大量的企业资本和压力"，"我尊敬他们"。

事实是，蛋类、肉类和乳品产业虽然有着明显的自我利益链，它们却不是为了食品利润而四处游说的主要集团。真正重量级的是大型食品生产商，比如，通用食品公司、桂格燕麦、亨氏、美国饼干公司、玉米产品精炼公司。1941 年，这些公司成立了营养基金会，通过更加微妙的手段来影响人们的观点，而不是大摇大摆地走进参议员的办公室。基金会通过与学术研究人员发展关系，资助重要的科学会议，为研究提供数百万美元经费（甚至比美国国立卫生研究院开始资助营养研究还要早），从源头上控制了科学发展的轨迹。因此基金会和各个独立运作的食品公司一起逐渐有能力影响正在形成的科学观点。

以碳水化合物为基本成分的食物，比如，谷类、面包、饼干和薯片，推广这些食物正是大型食品公司会青睐的饮食建议，因为这些正是他们所销售的产品。多元不饱和植物油取代饱和脂肪也正合他们的心意，因为多元不饱和植物油正是他们所生产的曲奇饼干和薄饼干的主要原料之一，同时也是人造黄油和起酥油的主要成分。莫特恩新提出的报告中支持碳水化合物、反对动物脂肪的倾向正中食品制造商下怀。相反，该报告对蛋类、肉类、奶制品企业毫无益处。

## 对肉类的偏见

莫特恩对养牛者游说的蔑视反映出对红肉的偏见，20 世纪 70 年代末，当他在撰写报告时，这种偏见已经十分明显了。红肉是不洁净的、不健康的，现在这种观点在人们的脑中仍根深蒂固，以至于我们很难会有其他的想法。对红肉不利的科学证据是什么？到底是什么数据在支持肉类是不健康的主张？这是需要搞清楚的、很重要的问题，尤其是关于红肉的负面新闻在逐年加剧。

106　　20 世纪 50 年代和 60 年代，安塞尔·季斯和他的同事并没有把红肉单独挑出来，并没有指出它比其他富含饱和脂肪和胆固醇的食物更不利健康；红肉、奶酪、奶油，还有蛋类都同样受到了季斯等人的声讨，因为它们会提高总胆固醇水平，从而可能会引发心脏病。然而，在西方文化中，红肉一直处于令人不信任的位置：它通常与贪婪联系在一起，被认为有激起淫欲、增强性功能的作用，而这些通常被认为是追求精神生活的障碍。*为了吃肉杀死动物也带来了道德问题，尤其对大型动物比如牛，也许对我们而言，它们比禽类，比如鸡，更具感情。在过去的一个世纪里，在产业化的肉类生产极其不人道和腐败行为的催化下，这些道德方面的不安不断

---

* 毕达哥拉斯（Pythagorus）成为素食主义者，部分是出于这些原因。威廉·考赫德（William Cowherd）牧师是 19 世纪早期英国素食协会的创办者之一，他鼓吹"吃肉"是使男人堕落的原因之一，吃肉所点燃的激情阻碍了灵魂接受"神圣的爱和智慧"。到了 19 世纪，美国的新教改革者们接受了这些观点，如牧师席维斯特·葛拉翰（Sylvester Graham）。但是，值得指出的一点是，无论在古希腊的文本，还是在《圣经》中，肉都被描述为神的食物。比如，在摩西（Moses）的第一本书中，该隐（Cain）将蔬菜作为祭品，而亚伯（Abel）献祭的是"他羊群中头生的仔畜和羊的脂油"。"耶和华看中亚伯和他的供物，没有看中该隐和他的供物。"（《创世记》第 4 章第 4 节）（斯宾塞，2000，38—69，关于毕达哥拉斯；斯宾塞，2000，243，关于考赫德）

加剧。同时，随着美国人意识到世界上还有很多贫穷的人口后，他们觉得食用红肉是种浪费。1971 年，弗朗西斯·穆尔·拉佩（Frances Moore Lappe）写了一本书《一座小行星的饮食》，这本书里程碑式地提出，为了满足美国人对肉类的欲望而饲养牲畜，是对蛋白质的一种极大的浪费，这些蛋白质本可以在贫穷国家养活很多营养不良的人。食用牛肉是效率特别低下的行为，她写道，因为要产出 1 磅牛肉，牛首先需要消耗 21 磅的草。

这些以及其他的一些反对食用红肉的观点与安塞尔·季斯建议减少饱和脂肪的意见不谋而合。自 20 世纪 70 年代以来，对红肉的偏见已经形成，甚至在科学研究领域也是如此，从一些实验操作和解释方式可见一斑。107

最鲜明的例子是历史上最著名的对素食者的研究。20 世纪 60 年代至 70 年代，研究人员跟踪研究了 34,000 名基督复临派教友，其中既有男性也有女性。基督复临派教会规定教徒要素食，可以食用蛋类和奶类但是不吃肉和鱼。1978 年研究人员报告称，遵守该饮食规定的基督复临派的男性教徒与非该派教徒相比，所有种类的癌症患病率都低（除了前列腺癌，这种癌后者患病率更高），死于心脏病的人也更少。相比之下，这种饮食在女性教徒身上则没体现出任何益处，*她们患子宫内膜癌的风险增加了——108这只是未公布的关于女性研究出现相反结果的众多案例之一。

这个研究被广泛引用，被当作是证明素食比肉食优越的基础证据。但是这个研究存在许多问题。例如，与基督复临派的实验组做对比的控制组生活在康涅狄格州，这样两组的环境因素就不能视为类似（事实上，东海岸的冠心病死亡率比西海岸高 38%，仅凭这个差异就可以解释所观察到的心脏病患病率必然不同）。更重要的事实是，基督复临派的教徒会遵循该教派的素食教义，他们很可能也会遵守该教派其他的建议，会节制吸烟，参加教会的社交活动和宗教团体。实验组的受教育程度也比控制组更高。

---

\* 但是在该研究中老年女性心脏病患病率的确略低。

这些变量都与更好的健康状况是相关的，因此很难说饮食本身对实验结果到底有多大影响。（此外，20年中只做过一次饮食评估，而且只是评估了那些回复了调查问卷的研究对象，这就造成了失真，因为参与的人往往比那些不能参与或没有参与的人更加健康。）*

甚至研究的负责人也承认这些问题的存在。** 最后，有一个明显的偏见没有在该研究的任何论文中提到，负责基督复临派教友研究的是洛玛连达大学，而这是一个由基督复临派为了本派利益而运作的学术机构。

尽管存在明显的瑕疵，基督复临派教友研究依然是"证明"红肉不健康观点的基本证据之一。许多支持和巩固这个想法的研究，最近也被多次引用，也都有类似的缺陷。例如，2012年3月12日，《纽约时报》的一篇新闻题为："风险：食用越多的红肉，死亡率越高。"说的是某研究发现，每天额外多食用三盎司红肉，死亡风险总体会增加12%，患心血管疾病的死亡风险增加16%，患癌症死亡的风险增加10%。这项研究结果的宣布在世界各地都引起了广泛反响，几乎每个国家都有相关的新闻报道。

报道的数据来自"护士健康研究Ⅱ"，该研究跟踪超过116,000名护士长达21年，是有史以来时间最长、规模最大的流行病学研究之一。关于红肉的分析，哈佛大学公共卫生学院的项目指导把护士的数据与另一个由他们监督的男性医生的数据集相结合，证实食用红肉和降低死亡率之间存在某种联系。然而，正如我们所知，所谓联系可以仅仅是巧合，并不能证明因果关系。后来事实也证明，这种联系实际很微小。

---

\* 研究负责人承认这种"健康的志愿者偏见"，他们试图对此作出解释（弗雷泽，萨贝德，比森，1993，533）。

\*\* 洛玛连达大学的流行病学家加里·弗雷泽（Gary Fraser），最近负责开展这项研究（研究仍在进行中），他写道，这些"可能混杂的变量"很难确定到底是什么在保护健康。他甚至反对诸如威廉·卡斯泰利（弗雷明汉研究的负责人）等营养专家夸大研究结果。卡斯泰利声称基督复临派教徒的心脏病发病率仅为其他美国人的"七分之一"，但是弗雷泽更正道，这种差异实际上并"不大"（弗雷泽，1988；弗雷泽，萨贝德，比森，1993，533）。

的研究，死亡风险每百人只增加了一人。此外，死亡风险并没有随着吃肉量增加而同步增长（这意味着适当食用更多的红肉并不会直接转化为风险增加，这种"剂量-反应"的关系，流行病学家认为是建立联系可靠性的关键）。事实上，在哈佛大学的研究中，随着吃肉量的增加，与食用红肉相关的风险却在稳步下降，只有极大量吃肉的人群出现了情况恶化——这是一个奇怪的发现，这可能意味着二者根本不存在真正的联系。

那极大量吃肉的人呢？他们不能被看作是警示范例吗？许多观察性研究显示大量食用红肉与负面的健康结果之间存在关联性。可能大量食用红肉所产生的影响只在达到一个非常高的阈值时才能看得到？或者，影响之所以显现是因为现如今食用大量红肉的人整体上的生活方式都不太健康，这其中的原因与吃肉是完全无关的？大部分选择食用大量红肉的人几十年来一直忽视关键的饮食建议，无论这些建议是来自医生、护士还是卫生官员。因此，很有可能这些人即使在其他方面也未能把自己的健康放在优先考虑的位置：他们可能不会定期看医生，不遵医嘱吃药，不经常锻炼，不参加文化活动，不愿意融入社区生活——而所有的这些因素都被证实是与身体健康相关的。因此，在哈佛大学的研究中我们也可以看到，吃肉多的人体力活动更少，更肥胖，也更有可能吸烟，那这些就都不足为奇了。

同样的道理，在过去的几十年吃很多水果和蔬菜的人更加健康，这与他们的饮食也应该是无关的。无论是吃药还是定期锻炼，那些认真地遵医嘱的人总是比那些不听医嘱的人更健康。这种效应就是所谓的"依从性效应"或者"遵守效应"，这是在 20 世纪 70 年代的冠状动脉药物计划中发现的，当时研究人员发现认真服用干预药物的人患心脏病的几率减半。但同样令人吃惊的是，认真服用安慰剂的人患心脏病的几率也减半了。干预的客观价值所起的作用不如遵照医嘱的意愿。事实证明，在某种程度上，110
忠实地遵从建议的人的状况完全不同于不听意见的人。可能是因为前者在总体上会更好地照顾自己，也可能因为他们更富裕。但不管是什么原因，统计学家普遍认同这种依从性效应影响很大。

因此，食用肉类与疾病之间的关联，如果想要有意义，需要足够大，以克服依从性效应以及其他混杂变量的影响。但是，就像 2012 年哈佛大学的研究人员发现的一样，总的来说红肉的食用量与心脏病之间的关联性是很小的。而研究的负责人往往没有强调这一科学细节，主流的媒体也忽视了它。

被认为与红肉相关的另一个主要的健康问题是癌症，这一领域也充满了模糊证据。2007 年由世界癌症研究基金会和美国国家癌症研究所发布的一份报告显示，红肉会导致大肠癌，这份 500 页的文件是迄今为止关于饮食与癌症所做的最权威的综述。但是，同样地，报告中极大量食用红肉的人与几乎不吃红肉的人相比，差异是极小的——只有 1.29（这个数值，被称为"相对风险"，加工肉类的数值更低，只有 1.09）。这远不能成为 2007 年的报告所宣称的"令人信服的证据"，因为美国国家癌症研究所本身就建议，解释任何相对风险值低于 2 的数据都需"小心谨慎"。出于多种原因，专家们严厉谴责该报告中关于红肉的发现。正如一位批评者指出的，"如果说有什么的话，唯一能够支持这种联系的就是一种在烹饪或者油炸红肉的时候可能会产生的叫作 HCA 的致癌物质。"* 我们以后会看到，这种明显的
111　致癌效应很可能与肉本身关系很小，却与烹饪肉的油关系更大。

**美国人早期的饮食**

尽管证据薄弱又常常矛盾，但是几十年来，认为红肉是饮食中罪魁祸

---

* 康拉德·比萨尔斯基（Konrad Biesalski）是位于斯图加特的霍恩海姆大学的营养专家。他指出，许多营养物在预防癌症方面会违反直觉，如维生素 A、叶酸、硒、锌，为了预防癌症我们被告知要多吃水果和蔬菜，实际上这些营养物在肉中更丰富而且更具"生物可利用性"，这意味着从肉中摄入这些营养物，更容易被人体吸收，进入人的血液（比萨尔斯基，2002）。

首的想法遍及美国。在这种想法影响下，我们觉得过去食肉不多的习惯是完美的，我们现在偏离了完美的生活方式。尤其当参议员麦戈文公布参议院营养与人类需求特别委员会《国民饮食指标》报告时，他表达了对美国人饮食前景的悲观看法。"过去 50 年，我们的饮食发生了根本的改变，"他解释道，"这给我们的健康带来了巨大的影响，这些影响往往是有害的。"海格斯戴支持麦戈文的观点，他批评了当下的美国饮食，认为"肉类"以及其他含有饱和脂肪和胆固醇的食物过于"丰富"，而它们"与心脏病、某些癌症、糖尿病和肥胖是有关联的"。麦戈文说这些是"致命的疾病"。他宣称解决的方法应该让美国人回归以前更健康的、以植物为基础的饮食。

《纽约时报》健康专栏作家简·布洛迪完美总结道，"在这个世纪，普通美国人的饮食经历了一次彻底的转变，从植物性食物，如谷物、豆类、坚果、土豆及其他蔬菜和水果，转化为动物性食物——肉、鱼、家禽、蛋类和乳制品。"

我们的祖先主要以食用水果、蔬菜和谷物为生——人们产生这一想法，主要是源于美国农业部的"食品消耗率"数据。"食品消耗率"是供应量的近似值；大部分很可能是吃掉了，也有可能被浪费了。所以专家承认消耗率数据只是对食品消耗量的一个大体估计。而布洛迪、麦戈文等人所使用的数据来自于 20 世纪初期，那一阶段数据尤其匮乏。而且，这些数据只涉及那些早年间跨州运输来的肉类、奶类，以及其他新鲜的食物，任何本地自产自销的食品，比如本地的牛肉，或者本地的鸡蛋，都不在统计范围之内。那个时期农民占所有劳动者四分之一还要多，所以本地自产的食物肯定也很多。专家们都同意这种早期的可用性数据并不适于正式研究，但他们还是引用了这些数据，因为没有其他数据可用。1900 年之前，根本就没有"科学"的数据。

在缺乏科学数据的情况下，历史为我们呈现了 18 世纪末期至 19 世纪美国食物消耗的图景。虽然历史证据是间接性的，但是也可以是很严密的，它比来自美国农业部的不成熟证据更加意义深远。营养专家很少查阅

112

历史文献，他们觉得那是个独立的学术领域，对饮食和健康研究几乎没什么帮助。然而历史可以让我们了解在心脏病、糖尿病和肥胖成为普遍现象之前的数千年人类是如何饮食的，这些疾病并非一直都如今天这样肆虐。我们以为是美国早期先民的饮食模式相对健康的原因，但是看一下他们的饮食，很明显，他们食用更多的红肉、很少的蔬菜。

许多报道记载，早期的美国移民是对劳作"漠不关心"的农民。无论是畜牧业还是农业，他们都表现得相当地懒散。18世纪的一位瑞典访问者这样描述，"他们对麦田、草场、森林和牛群都是一样地心不在焉"。因为那时吃肉很方便，农耕显得没什么意义。

美国早期无尽的物产的确令人惊讶。据移民记载，这里有数量惊人的野火鸡、鸭子、松鸡、野鸡等。迁移的鸟群能连续遮天蔽日数天。这些美味的爱斯基摩杓鹬显然是太胖了，它们会突然掉到地上，摔在地面上像肥肉泥一样。（新英格兰人称这种现已灭绝的物种为"面团鸟"。）

森林里，有熊（以其脂肪多而闻名）、浣熊、食米鸟、负鼠、野兔和大量的鹿——实在太多了，美国早期先民根本就不想费力气去捕猎麋鹿、113 驼鹿、北美野牛，因为他们认为运输和保存这么多肉太费劲了。[*]

一位来自欧洲的旅行者记录了他访问南方种植园的经历。他注意到当地的食物包括牛肉、小牛肉、羊肉、鹿肉、火鸡肉还有鹅肉，但是从未提到一种蔬菜。当地人会给还没长牙的婴儿喂食牛肉。英国小说家安东尼·特罗洛普（Anthony Trollope）在1861年访问美国期间发现，美国人吃牛肉的量是英国人的两倍。查尔斯·狄更斯（Charles Dickens）访问美国时曾写道，没有T骨牛排的"早餐不能称之为早餐"。显然，以炒麦花和低脂牛奶为早餐——我们现在的"冠军早餐"——可能会被认为给仆人吃都不好意思。

---

[*] 美国早期捕获猎物很容易，这与人口相对密集的欧洲形成鲜明的对比，欧洲人一直渴望吃更多的肉，但能获取的肉却没那么多（蒙塔纳里，1996）。

的确，在美国历史的前250年里，即使是穷人每餐也都吃得起肉或鱼。工人都能吃上那么多的肉，这正是为什么观察者认为新大陆的饮食更好的原因。詹姆斯·费尼莫尔·库珀（James Fenimore Cooper）的小说《持锁链者》中，一位美国大陆的家庭主妇说，"当一个家庭的母亲看到装猪肉的桶见底了的时候，我觉得整个家庭都会觉得绝望。"

　　美国人早期也喜欢食用动物的内脏。他们会吃心脏、肾、牛肚、小牛杂碎（大脑）、猪肝、龟肺、羔羊、猪头、猪脚、羔羊舌头。牛舌也是"极受推崇的"。

　　不只吃肉，他们还大量地食用各种饱和脂肪。19世纪的美国人食用的黄油量是我们现在的四到五倍，猪油量至少是我们现在的六倍。*

　　在《把肉端上美国人的餐桌》一书中，研究者罗杰·霍洛维茨（Roger Horowitz）彻查文献，确定美国人的食肉量。1909年，一项8000位城市居民参与的调查显示，他们当中最穷的人一年食肉136磅，最富有的人食肉量会超过200磅。1851年《纽约论坛报》发布了一份食品预算，一个五口之家每天按两磅肉计算。18世纪末19世纪初，即使是奴隶，一年也会平均配到150磅的肉。霍洛维茨总结说，"这些文献让我们有理由认为，在19世纪，每人每年平均消耗150～200磅肉。" 114

　　但现在，一个正常的成年美国人每年大约只消耗100磅肉，其中，大约一半是家禽肉——鸡肉和火鸡肉。直到20世纪中叶，鸡肉一直被认为是一种奢侈品，只会出现在特殊场合（主要因为鸡能下蛋，所以人们很珍惜鸡）。除去家禽肉，现如今，人均消耗红肉量大约是40～70磅，远低于几个世纪前。

---

* 19世纪黄油的消耗量每人每年达13～20磅，而2000年每人消耗量仅不到4磅。19世纪猪油的消耗量每人每年达12～13磅，而现在每人消耗量不到2磅。（1920～1940年猪油消耗量达到每人近15磅。）（19世纪的数据来自卡明斯，1940，258；当代的数据来自美国农业部）

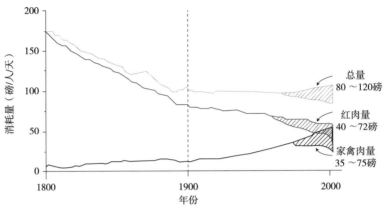

**美国肉类消耗量，1800 ～ 2000**
**总量、红肉量和家禽肉量**

资料来源：罗杰·霍洛维茨，《把肉端上美国人的餐桌》，约翰霍普金斯大学出版社，2000：11—17；
115 凯莉·R. 丹尼尔等编，"美国肉类消费趋势"《公共卫生营养》，第 4 期（2011 年）：图表 2，第 581 页。

18、19 世纪，美国人食用红肉量远高于现今。

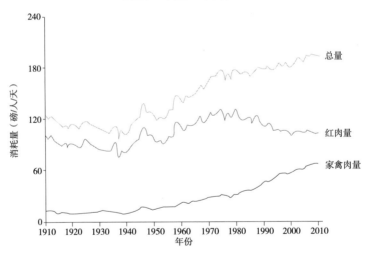

**美国肉类消耗量，1909 ～ 2007**
**总量、红肉量和家禽肉量**

资料来源：美国农业部，经济研究局；政府不再在线公布此类数据，数据来自尼尔·博纳德，"食物供给
趋势，1909 ～ 2007"《美国临床营养期刊》，第 5 期（2010 年）：表 1，第 1531S 页。

美国人现在的肉类消耗量比 20 世纪初要多，但是这是因为人们食用了更多的家禽肉，
而不是红肉。

红肉消耗量下降这一事实却与公共权威机构提供的情况完全相反。美国农业部最近的一份报告称人们对肉类的消耗量达到历史高点，媒体多次报道也强化了这一数据。这意味着健康与肉类消耗量相关。把红肉和鸡肉合在一起统计作为一个类别来显示总体肉类消耗量的增长具有误导性，自 20 世纪 70 年代以来只有鸡肉消耗量大幅上升，红肉摄入量远远不如先辈多。

早期的美国人似乎很少吃蔬菜。绿叶蔬菜的生长季很短，所以那时的人们认为不值得为此辛苦。18 世纪的一位观察者写道，"与耕作绿叶蔬菜的辛苦相比，它们能够提供的营养太少了"，"农民更喜欢丰盛的食物"。1888 年，美国顶级营养学教授的一份报告认为，美国人明智且实惠的选择"最好是避开绿叶蔬菜"，因为它们能够提供的营养成分太少了。在新英格兰，农民很少会多种果树，因为保存水果需要同水果同量的糖，这太贵了。苹果是个例外，可以保存在桶里，但即便如此，也只能保存几个月。

在大型连锁超市开始从澳大利亚进口猕猴桃，从以色列进口鳄梨以前，在美国的生长季之外，定期供应水果和蔬菜几乎是不可能的。在新英格兰，生长季是从 6 月到 10 月，在幸运的年景，可能会持续到 11 月。在可以冷链运输新鲜农产品之前，大多数人可以吃到新鲜水果和蔬菜的时间不会超过半年；更往北的地区，冬天持续的时间更长。即使是在夏天，人们也避免吃水果和沙拉，担心会患上霍乱。（美国内战时期，罐头产业才发展繁荣，但是蔬菜罐头品种很少，最常见的有甜玉米、西红柿以及豌豆。）因此"说美国人食用水果或者蔬菜很多"是不正确的，历史学家威利·鲁特（Waverly Root）和理查德·德罗契蒙特（Richard de Rochemont）曾这样评价。虽然到 1870 年时，素食运动已在美国确立了一定地位，但是美国人对这些新鲜的食物普遍不信任，它们容易腐败，还可能携带病菌。这种不信任直到第一次世界大战后，随着家用冰箱的出现才消除。

　　根据这些描述，要是按照我们现代主流的营养标准评判，美国前250年，整个国家的饮食都不及格。

　　但这期间，得心脏病的案例是很罕见的。虽然无法获取死亡证明上的可靠数据，但有其他有说服力的信息显示20世纪20年代之前这种疾病并未广泛出现。奥斯汀·弗林特（Austin Flint），美国心脏病方面最权威的专家，19世纪中叶为研究先天性心脏异常，对全美国的情况做了彻底的调查。他的报告称，纽约市未发现几起心脏病案例。威廉·奥斯勒（William Osler）教授，约翰霍普金斯医院的创始人之一，19世纪70年代和80年代在蒙特利尔综合医院工作期间，也未见任何心脏病病例提交。对冠状动脉血栓的第一个临床记录是1912年，1915年的权威教科书《动脉疾病包括心绞痛》中并没有提到冠状动脉血栓。第一次世界大战前夕，年轻的保罗·达德利·怀特，后来成为艾森豪威尔总统的医生，写道，在马萨诸塞州综合医院他的700名男性患者中，只有4人有胸痛症状，"尽管他们中有很多人的年龄超过了60岁"。*1900年，大约五分之一的美国人超过50岁，这似乎可以驳斥人们认为当时人的寿命不足以使心脏病成为可观察到的问题。20世纪末21世纪初，美国有大约1000万青壮年患有心脏病，但心脏病似乎并没有成为一个常见问题。

　　有没有一种可能，患心脏病的案例是存在的，但是因为某种原因被忽略了呢？医学历史学家莱昂·迈克尔斯（Leon Michaels）将胸痛与痛风和偏头痛作比较，这两种也是偶发的令人痛苦的疾病，同样具有可观察性。迈克尔斯将偏头痛的详细病例描述进行了编目分类，对痛风也同样地做了

---

* 在英国，苏格兰医生沃尔特·耶罗利（Walter Yellowlees）跟踪研究了他能找到的每一个心脏病案例，他得出的结论是，在战前的英国，心脏病是"一种非常罕见的疾病"。爱丁堡的第一例梗死病例记载于1928年的皇家医院（耶罗利，1982；吉尔克里斯特，1972）。

分类处理，这两类病症医生的记录都很多。但是胸痛却并未被提及。由此，迈克尔斯发现心绞痛，这种严重的、偶发的、可怕的、可持续多年的疼痛，居然没有引起那时医学界的注意，这"尤其不可能"，"如果那时有这种病例，在18世纪中期之前也是极其罕见的"。*

所以公平地说，18世纪和19世纪是人们食用肉类和黄油最多的时期，但心脏病却没有像20世纪30年代那样肆虐横行。**

讽刺的是——或者事实是——在异常减少肉的摄入量后，心脏病开始"流行"了。厄普顿·辛克莱（Upton Sinclair）在小说《屠场》中揭露了肉类加工产业的内幕，导致1906年美国肉类销量减半，20年后也没恢复。人们食肉量减少后，冠状动脉疾病激增。人们的脂肪摄入量在1909～1961年间的确增加了，这期间心脏病患病率也激增。但12%的脂肪增长量并不因为动物脂肪摄入增长，而是因为最近发明出的植物油摄入量增加。

应该少吃肉，"主要食用植物性食品"的观点在美国受到麦戈文和众多专家支持。几十年来，美国人一直被告知应该恢复早期的、"健康的"饮食习惯，但经考证，这种饮食习惯根本不存在。

### "我们等不起"

植物性饮食对健康最有利且有历史依据的想法，自20世纪70年代末走入美国大众，并迅速地征服了麦戈文委员会的工作人员。即便如此，莫特恩为麦戈文委员会编写的报告草案还是引发了一场骚动——来自肉类、

---

\* 1768年7月21日，"当时最著名的医生之一"威廉·赫伯登（William Heberden）为英国伦敦皇家内科医学院记录下了第一个胸痛病例。患者"在走路时，突发症状……胸口疼痛，令其非常难受，如果这种症状加剧或者继续，可能会致命"。这种症状会持续几个月甚至几年，直到致命的发作。赫伯登称之为心绞痛（胸部的剧烈疼痛）（迈克尔斯，2001，9）。
\*\* 20世纪早期，心脏病病例数量急剧上升，也可能是诊断技术的提高的关系（陶布斯，2007，6—8）。

119 奶制品、蛋类生产商的不满。他们派代表到麦戈文的办公室，坚持认为应该再举行听证会。在这些游说团体的压力下，麦戈文的工作人员为瘦肉破例，建议美国人可以继续吃瘦肉。因此，《国民饮食指标》建议美国人增加家禽肉和鱼肉的摄入，但同时减少食用红肉、乳脂、蛋类以及全脂牛奶。转换成常量营养元素的话，这意味着建议美国人减少总脂肪、饱和脂肪、膳食胆固醇、糖和盐的摄入，同时日碳水化合物的摄入量由占总热量的 55% 增加到 60%。

虽然莫特恩希望最终报告建议人们不要食用所有的肉类，但是一些参议员对自己参与营养科学方面的能力并没那么自信。来自伊利诺伊州的查尔斯·H. 珀西（Charles H. Percy）在《国民饮食指标》最后的报告中写道，"饮食的改变是否对心脏有帮助，这在科学观点上存在分歧"，对此，他和另外两名参议员"持严重保留态度"。他们描述了著名科学家诸如杰里迈·斯塔姆勒和皮特·阿伦斯"完全对立"的观点，并指出包括美国国家心肺血液研究所的负责人，卫生部副部长，西奥多·库珀（Theodore Cooper）在内的政府领导人，呼吁在向公众提出建议前要保持克制。

但是这种冷静客观的力量太小，也太迟了，无法阻止莫特恩报告强劲的发展势头。《国民饮食指标》强化了季斯和斯塔姆勒的观点：现在是对紧迫的公共健康问题采取行动的时候了。参议院的报告称，"我们不能为了等待最终的证据而不去纠正我们认为是有害的趋势，我们承担不起这样做的后果"。

于是，这本由一个感兴趣的外行莫特恩汇编的《国民饮食指标》，未经任何正式的审查，成为饮食和疾病史上最具影响力的文献。出版后，政府乃至整个国家都按照书中的饮食建议行动起来。"它经受住了时间的考验，我跟麦戈文一样，对此感到非常自豪。"30 年后，麦戈文委员会的总顾问马歇尔·马茨（Marshall Matz）这样对我说。

按照马茨的说法，该报告实质性证据在于其最基本的建议——减少饱和脂肪和整体脂肪的摄入，同时增加碳水化合物的摄入——一直持续到了 120 今天。但这就是一个循环逻辑。要是美国国会当初建议的正相反呢？只吃肉和蛋，别的都不吃呢？也许这样的建议在政府支持下，一样也会进行得很好。自《国民饮食指标》发表已经几十年了，美国人肥胖症和糖尿病数量激增——这或许是一个警示，我们的饮食有问题。基于这些事实，政府可能会认为重新考虑这些指标，但可能并不会有所行动。

**不回头：华盛顿的车轮开始转动**

一旦美国国会运用其官方的影响力来推动一系列的饮食建议，遍布华盛顿特区的官僚车轮就开始慢慢地、不可阻挡地转动了。长期以来饮食和疾病一直被各种政府机构忽视，但以后不会了。

国会将指定美国农业部为营养方面的领导机构，巧合的是，马克·海格斯戴任该机构新的营养部主任一职，成功地从《国民饮食指标》的科学架构师转为主要管理员。在农业部，他曾与助理国务卿卡罗尔·福尔曼（Carol Foreman）一起工作，她是一位积极的消费者权益倡导者，像莫特恩一样，她视自己为保护者，保护毫无戒心的美国人避免过度摄入高脂肪食物。

海格斯戴和福尔曼的职责是实施《国民饮食指标》。要完成这个任务需要一些想象力，因为直到 1978 年 9 月，美国农业部已出版的唯一有关该主题的出版物就是一份推荐菜单：为满足报告推荐的碳水化合物摄入量，建议每天吃 13 片面包。援引《华盛顿邮报》一位营养师的话，就没有人能想出一些美味的菜品建议吗？

是的，想不出来！因为尽管国会已经决定了健康饮食的成分，但是科学家们依然在为支持这些选择的基本证据而争吵。海格斯戴试图让美 121 国农业部将相关权威报告组织在一起，但由于官僚内斗以失败告终。与此同时，为全体美国人提出饮食建议之前达成更牢固的科学共识十分必要，备受尊敬的美国营养学会对此也很关注，还建立了正式的专责小组再次审视饮食和疾病的数据并评估它们的相关性。海格斯戴决定由专家组指导农业部的建议。毕竟，只有得到专家的支持，美国农业部的行为才会更加可信。因为迄今为止，除了美国心脏协会营养委员会（由季斯和斯塔姆勒掌控）以外，没有任何的营养学组织被正式地召集在一起审查饮食和疾病的证据。海格斯戴知道他"冒了很大的风险……因为洛克菲勒大学的皮特·阿伦斯是委员会的联合主席之一，众所周知他是反对一般饮食建议的"。然而，尽管存在这样的风险，海格斯戴还是同意遵守专家组的决定。

阿伦斯选择了一个九人小组代表，从摄入饱和脂肪，到总胆固醇量，到心脏病，针对饮食-心脏病假说链条上的每个环节，慎重考虑衡量了几个月。其结果，对于诸如海格斯戴或者季斯等该假说的支持者来说，却未必是好消息。专家组达成共识，对饱和脂肪的指责没有说服性证据。此外，总的来说，关于脂肪，最多只能是间接地与心脏病之间存在关联。核心问题是，一直以来缺乏低脂饮食的临床试验数据，只有流行病学研究数据，而这类研究只能显示关联性，不能证明因果关系。对于海格斯戴一方，这类研究足够，但是对于阿伦斯一方，这远远不够。

1979 年阿伦斯专家小组的最终报告清楚地表明，大多数成员高度质疑减少脂肪或饱和脂肪摄入可以防止冠状动脉疾病这一观点。但专家小组没有明确地表明这样的饮食有危害，于是海格斯戴把这认为是许可。使用跟季斯一样的逻辑，海格斯戴也认为除非证明他是错的，否则就可以假设是对的，他煞有介事地问道："问题……不应该是我们为什么要改变我们的饮食，而应该是为什么不改变。减少摄入肉、脂肪，降低胆固醇有什么相关风险呢？"营养学的主流观点是，在更多的证据出现并证明减少膳食脂肪能预防心脏病以前，建议美国民众应该"两边下注以避免损失"。海格斯戴认为"预期会带来一些重大的益处"，但是他却没有考虑到成本。阿伦斯委员会反驳说，"无害"的原则要求，在改变美国人的饮食之前，需要更确实的证据。但是这样的观点没有说服海格斯戴。毕竟，美国农业部只对美国国会负责，无须对学术界负责，而国会则明确支持新的低脂饮食体制。

1980年2月，即使没有阿伦斯委员会的认可，海格斯戴还是发表了《美国居民膳食指南》，这是第一套面向美国公众发布的指南，*成为美国农业部食物金字塔的基础（近年来，农业部将金字塔这个名字改成了"我的盘子"）。尽管它只是出自一个国会工作人员和他唯一的学术顾问，尽管没有得到营养专家的支持，但它现在成为了美国最受公认的食品指南，对全国各学校的午餐和营养教育都产生了重要的影响。

### 专家间的抗衡

除了阿伦斯小组，还有另一组营养专家不认同海格斯戴的观点，他们认为从科学角度而言，这些指导原则的合理性不足。这个小组就是美国国家科学院，1863年由国会建立的私人协会，旨在为国会就科学问题提供建议。自1940年科学院的食品和营养委员会成立以来，在华盛顿特区，它一直是营养方面最受尊敬的权威机构，每隔几年委员会就会设定营养素的每日膳食推荐摄取量。美国农业部的确请求委员会撰写针对《国民饮食指标》的评论，但合同却从未签署。就像《科学》杂志所报道的，美国农业部官员得到了风声，委员会并不认可新的低脂肪饮食。

不甘心的科学院用自己的经费准备了一份评论。科学院的小组通过回顾过往研究，汇总饮食-心脏病假说已有证据，发表了一篇名为《关于健康

123

---

\* 这与麦戈文委员会发表的《国民饮食指标》（简称《指标》）不同，海格斯戴的《指标》是根据《美国居民膳食指南》所制定的政策。自1980年以来，每五年，美国农业部就会联合美国卫生和公众服务部发布《美国居民膳食指南》。

饮食》的报告，认为过往研究的"结果总的来说平淡无奇"。

继而，科学院提出一个更有力的观点，迄今为止美国人在饮食方面一直做得相当好。传统的饮食富含基本的维生素和丰富的优质蛋白质，就像1978年食品和营养委员会的负责人吉尔·勒维尔（Gil Leveille）所描述的那样，美国人的饮食"比以往任何时候都健康，如果它不是世界上最好的饮食，也至少是最好的饮食之一"。美国男性的平均身高——评价摄取营养的一个相当可靠的指标——在20世纪上半叶一直快速增长。与其他国家类似的统计数据相比，美国人是地球上最高的族群之一。*

于是关于美国未来的营养走向，华盛顿形成了双方僵持的局面。一方是美国农业部和美国卫生和公众服务部，它们是政府的庞大分支机构，有麦戈文报告的支持，也获得了美国卫生局局长的支持。另一方是孤独的、越来越陷入困境的美国国家科学院食品和营养委员会，反对减少脂肪摄入的饮食推荐给所有的美国人。

《纽约时报》和《华盛顿邮报》都认识到脂肪和胆固醇是个适合发表社论的话题，纷纷争相报道。《麦克尼尔／莱勒报告》栏目开设了专题。甚至《人物》杂志也发表了一则新闻，附图科学院主席阿尔弗雷德·E. 哈珀（Alfred E. Harper）在家里深情地看着他的妻子炒鸡蛋。

124　　媒体的报道一般都是强烈地支持政府的低脂建议。《纽约时报》指责科学院的报告"片面"，只能代表"个别的观点"。科学的分歧重点不在于两个对立的假设，每个假设都有其支持论据。现在只存在一个假设，科学家只是投票选择支持或不支持其背后的证据。这够科学吗？

《纽约时报》实际上进行了一次调查："至少有18个其他的健康卫生组织和联邦政府支持减少脂肪和胆固醇，"只有科学院和美国医学协会反对。可是饮食潜在的成本——碳水化合物会引起患心脏病的风险上升，多元不

---

\* 美国男性身高稳步增长，但1970年以后，这种增长就停止了。专家猜测可能的原因之一是营养下降。

饱和油脂可能增加患癌症的风险，或儿童缺乏足够的营养——都不在讨论的范围内。《纽约时报》总结道，"联邦政府坚持认为一个谨慎的人应该少吃脂肪和胆固醇。除非科学院能够以令人信服的方式证明政府是错误的，否则谨慎的人就应该坚持这样的饮食。"

可以说，一个政治决定成就了一个新的科学真理。正常的科学方法认为，一个假说在被认为是可行的之前是需要进行测试的，可这一次，政治缩短了这一过程，一个未经测试的假设被上升到指导原则的高度。科学能做的反而是，除非证明其是错的否则就视为正确。

1980 年 6 月 1 日，压倒科学院报告的最后一根稻草来了。《纽约时报》的头版报道了两个委员会成员与相关产业的关系：罗伯特·E. 奥尔森（Robert E. Olson），圣路易斯大学医学院的生化学家，是蛋类和奶类企业顾问；哈珀主席是肉类企业顾问。这些指控是真实的。但实际上，食品企业利益集团的影响是双向的。在这两位委员会成员被发现与肉类、奶制品和蛋类产业有关联的同时，科学院委员会的另两位成员本身就是食品公司的员工，一个来自香料制造商麦考密克公司，另一个来自好时食品公司。从一开始，委员会就一直接受营养基金会的资助，其成员包括通用食品、桂格燕麦、海因茨有限公司以及玉米提炼产品有限公司等主要的食品公司。

尽管存在食品企业游说，委员会依然坚决地反对低胆固醇、低脂肪的饮食建议。"当时我们的态度是，"哈珀主席 84 岁时，在一次采访中毫无歉意地回忆，"如果有一个很能干的人是一家食品公司的顾问，我们没有理由认为他不应该在委员会任职。"

媒体和公众对双方争论的观点和论据知之甚少，只认定肉类加工商和蛋类农场主贪污腐败，而这一印象正是由媒体报道形成的。此时，人们对饱和脂肪会危害健康的观点已普遍接受，任何支持动物类食品的声音都会被认为有着不可告人的动机。批评者称《关于健康饮食》是"阴谋"，是

"毫不负责任的"，纽约的众议院议员弗雷德·里奇蒙德（Fred Richmond）公开表示食品企业的游说"在其中一定是起了作用"。

公众对于《关于健康饮食》报告的激愤震惊了科学院的科学家们，他们不知如何回应公众。科学院的负责人菲利普·汉德勒（Philip Handler）告诉他的一个朋友，《关于健康饮食》引起的关注比科学院近年来所有其他的学术出版物都要高。他说，"我们在政治方面太天真了。"他接着嘲讽道，"有所失，必然有所失。"

1980年夏天，众议院和参议院就该报告举行听证会，科学院的声誉备126 受诟病。《科学》杂志评价称，"没什么可怀疑的，（议院）委员会的目的就是要指责汉德勒"。《华盛顿邮报》评论，该报告玷污了委员会和科学院的声誉，他们给出的"科学建议"一向是"谨慎的"。实际上该报告严谨、公正，所包含的专家分析远多于莫特恩的报告，但不幸的是，对于《关于健康饮食》报告的蔑视一直持续到今天。这之后再没有正式的科学组织作为反对方参与争论了。

**争论终结**

20世纪80年代初，美国国家心肺血液研究所针对围绕饮食-心脏病假说的争论给出了最终说法。十年前按计划进行了两个实验，其中之一就是多种危险因素干预实验，由斯塔姆勒领导运用"厨房洗涤盆"模式，得出的结果令人失望。另一个实验是耗资1.5亿美元的血脂研究临床冠心病一级预防实验（LRC），目的是测试降低胆固醇能够预防心脏病的观点。这是有史以来最大型的一次实验。对于饮食-心脏病假说而言，多种危险因素干预实验太令人失望了，所以每个人都很期待血脂研究临床冠心病一级预防实验的结果，希望这次能好一些。

实验负责人是美国国家心肺血液研究所脂类代谢所主任巴兹尔·里夫金德（Basil Rifkind），和来自加州大学圣地亚哥分校的胆固醇专家丹尼尔·斯坦伯格（Daniel Steinberg）。他们筛选了近50万位中年男性，发现其中3800位的胆固醇水平很高（265毫克/分升或以上），故假定他们可能很快会出现心脏病发作的情况。这些人被分成两组，两组都被建议使用降低胆固醇的饮食——低于全国平均水平的鸡蛋、瘦肉和低脂肪乳制品的 127 摄入量。实验组服用消胆胺（降低胆固醇药物），控制组服用安慰剂。

这个实验没有测试饮食，两组研究对象吃的是同样的低脂食物，该实验接受测试的只有药物消胆胺。这一点很重要。研究人员解释说美国国家心肺血液研究所，从道德上不能剥夺任何一个有高发病风险的人食用降低胆固醇食品的权利——即使实验原来的目标之一是要测试这样的饮食能否预防心脏病。这是一个荒诞的推理圈。季斯的假设显然已设法跳过正常的科学证据的障碍，以至于现在单纯的测试饮食行为都会被认为是不道德的。

尽管在实验中饮食并没有被作为一个变量测试，但是当1984年，血脂研究临床冠心病一级预防实验的结果出来的时候，还是被誉为饮食-心脏病假说的一大胜利。假设认为降低总胆固醇对于预防斑块形成是很重要的，而这种药物的确使实验组的胆固醇水平下降得比控制组要多。实验组心脏病发作也低于控制组，而且致命性发作也低于控制组。*

这些结果看起来很有说服力，但我们更仔细地观察一下数据，就会发现实则不然。例如两组心脏病发作率的差异相对较小，按照实验起初选定的统计测试，这些差异不具备统计显著性。在研究的最后，研究人员采取了非正 128 常的、有争议的步骤，追加选择了一个更宽松的测试，这种测试的结果姑且

---

* 实验组的胆固醇值平均下降了13%，相比之下控制组只下降了4%。即便如此，对于药物来说，这种结果仍被认为是失败的，因为调查人员预期两组之间血清胆固醇会出现4倍以上的差异。没有产生更好的效果，研究负责人给出的解释是药物难以坚持服用（该药有很多令人不舒服的副作用），或是肝脏提高代谢功能对胆固醇损耗进行了补偿（体内平衡在起作用）。

具备统计显著性。<sup>*</sup>报告特别提到了低密度脂蛋白胆固醇百分比变化的数据，这些数据掩盖了绝对数字中相对较小的变化。即使用了统计上的花招，但还是存在问题。干预降低了冠状动脉死亡率，很奇怪的是，它几乎没有影响总死亡率：实验组死亡 68 人，控制组死亡 71 人，只有 0.2% 的差别。

全因死亡率一直是降胆固醇实验的陷阱。胆固醇值下降的人被发现死于自杀、意外和他杀的概率特别地高，这点很奇怪，且始终如一。里夫金德以为这种结果是偶然的，但在减少饱和脂肪的实验以前，比如在赫尔辛基心脏研究中，这种奇怪的发现就出现过。事实上，一份对 6 次降胆固醇实验的综合分析发现，实验组死于自杀或暴力的概率是控制组的两倍，分析认为降低胆固醇饮食可能会导致抑郁症。（研究人员随后指出，大脑中胆固醇的耗竭可能会导致血清素受体的功能受损。）其他降胆固醇研究中，饮食一直都是唯一的实验干预因素，这些研究不断发现实验组出现较高的癌症和胆结石患病率。此外，还有发现指出胆固醇水平低的人群，比如日本人，他们与平均胆固醇水平高的人群相比，更易患中风和脑出血。

许多生物统计学家指出，血脂研究临床冠心病一级预防实验的负责人应该就实验中的"偶然"发现作出解释。"如果不能为这样的结果找出原因的话，任何统计学家都应交还自己的职业徽章。"最具影响力的生物统计学家保罗·迈耶（Paul Meier）说。美国国家心肺血液研究所的管理人员萨利姆·尤瑟夫（Salim Yusuf）对《科学》杂志说，"我无法就此作出全面的解释，这令我十分担心。"

然而里夫金德和斯坦伯格没有试图去解释这些"偶然"，他们宣布实

---

\* 在协议中，血脂研究临床冠心病一级预防实验的研究人员表示，为了显著性，他们会采用双尾检验，这种检验可识别实验干预的两个发展方向：有益或有害的影响。在研究的最后，研究人员却改用单尾检验，这种方法假设实验干预只能产生有益的影响。这一更宽松的统计标准一向是血脂研究临床冠心病一级预防实验产生争议的源头（克朗默，1985）。

验获得巨大成功，降低胆固醇对健康有益处。他们不仅得出消胆胺可预防心脏病的结论，还进一步声称：降低胆固醇饮食必然能减少心脏病——即使饮食本身根本没有在实验中被测试过。将药物降低胆固醇等同于饮食降低胆固醇的假设是不科学的。生物统计学家理查德·A. 克朗默（Richard A. Kronmal）在《美国医学会杂志》上写道，认为低脂肪、"谨慎饮食"可以减少心脏病等同于服药产生的效果，这种假设很容易，但是实验的结果"却没能提供相关证据来支持这一结论"。克朗默担心里夫金德和他的同事们把这些数据夸大了，"比起科学"这看起来"更像是一种鼓吹"。生物统计学家保罗·迈耶评论说，竟然称这样的结果是"确定性的"，这简直是"滥用术语"。

尽管存在很多批评，但里夫金德对《时代周刊》说，"现在无可争辩的是通过饮食和药物降低胆固醇的确能够降低患心脏病和心脏病发作的风险。"斯坦伯格得意洋洋地宣称血脂研究临床冠心病一级预防实验是饮食-心脏病假说"拱门上的拱心石"。里夫金德和斯坦伯格还认为，由于人们普遍觉得对抗心脏病应趁早，他们的发现虽然是基于高风险的中年男性，但结论"可以，也应该推广给其他年龄组的男性和女性"。

他们的研究结果被誉为是决定性的，部分原因是专家们迫切地想要其得出这样的结果。美国国家心肺血液研究所花了 2.5 亿美元在两个实验上，这样的政府投入实际上是要求实验要得出确定性的建议。饮食-心脏病假说的支持者们等待一个"权威的"实验结论已经等了几十年了，这种被压抑的需求给专家们带来了压力，迫使他们忽视了研究中的问题数据和惊人的副作用。按照血脂研究临床冠心病一级预防实验研究负责人的乐观看法，对于想要降低胆固醇的公众，可以建议他们减少饱和脂肪摄入，或者服用药物，或两者兼顾。

血脂研究临床冠心病一级预防实验成为最有影响力的研究之一，随后美国国家心肺血液研究所利用研究结果建立了新的机构。在美国，这些机

130

构专门负责降低"高风险"人群的血清胆固醇值，告诫人们要减少膳食脂肪，尤其是饱和脂肪的摄入，并努力把每一位男性、女性和儿童都纳入目标人群。

## 共识会议

如果说现在许多美国中年人正减少吃肉量并服用他汀类药物，这几乎完全应归因于美国国家心肺血液研究所采取的举措。向所有美国人分发药物、提出饮食建议，这要承担巨大的责任，美国国家心肺血液研究所确认这需要形成科学共识，或者至少看起来达成了共识；还需要确定胆固醇的临界值，高于这个值，医生可以开出低脂饮食或他汀类药物的药方。于是1984年，美国国家心肺血液研究所在华盛顿特区再一次召集了专家会议，有超过600名医生和研究人员出席了公共会议。他们需要处理大量的关于饮食和疾病的科学文献并展开辩论，针对向所有年龄段的男性和女性推荐的胆固醇指标达成共识——所有这些要在两天半内完成，这是不切实际的。

各方的与会者描述这次的会议结果从一开始就是注定的。支持胆固醇降低的绝对人数多于分配给反对者的与会席位，强大的饮食-心脏病假说支持者操控了所有关键的岗位。巴兹尔·里夫金德是规划委员会的主席，丹尼尔·斯坦伯格是会议主持，两人都证实假说成立。

在会议最后一天的早上，斯坦伯格宣读了会议"共识"声明，这不是一份对饮食在一种尚不确知的疾病中可能会起到的复杂作用的测量评估。相反，这是一份"毫无疑问"的声明，通过低脂肪、低饱和脂肪的饮食降低胆固醇，对每一个两岁以上的美国人"预防冠心病起到重大作用"。心脏病是推动整个国家饮食选择的最重要的因素。

会议结束后，1984年3月，《时代周刊》杂志封面刊登了一幅图片——餐盘上，两个煎鸡蛋做眼睛，一条培根当嘴巴，构成了一张沮丧的脸。标题为"别再吃鸡蛋和黄油",内容一开始就指出:"经证实胆固醇是致命的,我们的饮食可能再不会与从前一样了。"

**美国国立卫生研究院共识会议:1984 年 3 月 26 日**

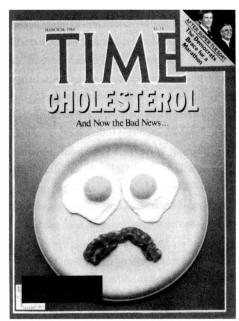

1984 年美国国立卫生研究院举办的一次共识会议正式指出饱和脂肪会引发心脏病。

资料来源:《时代周刊》杂志,1984 年 3 月 26 日 ©1984,时代公司。未经许可不得使用。《时代周刊》杂志和时代公司与被授权者的产品和服务无关。

132

血脂研究临床冠心病一级预防实验根本没有测试饮食,即便是其关于胆固醇的结论也只是勉强有数据上的支持,但是里夫金德认为这种推断是合理的。他告诉《时代周刊》,研究结果"表明饮食中的胆固醇和脂肪降低幅度越大,心脏疾病的风险就越低"。

吉娜·科拉塔(Gina Kolata),当时《科学》杂志的记者,质疑了支持会议结论的证据。她写道,研究"并没有显示降低胆固醇会带来差别",她广泛地引用了众多批评者的观点,担心实验的数据并不足以把低脂饮食推荐给所有的男性、女性和儿童。斯坦伯格称她的文章为媒体偏好的典型案例,"异议总是比赞同更有新闻价值",他试图用这种方式来表达对批评言论的不屑。

共识会议催生了美国国立卫生研究院中一个全新的行政机构——国家胆固醇教育计划（NCEP），主要负责建议医生应如何定义和治疗"高危"患者，宣传降低胆固醇的益处。在接下来的几年里，一些受药品公司资金支持的研究人员渗透进了国家胆固醇教育计划的专家小组，胆固醇的目标设定越来越低，从而使越来越多的美国人符合使用他汀类药物范畴。

对于一直以来批评饮食-心脏病假说的人来说，比如皮特·阿伦斯，共识会议的意义也十分重大，因为这是可以公开表达异议的最后一次机会。这次会议之后，阿伦斯和他的同事们停止了这方面的研究。虽然在过去的 20 年里营养学的精英们曾被允许参与辩论，但在共识会议之后，这种
133 情况再没有出现过。可以说，美国国家心肺血液研究所和美国心脏协会联合扼杀了反对者的声音。在接下来的 15 年里，医学和营养学领域只出版了几十种研究成果，小心翼翼地挑战饮食-心脏病假说。研究人员担心会赌上自己的事业前途，走上阿伦斯的老路——从顶端专家到难获资助。

阿伦斯回顾这次成为他绝唱的会议时，他不假思索地说，"我认为公众都被美国国立卫生研究院和美国心脏协会欺骗了。""他们是想要做好事。他们向上帝祈祷他们做的事是对的。但他们的所作所为不是在科学证据的基础上进行的，只是基于一个看似合理却未经证实的想法。"现在，
134 这个看似合理却未经证实的想法已经全面启动了。

# 6　低脂饮食对妇女和儿童的影响

　　毫不夸张地说，1980 年《美国居民膳食指南》的出版，极大地背离了政府在营养方面的立场。自 1956 年以来，美国农业部一直建议通过对基础食物群的"均衡"饮食来寻找营养食品——这些食物群一开始是五个，后来是七个，再然后变成了四个。这四个食物群是奶类、肉类、水果和蔬菜以及谷类。农业部鼓励美国人每天每一组食物都要摄入。美国农业部一直饱受利益冲突之苦，因为它的首要任务就是推介食品，因此该机构一直受到各行业的影响。不管怎样，现在该机构的功能从确保人们摄入足够的营养食物变成了限制某些食物——具有讽刺意味的是，肉、黄油、蛋和全脂牛奶一直都是繁荣时期人们的健康食物，现在却变成了危险的食品。

　　20 世纪 70 年代，从香烟到一直被认为是安全的杀虫剂，随着公共利益倡导者揭示了这些消费品的丑陋真相，美国人开始质疑一些惯例规范。因此，公众认同质疑诸如肉、奶、蛋类这些基础食物也是可以理解的，当 135 《膳食指南》建议食用更多的蔬菜、水果和谷物来替代那些基础食物时，公众的接受程度也很高。

在《膳食指南》出版之后，低脂、低胆固醇饮食在 20 世纪 80 年代风靡开来，从原来的针对高风险、中年男性人群扩大到涵盖所有美国人，包括妇女和儿童。它成为整个国家的饮食。设置严格的胆固醇目标，新的国家胆固醇教育计划指导方针不仅针对更多的人，而且还扩大了建议的饮食范围。新提出的方法不再只要求减少饱和脂肪和胆固醇，而是要求从总体上减少脂肪摄入。其基本原理是基于很强的直觉、简单的逻辑，正如杰里迈·斯塔姆勒在 1972 年所说的，脂肪"含有过多的热量……因此，会导致肥胖"。这个看似很明显但却未经证实的假设认定脂肪会使人变胖。而这两者只是刚好不幸是同形异义词（英语中 fat 既指脂肪，也指肥胖）。

肥胖的原因一直潜伏在饮食-心脏病讨论的背景中，但直到 1970 年，它才成为正式的饮食建议。作为主张减少脂肪的先锋，美国心脏协会第一个出版了指导方针，设定了脂肪占总热量不得超过 35%。讽刺的是，就在两年前，美国心脏协会警告公众不要减少脂肪摄入，这样会导致碳水化合物摄入增加。那时委员会特别关注精制碳水化合物，建议大家不要"过度摄入糖类，包括糖果、软饮料和其他甜点"。

1970 ～ 1995 年的 25 年中，美国心脏协会的小册子告诉美国人可以通过增加精制碳水化合物的摄入来控制脂肪摄入量。1995 年，美国心脏协会的一份出版物上写道，"从其他食物组"选择"零食……比如可以选低脂饼干、低脂苏打饼……无盐脆饼干、硬糖、橡皮糖、白糖、糖浆、蜂蜜、果酱、果冻、橘子酱"。总之，美国心脏协会的建议是，为了避免脂肪摄入，大家应该多吃糖。

许多营养专家为这个所谓的"吃零食有利健康的现象"（SnackWell）感到遗憾，这意味着人们为了减少脂肪，追求健康，会通过富含精制碳水化合物的脱脂或低脂饼干代替脂肪摄入。在采访中，斯塔姆勒告诉我，"我们不可能预见到这一点——食品行业生产出了这些含有高热量的高碳水化合物"。然而，美国心脏协会本身引导美国人和美国食品行业走上了这条路。受精制碳水化合物利润诱惑，从 20 世纪 90 年代起，美国心脏协会甚至利用给产品颁发"心脏健康"复选标记的特权，收取高额费用。结果一些可疑的候选产品，如家乐氏甜玉米片、水果味夹心棉花糖饼干、低脂果酱饼干等也被贴上了健康标记。最终，美国心脏协会学决定对那些明显不健康的产品取消授权，然而 2012 年，蜂蜜坚果麦片、桂格生活麦片糖浆、红糖的外包装上仍贴有健康标记。这些商品可能名字听起来很健康，但它们是比家乐氏甜玉米片还要高糖、高碳水化合物的食品。鉴于美国心脏协会对高糖食品的推动，指责食品行业从推介脂肪食品转移到推荐精制碳水化合物食品很虚伪。

美国心脏协会主张减少总脂肪摄入，在当时一定程度上遭到了某些官员的批评。当时美国国立卫生研究院的高级官员，后来也一直是政府机构官员的唐纳德·S. 弗雷德里克森（Donald S. Fredrickson）就曾写文章指责美国心脏协会的指导方针，"建议每个人饮食中一半以上的热量来自碳水化合物，我们对此有足够的了解吗？"他问道。美国心脏协会的报道"令人遗憾"。

1970 年，美国心脏协会开始建议美国人减少总体脂肪摄入量时，这种方式还没有经过临床试验。所有的早期的知名大型实验都是关于"低胆固醇"或者"谨慎饮食"的——这种饮食富含植物油，饱和脂肪含量很低——但是像美国心脏协会现在所建议的，要减少总脂肪摄入，这种做法的证据是根本不存在的。事实上，支持低脂肪饮食的数据只来自匈牙利和英国的两个小型的研究。实验大幅减少脂肪摄入量，每天仅 1.5 盎司，以检验这样的饮食是否可以减少心脏病。遗憾的是，这两项研究的结果相互矛盾。

即使证据如此缺乏也没有阻碍美国心脏协会发布低脂肪指导方针，不仅如此，它还呼吁国家粮食生产系统进行重大改革：培育新品种的、可产更多瘦肉的牲畜；开发低脂乳制品和低脂烘焙产品；推广人造黄油；取消食用蛋黄；修改学校、军队和退伍军人机构的饮食。众所周知，这些改革大部分已经实现了。不仅政府的粮食计划转换成了低脂产品，而且美国几

137

乎所有的食品公司都重新调整了各自的产品，从泰森食品公司（Tyson）的去皮的鸡胸肉到低脂汤、涂抹酱、酸奶还有饼干，凡是能想到的食品，都有低脂产品。有时想要买全脂食品根本不可能。比如，美国的主要酸奶制造商只售卖低脂或无脂的酸奶。（2013 年，全美市场上唯一的全脂酸奶来自希腊。）20 世纪 90 年代中期，消费者摆脱所有膳食脂肪的热情达到高潮，四分之一的新食品投入市场时会被贴上"低脂"的标签。*

　　在整个 20 世纪 80 年代和 90 年代，杂志和报纸到处都充斥着如何减少脂肪和不吃肉的幸福生活之类的文章。《纽约时报》健康专栏作家，新闻界最具影响的低脂饮食倡导者，简·布洛迪写道，"如果有一种营养素，到处都是对其不利的态度，那一定是脂肪。"1990 年，她出版了一部 700 页的著作，向公众传递这样的信息：《美食书：高碳水化合物式的生活》。

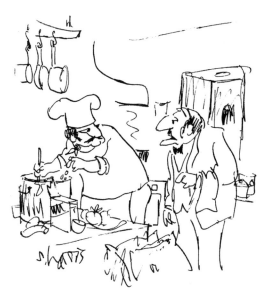

　　4号桌投诉了。7号桌的客人想知道你是不是想用这些饱和脂肪和胆固醇害死他们？

------

\* 自 1990 年以来，美国食品和药物管理局已经对这些食品包装上的健康声明进行了监管，也包括诸如"高纤维"和"低胆固醇"这样的标识。

### 迪恩·欧宁胥（Dean Ornish）与近乎素食的饮食

经历过 20 世纪 80 年代的人应该记得，在那十年间，人们对低脂饮食的狂热达到了一个高峰，饮食发展到无脂肪的极点。引导饮食这一发展方向的是自学成才的内森·普里特金（Nathan Pritikin），他在同高胆固醇症作斗争的过程中，发现了低脂饮食，把它作为解决方案，并通过他的畅销书和位于圣地亚哥的普里特金长寿中心推广。普里特金多年来一直谴责高脂肪摄入，到 20 世纪 80 年代初，他几乎完全拒绝脂肪摄入。他喜欢称这种脱脂、素食的饮食为"人类最初的饮食计划"。*普里特金提倡每天 80% 的热量来源于碳水化合物的摄入——这是美国心脏协会为极特别个体提供的低脂饮食建议。

总的来说，20 世纪 70 年代和 80 年代是著名饮食医生不断涌现的时代。其中一位是来自普里特金阵营的，实力强劲的，甚至可以说是过往 30 年最有影响力的饮食医生迪恩·欧宁胥。（对立阵营的著名人物是罗伯特·C. 阿特金斯，将在第十章中讨论。）

自 20 世纪 80 年代以来，欧宁胥一直致力于推动近乎素食的饮食，饮食不包含红肉、肝、黄油、奶油还有蛋黄。这些食物是被他称作"第五梯队"食物，排在饮食阶梯的最底层，需要完全禁食。"第四梯队"食物包括"甜甜圈、油炸糕点、蛋糕、饼干和派"。欧宁胥建议，如果旨在逆转心脏病，就应主要吃水果、蔬菜以及谷类，近乎四分之三的热量应该来自

139

---

\* 关于旧石器时代人类饮食的科学文献强化了我们史前的饮食主要由植物构成这一观念。虽然该领域奠基之作《旧石器时代饮食》的作者罗兰·柯戴（Loren Cordain）认为，早期人类"随时随地，只要环境允许"，摄入的热量中动物性食物会占到 45% ～ 65%。这一观点与哈佛大学的人类学家理查德·沃尔汉姆（Richard Wrangham）不谋而合，他认为正是早期人类把饮食改成某一主要的肉类，才使进化成为可能。这是因为肉类，尤其是肾脏、肝脏这样的内脏比植物性食物营养丰富得多（沃尔汉姆强调烹饪肉的能力尤其关键，因为这一过程增加了肉中营养物质的可消化性）。据沃尔汉姆说，相比之下，主要靠吃植物性食物为生的黑猩猩必须花大量的时间进食，以获取足够的营养维持生存。它们的大嘴巴表明它们需要摄取的植物量，而主要以肉为生的人类，嘴巴却很小（柯戴等，2000；沃尔汉姆，2009；维德林，2013，34—39）。

碳水化合物。相比之下，高脂肪饮食，他声称，会让人们"感到疲惫、沮丧，昏昏欲睡并且虚弱无力"。

然而，事实证明人们很难坚持欧宁胥饮食，哈佛大学公共卫生学院教授弗兰克·萨克斯（Frank Sacks）发现，即使是有人提供这样的食物，也很难坚持。20世纪90年代初，他对欧宁胥的计划进行研究发现，"我们想尽了一切办法，我们有出色的员工"，但是研究对象"无法坚持这种饮食"。欧宁胥承认他的饮食计划需要花些精力，但是，他辩称，"生活中很多事情值得做但很难做到。每天坚持锻炼很难，但我认为大多数人不会说140 这件事不值得做。再比如，戒烟很难，养家糊口也很难。"

尽管欧宁胥只是一个没有受过任何研究培训的内科医生，他还是成名了，他是首位发表证据证明低脂肪饮食好处的医生。欧宁胥的论文是营养学方面被引用最多的，他的项目不仅包括饮食，还有有氧运动、瑜伽和冥想，他声称，该项目是唯一经证明真正实现逆转心脏病的实验。

欧宁胥那些引人瞩目的声明是基于1990年的一项研究，有22位旧金山居民参与了欧宁胥的饮食与锻炼计划，为期一年。使用X射线成像，通过血管造影术呈现血管的二维照片。从照片上，可以看到实验组动脉血管扩张。而19位控制组的成员，在相同的一段时间，没有接受任何饮食或运动干预，动脉血管呈现收缩状态。* 减少动脉堵塞是一个重要的发现，之前从未有人证明心脏病是可以逆转的。**

欧宁胥在《美国医学会杂志》发表了一篇文章后，1998年《新闻周

---

* 欧宁胥的实验组一开始有28人，但是在项目进行过程中有1人"因缺乏监管的超负荷运动"死亡，1人"因酗酒退出"，其他人完成实验但后续跟踪资料或丢失或因技术原因不可用（欧宁胥等，1990，130）。

** 五年之后，该项目的研究对象只剩下20人，欧宁胥在两篇文章中指出，这种结果合乎预期：实验的第一天，他实验组的病人动脉血管扩张了3个百分点，而控制组的病人血管变狭窄了近12个百分点。正电子发射成像（PET）扫描显示，饮食锻炼组的实验对象，流向心脏的血液提高了10%～15%（古尔德等，1995；欧宁胥等，1998；欧宁胥等，1990）。

刊》的封面称他为"心脏病的治愈者"。文中的欧宁胥，不是愤世嫉俗的人，相反，他会主动拥抱别人，努力工作，是出于一种"服务精神"，而非"自尊心的驱使"。在心脏科医生都在将病人推向手术室或让他们终身 141 依赖他汀类药物的世界里，欧宁胥几乎一直在心脏病学领域孤军奋战。和营养学家一样，他认为饮食和锻炼足以让人们保持健康。

但是就像许多营养学研究一样，欧宁胥的研究也存在问题。22个病人算不上很多，而且他们中并非所有人都完成了五年的随访。*更为重要的是，独立研究人员从未成功复制过欧宁胥的研究，而这是科学可信度的重要标志。

出于好奇，我打电话给凯·兰斯·古尔德（Kay Lance Gould），得克萨斯大学心脏病学的主任，曾帮助欧宁胥开展他的研究事业，也是欧宁胥在《美国医学会杂志》上发表的论文的共同作者。（他们二人在《美国医学会杂志》上联合署名共发表三篇论文，对于一个小型实验来说，发表的论文数量有些多。）在电话里，可以听出古尔德对欧宁胥推广研究结果的质疑。"大多数人做一个研究，会写一篇论文。迪恩做了一项研究，发表了数篇论文。这是个奇迹。对于推广数据这的确是一种营销手段。他是一个公关天才。"

对于受试者动脉血管扩张的造影证据，古尔德坦率地表示这不可靠。动脉血管扩张可以直观地视为一个好迹象，但血管逐步变狭窄与冠状动脉心脏疾病的死亡率之间并不存在可靠的关联。**通过放置血管内支架（一种 142

---

\* 另一项研究观察的是对受试者重复心脏手术的必要性，但这一计划未能产生统计显著性（欧宁胥，1998）。

\*\* 自20世纪50年代末以来，心脏病学家一直都在争论血管造影证据的可靠性。血管变狭窄是由动脉壁上病变的累积引起的，这被称为"动脉粥样硬化"，这种斑块的累积一直被认为有罹患心脏病的风险。然而，乔治·曼恩不支持这一观点，他是第一批研究此类问题的研究人员之一：他解剖的50位马赛人中，尽管他们的动脉中"广泛地"存在病变，程度相当于"美国的老年人"，但是心电图显示他们几乎没有患心脏病的迹象。他认为动脉粥样硬化是自然衰老过程的一部分，只有某种不稳定斑块破裂造成堵塞，才会引起心脏病发作。这个理论已被广泛接受。血管造影术的问题之一就是它的图像不能显示正常的血管斑块和危险的、不稳定的斑块之间的差异。技术难，结果易变，成为影响其可信度的因素（琼斯，2000；曼恩等，1972）。

网状的管子，能够扩张动脉壁）来扩张血管的方式并没有被证明能够延长寿命。20 世纪 80 年代中期，主要的科学期刊发表了一些文章探讨过这个问题，当时欧宁胥也在进行他的实验。

当我就这一点询问欧宁胥时，他有些犹豫。"你为什么想要了解这一点呢？"他问我。于是我解释了。他承认，"好吧，这不是最有力的证据。"然而两天后，在另一次谈话中，他又声称实际上他的研究"逆转了心脏病"。"量化血管造影术"是这种说法的核心证据。当我再次就此提出异议，他沉默了一会儿说："你完全正确……我完全同意。"（欧宁胥还会重复这一说法的——最近一次是在 2012 年《纽约时报》的一篇文章中提及。）

谈话中，欧宁胥谈到他的另一个论断："我们还发现血液流动得到了改善……这是冠心病的关键。我们的研究显示，血液流动改善了 300%。"然而古尔德告诉我，这个数字大约只有 10% ～ 15%。我把这件事告知了欧宁胥。"嗯，我可不会吹毛求疵。"欧宁胥回应道。

即使接受了欧宁胥心脏病"逆转"的说法，问题依然存在：是极致低脂肪饮食引发的这些区别吗？还是因为戒烟，减少精制碳水化合物摄入，进行有氧运动，社会心理支持，做伸展运动，做瑜伽，冥想，或者其他的干预措施而减轻了压力呢？上述这些都是他计划的一部分。脂肪摄入减少可能是最不相关的。恐怕欧宁胥自己也无从知晓，更不用说其他人了！

总的来说，素食饮食并没有帮助人们变得更长寿。我们在上一章讨论过，世界癌症研究基金会和美国癌症研究所 2007 年发布的报告指出，"在任何情况下"摄入水果和蔬菜可以预防癌症的证据都不"令人信服"。素食主义者一般都是"听话的人"，他们会遵循医生的指示，会更注意健康，他们理应更长寿，但是很多研究发现事实并非如此。在对素食者最大型的观察研究中，十年间，研究者跟踪研究了 63,550 位欧洲中年男性和女性，结果素食者和非素食者总死亡率是相同的。[*]

　　我们现在所生活的时代，卫生部门以及大众媒体很喜欢素食主义饮食（或者近乎素食的饮食），这些研究发现可能令人吃惊，但是如果是 20 世纪 20 年代的营养专家对此是不会感到吃惊的。还记得肯尼亚马赛勇士吗？他们几乎只食用牛奶、血液和肉。在乔治·曼恩抵达肯尼亚之前，英国政府就曾在 1926 年委托科学家将马赛人和邻近部落基库尤人（Akikuyu）作比较。他们比邻而居了很多代，据研究人员调查发现，他们的生活条件"非常相似"。但是，与马赛人主要食用动物类食物不同，基库尤人近乎素食，他们的饮食脂肪含量很低，主要食用"谷物、土豆、大蕉、豆类和绿叶菜"。

144

　　调查人员花了几年时间仔细检查了 6349 位基库尤族和 1546 位马赛族成年人，最后发现两组的健康差异显著。素食的基库尤族男性易患骨骼畸形、龋齿、贫血、肺病、溃疡和血液疾病；马赛族男性则更易患类风湿性关节炎。马赛男性比基库尤男性平均高 5 英寸（12.7 厘米），体重重 23 磅（约 10.43 公斤），体重差异主要是肌肉含量不同。马赛人腰细，肩膀宽，比基库尤人肌肉力量更强。基库尤人总的来说健康状况不好，几乎没有体力劳动的能力。[**]

　　现代的欧宁胥版饮食是指极端低脂、近乎素食的饮食，从未接受过

---

[*]　这一研究发现比关于红肉与疾病的哈佛大学护士健康研究的结果还要早几年，但它却没有像后者那样登上头条，也没有受到像中国研究那样的关注。1990 年以来，支持纯素食主义的营养生物化学家 T. 柯林·坎贝尔（T. Colin Campbell）所写的菜谱和图书至少 8 本的主题都是关于中国研究的。这些书是基于一个流行病学研究，但研究方法存在重要的问题，从未能发表在同行评审的科学期刊上。但坎贝尔的两篇论文作为会议论文集的组成发表在学术期刊"增刊"上，它很少或几乎没有受到同行评审的影响（坎贝尔和纯史，1994；坎贝尔，阿皮亚和陈，1998；马斯特约翰，2005）。

[**]　手部肌肉力量是通过测力器来评估的，测量的是机械力。这项测试发现马赛人比基库尤人强壮 50%。另一个显示出基库尤人身体虚弱的事件是，1917 年陆军预备役征兵时，65% 的基库尤人"因为健康理由被当场拒绝"。相比之下，这两个部落的女性饮食比较类似，健康方面没有出现显著差异（奥尔和吉克斯，1931，9，17）。

科学的检验，直到 1998 年，塔夫茨大学营养学教授爱丽丝·李奇登斯坦（Alice Lichtenstein）和同事为美国心脏协会评估了极端低脂饮食。包括欧宁胥研究在内，针对这种饮食的证据很有限，其中可用的证据表明，脂肪摄入低于 10% 只会加剧脂肪摄入占 30% 时存在的问题。"坏胆固醇"下降
145 （很好），但"好胆固醇"也下降了（糟糕了），甘油三酯升高（也不好），有时甚至上升 70%（非常糟糕）。李奇登斯坦总结道，脂肪非常低的饮食"没有什么益处，而且可能是有害的"。

　　不过欧宁胥还是产生了深远而持久的影响。*阿特金斯的高脂肪饮食建议被美国心脏协会和美国国立卫生研究院驳回，认为这种饮食有害健康。欧宁胥的极端低脂、近乎素食的"生活方式"项目是老年保健医疗制度覆盖的仅有的两个饮食锻炼疗法之一，另有 40 家保险公司不同程度地覆盖它，包括保险业巨头奥马哈互助保险公司和加州蓝盾保险。对保险公司来说，如果几个月的饮食、瑜伽、冥想和运动，真的能预防心脏病，这比 4万美元的心脏搭桥手术便宜得多。

### 生命要从预防开始

　　虽然主流营养专家对欧宁胥的极端饮食主张仍有疑虑，但是他们相信美国心脏协会推荐的标准低脂饮食和由国家胆固醇教育计划设定的新胆固醇指标及指导方针，将会有利于每一个美国人持久地对抗心脏病。1977 年参议院《国民饮食指标》报告的部分内容进一步增强了这种信任。报告有一章为"大家都会获益"，意指这种措施不仅有利于中年男性的健康，也有利于妇女和儿童。没有人研究过，对于婴儿、儿童、青少年、孕妇哺乳

---

* 欧宁胥跟克林顿一家关系很好，他修改了白宫厨房菜单，将汉堡换成大豆汉堡，改用香蕉果肉制成的甜品酱汁（比尔·克林顿现在是一个素食主义者）。欧宁胥依然还在为维护自己的观点而辩论，2012 年《纽约时报》的一篇文章体现了他的突出观点，他依然主张近乎素食饮食（斯基雷斯，2001 年 7 月 24 日；欧宁胥，2001 年 9 月 22 日）。

期妇女或老人来说，低脂饮食是否是更好的选择——或者说是否是安全的，但是在专家群体中，饮食-心脏病假说有着相当大的影响力，它已经被当作预防心脏病的常识措施，而且适用于两岁以上任何年龄段的所有人。

让儿童也接受这样的饮食建议的理由是，在 20 世纪 20 年代，德国科学家对儿童尸体进行解剖时发现有的孩子的动脉血管中含有脂质条纹和动脉病变，这是动脉粥样硬化的早期迹象。如果任其发展，这些条纹和损伤将不可避免地导致致命的疾病。

事实上，在 20 世纪 60 年代末，美国国家心肺血液研究所已经让只有四岁的儿童采用降胆固醇的饮食了，并给他们服用消胆胺。美国国家心肺血液研究所相信胆固醇是心脏病谜题中一个至关重要的参数，他们甚至提出进行脐带血普遍筛检以便尽早治疗。1970 年，以"不超过"5 美元的价格对每个婴儿进行大规模脐带血筛检开始被认真考虑。预防心脏病的工作就这样开展了，研究人员认为即使是健康的儿童也应该从一开始就预防心脏病。*

当这种思路形成时，只有几个专家提出质疑。"我们有什么证据证明一天吃一个蛋黄会将美国人置于危险境地呢？"美国国家心肺血液研究所的高级官员唐纳德·S. 弗雷德里克森在 1971 年的《英国医学杂志》上问道，"尚在哺乳期的婴儿和再大一点的幼儿呢？……我们真的那么确信含有 10% 的多元不饱和脂肪的饮食是有益的吗，甚至要坚持婴儿也采用这个配方？"他继续指出，中年男性的特定问题"不应由针对全体人口的总体饮食建议来解决"。美国国家科学院在其《关于健康饮食》的报告中支持此观点，并反对政府让儿童参与低脂饮食建议计划，认为这"从科学上就是错误的"。"年轻人和成长中的儿童的营养需求与耄耋老人是截然不同的。"国家科学院强调。但是这份报告遭到国会和媒体的猛烈抨击，这重要的警

---

* 从 1970 年开始，弗莱施曼人造黄油公司的一则广告问道，"一个八岁的孩子应该担心胆固醇问题吗？"由于缺乏儿童饮食和成人心脏病之间存在联系的证据，联邦贸易委员会（FTC）于 1973 年下令该公司停止使用该则广告（联邦贸易委员会，1973）。

示就在争论中消失了。

　　1984 年，关于是否应该把儿童纳入饮食项目，在美国国立卫生研究院共识会议报告中引发强烈争论。研究人员和医生很担心，因为没有针对儿童的低脂肪或低饱和脂肪饮食的实验。"根本没有证据证明儿童使用降胆固醇饮食是安全的，"西奈山医疗中心前院长，托马斯·C. 查尔默斯（Thomas. C. Chalmers）对《科学》杂志说，"我认为他们（美国国立卫生研究院）夸大了所有的数据，这不合理。"但是证据的缺乏并没有阻碍政府发布针对儿童的饮食建议，专家也采纳了这种观点。

　　对于把这种建议推广给所有人的做法，唯一反对的专业人士是儿科医生。当美国国家心肺血液研究所和美国心脏协会敦促美国儿科学会（AAP）向所有孩子开出低脂饮食处方时，儿科学会拒绝了。1986 年，在美国儿科学会的期刊《儿科学》上发表的一篇社论文章表示，将人生前 20 年的饮食进行严格限制，应先"等待证据证明这样的限制是有必要的"。这篇社论强调生长中的儿童，尤其是在青春发育高峰期，他们的营养需求与高胆固醇的中年男性是有差异的。社论强调，"这些饮食改变会影响他们现在的饮食习惯，目前的饮食摄入会提供高质量的蛋白质、铁、钙等成长所必需的矿物质。"

　　美国儿科学会一直认为高质量的蛋白质来自肉类、奶制品和蛋类，低胆固醇、低脂肪饮食将限制食用这些食物。"乳制品可提供 60% 的膳食钙，肉类是可吸收铁最好的来源。"几十年来在美国儿童不存在缺铁问题，儿科学会担心，如果儿童开始减少肉类摄入，铁元素不足可能会呈上涨趋势。

　　不久之前，肉类、奶制品和蛋类还被认为是促进生长的最好的食物。
有专家提出国家不应该放弃这种让美国人身体健康、身材高大的饮食。这种说法是有科学依据的，20 世纪 20 年代至 30 年代的营养学专家对于动脉粥样硬化不太感兴趣，那时这还是新兴领域，他们关注的是有利于生长和繁育的最佳饮食构成。按照达尔文的说法，从青少年到成年意味着具备了繁衍健康后代的能力。

　　一位早期营养学研究者，约翰霍普金斯大学的生物化学家埃尔默·V. 麦科勒姆（Elmer V. McCollum）也对饮食问题进行了观察。因为老鼠和猪像人类一样，是杂食动物，因此麦科勒姆认为研究老鼠和猪的喂食对人类营养需求具有指导意义。他的《营养学新知识》（1921）一书展示了营养不良的老鼠的照片，它们骨瘦如柴、皮毛邋遢；在更好的营养条件下喂养长大的老鼠们，个头大，皮毛柔软光滑。他发现素食动物繁殖和养育幼崽特别困难。在一次实验中，麦科勒姆描述了素食老鼠的命运：

> 有一段时间它们成长得不错，但是它们的体重达到正常成年老鼠体重的 60% 时，就开始发育不良了。它们的寿命是 555 天，而杂食老鼠的平均寿命有 1020 天。素食老鼠跟杂食老鼠相比，大约能生长到后者的一半大，寿命只有后者的一半。

　　麦科勒姆尝试用各种各样的燕麦、谷物、紫花苜蓿叶、豆类、玉米和种子做试验，它们的主要成分是碳水化合物，他发现通过食用这种近乎素食的饮食，可以促进动物的生长——"很明显素食主义本身并不是"不能维持生命；但是，需要仔细选择，搭配谷物和豆类，且搭配的"比例要合适"。

　　麦科勒姆发现给老鼠喂食牛奶、鸡蛋、黄油、动物内脏，以及绿叶蔬菜，更容易让它们保持健康。他称这些食物具有"保护"作用，能支持杂食性动物健康地生长与繁殖。

　　20 世纪 20 年代，当营养研究人员开始识别这些"保护性"食品中某些特定的维生素时，研究的焦点从食物转向了维生素。基于维生素研究的时代开始了。美国人误以为仅仅通过服用维生素片剂或食用诸如早餐麦片类的养分强化食物就可以满足他们的营养需求。然而许多重要的维生素，包括钙和脂溶性维生素 A、D、K、E，如果吃这些维生素时没有摄入脂

149

肪，它们是不能被完全吸收的。比如，如果牛奶中没有饱和脂肪，钙会在小肠中形成不溶性的"脂肪酸盐"。只有与非脱脂牛奶一起食用，养分强化麦片中的维生素才能被很好地吸收；用脱脂沙拉酱做的沙拉中的维生素也是如此。这就是为什么20世纪早期的妈妈们会给孩子吃鱼肝油，是为了预防孩子们生病，脂肪有助于维生素的充分吸收。

到20世纪40年代末期，以维生素为焦点的研究已经进行了20多年，这时营养学研究领域的关注点又转移到了心脏病研究。美国的国家领导人备受这种疾病困扰，研究资源也倾向这一方向。在接下来的几十年，心血管疾病和胆固醇营养专家逐渐主导了营养学方面的舆论，而儿童的成长与发育既不属于他们的专业也不是他们关注的主要问题。因此，由麦科勒姆以及其他研究者创立的"保护性"食品的研究线路就开始蔓延泛滥，对儿童营养的关注向对心脏病和低脂饮食的投入妥协。

美国儿科学会一直都认同麦科勒姆的观点，因此尽管卫生和医疗机构施压想使其承认低脂饮食，但学会尽其所能抵御住这种压力。但就像美国科学院等许多曾试图反对这项国家新饮食建议的其他组织一样，儿科医生们在争取公共舆论的战斗中失败了。多年以来，专家一直告诉美国人要降低胆固醇和脂肪摄入，父母们早已接受了这一信息。一直在低脂建议信息轰炸下的父母们把全脂牛奶换成了低脂类型，并限制孩子食用鸡蛋。1970～1997年，全脂牛奶的人均摄入量从214磅（97公斤）下降到73磅（33公斤），而低脂和脱脂牛奶两项的摄入量从14磅（6公斤）增加到了124磅（56公斤）。上一代儿科医生接受的教育是成长中的孩子需要摄入脂肪和动物性食品以确保良好健康状态，对这些医生来说，这一趋势令人担忧。

爱荷华州立大学儿科教授劳埃德·费尔勒（Lloyd Filer）1988年在《纽约时报》上说，"我所看到的数据是，这个国家25%的两岁以下婴儿喝的是低脂牛奶。"在医院里，低脂饮食喂养的孩子大多"成长状况不佳"，但恢复高脂肪饮食后，"他们体重增加，开始健康成长。"

但儿科医生们的担忧还是被淹没在专家团体、政府以及媒体对低脂肪饮食的支持声音中。到 1995 年，对大约 1000 名母亲做的一项调查发现，88% 的人认为低脂肪饮食对宝宝是"重要的"或者是"非常重要的"；83% 的人有时或总是避免给孩子食用高脂肪食品。

很明显，这些母亲没有意识到她们作出的饮食选择，根本不具有科学证据。事实上，儿童也要接受官方《膳食指南》的建议从未基于科学。相反地，该论点主要建立在一个完全投机性的理论之上——对儿童的尸体解剖发现动脉中存在脂质条纹，它会随着年纪增长发展成动脉粥样硬化。

另一个理论来自哈佛大学教授，美国农业部官员马克·海格斯戴的理论模型。预防传染病模型证明对健康人群进行预防性治疗将造福整个社会，人们接种疫苗预防麻疹是这种模型实际应用的成功案例。海格斯戴将该模型扩展到心脏病领域。他说，如果可以以确定的百分比降低所有人的胆固醇水平的话，那么有些人就可以避免得心脏病。海格斯戴甚至归纳出一个数学公式，他声称通过这个公式能够预测因此而避免患心脏病的确切人数。受益的主要是中老年男性，但他却简单地认为其他人也应加入这个项目。

很明显，动脉粥样硬化跟麻疹不一样。一个健康的家庭可能会放弃牛排晚餐以希望能延长有患病风险的父亲的寿命，但是牛排晚餐不会传染。孩子们可以吃一种食物，父亲可以吃另一种。海格斯戴理论模型在实践层面上可能有些意义，但这样的公共健康逻辑显然是禁不起推敲的。这在逻辑上等同于建议所有家庭成员在晚餐时只吃母乳，因为这是对婴儿最健康的食物。为了一个家庭成员的饮食需求而要求整个家庭都遵守这样的饮食，这本身是多可笑的事。

1989 年，康奈尔大学儿科教授费马·利弗席兹（Fima Lifshitz），在一篇论文中列举了许多这样的案例，父亲或母亲确诊患有心脏病后家庭饮食发生转变，包括大幅减少膳食脂肪摄入。"过度热情地拥护低脂肪、低胆固醇饮食"，利弗席兹发现会导致"营养不良"，体重增加不足，青春期延迟；即使低脂肪饮食但蛋白质摄入量足够，也会引发最糟糕的维生素缺乏状况。

美国国家心肺血液研究所在 20 世纪 80 年代决定，针对儿童的饮食指导方针需要科学基础。研究所资助了儿童饮食干预研究（DISC）。从 1987年开始，300 名 7 ～ 10 岁的儿童接受建议与他们的父母一起采用饱和脂肪不超过总热量的 8%、总脂肪摄入量不超过 28% 的饮食，与实验组进行对比的是规模相当的控制组。研究发现，食用低脂肪（和动物脂肪）饮食的儿童，在三年实验期间与正常进食的儿童成长得一样健康。

然而该研究的问题在于，实验中的男孩和女孩并不能代表正常的样本。儿童饮食干预研究的负责人选择的研究对象是低密度脂蛋白胆固醇水152 平异常高的儿童。换言之，这些孩子很可能患有家族性高胆固醇血症，这种遗传病易引发心脏病。选择这些高危儿童，是因为研究者认为他们更迫切地需要帮助，但是他们异常高的胆固醇水平意味着该研究结果不能大规模推广到正常儿童范围。

除了这个问题，这项本欲支持儿童低脂肪饮食的研究导致了严重的并发症。儿童饮食干预研究中，实验组的儿童摄入的钙、锌、镁和维生素 E不到推荐的日摄食量的三分之二。与控制组的儿童相比，实验组儿童摄入的镁、磷、维生素 $B_{12}$、维生素 $B_1$、烟酸和核黄素也少。这个结果并不令人感到意外，这类维生素缺乏症也曾出现在其他一些小型的、儿童素食或儿童低脂饮食的研究中，而且伴随儿童生长缓慢症状。[*][**]例如，对 8 ～ 10岁儿童进行的博加卢萨心脏研究中，与摄入脂肪超过 40% 的儿童相比，那

---

[*]　即便是主张从水果、蔬菜和谷物中获取大部分热量的美国农业部，也在其最近的《膳食指南》中承认"基于植物的饮食在关键的营养素摄入方面可能存在潜在的局限，尤其是对儿童和老年人"，对此有必要进行更多的研究（膳食指南顾问委员会，2010，277）。
[**]　研究发现素食的儿童发育不良。但如果在他们的饮食中结合更多的动物性食品，儿童会出现快速生长期。纯素食、完全不食动物性食品的儿童尤其会出现生长缓慢的情况（卡普兰和丰岛，1992，33—52）。

些脂肪摄入量不到 30% 的儿童，其维生素 $B_1$、维生素 $B_{12}$、维生素 E、硫胺素、核黄素和烟酸的摄入量不能满足日推荐摄食量的概率更高。

此外，儿童饮食干预研究中，与控制组相比，实验组儿童在总胆固醇、低密度脂蛋白胆固醇、甘油三酯方面几乎并没有改善。因此，即使撇开不客观的研究对象，研究结果还是清楚地表明，低脂饮食并没有给儿童带来特别的益处，反而却让他们付出了明显的代价——根据日推荐摄食量标准，这种饮食似乎构成了营养风险。

然而 20 世纪 90 年代中期，对低脂饮食的偏爱已经非常强烈了。研究报告表示支持既定的、美国国立卫生研究院支持的饮食建议。在儿童饮食干预研究中，美国国立卫生研究院既是项目实施者，也是该项目资助者。研究得出结论，"低脂肪饮食……对身体生长来说是安全的，而且可充足地提供营养。"早期对降低胆固醇饮食的研究发现研究对象出现了较高的自杀率和暴力死亡率，但儿童饮食干预研究的报告称没有任何证据显示研究对象出现情感障碍，同样未被提及的还有该饮食营养不足和缺点。

尽管儿童饮食干预研究存在缺陷，但它是西方世界在低脂肪饮食对于儿童成长提供营养的充足度方面仅有的两个对照临床试验之一。其他的相关研究，比如博加卢萨心脏研究是流行病学调查，不是实验；针对儿童的实验，要么规模太小，要么基于异常人群。第二个对照临床试验是芬兰的图尔库冠心病特殊危险因素干预项目（STRIP）。该实验的局限性在于它只对 3 岁以下儿童进行了饮食干预。

图尔库冠心病特殊危险因素干预项目是一个松散的对照实验，实验始于 1990 年，实验对象是 1062 个只有 7 个月大的婴儿。这些婴儿 1 岁以后，由吃母乳改为食用脱脂牛奶。应如何通过食用瘦肉产品、低脂奶酪、不含奶制品的冰淇淋替代饱和脂肪，他们的父母会每隔几个月通过咨询会议接受指导。研究人员还给这些婴儿吃维生素补充剂，到他们 3 岁时，又恢复正常的高动物性脂肪饮食。在这些儿童的成长过程中，不管是身高还是体重，无论是在研究过程中还是在后续一直到孩子 14 岁对他们的体检中，都未发现不同。然而，实验组儿童的高密度脂蛋白胆固醇水平明显降低，这表示罹患心脏病风险可能偏高。研究人员并没有发现儿童出现维生素缺乏现象，他们提供的维生素补充剂可能掩盖了这一问题。重要的是，两组研究对象中有 20% 的家庭在研究结束前离开了。

儿童饮食干预研究和图尔库冠心病特殊危险因素干预项目常常作为将低脂饮食推荐给所有儿童的证据被引用，然而要证明改变整个国家儿童饮食习惯是合理的，成为人们想要的证据基础，这两项研究显然是不够的。一项只对 800 多位儿童进行了低脂饮食的测试，另一项只对 300 位低密度脂蛋白胆固醇值异常高的儿童进行测试，所以不能称之为有代表性。此外，研究并没有一直跟踪这些儿童至他们成年，所以无法衡量实验对生育带来的影响。基于这种小型的、不规则样本提出的饮食建议适用于所有年龄段的普通美国儿童是不合理的。

然而，连美国儿科学会对低脂肪饮食的反对声也慢慢地变弱了。到了 20 世纪 90 年代末，许多专家长期信任这种饮食，以至于不允许有不同的观点。1984 年的共识会议前，对饮食–心脏病假说的批评还是很活跃的，但那之后反对的声音便销声匿迹了。低脂饮食的观念终于还是征服了美国儿科学会。新一代的领导人上任后，观点与之前海格斯戴的一样，认为即使只存在很少的证据支持将低脂饮食推广给儿童的做法，但除非能证明这是错的，否则就该认为这种儿童饮食是正确的。他们辩称，毕竟在这两个短期的实验中，这种饮食并没有显现出太多的害处。1998 年，美国儿科学会正式采用了这种标准的建议，建议两岁以上的儿童饱和脂肪热量摄取量应为 10%，总体脂肪摄入量应为 20% ～ 30%。

**对孩子无害吗？**

马克·雅各布森（Marc Jacobson），曾任美国儿科学会委员，后任阿尔伯特·爱因斯坦医学院儿科和流行病学教授。在这些低脂饮食实验中，155儿童可能会出现维生素和矿物质不足的状况，我曾在一次采访中询问过他。他回答说，虽然这些不足的问题是存在的，以衡量健康的标准来看，它们可没有长身高更重要。

高脂肪饮食组的孩子身高长得同样很好，而且他们摄入足量的维生素和矿物质，没有出现任何问题。为什么美国儿科学会不选择这样的饮食呢？孩子们使用正常的饮食，可以长得高，而且还不需要补充维生素，在这样的情况下为什么还把低脂饮食当作默认选择？

雅各布森特别强调最初的论点：对抗动脉中脂质条纹的形成应尽早开始。

然而，多年的研究并没有产生任何确凿的证据来支持降低儿童的血清胆固醇会对他们未来患心脏病的风险产生影响。随着这方面的研究的增多，越来越多的研究结果显示这些脂质条纹不会变成危险的纤维斑块。更重要的是，儿童的饮食与脂质条纹的出现完全无关。对于婴儿来说，母亲的血脂才是主要的决定因素。

儿童饮食干预研究发现，任何降低膳食脂肪的做法并不能显著地改善胆固醇状况。而且即使摄入脂肪会提高儿童体内的低密度脂蛋白胆固醇值，但这对其成年后的影响是模糊的。儿童时期总胆固醇值高的孩子中，只有大约一半成年后还是这样（这种状况也适用于低密度脂蛋白胆固醇）。

权威的科克伦国际协作组织委任专家进行客观的调查和科学评论。2001 年，该组织得出结论——不能证明避免脂肪摄入可以预防正常的儿童患心脏病。研究数据甚至不能证明这样的饮食能帮助那些有遗传风险、易患心脏疾病的儿童。

156

此外，这种饮食在帮助儿童减肥方面效果也不理想。20 世纪 90 年代，美国国立卫生研究院资助了一个大型的、严格的研究，约 1700 名小学生参与了这个研究。三年间，这些学生每天的总脂肪摄入占每天摄入总热量的 34% 减少到 27%，他们加强锻炼，家人也都接受了健康营养方面的教育。他们按照正确的方式做每一件事，然而所有的这些努力并没有让体重降低。

1998 年美国儿科学会认可支持低脂饮食后，美国的主流营养学研究者们不再质疑低脂饮食对孩子们的影响。但其他国家质疑的声音一直存在。英国生物化学家，营养专家安德鲁·M. 普伦蒂斯（Andrew M. Prentice）提出假设认为，动物性脂肪食物摄入不足可能是导致冈比亚婴儿"出现生长障碍的主要原因"。他将大约 140 名冈比亚的婴儿与一群规模略大的英国剑桥的婴儿作对比，后者生活相对富裕些；在研究早期，冈比亚和英国婴儿成长得几乎同样健康。但在 6 个月开始当他们开始脱离母乳后，他们的生长曲线就开始出现分化。18 个月内，冈比亚婴儿和剑桥婴儿摄入的热量是相同的，但是冈比亚儿童的脂肪摄入含量持续减少，且大部分来自坚果和植物油的多元不饱和脂肪，到 2 岁的时候，只占到热量的 15%。相比之下，剑桥儿童摄入的热量大部分来自鸡蛋、牛奶和肉类——脂肪至少占 37%，且大部分是饱和脂肪。3 岁的时候，根据标准生长表，冈比亚儿童体重比该年龄正常儿童的正常体重轻，而剑桥儿童的生长则符合预期，平均体重比冈比亚儿童重 8 磅（3.6 公斤）。[*]

美国"早期断奶"食物中的脂肪含量令人不安。即便是冈比亚婴儿的第一种固体辅食——米粥，经过分析，也含有 5% 的脂肪能量，然而美国有机食品品牌地球最好（Earth's Best）有机高铁混合谷物米粉——大多数美国婴儿的第一份辅食——的脂肪含量是零克。当冈比亚儿童在就着花生酱吃米饭时，摄入 18% 的脂肪，而美国儿童可能只能从听起来很健康的地球最好蔬菜火鸡泥中摄取到不到 1% 的脂肪（而且这还是仅有的几个有

---

[*] 该研究呼应了 20 世纪 20 年代由英国殖民地的研究人员在肯尼亚的素食部落基库尤所做的检查。他们给 2500 名儿童做了体检，发现这些孩子在断奶后，成长得远远没有英国和美国孩子健康。研究人员还发现，肯尼亚儿童和一组他们一直追踪研究的生长缓慢的苏格兰儿童一样，在添加了鱼肝油和全脂牛奶后，生长速度就会加快（奥尔和吉克斯，1931，30—31，49—52）。

肉的选择之一）。政府数据显示，近几十年，美国儿童减少了脂肪的摄入，包括饱和脂肪的摄入。当婴儿未断奶时，母乳或配方奶粉有可能可以弥补婴儿食品的脂肪不足（但正如一些研究显示，如果母亲食用大量的碳水化合物，那么母乳提供的脂肪量就会降低），但断奶之后，美国儿童的脂肪摄入不足很可能会引发健康问题。

1998 年在休斯敦举行的儿童营养主题的研讨会上，公布了冈比亚儿童的研究结果，以及许多来自于其他国家的研究报告。来自西班牙和日本的研究人员报告称，与美国儿童不同，他们国家的儿童在最近几十年里增加了脂肪的摄入，伴随而来的是身高的增长。来自拉丁美洲和非洲较贫穷国家的报告则显示，儿童摄入的脂肪比较少，对营养状况和成长速度的影响体现为，饮食中来自脂肪的热量低于 30%，营养状况开始令人担忧，如果低于 22%，会导致成长缓慢。报告称，在比较富裕的国家比如德国和西 <sup>158</sup>班牙，健康成长的孩子摄入的脂肪超过 40%。然而，休斯敦研讨会汇总表由一位美国专家撰写，他与美国国立卫生研究院有着千丝万缕的联系，而且是儿童饮食干预研究和图尔库冠心病特殊危险因素干预项目的主要研究员。会议结论保守地建议儿童应该摄入最低 23% ～ 25% 的脂肪，这个标准很低。研讨会汇总表并未提及与高脂肪饮食导致健康状况良好和身高增高，而这却是许多会议报告的主题。

今天，美国儿科学会继续坚持它的饮食建议，建议两岁以上的儿童采用低脂肪、低饱和脂肪的饮食。在全美国的各个学区，包括位于纽约和洛杉矶的学区，禁止为孩子们提供全脂牛奶，尽可能提供低脂牛奶（比尔·克林顿基金会在这件事上起到了主要的作用）。自从美国农业部 1980 年公布《膳食指南》呼吁减少脂肪摄入以后，针对妇女、婴儿和儿童的美国妇幼营养补助计划（WIC）逐渐调整其推荐的食品组合，动物性食品越来越少，谷物越来越多。现在该计划推荐摄入的蛋类的量比其 1972 年设立之时更少了。现在推荐的食品包括罐头鱼、豆腐和大豆饮品，但却不包括肉；对于妇女和两岁以上的儿童，推荐摄入低脂牛奶，其脂肪含量不得高于 2%。

### 女性与低胆固醇的悖论

尽管相关的研究几乎没有，根本无从认为女性可以从低脂肪饮食中获益，美国国家心肺血液研究所还是认可将女性群体纳入低脂肪饮食推荐的目标人群。

历史上医学研究一直把对男性的研究当作是一种生物学上的默认值。因为心脏疾病的流行最初对男性的影响大于女性，所以大多数心脏病临床试验都把女性排除在外：截止到 1990 年，所有研究中女性参与者只占到 20%。那之后也只占到 25%。然而早在 20 世纪 50 年代，就有研究人员曾经警告说女性对脂肪和胆固醇的反应不同于男性，因此有必要单独对她们进行研究。例如，女性身上发生动脉粥样硬化的症状会比男性晚 10 ～ 20 年，而且女性一般直到绝经后心脏病的发病率才变高。

分别对男性和女性进行检查得出的数据显示，差距是相当惊人的。弗雷明汉研究是早期为数不多的涉及女性的研究之一，研究发现，50 岁以上的女性血清总胆固醇与冠心病死亡率之间并没有体现出显著的相关性；50 岁以下的女性很少会患心脏疾病。这意味着，在过去几十年里，绝大多数的美国女性减少饱和脂肪摄入是没有必要的，饮食对血液胆固醇的影响对她们患上冠心病的风险是无意义的。*但是在 1971 年研究结论发表的时候，这一重要的发现却被删掉了。1992 年，美国国家心肺血液研究所的专家小组在回顾关于女性的心脏病数据时发现，不管女性处于什么年龄，胆固醇水平低的女性的总死亡率事实上是高于胆固醇水平高的女性的。这些结果

---

\* 事实上，通过对弗雷明汉研究数据的分析可以发现，任何年龄的女性，胆固醇水平上升到 294 毫克 / 分升时，依然是安全的，并没有增加心脏病发病的风险（坎内尔，1987）。

也被视而不见。你能想象现如今有医生会告诉女性患者，胆固醇水平高其实是没什么可担心的吗？

弗雷明汉研究是一项流行病学研究。关于女性的临床试验数据，直到20世纪90年代初，科学基金的听证会上，国会审查了性别差异后，美国国家心肺血液研究所才投资进行针对女性饮食和疾病的实验。

罗伯特·H. 克诺甫（Robert H. Knopp），华盛顿大学的脂类专家，受美国国家心肺血液研究所资助，主要研究男性与低脂饮食，低脂饮食对女性的影响。他的研究对象是 444 名西雅图波音公司胆固醇水平很高的男性员工，克诺甫给受试者食用低脂肪饮食，受试者摄入的总热量中，脂肪比例为 18% ～ 30% 不等。1997 年，实验整一年后，这些受试者的胆固醇水平出现了显著的变化。克诺甫指出，被认为是"不利健康的"低密度脂蛋白胆固醇水平下降了，这似乎是一个积极的结果；被认为是"有益健康的好"胆固醇的高密度脂蛋白也下降了，同时，甘油三酯上升了，这都是不利健康的。160

克诺甫测量的血液中的成分指标反映了一个现实，自 20 世纪 70 年代以来，饮食-心脏病的研究变得更加复杂了。在 70 年代，当时只能测量"总胆固醇"，到 80 年代末，更多胆固醇的细微指标也可以测量了，包括高密度脂蛋白和低密度脂蛋白胆固醇。

总胆固醇可以分解成不同密度的子集，包括"高密度的"脂蛋白胆固醇和"低密度的"脂蛋白胆固醇。在多年的研究中，这两个生物指标一直分别背负着"有益健康的好"胆固醇和"不利健康的坏"胆固醇的名声。研究人员发现低密度脂蛋白胆固醇水平的提高与多种因素相关，比如，体重超标、吸烟、不锻炼，以及高血压，而高密度脂蛋白胆固醇与之恰恰相反：当人们加强锻炼、体重减轻、戒烟的时候，它就会升高。

这些胆固醇无法溶解在血液中，也不能自己在静脉和动脉中流动。它们需要坐在一个可以疾驰的、能够保护胆固醇安全的小潜艇里，溶解在血液中。这些潜艇被称为脂蛋白，根据所运送的胆固醇的类型，分为高密度脂蛋白或低密度脂蛋白。高密度脂蛋白负责从组织包括从动脉血管壁中清除胆固醇，然后把胆固醇运送到肝脏。换言之，高密度脂蛋白可以移除身体中的胆固醇。低密度脂蛋白做着相反的事：它会使胆固醇留在血管壁
161　上。因此我们应该避免低密度脂蛋白胆固醇水平过高，而想办法提高我们的高密度脂蛋白胆固醇水平。而到底是胆固醇本身还是脂蛋白能够更可靠地预测心脏病发作的可能性，专家们对此意见不一。

营养专家开始对这些高密度脂蛋白和低密度脂蛋白感兴趣是因为 1977 年的弗雷明汉研究，其研究结果表明，总胆固醇值对大多数人来说并不是一个很好的预测心脏病的指数。近几十年来，饮食-心脏病假说曾使降低总胆固醇水平成为心脏病治疗的主要目标，而这个研究结果彻底动摇了饮食-心脏病假说，因此人们避免谈论这一结果。如果总胆固醇水平不是预测心脏病风险的可靠指数，那么什么是呢？

基于对血液中其他因素的测量，答案是一个复杂的混合体，包括甘油三酯、低密度脂蛋白胆固醇和高密度脂蛋白胆固醇。事实上，关于"有益健康的好"胆固醇，弗雷明汉研究的后续研究有了可喜的结果。研究负责人报告称，40 ～ 90 岁的男性和女性，"在对他们所有的脂蛋白和脂质进行测量后，发现高密度脂蛋白胆固醇对患病风险影响最大"。高密度脂蛋白胆固醇水平偏低的人（低于 35 毫克 / 分升）的心脏病发作率比高密度脂蛋白胆固醇水平高的人（65 毫克 / 分升或以上）高 8 倍。*这种关联是"惊人的"，报告写道，这是从胆固醇数据中获得的"最重要的发现"。

然而，当饮食和疾病专家终于开始渐渐远离总胆固醇时，他们没有转
162　向关注高密度脂蛋白胆固醇。相反，他们选择关注低密度脂蛋白胆固醇。截至 2002 年，国家胆固醇教育计划称升高的低密度脂蛋白胆固醇水平为

---

\* 目前，美国心脏协会推荐，无论男性还是女性，高密度脂蛋白胆固醇的水平都要保持在高于 60 毫克 / 分升的标准。

"强大的"风险因素。美国心脏协会和其他的专业协会对此表示赞同。

这种转变很奇怪，如果高密度脂蛋白胆固醇的案例是如此地令人信服，为什么美国国立卫生研究院和美国心脏协会选择低密度脂蛋白胆固醇作为风险指标呢？对此有几种解释。一是大量的流行病学研究将心脏病患者和低密度脂蛋白胆固醇水平关联起来，患者的低密度脂蛋白胆固醇水平平均比健康人高出几个百分点。其次，对动物研究的数据显示，低密度脂蛋白胆固醇水平升高会导致动脉硬化。再次，诺贝尔奖得主迈克尔·布朗（Michael Brown）和约瑟夫·戈尔茨坦（Joseph Goldstein）提供的证据显示患有家族性高胆固醇血症遗传缺陷的人会有存在缺陷的低密度脂蛋白胆固醇受体。两位科学家表示，其他人体内可能也运转着一个类似的机制。当时专家认为这一特殊的说法很有说服力。

制药产业也很可能是促使研究人员更倾向关注低密度脂蛋白胆固醇而不是高密度脂蛋白胆固醇的原因。制药公司做了不少尝试想要找到一种能提高高密度脂蛋白胆固醇的药物，但都失败了。相反，降低低密度脂蛋白胆固醇却很容易。第一个此类药物，洛伐他汀，发现于 20 世纪 70 年代，随之开启的是一个价值数十亿美元的"他汀类"药物的世界。到目前为止，已经发现的此类药物有氟伐他汀、匹伐他汀、普伐他汀、罗苏伐他汀、辛伐他汀，以及阿托伐他汀。他汀类药物仅 2011 年给全球带来了9560 亿美元的利润。

然而，他汀类药物一个公开的秘密是，虽然它能够延缓冠心病的发生发展，但它的效用并不完全与其降低低密度脂蛋白胆固醇的作用有关。他汀类药物起效的方式，研究人员并不是很了解。这些潜在的效用被称为他汀类药物的"多效性影响"，研究界通常会对这些影响进行讨论。尽管如此，直到最近，他汀类药物的主要作用仍只是降低低密度脂蛋白胆固醇。

163

对降低低密度脂蛋白胆固醇的偏爱，还有一个原因是饮食和疾病专家需要它来拯救饮食–心脏病假说。正如克诺甫研究所发现的，现行的黄金标准饮食——低脂肪、低饱和脂肪，能够改善低密度脂蛋白胆固醇水平，也会降低高密度脂蛋白胆固醇的水平。这是一个非常尴尬的发现，这意味着这种饮食会增加患心脏疾病的风险。专家们试图简单地通过忽略高密度脂蛋白胆固醇来回避这一问题。美国国立卫生研究院几乎不资助饮食与高密度脂蛋白胆固醇关系的研究，研究人员在学术论文中会省略掉相关的讨论。期刊编辑有时会坚持让研究者删除关于高密度脂蛋白胆固醇的内容，因为它不是"官方"的生物指标。一位油类化学家说道，"如果不公布它，就不能谈论它。""如果想宣传低脂饮食好，饱和脂肪坏，只要封锁高密度脂蛋白胆固醇的相关研究内容，就很容易了。"

营养学专家完全不理会能够最有效地提高高密度脂蛋白胆固醇水平的并不是我们通常认为的红酒，或锻炼身体，而是饱和脂肪。研究发现食用动物脂肪可以提高高密度脂蛋白胆固醇，这是已知的唯一有此效果的食物。2004年，哈佛大学公共卫生学院的营养流行病学家迈尔·施坦普费尔（Meir Stampfer）曾写道，"这是一个重要的问题。饱和脂肪可以提高高密度脂蛋白胆固醇水平，忽视这一功效使饱和脂肪（通常）饱受诟病。"越来越多的研究人员赞同这种观点。但是在20世纪90年代，当克诺甫的发现刚刚出现的时候，人们对高密度脂蛋白胆固醇和低脂肪、高碳水化合物饮食话题的反应却基本上是礼貌地咳嗽下，顾左右而言他。

### 波音公司的女性

早些年，公开表示对高密度脂蛋白胆固醇研究感兴趣的人不多，克诺甫是其中之一。在研究波音公司的女性员工后，他发现高密度脂蛋白胆固醇是心脏病性别差异的标志。克诺甫给波音公司女性受试者使用的是由国家胆固醇教育计划（NCEP）开发的、美国国立卫生研究院专门为帮助美国人降低胆固醇而推荐的饮食。推荐饮食分为两步：步骤1和步骤2。如

果是"高危"的男性或女性，首先采用步骤 1 的饮食（摄入的热量中 10%
是饱和脂肪）。如不能降低胆固醇水平，采用步骤 2 的饮食（摄入不到 7%
饱和脂肪）。两种饮食都建议从总脂肪中获取的热量不超过 30%。

整整一年，700 名波音员工坚持采用的是更加极端的步骤 2 的饮食。
实验结果表明，他们的低密度脂蛋白胆固醇的水平下降了——理论上讲这
是一个很好的信号——但女性受试者的高密度脂蛋白胆固醇水平也下降了
7%～17%。这种有益健康的好胆固醇下降的程度相当于使这些女性增加
了 6%～15% 的患心脏病的风险。遵循国家胆固醇教育计划最严格的饮食
建议一年后，却增加了她们患心脏病的风险。

这种饮食会给女性带来这么糟糕的影响，克诺甫震惊了。但是研究结
果在 2000 年公布的时候，没有人愿意讨论或者承认它。该研究在科学界
遭遇了"静默"反应，没有人就他的研究结果进行争论，也没有人对此进
行解释。克诺甫的波音员工脂肪干预实验，在很大程度上被忽视了，直到
现在，该研究仍未被列入该领域的标准综述文献。

然而，尽管研究结果不受欢迎，但却不是特例：其他的实验也发现，
采用低脂饮食的女性，与男性相比，其高密度脂蛋白胆固醇水平会多下降
大约三分之一。*不管低脂饮食的好处到底是什么——最著名的就是它可 165
以降低低密度脂蛋白胆固醇水平——但这些效果往往在女性身上却大打折
扣。2005 年，克诺甫在一篇综述性研究论文中总结了所有的这些性别差
异，他认为低脂肪饮食可能真不适合女性，女性可能需要的是低碳水化合
物、高脂肪的饮食。

---

*　其中的一个例子是以 103 位健康成年人作为研究对象，年龄 22～67 岁不等（46
位男性和 57 位女性），共分三组。第一组采用的是国家胆固醇教育计划步骤 1 的饮食
（9% 的饱和脂肪），第二组采用"低饱和脂肪饮食"（5% 的饱和脂肪），第三组采用普
通美国人的饮食。实验进行八个星期。与第三组相比，前两组受试者的总胆固醇水平
和低密度脂蛋白胆固醇水平降低了，然而他们的高密度脂蛋白胆固醇水平也大幅下降
了，特别是女性（斯特凡尼克等，2007）。

克诺甫的研究本可以是一个分水岭。其研究结果公布后，专家本可以警告，至少是提醒女性，采用低脂饮食可能会无意中有害健康。然而，营养学的专家却没有认真对待这些令人不安的结果。大多数女性过去不知道——现在仍然不知道——低脂饮食可能会增加她们罹患心脏病的风险。

### 脂肪与乳腺癌之间不存在必然联系

关于女性健康另一个普遍认同的观点是膳食脂肪能够引发癌症。这种想法也缺乏科学证据的支持。自20世纪80年代以来，卫生部门就建议女性减少脂肪的摄入以预防乳腺癌——当然，相比所有人都要减少膳食脂肪以预防癌症的建议而言，这只是其中一部分。

脂肪可能导致癌症，1976年的麦戈文委员会听证会上首次提出这一说法，那时美国国家癌症研究所（NCI）主任吉奥·戈里（Gio Gori）证实，在日本的男性和女性罹患乳腺癌和结肠癌的概率很低，但是移民到美国后，患病概率却上升很快。戈里展示的图表显示脂肪摄入和癌症发病率呈并列上升的两条线。"现在我要强调这是一种很强的相关性，但相关性并不意味着存在因果关系，"他说，"我并不认为现在可以说，食物会导致癌症。"他呼吁就此进行更多的研究。然而，委员会执着于尽可能多地解决健康问题而忽视了这些保留意见，在其报告中暗示低脂饮食有助于减少患癌风险。因此参议院给脂肪摄入贴上了第二个"致命性疾病"标签——会诱发癌症。像之前的心脏病一样，委员会对某一个特定假设的支持在华盛顿特区产生了弹跳效应。

基于戈里做的国际化比较研究，以及一些以老鼠为实验对象获取的数据，脂肪-癌症假说很快被采信，它被纳入了机构报告，包括美国国家癌症研究所（1979和1984）、美国国家科学院（1982）、美国癌症协会（1984），以及卫生局局长关于营养和健康的报告（1988）。脂肪会引发癌症成为20世纪70年代末以来政府正式推荐低脂肪饮食的一个主要原因。

对于女性来说，这样的理由尤为有说服力，因为心脏病主要威胁中年男性健康，女性对此并不是很重视，但所有女性可能很担心患癌症，尤其是乳腺癌。

早在 1987 年的护士健康研究中，哈佛大学公共卫生学院的流行病学家沃尔特·威利特（Walter Willett）在对近 90,000 名护士跟踪研究五年后，发现脂肪摄入与乳腺癌之间并非存在必然关联。事实恰恰相反，护士摄入脂肪越多，尤其是饱和脂肪，患乳腺癌的可能性越低。即使女性年纪增长，这些结果也适用。经过 14 年的研究，威利特称，他的团队没有发现"任何证据"证明，减少脂肪总摄入量或某种特定类型的脂肪摄入会降低患乳腺癌的风险。饱和脂肪实际上有保护作用。尽管流行病学不能证明因果关系，但它确实可以用于证明二者没有关联。例如，如果许多女性都摄入相对高脂肪的食品，且未患乳腺癌，膳食脂肪极有可能被排除在导致乳腺癌的因素之外。167

但美国国家癌症研究所对脂肪-癌症假说投入巨大，不会轻易放弃它。威利特的研究在当时是关于女性和乳腺癌的最大型的研究，其研究结果发布后，美国国家癌症研究所癌症预防和控制部的主任彼得·格林沃尔德（Peter Greenwald）在《美国医学协会杂志》上撰文称"膳食脂肪-乳腺癌假说还活着"。他对威利特的研究避重就轻，着重强调了基于老鼠实验得到的"高脂肪、高热量饮食"明显会诱导乳腺肿瘤的数据。他是对的，很多关于老鼠的研究确认了这个效果。但他没有提到的是，最能促使肿瘤生长的脂肪是多元不饱和脂肪——正是来自植物油中的脂肪。让老鼠只摄入饱和脂肪几乎不会产生这个效果，除非添加植物油。

至于人类的数据，到 2009 年，在瑞典、希腊、法国、西班牙和意大利的相关研究累计观察近 50 万名女性，美国有一个研究观察了 4 万多名绝经女性。在所有的这些研究中，研究者一直没有发现乳腺癌和动物脂肪之间存在联系。甚至美国国家癌症研究所自己进行的研究也没有得到相关结论——最近的一次是 2006 年的女性营养干预研究。这个实验成功地将女性的脂肪摄入量降低到 15% 或更少，针对早期的研究未见成果，有批评指出这是因为没有把她们的脂肪的摄入量降得足够低，而该实验回应了这些批评。但即使降低到了 15%，国家癌症研究所还是没能找到脂肪摄入减少——任何种类或数量——与降低乳腺癌患病率之间存在任何统计上的显著性。

2007 年世界癌症研究基金和美国癌症协会发布了一份 500 页的报告，这是到目前为止关于癌症的证据最全面的综述评论。这份报告称，没有"有说服力的"证据，甚至没有"可能的"证据表明摄入脂肪的饮食会增加任何类型癌症的患病风险。事实上，自 20 世纪 90 年代中期以来，"关于脂肪和食用油直接导致癌症的证据"，已经被各种研究结果"整体削弱了"，作者写道。

即便如此，截至 2009 年，美国国家癌症研究所依然支持脂肪会导致癌症的假设。亚瑟·夏兹钦（Arthur Schatzkin），2011 年死于癌症，曾是美国国家癌症研究所营养流行病学分会的负责人。当他的部门有些人开始倾向糖和精制碳水化合物是最可能致病的饮食因素时，"我个人的观点是，脂肪-癌症假说并没有消亡"，他说。到目前为止问题在于，流行病学研究使用的饮食调查问卷不够准确。尽管所有的证据都背离，夏兹钦还是认为他所赞成的假设最终会被证明是正确的。2012 年，当我跟该部门的新负责人罗伯特·N. 胡佛（Robert N. Hoover）谈到这件事时，他痛快地承认所有关于脂肪-癌症假说的研究基本上都毫无进展。"我认为我们现在所做的是要从之前的假设中退出，然后重新开始，"而不是试图证明脂肪-癌症假说，他说，"我们越来越倾向于不可知论。"所以，饮食和癌症，我们从头再来。

### 有史以来最大的低脂饮食实验

20 世纪 90 年代中期，克诺甫从美国国家心肺血液研究所获得了资助，对波音公司女性员工进行试验。同期，该机构还以 7.25 亿美元资助了有史以来最大的低脂饮食随机控制临床试验——妇女健康倡议实验。该实验测试

49,000 名绝经后妇女使用低脂饮食的情况，还在实验组测试激素替代疗法，以及补充钙和维生素 D 的功效。妇女健康倡议的研究人员承诺该研究将是有史以来最权威的实验，不论是针对低脂饮食，还是针对女性总体的健康状况。

研究要求低脂饮食组的 20,000 多名女性减少肉、蛋、黄油、奶油、沙拉酱，以及其他高脂肪食品的摄入。《人物》杂志引用了一名参与者乔安妮·赛斯·梅纳德（JoAnne Sether Menard）的话，她放弃了薯片、甜甜圈、薯条、奶酪、酸奶油还有沙拉酱，"面包上不抹黄油的做法坚持了 10 年"。实验还敦促这些女性多吃水果、蔬菜还有粗粮。这基本上与美国心脏协会和美国农业部现在推荐的低脂肪、植物性饮食是一样的。

1993 年，妇女健康倡议项目启动时，低脂肪饮食作为美国心脏协会的官方推荐饮食已经存续 30 多年了，作为美国农业部的推荐也将近 15 年了。然而妇女健康倡议项目却是有史以来第一次大规模地验证这种饮食是否真正有效的实验研究。几十年来，减少脂肪摄入一直被认为是健康的做法，因此实验的结果似乎会得到一个必然的结论；研究的参与者认为他们只需要坚持这种饮食，就可以理所当然地得出他们笃信的结论。

然而令每个人惊讶和困惑的是，发表在《美国医学会杂志》上的研究结果却与预期相差甚远。参与研究的女性成功地将摄入的总脂肪热量从 37% 减少至 29%，饱和脂肪热量从 12.4% 降至 9.5%。她们显然实现了所有的目标，但是在坚持这种饮食十年后，她们罹患乳腺癌、结肠直肠癌、卵巢癌、子宫内膜癌、中风，甚至是心脏病的可能性与控制组相比却并没有太大区别。体重方面，她们也并未比控制组减重更多。美国癌症协会流行病学研究的负责人罗伯特·图恩（Robert Thun）对《纽约时报》说，癌症和心脏病方面的实验结果"完全等于零"。

最终，低脂肪饮食在科学的法庭上扬眉吐气。妇女健康倡议是"这类研究中的劳斯莱斯"，图恩说，因此它的研究结果应该是"最终的结论"。"研究结果极度缺乏评论。"罗伯特·克诺甫告诉我。不相信是唯一的态度。蒂姆·拜尔斯（Tim Byers）是科罗拉多大学健康科学中心妇女健康倡议研究的首席研究员，他说，"一些研究结果，我们也百思不得其解。"毕竟，所有人都知道，多吃水果和蔬菜，减少脂肪摄入，这才是健康饮食，研究结果应该符合这种观点才对。

大多数人都同意研究肯定存在缺陷。有人认为，受试女性不一定能坚持低脂肪饮食，而且，20世纪90年代初，实验开始的时候，美国女性普遍摄入脂肪较少，因此实验组与控制组之间的区别并没有大到可以得出统计上的显著性。有人批评研究选择的参与者；有人批评实验未能区分受试者饮食中的不饱和"好"脂肪和饱和"坏"脂肪；还有人批评实验中的女性没有足够地锻炼；有人是为了批评而批评，就像美国国家心肺血液研究所中妇女健康倡议的主要项目官员雅克·罗索（Jacques Rossouw）所说，研究"可能持续时间太短了，或者研究对象年纪太大，再或者她们身体太健康了"。

人们还责怪媒体，认为媒体对信息的解读过度简单化了。妇女健康倡议的研究结果违背了人们的"常识"，报纸曾醒目地标着"去你的！""忘记所有你知道的有关饮食的知识吧！"

妇女健康倡议的研究人员说，记者遗漏了子群分析的微妙之处。比如，确实有一小群受试女性，她们最大幅地减少脂肪摄入量，忠实地遵守实验所有的规定，最终她们乳腺癌的患病率是最低的。这些结果看起来似乎是指向正确的，但必须指出，她们都是"严格遵守规定者"——严格遵守研究规定，完全按照医生或实验负责人要求的去执行。她们就像上一章讨论过的素食者，即使服用安慰剂，其健康结果也总是好于普通受试者。无论干预与否，这些"严格遵守规定者"都更健康，因此从她们身上不能得出任何结论。

总之，科学家一般不赞成挑出子群分析，因为这样的分析缺乏可靠的统计结果。在研究的最后，研究者挑选出看起来能证明其假设的子群，批评者形容这种做法就好比"在弹孔周围再画上射击目标"。*

妇女健康倡议是有史以来规模最大、时间最长的低脂饮食实验，其结果显示这种饮食是无效的。克诺甫之前的实验，以及之后的一些比较大的实验（会在第十章讨论），都证实了妇女健康倡议的研究结果。低脂饮食最好的情况是对疾病的改善是无效的，最糟糕的情况可能是加剧了患心脏病、糖尿病以及肥胖症的风险。美国心脏协会开出的这一低脂饮食标准一直也没有富含脂肪的饮食对健康更有益。

联合国粮食及农业组织于 2008 年对所有的低脂肪饮食研究进行了述评，得出的结论称"并没有可能的或令人信服的证据"证明富含脂肪的饮食会导致心脏疾病或癌症。2013 年，一个瑞典的健康专家顾问咨询团体花两年时间，对 16,000 个研究进行了回顾述评后得出结论，无论是应对肥胖还是糖尿病，低脂肪饮食都是一个无效的策略。由此不难看出，低脂肪饮食未经科学合理的检验就成为了美国的全民性饮食，对美国公众健康来说，这无疑是一个可怕的错误。

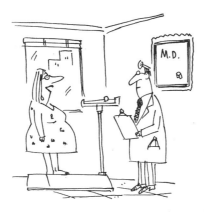

"我吃的东西都是低脂肪的。可为什么我还是胖呢？"

---

* 子群分析也可能会产生不同的结果。在研究开始时就患有心脏病的女性子群中，那些采用饮食干预的受试者出现心血管疾病并发症的风险比没有改变饮食的女性高出 26%；在有患糖尿病风险的女性子群中，使用低脂饮食后患糖尿病的风险上升了。但这些结果都没有出现在研究报告的讨论部分，没有成为科学论述的一部分（诺克，2013）。

2001 年，哈佛大学的营养学教授弗兰克·胡（Frank Hu）写道，"人们越来越认识到低脂运动的开展几乎没有科学基础，而且可能造成意想不到的后果。"卫生主管部门逐渐清楚地认识到他们需要更新相关建议。然而，他们还是不情愿对坚持了50年的营养建议进行太大的调整，这倒可以理解。在最近的《膳食指南》列表中，美国农业部和美国心脏协会都悄悄地去掉了脂肪百分比的具体目标。我们遵守了几十年的30% ～ 35% 脂肪目标现在被删掉了。事实上，报告中所有关于该话题的讨论也一并被删除了。我们到底应该摄入多少脂肪？这些组织现在保持沉默。必须要指出的是，在我们究竟应该怎样饮食才能抵御这一时代的主要疾病这个问题上保持沉默不是我们想要看到的态度，我们希望权威部门在这一点上可以给出态度清晰而又自信的姿态。

当然，许多一直关注科学的人，一直欢迎脂肪回到我们的饮食中，这已经有一段时间了。我们烧烤时不再使用零脂肪的珀玛油，不再只吃水煮食物，重新开始食用沙拉酱了。如果说这些年的低脂肪饮食还有一丝好处的话，那就是我们认识到脂肪是食物滋味的灵魂。没有脂肪，食物变得无味。食物要想酥脆离不开脂肪，要勾芡酱汁脂肪也必不可少。它使烘焙的食物很酥，口感润滑，色泽好。在烹饪和烘焙方面，脂肪还有许多其他的功能。为了满足所有这些迫切的需要，在 20 世纪 80 年代低脂肪甚至零脂肪饮食的盛行时期，营养专家想要寻找解决方案，结果他们发现一个完美的选项：橄榄油。这也是为什么在 20 世纪 90 年代初，"地中海饮食法"进入人们视野的原因之一。

# 7　推广地中海饮食法：什么是科学？

地中海饮食闻名遐迩，它建议应该从蔬菜、水果、豆类和粗粮中获取身体所需的大部分能量，海鲜或家禽可以一个星期吃上几次，搭配适量的酸奶、坚果、鸡蛋和奶酪，但要少吃红肉，不喝牛奶。对于美国人来说，这种方法主要的新颖性在于引进了橄榄油。在美国，这是一种美味的、备受喜爱的饮食，是各种烹饪书的主题，其相关的媒体报道比电影明星还要多。在最近的研究中，这种饮食也被证明在各方面都比低脂饮食更健康。但地中海饮食法真的是营养的典范吗？真的是其拥趸们宣称的救世主吗？

许多地中海地区的人吃面包和鲈鱼，这的确是希腊、意大利和西班牙多年的饮食习惯。但地中海饮食法，这种受到全世界的科学家和政府机构追捧的营养饮食，是营养学家发明的。

174

20 世纪 80 年代中期，两位来自意大利和希腊的聪明而有抱负的科学家开始研发这种饮食，首先要建立一个假设——他们的传统食物可能可以预防肥胖和心脏病。安东尼娅·特里切普鲁斯（Antonia Trichopoulou），雅典大学医学院教授，被奉为地中海饮食法的"教母"，在她的领导下，该饮食法席卷全球。她解释说，这个想法的起源很简单。作为一名年轻的医生，她建议胆固醇高的病人食用植物油，因为继美国心脏协会之后，世界卫生组织（WHO）也推荐这样的饮食以避免饱和脂肪摄入，由此来对抗心脏病。

特里切普鲁斯从没有质疑过这些饮食戒律，"直到有一天，一个非常贫穷的人来到医院，""他说，'医生，他们告诉我食用植物油，但我习惯吃橄榄油！我吃不了那种油！'"特里切普鲁斯知道许多希腊人仍然会不管吃什么都淋上橄榄油，她尊重橄榄油在希腊饮食中的传统地位，这种饮食习惯可能有几千年历史。许多希腊家庭仍然会在自家后院种上橄榄树，自己榨油。然而，由于美国引导的营养政策倡导食用多元不饱和油，如玉米油、红花油、大豆油，这种政策带来的全球影响力导致在希腊食用橄榄油的数量下降。"我们已开始砍伐橄榄树了。"特里切普鲁斯哀叹。鉴于这种油在希腊文化中的历史背景，特里切普鲁斯很好奇，是不是橄榄油就不如她一直在推荐的植物油健康。她有一种直觉，这种伴随着希腊历史这么久的食物不可能是错的。

**175 安东尼娅·特里切普鲁斯**

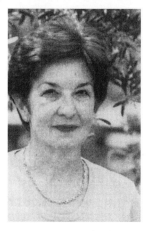

安东尼娅·特里切普鲁斯，希腊人，"地中海饮食法"创始人。目睹橄榄树被砍倒，传统生活方式正在消失时，她感觉有必要采取行动。

她问自己：希腊丰富的传统饮食总体上能够预防一些疾病，橄榄油可能不仅只是其中的一个因素？这种饮食也许可以解释为什么在20世纪50年代，希腊人的平均寿命仅次于丹麦，居第二位（至少在有着相似统计数据的国家中是这样的）。特里切普鲁斯想，是否可以量化那时候希腊人的饮食。研究这个主题的时候，恰逢安塞尔·季斯主持的著名的七国研究，该研究为20世纪中叶希腊和意大利饮食提供了丰富的数据来源。

季斯自然会被吸引到地中海国家，因为那里似乎符合饱和脂肪会引起心脏病的假设。1953 年他第一次访问该地区时所研究的男性群体患心脏病的几率很低，而且好像吃肉不太多。克里特岛尤其吸引他，因为人们认为住在那里的希腊人特别长寿。第一次到克里特岛时，他震惊了，"80～100多岁的男性还会拿着锄头去田间劳作"。对季斯来说，美国男性到了中年就会因心脏病而身体大不如前，克里特岛人就好像是某种奇迹般存在的超级物种。

希腊是古代艺术、哲学和民主的摇篮，也可能会为人类提供一种柏拉图式的理想健康饮食，这多么诗意啊！似乎一切都渐渐变得明朗，对于季斯和他的团队来说，美丽而神秘的克里特岛散发出一种令人惊叹的魅力。对季斯而言，连这里的天气都与他平时生活的地方不同，他很喜欢。他当 176时在牛津大学做客座教授，经历了战后英国的"紧缩时代"，他写道，"在没有供暖的屋子里冷得要命，对食物配给感到厌倦"。他和妻子玛格丽特开车横穿欧洲，离开寒冷的北方来到意大利南部阳光明媚的广场，他松了一口气："到瑞士的一路，我们都是在暴风雪中行驶的……到了意大利，空气变得温润了，到处鸟语花香，我们坐在多莫多索拉室外的桌旁沐浴着阳光，喝着意大利浓缩咖啡。全身都感到很温暖。"

意大利温暖的气候、宜人的风光、热情的民众令人着迷。还有那里的美食！季斯回忆他们用餐时的喜悦心情："自制蔬菜通心粉汤"，各种意大利面，"配上番茄酱和少量奶酪"，还有刚出炉的新鲜面包，"大量新鲜的蔬菜……葡萄酒（Dago Red*）"，饭后甜点总会有新鲜的水果。最终，季斯在意大利为自己建了第二个家，一座位于那不勒斯南部的大别墅，比邻悬崖，可俯瞰大海。"背山面海，一切都沐浴在闪耀的阳光中——那是我们的地中海。"他写道。

---

* 现尤指意大利人酿造和饮用的廉价葡萄酒。——译者注

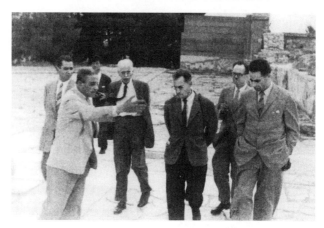

177 　　安塞尔·季斯和同事们在克里特岛的营养学研究数据成为了地中海饮食的基础。照片中间的是安塞尔·季斯；最右边的是克里斯托·阿拉瓦尼斯（Christos Aravanis），七国研究希腊部分的负责人；左边，白色头发的是保罗·达德利·怀特。正在说话的是导游。

　　在诗一般的克里特岛、科孚岛和克雷瓦尔科雷（Crevalcore，意大利南部小镇），季斯为他的七国研究收集了饮食数据。克里特岛上的人摄入的饱和脂肪少，患心脏病率低，他们是最契合季斯假设的完美例证。正如第一章分析的，饱和脂肪与心脏病相关的发现可能是因为没有考虑"大斋节因素"，但季斯和追随他的地中海饮食研究人员却不这么看，他们认为基于这些数据，克里特岛的饮食必然是有利于保护生命的。（科孚岛上的人心脏病死亡率却很高，尽管他们的饱和脂肪摄入量跟克里特岛人是一样的，但是研究人员却没有试图解释这个明显的矛盾。）对于做地中海营养研究的研究人员而言，克里特岛的数据成为了珍贵的数据集，被当作长寿秘密的关键，一次又一次地被援引。

　　1970 年季斯发表七国研究的时候，他自己并未正式确定"地中海饮食"。后来他才认为希腊和意大利拥有一种特别健康的饮食模式，这是该地区所特有的。1975 年，他的《健康饮食，保持健康》（*Eat Well and Stay Well*）再版，内容几乎没做什么调整，书名改为《健康饮食，如何遵循地中海方式保持健康》(*How to Eat Well and Stay Well the Mediterranean Way*)。不过，那时他已经退休，没有再为推进这个观点做过努力。

最终，促进地中海饮食发展主要通过其他人的努力——特别是特里切普鲁斯。通过深入探究季斯在克里特岛的研究，她认为这种饮食模式对其他国家和地区的人也有很大意义。自 20 世纪 80 年代中期，她开始在希腊组织学术会议以探讨地中海饮食。"我们只是想提出关于饮食的问题"，她说，验证这是否可以通过科学的方式进行讨论，"是否可以从中得出一些结论"。在德尔斐和雅典召开的早期会议，产生了由历史学家、营养学家和科学家撰写的最早的关于地中海饮食的学术报告。

### 从希腊到意大利

20 世纪 80 年代末，安娜·费罗-卢奇（Anna Ferro-Luzzi），在意大利也在做同样的尝试。意大利国家营养研究所位于罗马，作为该机构的研究主任，费罗-卢奇几十年前曾帮助意大利建立了营养科学。"我必须自己创建一切。"她回忆道。20 世纪 60 年代，在意大利营养学研究几乎不存在。这是一场艰苦的战斗，意大利人看不起这个领域的研究，认为这是"女人做的事——待在厨房，观察食物"。

费罗-卢奇为创建"地中海饮食"作出的科学贡献有两方面。一方面，她研究了橄榄油对"心脏健康"的影响，这是最重要的先驱性研究之一；另一方面，她尽可能严格地概括出地中海国家饮食的具体组成成分。她和特里切普鲁斯研究的是区域性的饮食概念而不是特定国家的饮食。一来，学术会议是在世界卫生组织支持下进行的，世界卫生组织对区域层面上的工作兴趣更大。二来，她们都是为了保护这种濒临消失的生活方式。地中海地区的人们以惊人的速度接受快餐，现代化进程已威胁到传统饮食，甚至会导致它消失。两位女性都感到了问题的紧迫性。然而费罗-卢奇发现实际比她想象的要复杂。

在工作伊始，她问自己：独立的地中海饮食真的存在吗？各国之间，甚至是国家内部饮食模式千变万化，想要从中定义某一种极其重要又具有排他性的饮食模式，几乎是不可能的。如此模糊的一件事，怎样评估呢，更不要说要把它提升为一种典范了。她希望证明地中海饮食可以预防心脏疾病，但如果饮食本身无法定义，要对这种假设进行合适的测试在科学上是不可能的。

179 　　季斯在他写的食谱中也承认，在这一地区，人们的饮食习惯存在"很大差别"。比如，"法国人和西班牙人食用土豆的量是希腊人的两倍"，他写道，而且"法国人吃很多黄油"。*南部国家的人食用肉类和奶制品的频率没有北部国家多。事实上，在他所看到的地中海地区的每一个地方，人们食用奶制品、肉类、蔬菜、坚果——几乎所有食品的摄入数量和种类都有差异。

### 安娜·费罗-卢奇

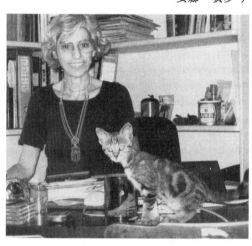

意大利"地中海饮食"的创立者。在意大利，费罗-卢奇依然在怀疑恰当地定义这种饮食是否可能。

对于这种地中海沿岸的欧洲国家的营养模式，1989 年费罗-卢奇试图创建一个可行的定义。她的尝试是有史以来最严谨的，但最终她确定地中180 海饮食的项目是一项"不可能完成的事业，因为相关数据或缺失，或不完

---

\* 季斯是以欧洲为中心的视角研究地中海地区。他主要关注的是意大利、希腊、法国、西班牙，以及南斯拉夫，但是却未考虑也位于地中海沿岸的非洲和中东国家，它们完全被排除在地中海饮食文献之外了。

整，或太笼统"。"地中海饮食"，"虽然很有吸引力，"她写道，"但，除非能够更明确地确定其食品、营养物和非营养物的成分，否则这个术语就不应在科学文献中使用。"

尽管有这些障碍，费罗-卢奇仍然认为，现代精加工的食品显然更不利于人们的健康，所以她努力保护意大利传统美食。早期，人们很难接受地中海饮食这一概念，意大利人并不认为自己在使用任何特别形式的"饮食"，他们也不想那样做。意大利人就是喜欢这样吃。"官员们不喜欢把一种饮食'医学化'，因为这种饮食一直是一种自然的生活方式。"她解释说。

**丰富的橄榄油 VS 低脂肪饮食**

两位女性的努力最终将使地中海饮食蜚声世界，2010 年联合国教科文组织甚至授予它"非物质文化遗产"称号，*但早些年，这些成就似乎并不明显。无论政治方面还是科学方面，对于早期支持者来说都不尽如人意。政治方面，一个以橄榄油为主的饮食如何能在一个由低脂饮食主导的饮食观里取得优势地位呢？科学方面，来自不同国家、如此不同的饮食模式怎么才能形成一个统一的概念？

20 世纪 80 年代，费罗-卢奇和特里切普鲁斯开始召集欧洲的学者就地 <sub>181</sub>中海饮食的议题讨论，此时大部分卫生部门发现这个想法中脂肪含量显得有些荒谬。西方世界的饮食指南限制脂肪摄入，要求脂肪只占摄入热量的20% ～ 30%，而地中海饮食中的橄榄油用量与之冲突。主流的营养专家完全不能理解大量摄入脂肪怎么可能会这么健康。为了应对这种明显的矛盾，在哈佛大学教授马克·海格斯戴的指导下，美国农业部发布了首项膳食指导方针，"不能推荐高脂肪饮食"，代表了营养机构反对的声音：决不允许大量的脂肪摄入。

为了直接对抗低脂饮食的庞大势力，特里切普鲁斯在地中海饮食的正

---

\* 这类世界遗产包括文化表现形式，比如墨西哥街头乐队音乐、中国的活字印刷术；其中唯一来自营养领域的就是地中海饮食。

式定义中规定 40% 的热量来自脂肪。这个量听起来相对比较高，但在采用低脂饮食之前，大多数西方人摄入的脂肪量都比这高。特里切普鲁斯以及其他研究人员，通过大量的研究和实验证实 40% 能够精确地代表希腊传统饮食习惯。此外她花了更多的精力来抵御低脂意识形态的影响。"这种意识形态将破坏本地区的饮食。在希腊，这就是我们一直吃东西的方式。你不能建议大家减少脂肪摄入！"她告诉我说。

在这一点上她遭遇的最强烈的反对声音来自费罗-卢奇，费罗-卢奇支持低脂饮食。她知道，季斯发现意大利人的脂肪摄入占总热量的 22% ～ 27%，这比希腊人要低，而且更接近国际饮食建议的标准，她自然支持。费罗-卢奇还专门仔细研究了季斯关于希腊的数据，想要看看能不能找到 40% 这个数字的缺陷。她断定，就像所有当时可获得的希腊饮食的数据一样，季斯的数据并不可靠，*声称传统的希腊饮食脂肪含量高几乎是"没有科学根据的"。

正如我们所知，一直关注脂肪总量，认为那是引起疾病的原因，原来是目光短浅的误导行为，但直到许多年后，人们才了解这些。绝大多数的研究人员相信脂肪会使人肥胖，会导致癌症和心脏疾病，所以专家们认为希腊式的地中海饮食是非常不健康的。每个会议都会提到肥胖问题，大家都很重视。"我必须坐在中间，防止他们打架。"英国国际肥胖专题工作小182 组的主席 W. 菲利普 · T. 詹姆斯（W. Philip T. James）回忆道。**

最终，特里切普鲁斯赢了，主要原因在于她赢得了两个有影响力的美国人的支持。季斯以同样的方式让低脂饮食进入美国社会主流，地中海

---

* 从季斯的数据中，安娜 · 费罗-卢奇发现了许多方法和技术方面的问题，虽然她说她不大情愿承认这点，因为她和季斯是朋友（费罗-卢奇，作者对她的采访）。
** 2000 年，在旨在为整个欧盟建立独立的营养指导方针的规划会议上，研究人员对脂肪百分比的争论达到高潮。会议的一位主要参与者菲利普 · 詹姆斯（Philip James）后来回忆，两年多的时间里，在 150 位欧洲营养专家的参与下，一个被称为"欧盟饮食"（Eurodiet）的协议似乎马上就要形成了，直到"安娜和安东尼娅开始争论饮食中脂肪应有的百分比"。最终没有达成任何协议，整个欧盟饮食项目崩溃了（詹姆斯，采访；威利特，作者对他的采访，2012 年 8 月 3 日）。

饮食也依靠有影响力的人物获得成功。一位是格雷格·德雷舍尔（Greg Drescher），马萨诸塞州剑桥市奥威斯保护信托（the Oldways Preservation and Exchange Trust）集团的创始者，该集团日后成为地中海饮食在世界范围内最有力的推广者。另一位是沃尔特·C. 威利特（Walter C. Willett），哈佛大学公共卫生学院的流行病学教授，后成为世界上最著名的营养专家。凭借低脂饮食，季斯声名鹊起；同样地，威利特凭借地中海饮食声名远播。

20 世纪 80 年代末，威利特前往雅典拜访特里切普鲁斯。特里切普鲁斯的丈夫迪米特里奥斯（Dimitrios）跟威利特一样，也是哈佛大学的流行病学家，他们夫妇招待了威利特，带他去当地的酒馆，那里的菜单上有葡萄叶包饭和菠菜派。对于一个在密歇根长大的奶农的儿子来说，从小吃的是"淡而无味的美国食品"，这些复杂、美味的菜肴简直是"惊喜的发现"。特里切普鲁斯回忆说，"我向他展示，正是这种简单的食物使希腊人很长寿。"为了美国人的健康，她鼓励他推广这种有吸引力的饮食。

德雷舍尔对地中海饮食的理解始于特里切普鲁斯早期的一个会议发言，"所有的观众，惊讶得下巴都要掉下来了"。特里切普鲁斯说，"20 世纪 60 年代，希腊人吃了太多的脂肪，但并没有患心脏疾病。这怎么可能呢？"德雷舍尔吃惊极了。

"你应该记得，20 世纪 80 年代末，卫生与健康领域的主流观点来自迪恩·欧宁胥。"德雷舍尔解释说。他指的是这位饮食专家建议美国人尽可能少地摄入脂肪。德雷舍尔有烹饪的背景，曾与美国名厨茱莉亚·查尔德（Julia Child）和著名酒商罗伯特·蒙达维（Robert Mondavi）共事过。"整个烹饪界震惊了，（对欧宁胥制定的规则）感到恐惧，因为我们知道脂肪对于味道和良好的就餐体验是必需的，"他说，"我们对此感到很沮丧。没有人想成为一个提供不健康食物的坏人，但我们不知道如何让味道营养不缺失。"德雷舍尔试图在特里切普鲁斯演讲后的咖啡休息时间跟她多请教，她建议他跟威利特谈谈。

最终德雷舍尔和威利特意识到，高脂肪饮食，以其有益心脏健康的诱人预期，根植于有着迷人魅力的意大利和希腊，很可能对美国有很强的吸引力。他们共同努力把地中海饮食推向大众，进入黄金时期。*

### 地中海饮食在美国：建立金字塔

德雷舍尔和威利特的首要任务就是要解决从一开始就困扰这种饮食的问题：如何以一种准确的方式定义它。他们与团队一起工作，其中包括纽约大学粮食政策教授马里昂·奈斯德（Marion Nestle），世卫组织的伊丽莎白·海尔辛（Elisabet Helsing），以及特里切普鲁斯的丈夫，迪米特里奥斯·特里切普鲁斯，他们试图确定一种遍布地中海地区的饮食。

"沃尔特·威利特是关键人物，"德雷舍尔说，"他为这种饮食提供了科学的严谨方法。"

威利特和他的研究小组提出缩小饮食地区范围，使其易于管理。地中海地区绝大部分国家和地区要么因为数据缺乏，要么因为不符合在克里特岛和意大利南部的模型，包括法国、葡萄牙、西班牙甚至意大利北部。只有克里特岛和意大利南部在20世纪60年代的烹饪法相同或类似，而且很大程度上使当地的人免患心脏病。出于科学目的，威利特的团队决定地中海饮食应该只基于这两个地方。

应该推荐摄入的脂肪总量是多少，威利特也解决了这一问题。他被安东尼娅·特里切普鲁斯说服了，接受了40%这个数字，因为根据季斯的数据，每天从脂肪中获得这些能量显然满足这些人群相对良好的健康状态。不过，他不只推荐橄榄油，也推荐植物油。他相信，任何脂肪只要是液体而不是固体的，就是好的。

1993年，150位来自欧美的顶级营养专家来到马萨诸塞州剑桥市，参加地中海饮食的第一次重大会议。已经退休的安塞尔·季斯、安娜·费

---

* 这个团队的第三个成员是K. 邓恩·吉福德（K. Dun Gifford），曾是参议员爱德华·肯尼迪和罗伯特·肯尼迪的助理，后就职于商业房地产公司，最终成为奥威斯保护信托的创始主席，于2010年逝世。

罗-卢奇、安东尼娅·特里切普鲁斯甚至迪恩·欧宁胥都出席了会议。令 185
这些专家高兴的是，他们听到的内容是意大利橄榄油的故事，以及希腊岛
屿上的乡村生活。

会议第三天，威利特上台公布了"地中海饮食金字塔"，与会者对此
热烈鼓掌欢迎。该金字塔的结构模式是基于美国农业部在前一年推出的金
字塔结构，两个金字塔有很多共同点：中间层主要是水果和蔬菜，底层是
谷物和土豆。其他层的内容有的互换了。美国农业部提出的金字塔脂肪和
油在顶端，认为这些要"谨慎使用"，而威利特提出的金字塔把橄榄油放
在中间层，塔尖是红肉。威利特建议人们只能"每月吃几次"红肉，频率
比吃糖类更低；建议人们每周食用几次其他蛋白质（鱼肉、禽肉还有蛋
类），而美国农业部对此的建议是每天几次。

### 美国农业部金字塔

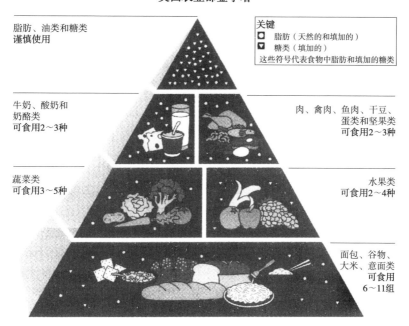

自 1980 年以来，美国农业部的膳食指南推荐以碳水化合物为主的饮食    186

## 地中海饮食金字塔，1993
## 最理想的传统地中海饮食
## 初步概念

用金字塔代表最理想的传统地中海饮食，基于1960年的克里特岛饮食，并依据1993年的营养研究构建。在希腊、巴尔干和意大利的部分地区，以及西班牙、葡萄牙、法国南部、北非（尤其是摩洛哥和突尼斯）、土耳其、中东的部分地区（黎巴嫩和叙利亚），都能找到这种最理想化饮食的变体。这种饮食的地理分布与地中海地区传统的橄榄种植区域紧密相关。仅用于讨论，还需修改。

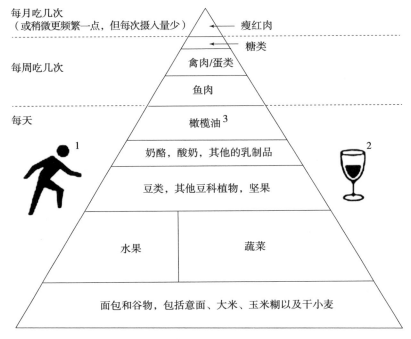

资料来源：1993年地中海饮食国际会议

1. 代表有规律锻炼的重要性。
2. 按照地中海地区的传统，可以适度饮用红酒（1～2杯/每天），主要搭配正餐一起饮用，但如果喝酒可能给个人或者他人带来风险的话，那就应该有选择地饮用或者避免饮用。
3. 橄榄油富含单不饱和脂肪酸和抗氧化剂，是该地区的主要脂肪来源。理想的传统地中海饮食中，总脂肪会占到热量的35%～45%，如果饱和脂肪量等于或低于7%～8%，多元不饱和脂肪的范围大约是3%～8%，那其余脂肪都是来自单不饱和脂肪（以橄榄油的形式）。这种饮食的各种变体中，总脂肪（主要是橄榄油）等于或低于30%的——例如传统的南部意大利饮食——可能也同样是很理想的。

187    1993年，第一个地中海饮食金字塔与美国农业部的金字塔很类似，但它进一步削减了红肉的摄入量，加大橄榄油摄入量。

这真的能代表理想中的地中海饮食吗？很难说。并不是每个与会人员都会被其内在的科学迷住。例如，马里昂·奈斯德，在会议的准备阶段曾与威利特有过密切合作，但最终她拒绝为金字塔署名。"对我来说，其中的科学似乎过于主观。"她说。

她认为这种饮食并没有科学评估证明其金字塔不同部分的比例。费罗-卢奇曾试图量化这种饮食，但发现这是不可能的，从那之后，就没有人再做这方面的努力了。而且针对地中海饮食也没有任何的临床试验。因此，就像季斯和他的饮食-心脏病假说一样，哈佛团队向世界传达他们的营养理念时，只是基于一些流行病学数据。从科学的角度而言，这些证据是非常不成熟的，因此奈斯德有理由怀疑。威利特的一个研究生，劳伦斯·久枝（Lawrence Kushi），曾与威利特合作撰写了两篇论文证明地中海饮食对健康有益，他向我吐露，奈斯德是"正确的，（那两篇论文）的证据有点主观"。

威利特团队撰写的关于建立金字塔的学术文章并没有经过同行评议，而这是科学论文通常都会经历的过程；他们只有一个评论人，而不是按惯例有两到三个。这些论文连同 1993 年剑桥会议论文集一起发表在由橄榄油行业资助的《美国临床营养学杂志》的增刊。这种由企业资助的杂志增刊在饮食和疾病研究领域是符合规范的，尽管一个外行读者不太可能意识到这种经济支持关系，毕竟文章本身不会提到赞助商。*

随着地中海饮食在公众和学术界的影响越来越大，当威利特和他的团队提出令人兴奋且有吸引力的观点时，这是很难抵御的。**对这种饮食基本定义的问题，费罗-卢奇曾严厉地写文章质疑，但她现在也成为了来自世界各地的顶级专家组成员。科学质疑的时代似乎已经过去了。"当我们从科学转

---

* 挑剔的读者可以通过页码后面的"S"来识别增刊（例如，第"12S"页）。
** 后来威利特给地中海饮食金字塔注册了商标，名为哈佛医学院食物金字塔，这成为他的畅销书《健康的吃喝：哈佛医学院指导您健康饮食》的基础（New York：Simon & Schuster，2001）。

到政策，注意力改变了，"费罗-卢奇向我解释道，"我们推出了地中海饮食金字塔，虽然粗糙、不精确，但是提出了一些内涵意义。当进入政策阶段，你会忘了一些细枝末节。你会忘了金字塔的基础不够坚实，甚至有点摇晃。"实际上，任何不确定性很快就被遗忘了。大多数人认为，自从威利特在剑桥提出了金字塔概念后，所有科学方面吹毛求疵的细节都已经严谨地解决了。

### 地中海饮食盛会

地中海饮食为什么迅速成为营养界的典范？与其他也曾声称有益于健康的饮食法，如带状饮食、欧宁胥理论、阿特金斯理论、迈阿密饮食相比，它为什么更成功，为什么更受欢迎呢？一个显著的原因是，只有地中海饮食有哈佛大学教授的支持，还有大量科学论文提供了证据支持。另一个关键因素是威利特和德雷舍尔研发了一个全新的战略，对营养专家、媒189 体、公众产生了巨大的影响。

**1993 年沃尔特·威利特和安塞尔·季斯在马萨诸塞州剑桥市**

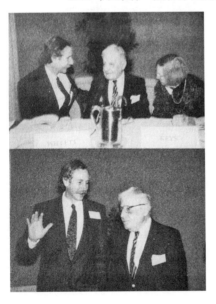

安塞尔·季斯与哈佛大学教授沃尔特·威利特。前者创造了地中海饮食概念，后者使之闻名天下。

该战略邀请学术研究人员、美食作家还有卫生部门到美丽的、阳光普照的地中海国家旅游，参加科学会议。在意大利、希腊、突尼斯，科学家可以接触到美食作家、厨师、记者还有政府官员。哈佛大学负责确保权威性，而奥威斯保护信托负责融资。20世纪90年代，这样的会议不断推出，成为不间断地宣传地中海饮食的有效媒介。

奥威斯保护信托自称为"食品问题的智库"。1990年，该机构成立，旨在促使美国人在文化背景下理解食品，提起食品不再是冷冰冰的营养成分和公共健康，而是实实在在的食物。毕竟，从没有人在点餐的时候会说"请给我来30%的脂肪和25%的蛋白质"。普通人就只会点食物，像意大 190利面条和肉丸子。古老菜系复杂烹饪法包裹下的食物，可以既有意义又美味，而且对健康有益。

为了向人们宣传这一理念，1993～2004年奥威斯保护信托组织了50场会议。度假体验是一种很容易的营销手段。从最开始，地中海的魅力就极大地影响着季斯和他的同事们，甚至他们的学术工作都体现出对这一地区的狂热。例如，曾与季斯密切合作的亨利·布莱克本，在1986年为《美国心脏病学杂志》写了一篇描述克里特岛男性"没有患冠心病风险"的文章，使用的语言对于一篇科学期刊文章来说异常的华丽：

> 每天在希腊岛的柔光中，他会步行到日常工作和劳动的地方，一路上伴随着蟋蟀的鸣叫声，远处传来驴子的叫声，周围一片祥和……晚年的时候，在希腊金色斜阳的余晖中，他坐在爱琴海边，薰衣草花香弥漫，虽然已是满面皱纹，他依然英俊、温和、精力充沛。

美丽的风景，安逸的生活，和蔼的居民，美味的饮食，所有的这一切都令人沉迷无法自拔。布莱克本承认现在再看这篇文章有些尴尬。但那时他说，"克里特岛很浪漫。我爱上它了。"*季斯本人退休后就住在那不勒斯南部的别墅，在那里他还种植了果树。

20 世纪最有影响力的营养专家对地中海很迷恋，这种情感对改变这一领域的轨迹也起了一定作用。（如果拥有沙漠草原或漫长严寒的内陆国家也能吸引研究人员，我们是否会对其他长寿民族的饮食了解更多呢，比如蒙古人、西伯利亚人。德国战后心脏疾病患病率很低，但很少有阳光普照、适合开会的景点。如果气候宜人，午餐也有醋焖牛肉和樱桃蛋糕吸引研究人员去了这样的德国，会怎样呢？我们永远不会知道。）作为旅游胜地，地中海轻松地胜出了。地中海的一切都吸引着季斯和他的研究小组，他们深受这种情感的影响。像他们一样，现在的专家也是如此。

1997 年 4 月，克里特岛上的野生薰衣草和荧光紫色的岩蔷薇怒放，115 人聚集在港口城市伊拉克里翁的阿波罗尼亚海滩酒店，包括沃尔特·威利特、马里昂·奈斯德、塞尔日·雷诺（Serge Renaud，"法国悖论"之父）、克里斯托·阿拉瓦尼斯（Christos Aravanis）和阿纳斯塔西奥斯·都塔斯（Anastasios Dontas），最后两位是七国研究希腊部分的最初研究人员，还有国家癌症研究所的主任彼得·格林沃尔德（Peter Greenwald），以及著名的厨师、知名的美食作家，例如柯比·库默尔（Corby Kummer）、米米·谢拉顿（Mimi Sheraton）。

会议有严肃的讲座，例如"地中海饮食五十年研究"，"总膳食脂肪——最新的研究和调查结果是什么？"的科学主题，还穿插了很多的文化主题，例如"与珀尔塞福涅和她的母亲谷物女神德墨忒耳待在家里"。去博物馆和宫殿旧址参观，品尝美酒参加烹饪培训。一天下午，当地妇女

---

*　季斯同事成了他的邻居，包括一起进行七国研究的几个主要负责人，弗拉米尼奥·菲丹萨（Flaminio Fidanza），马迪·卡尔沃宁（Martii Karvonen），还有耶利米·斯塔姆勒（Jeremiah Stamler），20 世纪 60 年代初他们每年都会在那不勒斯南部的别墅住上一段时间，于是那里也成为科学会议和宴会中心（季斯，1983，23—24）。

还演示了如何用克里特岛传统的材料和技巧烹饪，雷诺示范了如何烹饪蜗牛。还有一天晚上，与会人员坐车来到岛上最高的艾达山山顶，在山顶吃晚餐时，海尔波普彗星划过夜空，景象非常壮观。

"美妙极了。我感觉好像上了天堂，"奈斯德说，"五年间他们邀请我参加了他们举办的所有活动……举办会议的地方风景优美，配套奢华，要不是参加会议，我永远也不可能来到这样的地方。真是棒极了。"<sup>192</sup>

"每次你一落座，就会有八个红酒杯摆放在你面前。"《新闻周刊》作家劳拉·夏皮罗（Laura Shapiro）回忆说。她曾参加了几次奥威斯保护信托组织的旅行。"我从未经历过这种级别的待遇。枕头上放着兰花，和风习习，从阳台飘进来，一切都令人沉迷。"

奥威斯保护信托的德雷舍尔创造性地将对食物的喜爱和营养科学结合起来。"我试图改变会议只是展示幻灯片，做一些报告，吃着糟糕的食物。"他说。许多参加过他组织的会议的科学家、美食作家、厨师以及其他领域的专家都认为这是他们有史以来参加过的最棒的食品会议。"这些人以前从来没有一起参加过同一个会议，"夏皮罗说，"将这些知识分子聚集在一起，真是太棒了！"会议是美酒、美景并与其他人交流的盛会。研究人员和美食作家穿梭在一个个这样的盛会，他们回去时会热烈地评论地中海饮食，将其优点传递给各自的读者。

### "橄榄油大使"

奥威斯保护信托与国际橄榄油理事会（IOOC）建立了密切联系，以应对大量的花销。该机构的总部位于马德里，由联合国设立，旨在控制橄榄油质量，在几乎所有地中海沿岸国家发展"世界橄榄和橄榄油经济"。*

在与奥威斯保护信托建立合作之前，国际橄榄油理事会曾试图资助一<sup>193</sup>

---

\* 在希腊，60%的耕地用于种植橄榄。橄榄油占西班牙农产品出口第一位，占意大利农产品出口第二位，仅次于葡萄酒。

些美国科学家以促进对橄榄油有利的研究。*学术界那时主要专注于各种脂肪对血清胆固醇的影响研究，国际橄榄油理事会认为这类研究可以证实橄榄油的益处，毕竟早期研究显示，这种油对胆固醇的影响总体上是中性的。然而临床试验是一个缓慢的过程，而且并不一定会得到积极的结果，所以国际橄榄油理事会很高兴转而资助奥威斯保护信托，通过地中海饮食会议这一媒介来促进橄榄油产业的发展。**

橄榄油开始大量地出现在每一个场合。橄榄油的样品被塞进花束，装在迷你购物袋里送给活动参与者。橄榄油也不可避免地成为各类科学小组的研究主题。

"这种方式起作用了，"德雷舍尔说，"我们用国际橄榄油理事会提供的资金启动，然后我们与政府合作，让他们承担酒店的费用。国家航空公司安排与会人员的往返行程。政府随时可以参与进来，因为他们能够承担费用。"意大利、希腊和西班牙政府都参与过。德雷舍尔解释说，"这真的是将国家利益与有趣的科学研究结合了。"换句话说，专家们会对资助方比较友好，最终会向公众提出有利于资助方的营养建议。以这样的方式国家和企业都获得了各自的利益。

194　　营养研究界接受橄榄油业的资助并不是什么新鲜事。七国研究的希腊部分也曾接受来自希腊的 Elais 橄榄油公司、国际橄榄油理事会、加州橄榄顾问委员会、希腊橄榄油行业和加工业协会的资助。早期研究资助由美国国立卫生研究院提供，但资金耗尽后，该研究的希腊研究员克里斯托·艾诺

---

\*　国际橄榄油理事会资助的最重要的学者就是斯科特·M. 格朗迪（Scott M. Grundy），得克萨斯大学西南医学中心临床营养学系主任，他是过去 50 多年饮食和疾病领域最有影响力的专家之一。弗雷德·H. 马特森（Fred H. Mattson）是一位化学家，曾在宝洁公司工作了 30 年，后来成为加州大学圣地亚哥分校的医学教授，这个研究就是马特森与格朗迪共同倡导的。
\*\*　国际橄榄油理事会资助的第一次地中海饮食会议是 1993 年在马萨诸塞州剑桥市召开的会议，在那次会议上，威利特推出了金字塔的概念。

威尼斯"轻松地拿起电话，收取橄榄油公司的资助"，亨利·布莱克本说。

在意大利、希腊和西班牙，橄榄油是排名第一和第二重要的农产品，除了橄榄油行业的利益，各个国家也争取为各自的水果或蔬菜纳入奥威斯保护信托的地中海饮食菜单中，例如，意大利的西红柿、希腊的土豆。*赞助奥威斯保护信托的会议，对于这些企业来说，与在自己国家做广告宣传没有什么不同。例如，在意大利，早期农业部门通过张贴海报和电视广告倡导地中海饮食公共卫生运动，敦促本国民众"采用地中海饮食"。费罗–卢奇成功地说服了当局开展这一运动，部分动机也是基于商业吸引力。"我告诉他们，这样对农产品有利，对民众也好。"她说。西班牙和希腊一样地努力，欧盟整体都很努力，据报道，在大约十年时间里，与橄榄油相关的公关支出达到 2.15 亿美元。这些运动也面向欧洲的医生，主要通过关于橄榄油的"科学"公告扩大影响，这导致一些研究人员抱怨政府是在科学伪装下进行不当的营销运动。

但是没有什么能像奥威斯保护信托会议那样如此有效地影响欧洲和美国 <sup>195</sup>的科学精英。这些令人兴奋和奢华的体验、科学研讨会、美食盛宴、文化庆典的组合，影响了世界营养学界最有影响力的人。这简直是神来之笔。

奈斯德向我清楚地解释了这些会议最明显但又无法直说的交换条件："每一个受邀参加这种旅行的记者都被要求写一些文章，如果不写，就不会再次受邀……每个人都知道他们应该做什么。他们也乐于这么做！如果你在摩洛哥，晚餐时有人端着燃烧的盘子给你上菜，你会想要把这些写成文章。可以写的太多了！"

奈斯德在她经典著作《食品政治》中，回顾了食品行业是怎样影响

---

\* 然而，一些食品行业赞助商显然是挑战了地中海饮食的极限。例如，在夏威夷，奥威斯保护信托曾带着地中海饮食会议的参会者去了通常很难到达的威毕欧山谷（德雷舍尔说，那是"一个难以置信的天堂一角"），夏威夷果业是资助者之一，虽然在地中海沿岸并没有夏威夷果树。

营养政策的，她承认这些会议是一种非法的赚钱勾当，比大部分的参与者认识到的都严重。"那时似乎这些活动是完全合理的。但它是如此的诱人。奥威斯保护信托基本上就是公关公司……目的是向像我一样卷进这些活动的学者们推销地中海饮食。"她告诉我。

威利特以前的学生久枝现在为凯萨医疗机构做科学政策的咨询，他说，他和同事们都知道，这些会议背后是来自橄榄油业支持，但是"通过奥威斯保护信托，这些资助变得似乎可以接受"。受奥威斯保护信托邀请而来的专家们沉迷于整个的体验过程，他们似乎不大关心这背后可能存在的企业意图。

《新闻周刊》的劳拉·夏皮罗说，奥威斯保护信托后来不再邀请她参加这些会议，因为"我不习惯该项目的做法"。她参加了免费的旅行，却没有作相关报道，于是"奥威斯保护信托对我说，他们没法向赞助商解释邀请我参会的必要性"。

夏皮罗说，但她写了关于橄榄油对健康的益处的文章，这很符合地中海饮食会议的意图。"媒体人到处充当橄榄油宣传大使的角色，这是奥威斯保护信托造成的！"

196　　尽管有些"大使"，比如夏皮罗，失去了奥威斯保护信托的宠爱，*但必然会有其他人替代他们。这种会议在奥威斯保护信托组织下进行了十年，地中海饮食获得空前的成功，几十年来，这种饮食持续受到媒体和学术研究界的关注。自从威利特的金字塔公布以来，仅《纽约时报》就发表了超过 650 篇标题中有"地中海饮食"字样的文章。营养研究人员认真、持续地关注地中海饮食，自 20 世纪 90 年代初，关于地中海饮食的科学论

---

\* 费罗-卢奇认为她被奥威斯保护信托抛弃的原因是她对科学过于批判。在质疑国际橄榄油理事会资助的《美国临床营养学期刊》1993 年增刊的融资问题后，马里昂·奈斯德也失宠了。奈斯德在夏威夷的一家豪华酒店与国际橄榄油理事会达成协议，在她的《食品政治》中她提到了这段经历，并表示十分后悔（费罗-卢奇，发给作者的电子邮件，2013 年 12 月 27 日；奈斯德，采访；奈斯德，2002，114—115）。

文有 1000 多篇。哈佛大学公共卫生学院威利特所在系的流行病学家们，在整个 20 世纪 90 年代，至少每次都会有一位参加奥威斯保护信托的会议，他们发表了近 50 篇关于地中海饮食的文章。通过比较发现，迈阿密饮食和带状饮食这类饮食法只是少数科学论文才关注的主题。

南希·哈蒙·詹金斯（Nancy Harmon Jenkins），是奥威斯保护信托的创始人之一，同时也是《地中海饮食食谱》的作者，她承认，"食品世界深受腐败之害，食品企业投入巨大，而食品是否受欢迎很大程度上取决于口碑，尤其是专家们的观点。" *

197

### 橄榄油在美国大受欢迎

事实证明，讨好这些专家，花的每一分钱都很值得。在科学家、美食作家和记者们的盛赞下，地中海饮食席卷世界各地的杂志、食谱、厨房，立刻成为营养界的大热门。健康专家喜欢这种以新的方式多吃人们熟悉的水果和蔬菜，而且这种饮食还可以让人们享受食物的色香味——与以前基于自我否定和禁欲的营养饮食方法相比，这种饮食太诱人了。

有健康意识的美国人，曾因为美国农业部和美国心脏协会推荐的低脂肪饮食而放弃了炒菜或酱汁 30 年，他们怎能不欢迎这种可以尽享美味的新方法呢？这种饮食迅速流行起来，人们很高兴，终于可以享用那些之前被禁止食用的高脂肪食品了，如橄榄、鳄梨、坚果，再也不必有负罪感了。和没有脂肪的食物相比，用油烹饪过的食物味道的确很好。

这种诱人的地中海饮食占据了头条新闻，它还得到了哈佛大学的认证。一位美食作家在参加完会议回来后，欣喜若狂地赞扬道"所有参会

---

\* 2003 年奥威斯保护信托失去了国际橄榄油理事会的资助，减少了举办的活动。2004 年，奥威斯保护信托绝望下选择了可口可乐公司作为广告客户。在接下来的四年间，他们组织了数场"管理糖分"或"理解糖分"的会议。这个不幸的选择之后，在一些营养研究人员的心中奥威斯保护信托的权威地位不可避免地丧失了，近年来他们组织的会议很大程度上与科学无关了。

人员都是德高望重的",大家都相信"地中海饮食有利于人们低胆固醇式的生活,让人们更长寿……"《纽约时报》的莫莉·奥尼尔(Molly O'Neill)在参加了剑桥市的首次会议后写道,希望这种饮食将是下一个"营养伊甸园"。

不过,低脂饮食的传统主义者很难接受健康饮食居然可以是高脂肪的。奥尼尔最初的报道,认为那是"天鹅绒手套包裹下的低脂饮食"。对于长期遵循低脂饮食的人来说,这是常见的错误。马克·海格斯戴拒绝接受这种饮食,它违背了美国长久以来坚持的低脂饮食政策。美国心脏协会、美国医学协会还有其他专业协会起初也出于同样的原因不支持地中海饮食。

美国人试图了解这些相互矛盾的建议。从国家消费统计数据来看,美国人依然不太吃动物食品,还是按照地中海和美国农业部金字塔的建议选择水果、蔬菜和谷物,但他们摄入更多的鱼肉,吃更多的坚果,而且开始用橄榄油烹饪。美国的橄榄油消耗量大幅飙升,遵循地中海饮食金字塔的建议后,橄榄油的人均消费量是 1990 年的三倍。

转向使用橄榄油代表美国人向健康迈进了一步。花生油、红花油、大豆油、向日葵油高温下很容易氧化,这也是为什么包装上警告不能过度加热(详见第九章)。与此形成对照的是,橄榄油则更加稳定,因此更适合用于烹饪。*与装在粗糙的塑料瓶中无味的植物油相比,对于很多厨师来说,装在高高的诱人的玻璃瓶中的橄榄油有种美感,透露着意大利的味道。出于这些原因,美国人开始用橄榄油炒菜,往蔬菜或沙拉酱中滴橄榄油,从低脂肪饮食转向"地中海"饮食。

一直以来美国人渴望更多的脂肪,想要一种舒服地保持健康的方法。地中海饮食很好地满足了他们的愿望。然而,地中海饮食对健康真的是一

---

\* 橄榄油是一种单不饱和脂肪,也就是说,它的碳原子链上只有一个双键,而植物油是多元不饱和脂肪,有多个双键,双键容易与氧气发生反应。

种灵丹妙药吗？是时候从科学角度看看这件事了。

### 长寿源于橄榄油吗？

多年来，橄榄树的果实被赋予了许多的用处，药用、宗教用途，甚至一些神奇的性能。古希腊人使用这种油涂抹身体，希波克拉底甚至用橄榄叶治疗疾病，从皮肤病到消化疾病。在 20 世纪中叶橄榄油是希腊和意大利饮食重要的组成部分，而安东尼娅·特里切普鲁斯对祖国的这一传统产品有着强烈的感情（橄榄油业是该领域的赞助商也是主要原因之一），所以从一开始，研究人员就认为，在饮食与长寿的关系中，橄榄油必然扮演着重要的角色。

安娜·费罗-卢奇对橄榄油对健康的影响很感兴趣，不只是因为它是意大利饮食中的主食，还因为美国研究人员关注的焦点几乎一直集中在脂肪上，对她来说，研究橄榄油具有学术意义。事实上正是通过研究橄榄油，费罗-卢奇见到了季斯。"我们成为了好朋友"，但她又补充说，多年来，曾与她一起工作过的"顽固的（男性）科学家们"，"安塞尔是迄今为止最顽固的一位：他会誓死捍卫他的观点"。20 世纪 80 年代初，当费罗-卢奇开始在那不勒斯南部海边的村庄开始关于橄榄油的实验时，季斯还是该研究的顾问。

费罗-卢奇记录了 100 天里 50 位男性和女性吃的所有食物。她选择的实验对象仍然坚持传统的生活方式，包括食用的几乎唯一可见的脂肪就是橄榄油。费罗-卢奇的团队对每个家庭每天至少访问 4 次，营养师在每个家庭每顿饭时会坐在旁边，确保每个人都吃了。厨房里安装了两个秤，以称量大小食物。如果某个家庭成员在餐馆或者朋友家吃了一顿饭，团队的成员将访问那里以弄明白那顿饭是怎么做的。此外，由于实验的目的是想研究受试者的饮食从植物转换为动物脂肪后，血液中胆固醇水平会发生怎样的变化（其中最大的转变就是把橄榄油换成黄油），所以在每周开始时，

200 费罗-卢奇会为这些家庭提供所有他们需要的肉和乳制品。因此这是一个设计严谨的研究，展示了要在营养研究领域做出真正有意义的研究所应付出的努力。

当村民们把饮食中的橄榄油换成黄油等饱和脂肪六周后，费罗-卢奇发现"不利健康的"低密度脂蛋白胆固醇平均升高了19%。这是令人震惊的，但也说明橄榄油是有利健康的。这个研究——第一个明确橄榄油对胆固醇影响的实验——确立了费罗-卢奇在她专业领域的影响，奠定了橄榄油是"有利心脏健康的"油的地位。*

营养学家一直专注于低密度脂蛋白胆固醇的影响，所以他们称赞橄榄油是有益健康的抗病脂肪。在接下来的几年里，大量关于橄榄油可能具有一定疗效的研究如火如荼地展开。不幸的是，其中大部分并没有达到预期的效果。例如，专家认为，橄榄油对预防乳腺癌有帮助，但到目前为止还是证据不足；人们预判橄榄油能降低血压，但在这方面不同的研究结果也好坏参半。

在"特级初榨"橄榄油中，调查人员发现了许多"非营养素"，如花青素、类黄酮和多酚类物质，这是个小奇迹。橄榄果中存在这些物质是因为其果实是深色的，是数千年暴露在炎热的阳光下演化来的防御措施。这些非营养素的功效并没有被充分挖掘。比如，类黄酮的较大型临床试验并未证明类黄酮对人类的健康有好处。

支持橄榄油有利健康的数据中，频繁被引用的来自癌症和营养的欧洲前沿调查之希腊卷（EPIC），这是一个大型流行病学研究，参与的志愿者超过 28,000 名，由安东尼娅·特里切普鲁斯指导。基于该研究数据，2003

---

\* 费罗-卢奇的研究显示当受试者将饮食中的橄榄油换成黄油后，"有益健康的"高密度脂蛋白胆固醇水平也上升了（这种影响在女性中尤其明显），这意味着黄油实际上可能是更健康的选择，但专家们一直关注低密度脂蛋白胆固醇，把它当作生物标记，所以关于高密度脂蛋白胆固醇的发现就被费罗-卢奇忽视了。

年，特里切普鲁斯在《新英格兰医学杂志》总结道，坚持"传统的地中海
饮食"，包括"大量摄入橄榄油"，与"死亡率总体明显大幅降低"是相关
的。但在这项研究中，令人震惊的是，特里切普鲁斯从未测量过受试者橄
榄油的摄入量。她使用的食物频率调查问卷中没有这一项，受试者直接食
用的食物或用于烹饪的脂肪中也没有橄榄油。她仅根据调查问卷中烹饪过
的菜肴"估计"了橄榄油的消耗量。*这个缺陷在《新英格兰医学杂志》发
表的文章中并没有提到，文中列出了"橄榄油"因素，却未说明对其推导
过程。**

　　2003 年，北美橄榄油协会代表橄榄油生产商，收集了所有公开可用的
证据，以证明橄榄油可以预防心脏病，并把这些研究提交给美国食品和药
物管理局，希望可以获准使用食品外包装上的"健康声明"——"富含橄
榄油的饮食可以预防心脏病"。

　　然而，他们没能说服美国食品和药物管理局。在提交的 73 项研究中，
只有 4 项研究方法完善，可供参考（威利特和特里切普鲁斯发表的流行病
学证据，不能显示因果关系，因此不作参考）。4 项研究都是临床试验，这
些实验表明，与其他脂肪相比，橄榄油在不破坏高密度脂蛋白胆固醇的同
时可以降低低密度脂蛋白胆固醇。但是，美国食品和药物管理局表示，基
于只有 117 人且全都是年轻男性样本数据，不能授予使用健康声明的权
利。总的来说，这些研究结果让一些"科学家感到不太舒服"。（从那时开
始，十年间又进行了几次关于橄榄油的临床试验，但规模小，且结果相互
矛盾，也就没有实际意义。此外，最近的动物研究表明，橄榄油甚至可能
会刺激产生胆固醇酯，从而引发心脏病。）

---

\* 特里切普鲁斯也曾针对规模较小的人群进行了一项研究，以检测她对橄榄油估计
的正确性，但该研究的结果只能"适度"或者"较弱"地证实更大型的那个研究的准
确性（凯特曳雅尼等，1997，S120）。
\*\* 在特里切普鲁斯另一个基于这些数据的出版物中，"橄榄油"一词出现在了标题中
（少特普鲁等，2004）。

因此，橄榄油生产商的广告语只可以说"有一定的科学证据表明，橄榄油中含有单不饱和脂肪，每天食用 2 汤匙橄榄油可以减少患冠心病的风险，但相关证据还不确凿"。这意味着不是无条件推荐橄榄油，它并不是一种可以抵御疾病的特别的脂肪。

但研究人员试图寻找其他方法证明橄榄油确实是一种神奇的有利长寿的脂肪。2005 年《自然》杂志上的一篇文章提到橄榄油中含有一种新发现的抗炎物质。生物心理学家加里·比彻姆（Gary Beauchamp）注意到英国抗流感药品 Lemsip* 在喉咙深处产生的刺激感跟特级初榨橄榄油是一样的。这"让我灵光一闪"，正如他喜欢说的那样：橄榄油和布洛芬中肯定含有某种共同的成分。这种神秘的物质叫作橄榄油刺激醛（oleocanthal）。比彻姆表示可能橄榄油也存在抗炎效果。然而，一个人需要每天消耗超过两茶杯橄榄油，才能相当于布洛芬提供的一个成人的刺激醛量。比彻姆的实验对象并非是人类，其实验结果只能算是初级实验。

### 荷马笔下的"液体黄金"？

人类食用橄榄油的历史据说有四千年，如果对健康不是有益的，也至少是安全的，也许只是我们还没有通过科学研究发现这种益处而已。这样想，让人们心里感到很踏实。毕竟，荷马称之为"液体黄金"。

他这样说了吗？在很多销售橄榄油的网站上出现了"液体黄金"的说法，但在我能找到的荷马的《奥德赛》的任何翻译版中都没有出现这个词。事实上，《奥德赛》中的一段文字记录的情况恰恰相反：奥德修斯用"一瓶装在金瓶子里的橄榄油"涂抹身体。在任何希腊文本中也都没有提及橄榄油被人们用于饮食。橄榄油很古老，这是真的，但是并不是历史悠久的食物；它主要用来当作化妆品，在一些宗教仪式或者体育比赛中用于

---

\* 类似 999 感冒灵。——译者注

涂抹身体，无论是神仙还是凡人，都只是为了提升外在美。

橄榄油作为食物使用的历史可以回溯到20世纪早期吗？它真的是"饮食中的主要部分"吗？真的像季斯宣称的那样可追溯到"至少四千年前"吗？似乎也不是。1993年，一位法国历史学家写道，"不到100年前，希腊许多地区的普通民众食用的脂肪量远远低于今天"。希腊考古学家扬尼斯·哈米拉奇斯（Yannis Hamilaki，音译）曾进行过广泛地调查研究，尤其仔细研究过克里特岛，他发现中世纪克里特岛的农民平均消耗的可用橄榄油"很少"，到17世纪在威尼斯人的统治下，当地人扩大规模种植这种作物以满足工业用油的需要——主要是为了制造肥皂。哈米拉奇斯总结道，"尽管大家普遍这么认为，但几乎没有证据可以肯定地表明"，在19世纪之前橄榄油在希腊是"用于烹饪"的。在西班牙情况也一样，直到19世纪80年代，人们才开始大量地食用橄榄油。在意大利南部也是如此。对意大利南部树木种植的分析表明，"至少在16世纪之前"橄榄油"一定是 204 稀缺商品，而且……在中世纪，它主要用于宗教仪式"。事实上，回顾历史，地中海地区无论是农民还是社会精英，更常用猪油。

所以，橄榄油实际上是近代才成为地中海饮食的一部分，它并不是一种古老的食品。

### "许多"蔬菜是多少？
### 地中海饮食的科学探索

如果地中海饮食可以预防心脏病，就像原来安塞尔·季斯提出的那样，而橄榄油又不是这种饮食中起作用的元素，那么什么才是呢？水果和蔬菜？还是这种饮食整体起作用？克里特岛人经常吃的野菜里的叶酸含有某种保护元素，还是动物吃了野菜后肉中产生大量的omega-3脂肪酸含有某种保护元素呢？研究人员针对这些可能性开展研究，但没有确凿的答案。*

特里切普鲁斯暗示，地中海饮食本身可能存在无法量化的协同效应，包括"社会心理环境、温和的气候条件、延存下来的大家庭式结构，甚至午睡习惯"。**

205 分辨出地中海饮食中到底是哪个因素对健康有益，这不仅仅是为了科学，也是出于许多非常重要的现实原因。例如，2008 年，安娜·费罗-卢奇在日本出席了一个国际会议，有专家提问，"我们应该种植哪种水果和蔬菜呢？您至少能告诉我们应该种植水果还是蔬菜呢？"费罗-卢奇回答，"我们不能确切地说什么是最重要的……因为研究太模糊了。虽然我们建议多吃水果和蔬菜，但这没有意义。因为不可能知道到底是哪一种。"***

费罗-卢奇十分清楚应该为这种饮食下一个明确的定义，可是这种饮食太复杂，含有太多因素，以至于无法足够精确地作出科学定义。即便地中海国家和感兴趣的行业一直提高研究资金，问题还是没解决。

当沃尔特·威利特公布了地中海金字塔的时候，还没有这种饮食的临床试验，只有流行病学研究。一直到最近，七国研究、投入最大的是癌症和营养的欧洲前沿调查、特里切普鲁斯的希腊部分研究仍是地中海饮食证据的基础。但因为研究本身的设计，这样的研究不能提供明确的结果（因

---

* 科学证据支持 omega-3 脂肪酸是最有效的：这些长链脂肪酸的抗炎效果已经证明，尽管最近大型临床试验都没能成功证实 EPA 和 DHA 的日常补充剂可以降低心脏病发作的风险。EPA 和 DHA 是在肉、鱼、蛋等动物性食品中发现的长链 omega-3 脂肪酸，但是在植物中如亚麻籽和海藻，含有的是更短链的 omega-3 脂肪酸，这种脂肪酸在人体内不容易转换成长链。只有长链的 EPA 和 DHA omega-3 脂肪酸被认为是对健康有益的（加兰等，劳赫等，2010；克罗姆特，吉尔提，盖里金斯，2010；帕劳德与昆南，2007）。

** 迪米特里奥斯·特里切普鲁斯分析了癌症和营养的欧洲前沿调查中近 24,000 名希腊男性的数据，发现每天有午睡习惯的男性比没有午睡习惯的死于心脏病的概率低37% 是相关的。但是，这个发现只能说明存在关联性。据该研究的研究人员观察，夜间睡眠增加也可能达到同样的效果（纳斯卡等，2007，2143）。

*** 甚至水果本身，从香蕉到蓝莓到鳄梨，含有的常量营养素成分、纤维、抗氧化剂，还有糖都是不同的。

为流行病学研究仅能证明关联性），而且结果还自相矛盾。例如，有研究表明，地中海饮食模式与减少糖尿病、代谢综合征、哮喘、帕金森病、肥胖相关，但是，特里切普鲁斯发现，当她把希腊部分受试者的数据与癌症和营养的欧洲前沿调查中其他国家受试者的数据汇总时发现，来自9个国家约有74,600名的老年男性和女性，其地中海饮食与降低冠心病风险之间的关联并不必然。<sup>*</sup> 

流行病学研究一直受到定义模糊的限制，特里切普鲁斯一直在坚持寻找答案。1995年，她开发出地中海饮食评分系统，将这种饮食分为八类，每类一分。<sup>**</sup>如果大量食用了"保护性"食物组中的某一类，可以得一分（包括：1.蔬菜/土豆；2.豆类/坚果/种子；3.水果；4.谷物）。这是四个可能的得分项。另三分，可以通过"少量"摄取"非保护性"食物组的食物获取，最多三分（包括：5.高比例的橄榄油或动物脂肪；6.乳制品；7.肉类和禽肉）。第8项是酒，适量饮酒，得一分。

特里切普鲁斯的地中海评分系统简化了地中海饮食研究，研究人员很喜欢它，后来的研究增加了20个其他由7到16种食物组成的指数，但并不是每个人都认为这样的系统有用。巴塞罗那大学的教授提出疑问，"许 多"蔬菜是多少？"一点儿"肉又是多少？<sup>***</sup>在没有任何科学依据的前提下，系统认为系统中每种食物因素对心脏病的影响是一样的。那么我们是否可以认为，一个人不吃蔬菜（减一分），另一个人不吃坚果（减一分），他们患病的风险值增加得同样多？没有证据回答这种假设。

---

\* 特里切普鲁斯发现，只有非常小幅度的心脏病风险的减少与这种饮食是相关的，而在德国这种关联是相反的。此外，这种饮食被定义为"改良"的地中海饮食，它不仅包括橄榄油也包括植物油。特里切普鲁斯解释说分析的重点是不饱和脂肪应该包括这两种类型的油。这项研究也没有将橄榄油单独列出，因为无法做到（沃斯，2005，1329）。

\*\* 每一个因素的目标量，是特里切普鲁斯基于一个希腊偏远乡村的182位老年男性和女性的饮食模式制定的，她认为他们食用的是传统食物（特里切普鲁斯等，1995）。

\*\*\* 这些研究人员还怀疑，一个基于对希腊某乡村老年人的研究而得出的指数系统是否可以应用到完全不同的人群，比如对西班牙的年轻人。

英国布里斯托尔大学的流行病学部门主任安迪·R. 内斯（Andy R. Ness）说，不考虑其他因素的情况下，这些指数"没有考虑总体能量摄入（热量），而这个领域的其他研究会根据人们吃的食物量进行调整"。

特里切普鲁斯辩称，她的努力至少使这个领域向前推进了，这是事实。这种饮食一直无法清晰地为本身下一个定义，它囊括了所有必要的软科学领域，为激情与偏见敞开了大门。

"作为雅典医学院的团队，我们希望我们开发的东西可以延续。这是我们的呼声！"特里切普鲁斯曾经这样告诉我，这也似乎印证了她同事的评价——她的研究既是出于科学也是出于被当作"希腊之母"的地位。世界卫生组织欧洲部的营养顾问伊丽莎白·海尔辛说，"这个领域的许多人不是在理智的指引下而是在热情的引导下工作，所以研究证据从来都不充分"。正如哈佛流行病学家弗兰克·B. 胡（Frank B. Hu）2003 年写道的，"围绕在"地中海饮食"周围的神话跟科学证据一样多"。

### 临床试验的问题

设计完善的临床试验可能可以证明存在因果关系，也可能可以证明地中海饮食是优越的。这样的实验是有一些，但问题是它们采用的只是像地中海饮食的饮食进行研究。但即便如此，它们还是被反复地、广泛地引用。

第一个实验是里昂饮食心脏研究。法国里昂心血管医院的研究人员，将 600 位中年人（几乎都是男性）分成数量相等的两组进行试验，受试者在实验前的六个月内都曾有过心脏病发作的经历。控制组继续遵循医生的常规建议，实验组遵循地中海式的方法。研究人员曾想模仿 1960 年的克里特岛饮食，对于不熟悉这种味道的法国人，他们不知道如何说服他们用橄榄油。所以，作为替代，他们用菜籽油制作了一种特殊的人造黄油，每两个月将桶装油免费送给受试者。受试者还被建议按照"地中海式"饮食多吃鱼、白肉而非红肉（总的来说是少吃肉），多吃水果和蔬菜。

大约两年后，实验组中 3 人死于心脏病发作，5 人心脏病发作未致命；控制组中，16 人死于心脏病发作，17 人心脏病发作未致命。实验组中因其他原因死亡的人数也比控制组低（比例是 8∶20）。两组之间的生存率差异是如此显著，以至于研究人员提前停止了实验，开始让每个人都采用地中海饮食。近 20 年来，里昂研究被广泛引用，被视为是支持地中海饮食有效性的主要证据。

然而这项研究的研究方法存在相当大的问题。一是，实验规模小，受试者数量不足。二是，除了人造黄油外，实验饮食与日常变化不大。与控制组相比，实验组多吃一点点鱼——大约每天一条小鳀鱼的量——每天额外增加的水果和蔬菜相当于一个小胡萝卜和半个小苹果的量。三是，控制组中只对少数人的饮食进行了评估，这是巨大的缺陷，毕竟他们的饮食也是研究的变量。*

两组之间最大的差异是人造黄油。人造黄油包含什么呢？与橄榄油完全不同，人造黄油富含 α 亚麻酸，坚果、种子、植物油中含有 omega-3 多元不饱和脂肪，橄榄油中含有油酸单一不饱和脂肪。这些脂肪的化学结构是完全不同的，它们对人类的生物影响也是不同的。所以不管里昂饮食心脏研究获得的经验是什么，它们显然不是关于地中海饮食的。

第二个实验是印度-地中海心脏研究。它显示出富含植物性食物、低饱和脂肪饮食的好处，所以专家们把它当成地中海饮食的重要证据。像里

---

* 美国心脏协会的一篇论文描述了这些问题。论文认为"两组饮食的评估都进行得很糟糕"，在"实验报告的结果"中"饮食所扮演的角色必然存在问题"。实验中获得的好的健康结果，完全可能是"干预效应"导致。这指的是受试者会对实验干预产生积极的反应，比如饮食咨询，甚至是研究管理员的额外关注，这都不可避免地导致受试者在实验中会产生更好的结果。因此通常实验设计都会为实验组和控制组提供相同的体验以避免出现这种效应。但在里昂饮食心脏研究中，实验组的成员一开始就拥有个性化的、详细的饮食指导，定期送来的人造黄油又会提醒他们在参与这项研究，而控制组却没有受到对等的干预。在该研究的一篇早期论文中，当然在最终的研究结果中没有提到，研究人员承认研究中两个小组的体验存在显著差异（克里斯-埃瑟顿等，2001；德劳格瑞欧等，1994；德劳格瑞欧等，1997）。

昂饮食心脏研究一样，研究人员对最近曾有过心脏病史的中年人进行饮食
干预，采用"含有西印度醋栗、葡萄、苹果、甜橙、香蕉、柠檬、葡萄
干、麝香瓜、洋葱、大蒜、瓜蒌、葫芦巴种子和叶子、蘑菇、苦瓜和葫芦
瓜、藕、鹰嘴豆和黑绿豆……大豆油和葵花籽油"。

听起来很像 1960 年的克里特岛的饮食吧？不完全是。20 世纪 80 年
代末，私人医生拉姆·B. 辛格（Ram B. Singh）在印度莫拉达巴德进行了
这个实验。实验限制肉类和鸡蛋，鼓励大量地摄入水果和蔬菜，认为这是
"地中海类型"饮食。

后来证实辛格的工作有问题——参与者每日的食物日记疑似被捏造，
血清胆固醇值的计算方法过时等——以至于曾首发表他的研究的著名《英
国医学杂志》展开调查。调查结论认为，辛格的数据"要么是捏造的要么
是伪造的"，"疑似研究欺诈"。《英国医学杂志》编辑表示对该研究持保留
意见，差一点撤稿。*

然而多年后，辛格的印度-地中海心脏研究依然会在科学文献综述中
出现，甚至包括地中海饮食基金会马德里主管路易斯·塞拉-麦臣（Lluís
Serra-Majem）2006 年的文章。地中海饮食基金会是当今世界上推广该饮
食的最重要的国际组织，** 塞拉-麦臣在他的文献综述中，摒弃了许多规模太
小或方法不合理的研究。例如，某种饮食含有橄榄油，或稍微多点核桃，
或加几杯红酒，就认为是"地中海饮食"的研究。但对于辛格的实验"我
想为它敞开大门……但感觉确实有点糟糕，好像在法庭上意识到你的证人

---

\* 看来辛格伪造了相同的数据，让它们看起来来自不同的临床试验，并把它们发
表在著名的期刊上，包括《柳叶刀》《美国临床营养学杂志》《美国心脏病学杂志》。
1990 ～ 1994 年之间，他在论文中声称就 25 个临床试验进行了报告，这也是他的文章
招致怀疑的原因之一（怀特，2005，281）。

\*\* 基金会由西班牙农业研究所和企业资助，包括达能集团和家乐氏集团。塞拉-麦臣
谈到自己的动机时很坦率："他们的兴趣是推广地中海产品"，因为政府资金缺乏，如
果没有企业资助，他的研究无法进行了（塞拉-麦臣，作者采访，2008 年 8 月 2 日；http:
//dietamediterranea. com/directorio-mediterraneo/enlaces-mediterraneos/）。

证明并不有利一样"。

第三个实验是意大利急性心肌梗死生存实验。尽管该实验被当作支持地中海饮食的证据广泛引用，它实际上是为了检测鱼油和维生素 E 补充剂有效性的实验，只是实验中参与者吃的东西碰巧跟地中海饮食有些像。这并不是该研究预期的干预，所以研究人员必须重新修改研究假设，以便结论涵盖饮食因素。然而，实验完成再改假设，这在科学界是不能接受的，这可能有研究者的偏见，所以这样得出的结论充其量也只能算是弱证据。

让任何一个人来承担过度解读证据的责任都是不公平的，没有把握但还是引用这些临床试验结论在这个领域已经演变为一种常态。随着时间的推移，那些实验的缺陷逐渐模糊，人们只会强调实验结果中最好的部分，直到一切变得合理，它们渐渐变成了可信的历史记录。当绝大多数研究人员为了支持低脂饮食，而过度解读饮食-心脏病假说研究时，同样的集体思维也曾出现过。对证据缺陷视而不见的默契，是这两种官方推荐的饮食必要的生存策略。

### 真正的地中海饮食实验

2008 年，以色列进行了一项实验。实验经过精心设计，过程严谨，董事会由各国教授组成，包括哈佛大学公共健康学院的流行病学家迈尔·施坦普费尔（Meir Stampfer）。研究人员选择了 322 名中度肥胖的中年人，主要是男性，作为实验对象，为他们分别提供三种饮食：低碳水化合物饮食、低脂饮食、地中海饮食。*在工作地点的自助餐厅会提供这些特别准备的食品，受试者吃了什么，吃了多少被严格控制。实验为期两年，包括准备食物和监督过程。

---

\* 研究人员实验中采用的"地中海式"饮食是基于沃尔特·威利特提出的饮食金字塔，"蔬菜含量高，红肉含量低，用禽肉和鱼肉类取代了牛肉和羊肉"。这种饮食提倡低热量摄入（女性每天摄入热量 1500 卡路里，男性每天摄入热量 1800 卡路里），每天从脂肪中摄取的热量不超过 35%；添加的脂肪主要来自每天 30 ～ 45 克橄榄油和少量的坚果（5 ～ 7 个坚果，或不超过 20 克的坚果）。

研究人员发现，采用地中海饮食的受试者罹患心脏病的风险比采用低脂饮食的受试者低。与低脂组相比，地中海饮食组甘油三酯值更低，"有益健康的"高密度脂蛋白胆固醇值更高，而"不利健康的"低密度脂蛋白胆固醇值更低，C-反应蛋白值更低，胰岛素值更低；他们体重降得更多，两年内平均减掉 10 磅，低脂组减重 7 磅。无论从哪一个可能的方面来看，地中海饮食都优于低脂饮食。"所以我得出的保守的结论是，不要采用低脂饮食。"施坦普费尔说。十年前，也就是 21 世纪初期，当这个研究开始构思时，这个结论还是不可想象的。

这对于备受喜爱的地中海饮食来说当然都是积极的结果。但这意味着这种饮食最好吗？施坦普费尔强调采用这种饮食的人最容易坚持下来，这点很重要。事实上，采用低碳水化合物饮食的那一组也取得了巨大成功。他们的饮食中脂肪含量相对较高。结果这组参与者看起来最健康。他们减重更多（12 磅），他们的心脏疾病的生物指标甘油三酯值更低，高密度脂蛋白胆固醇值远高于其他两组。采用地中海饮食的受试者只有在低密度脂蛋白胆固醇这一项表现得优于另两组。低碳水化合物饮食组的表现显然要好于低脂饮食组和地中海饮食组。

2013 年，一项大型的西班牙研究横空出世，占据了世界各地新闻的头条，由此确立了地中海饮食有益健康的地位。这个研究名为地中海饮食预防研究（PREDIMED），塞拉-麦臣是研究负责人之一。这是一项艰巨任务，有 7447 名 55～80 岁的男性和女性参与者，被分成三组，两组采用的是地中海式饮食，自己做饭和备餐，其中一组配给特级初榨橄榄油，另一组配给额外的坚果。第三组是控制组，没有额外配给食物。*

五年后，控制组中有 109 人在"心血管方面"出现问题（中风、心脏

---

\* 该研究使用"地中海饮食评分系统"，即特里切普鲁斯发明的评分方式。地中海饮食受试者的评分由 14 个部分组成，控制组有 9 项。某些项，如鸡蛋的摄入，必须被忽视，因为只有数量有限的因素可以得分（埃斯特鲁奇等，2013，24，26）。

病发作或者死于心脏疾病），特级初榨橄榄油的地中海饮食组有96人出现问题，配给额外坚果的地中海饮食组仅有83人出现问题。《纽约时报》头版报道"研究显示地中海饮食可预防心脏病和中风"。

然而，如果仔细审视地中海饮食预防研究的控制组，会发现这些受试者食用的并不是常规的西班牙饮食。相反，他们采用的是低脂饮食，因为几十年来这种饮食一直都是国际标准饮食。实验给低脂饮食组的建议是避免食用鸡蛋、坚果、富含脂肪的鱼类、油和各种高脂肪食物。正如我们所知，这种饮食已确定不能对抗心脏病、癌症或肥胖。因此地中海饮食预防研究，只能证明地中海饮食优于低脂饮食。*

地中海饮食优于低脂饮食，很可能仅仅因为它提供了更多的膳食脂肪，因为低脂饮食组和地中海饮食组最大的区别就是坚果和橄榄油量的不同。与美国心脏协会和美国农业部的低脂饮食法相比，这种饮食真的更好吗？

任何国家的饮食与低脂饮食相比，都有可能优于后者。也许采用传统饮食的智利或荷兰，或任何食用未经提炼的传统食物的国家的心血管 215 发病发病率都有可能比低脂饮食的国家低。谁知道呢？只有地中海饮食被科学家和营养学家彻底地研究过。地中海饮食如日中天，它垄断了科学领域。

**重新考虑为什么克里特岛人长寿**

地中海饮食预防研究的各组受试者从肉、蛋、奶酪等食物中摄取的脂肪量同样多。甚至在实验结果出来之前，塞拉-麦臣就说过，"我认为饱和脂肪并不是主要的问题"。

---

\* 一些批评人士指出将"心血管健康"状况不同的人分到一组掩盖了地中海饮食组的心脏病发作人数并不比控制组少的事实。唯一重要的发现是中风人数下降，但也只是在研究的第一年出现"小幅"降低（欧派，2013）。

如果这是真的，季斯和他的团队认为他们所观察的希腊人和意大利人心脏病发病率低是因为他们饮食中的动物脂肪的缺失，这个结论很可能是错误的。这些研究人员预期发现饱和脂肪会是一个关键问题。难道地中海饮食能更好地解释低心脏病患病率的其他因素被忽视了吗？回到七国研究再仔细看一看。

克里特岛的研究，除了"大斋节问题"，研究对象当时处于战后恢复的非常时期，还存在其他令人不安的问题。值得注意的是，其样本大小似乎是只有少量的人。最初季斯研究设计有两个来源，一是大型人群样本——即对655名男性进行书面问卷调查，二是小型人群样本，收集为期一周实际摄入食物的样本。收集食物是为了检测问卷调查。然而，令人失望的是，实际并不像预期的那样。两份数据得出了不同的结果。所以季斯假定克里特岛人没有准确地回答问卷调查中的问题，然后他做了一件相当惊人的事情——干脆放弃了他收集到的655名男性的调查数据。*他的计算最后只基于一个饮食数据来源：小型人群样本收集到的食物，三次来自克里特岛，一次来自科孚岛。实际上，季斯去了科孚岛两次，但他不得不舍弃一组数据，因为食物中的部分脂肪"在处理的过程中被破坏了"，还有一部分脂肪粘在携带食物样本的容器上。最终，克里特岛只取样 30～33 份，科孚岛只有 34 份。

这些影响了西半球整个营养学的历史进程。但是如此小规模的样本，无论是与 1961 年整个希腊 837.5 万的人口相比，还是与克里特岛 43.8 万

---

\* 把饮食调查作为营养研究的工具，季斯在其退休前不满地说道："当对人们的饮食进行问卷调查时，他们倾向于重复相同的答案，不管这些答案是否符合现实。"然而，没有调查数据，季斯就没有对个体所吃食物的记录。特里切普鲁斯地中海饮食的第一次会议上，当季斯的同事们试图还原克里特岛饮食时，因调查问卷的资料"丢失"，他们不得不尽最大可能从季斯的原始论文中重建。困难在于季斯没有提到克里特岛人对水果或蔬菜的摄入（季斯，艾诺威尼斯，斯瑞恩，1966，585；克罗姆特等，1989；克罗姆特和布勒博格，梅诺蒂，布莱克本，2002，63）。

的人口相比，都不具有统计显著性。根据统计公式，季斯在每个岛上的研究样本应达到384份，他本可以达到这样的规模，但他放弃了问卷调查的数据。

尽管如此，季斯早期的论文和其他出版物还是基于655位克里特岛人的饮食数据计算结果给人留下了深刻的印象，而且这种错误的描述以科学文献的形式流传了下来。

加州大学洛杉矶分校的桑德·格陵兰（Sander Greenland）是一位营养流行病学的权威专家，当我给他打电话询问克里特岛33份样本规模时，我几乎可以从听筒里感到他的不满。"如果33份样本可以证明预测假设，"他告诉我，"这可能是造假。"小数据集得出的结果"看起来'太有利'会被怀疑是科学造假"，"换句话说，季斯的数据听起来就像克里特岛地震时的果冻一样摇晃得厉害，靠不住。"

这些数据发表之后很久，在20世纪80年代，七国研究的负责人承认，即使在小型样本的采集过程中，每次也存在许多的变化，所以从这些数据中能够获得的关于这种饮食的结论并没有多少。

在这些不可靠的数据基础之上，沃尔特·威利特建立了地中海饮食金字塔。而他的研究团队与20世纪60年代的克里特岛人饮食实际之间的关联更不可靠。例如，地中海饮食金字塔不包含鲜奶，这是一个错误。在该金字塔推出的几年之前，季斯发表了一篇论文，文中说明克里特岛人平均每天摄入8盎司（1杯）的鲜奶，主要是羊奶，也有牛奶，比美国组的摄入量还要多。威利特甚至引用过季斯的这篇论文，*但是他却未将鲜奶纳入金字塔体系。2008年，在奥威斯保护信托的一次会议上，我向哈佛团队询问：为什么这些信息在金字塔中没有体现？回答是"一般不喝"鲜奶，鲜

---

\* 事实上，季斯的论文是威利特团队引用的、记录那个时期鲜奶消耗量的唯一资料（其他资料来源是一个将"牛奶和奶酪"合并归类的研究）（久枝，雷纳特，威利特，1995，1410s）。

奶"饱和脂肪酸含量很高，会导致冠心病"。对饱和脂肪的恐惧胜过了所有其他的考虑因素，甚至是鲜奶的实际摄入量。

地中海饮食金字塔的另一个错误是几乎不包含红肉。这是很讽刺的，因为克里特岛人很喜欢吃红肉。"在克里特岛，主要食用山羊肉、牛肉、绵羊肉，偶尔也会吃鸡肉或兔肉。在科孚岛，主要食用牛肉和小牛肉。"

季斯写道。在意大利、西班牙或者希腊几乎每一本烹饪书或者历史著作都明确表明，与禽肉相比，他们更青睐羔羊肉、山羊肉和牛肉。古希腊人也不大吃鸡肉。《伊利亚特》描述阿基里斯为奥德修斯准备的晚餐时写道："帕特洛克罗斯在火光中放一条长椅，上面放着绵羊肉和肥肥的山羊的后脊肉，还有富含猪油的野猪脊骨肉。"

地中海饮食金字塔为什么给出相反的建议呢？大幅降低红肉摄入为什么成为地中海饮食金字塔的"主要标志"？

原因之一在于季斯只是简单地碾碎了克里特岛人所吃的食物，然后把混合物送往位于明尼苏达州的实验室进行分析。所以结果数据并不是蜗牛、羊肉、肝脏这样的食物列表，而是营养素列表：饱和脂肪、单一不饱和脂肪、蛋白质、碳水化合物等。结果显示饱和脂肪含量很低，可能因为季斯收集的克里特岛的三分之一的数据是在大斋节禁食节期间，食用动物食物受到极大的限制。然而，关于肉类的讨论，威利特和他的同事们没有引用任何季斯关于受试者所吃的实际食物的原始报告。威利特告诉我，他依据的是自己的关于红肉的流行病学研究结果，他只是参阅了季斯的著作，了解了营养素概要文件，选中了最符合低饱和脂肪规范的禽肉。*

这是一种大跃进。在地中海饮食的历史上，选择鸡肉作为主要的肉食

---

\* 威利特的团队只引用他自己的护士健康研究来支持这一观点。该研究显示，较低的心脏病发病率与较多地食用"鸡肉和鱼肉"存在相关性，根据观察，这种相关性更可能是因为鱼肉而不是鸡肉。威利特和他的团队用来支持选择鸡肉的其他证据都是反对红肉的，而且都是流行病学研究。

来源没有基础，人们可以合理地质疑，鸡肉是否与山羊肉、小羊肉或者羔 219
羊肉产生一样的健康影响。与鸡肉相比，红肉富含更多的维生素 $B_{12}$、维生
素 $B_6$，以及营养素硒、硫胺素、核黄素、铁。

威利特和他的团队相信红肉不健康，理所当然地认为其不能成为理想
饮食的一部分。推荐绵羊肉、牛肉、山羊肉是不可想象的，而推荐鸡肉却
是可接受的。

因此，要遵循地中海饮食，我们似乎还是在依赖于季斯战后希腊少数
男性样本数据，其中一部分还是大斋节期间的数据。糟糕的是，这些数据
又被威利特的团队曲解了。

事实上，一位名叫利兰·G. 阿克什罗夫（Leland G. Allbaugh）的流
行病学家，受洛克菲勒基金会资助，为了提高对"不发达"地区的理解，
先于季斯来到克里特岛做过研究。克里特岛的经济被战争摧毁。阿克什罗
夫为了了解在这种困难状况下人们的生存状况，对克里特岛饮食进行了深
入的研究，像季斯一样，他发现他们的饮食"主要是谷物、蔬菜、水果、
橄榄油"，还有少量的肉、鱼和蛋，完全符合地中海饮食。然而，阿克什
罗夫不但不推崇，还揭示了一个惊人的事实：克里特岛人公开表示这样的
饮食让他们很遭罪。"大多数时候，我们都是饥饿的。"当被问及可以如何
改善他们的饮食时，72% 的受访家庭表示只吃肉或肉与麦片同食是"他们
最喜欢的"食物。显然，战前他们可以吃更多的肉，现在没有肉吃让他们
很痛苦。

意大利卡拉布里亚的情况也是如此。20 世纪 70 年代费罗-卢奇访问
了该地，将当地饮食描述成是近乎"理想"的地中海饮食：充足的蔬菜和
橄榄油，很少吃肉。然而据意大利历史学家维托·特提（Vito Teti）的文
章记载，卡拉布里亚的农民和农场工人认为这种饮食是贫困所致，他们认
为蔬菜"没有营养"，这甚至是人们不喜欢大斋节的主要原因。特提认为， 220
卡拉布里亚人"身材矮小、身体虚弱、工作能力低、心理衰弱是因为缺乏

食物……几乎完全素食……导致的"。事实上，在 20 世纪 60 年代，意大利南部 18% 的男性"身材矮小"（不到 1.58 米），而在食用较多动物性食物的北方，只有 5% 的男性身材矮小。1920～1960 年，在参军体检时，来自卡拉布里亚的男性是全国最矮的。为了改善这一处境，卡拉布里亚人，像克里特岛人一样，"最渴望吃肉，这种渴望高于其他的一切……高大又'性欲旺盛'的健壮男人是吃肉的"。

当然这些农民对肉的渴望可能被误导。如果像特提记录的那样，他们身材矮小、饥饿、爱生病，那么谁知道肉会不会成为解决这些问题的灵药呢？还是更好的医疗护理、更佳的卫生环境或其他类型的食物能更好地满足他们的需求呢？*

现代营养学专家会说这种渴望是贫穷导致的，如果得到了满足，会导致更糟糕的健康状况。然而，历史表明这些农民可能是正确的。战后，意大利和希腊经济恢复，人们开始把近乎素食的饮食抛诸脑后。1960～1990年，意大利男性吃肉量平均增加十倍，这是意大利饮食迄今为止最大的变化，然而预期中可能出现的心脏病发病率大规模上升的情况却没有发生，反而下降了。意大利男性的平均身高增长了近 7.62 厘米。

221　　在西班牙，情况也是相同的。自 1960 年以来，肉类和脂肪消耗量飞涨，心脏病的死亡率却骤降。事实上，过去 30 年西班牙的冠心病死亡率减少了一半，饱和脂肪消耗量增长了 50% 以上。

法国和瑞士一直都大量摄入饱和脂肪，心脏病患病率却很低。1976 年的瑞士人摄入动物脂肪的量比 1951 年增加了 20%，但是心脏病和高血压导致的死亡却下降了，男性下降了 13%，女性下降了 40%。

这个明显的矛盾甚至也适用于克里特岛。当七国研究希腊部分的首席

---

\* 历史上地中海人爱吃肉的传统似乎可以追溯到古希腊和古罗马时期。荷马作品记载，希腊的英雄们几乎只吃肉，配上大量的面包和酒。荷马很少提及蔬菜和水果，吃这些"被认为有失众神和英雄们的尊严"（扬，1854，41）。

研究员克里斯托·艾诺威尼斯 1980 年回到克里特岛时，距他最初的研究已经过去 20 年了，他发现农民摄入的饱和脂肪增加了 54%，但心脏病发作率仍然非常低。

相当值得称赞的是，地中海饮食基金会的路易斯·塞拉-麦臣试图着手处理这些案例，尽管这些事实对他推广的饮食来说是个麻烦。他承认，尽管肉类摄取量"惊人地"上涨，而葡萄酒和橄榄油消耗量却下降了，现在的西班牙人肯定比 30 年前更健康了。*在 2004 年的一篇题为"需要更新地中海饮食的定义吗？"的论文中，塞拉-麦臣小心翼翼地总结道，"一些传统意义上评价比较负面的肉类……有证据证明有必要重新评估对这些食品的建议。"

当季斯把注意力集中在动物脂肪的低摄入量上，认定这是克里特岛人健康的原因时，他发现，低饱和脂肪饮食与降低心脏病发病率有关。这在 1960 年可能是准确的，但到了 1990 年情况不同了。在之后的几十年里，继承了季斯饮食偏见的科学家们使这个原有的错误复杂了一千倍。克里特岛或卡拉布里亚的农民很难想象纽约的社会名流和好莱坞电影明星们——几乎地球上所有的富人——都在试图复制战后穷人的饮食。

克里特岛人心脏病患病率相对低有另一个原因：克里特岛的饮食几乎不用糖。阿克什罗夫称，克里特岛人"不吃甜点，除了应季的新鲜水果……很少吃蛋糕，几乎从来不吃派"。可能你还记得，在七国研究中，与其他任何类型的食物相比，糖的摄入量与心脏病发病率的相关性是最紧密的。芬兰和荷兰的饮食含有大量的糖，这两个地方心脏病发病率最高，而"南斯拉夫、希腊和日本几乎不吃糕点"，这些地方的心脏病发病率低。

---

\* 塞拉-麦臣认为减少盐的摄入量或者吸烟可能是关键因素，更好的医疗保健可能会有助于治疗心脏病。但就最后一点，利物浦大学的临床流行病学教授西蒙·凯普韦尔（Simon Capewell）进行了详细分析，发现近几十年来，在包括意大利的大多数国家，只有四分之一到一半的心脏病死亡率的下降可以通过医疗保健的改善来解释（帕尔米耶里等，2010；凯普韦尔和欧弗莱厄蒂，2008；塞拉-麦臣，作者的采访）。

这些观察结果一直都是成立的。例如，1960～1990年的西班牙，吃肉量增长，糖和其他碳水化合物摄入量急剧下降，心脏病发病率也下降了；在意大利，糖的消耗量一直很低，心脏病发病率也下降了。

这一切使人有理由怀疑地中海饮食与身体健康相关是因为这种饮食是低糖的。近几十年来地中海地区额外的红肉消耗量似乎并没有成为决定疾病的因素，而糖类提供了一种可能的——甚至，似乎很可信——的解释，这种解释符合观察的结果。

### 我们应该成为地中海人吗？

地中海以外世界各地的研究人员研究这种饮食是因为他们想了解健康的秘密，也因为他们被该地区的美丽和浪漫所吸引。橄榄油业的资助更推动了这种热情。地中海地区的研究人员研究这种饮食，是因为他们希望拯救健康以及他们珍惜的、正在消失的传统。正如塞拉-麦臣告诉我的那样，"对我们来说，它很重要，因为它不只是一种营养食谱，更是一种生活方式。地中海饮食不只是一些营养物质，也是一种完整的文化。"这是一种美丽的感情，对于这种惧怕自己的传统被同化、被破坏的感情，人们很容易产生同情。其他社会难道不能通过自己的美食传递自己的文化吗？一个瑞典人应该放弃她祖母以黄油为基础的饮食吗？德国人应该放弃香肠吗？智利人、荷兰人或者他们在美国的后代应该放弃本国的饮食吗？有研究显示，其他国家的饮食可能也像地中海饮食一样，比低脂饮食表现得更好。一个人的饮食传统包含了一代又一代的传承，是一种独特的传统文化遗产。

美国是一个移民国家，我们中的许多人已经失去了与原籍国的纯正美食之间的传承联系，我们可能更容易受到营养专家指导的影响。这些专家为我们推荐了一种美味饮食方式，但我们也可以问问自己：我们应该成为地中海人吗？

地中海饮食在某些方面让人们受益匪浅。长时间以来它为特别简朴和严格受限的美国饮食带来了慰藉，它纠正了错误的低脂饮食政策，它展示了对膳食脂肪更放松的态度。橄榄油虽非一种古老的食物，但它是一种相对稳定的油，不容易氧化，是一种更健康的选择。但地中海饮食加剧了美国人对动物脂肪的恐惧症，我们加速逃跑，背弃古老的食物。这样做带来的后果可能已经以某种严重的方式伤害了我们的健康，只是尚未深入研究而已——因为长久以来，专家们只关注肉类和奶制品所带来的危险。224

# 8　拒绝饱和脂肪，反式脂肪乘虚而入

为了寻找解决限制脂肪饮食的出路，橄榄油成为家庭厨师们的伟大解决方案。然而，对于食品生厂商来说，橄榄油价格昂贵，面对政府要求产品中不得包含饱和脂肪时，企业决定使用植物油来代替。为了取代饱和脂肪，如猪油、牛油等，植物油必须被硬化。唯一方法就是通过氢化过程。氢化过程就是将液体变成固体的过程，它为这些植物油开启了新的广泛的可能性，固体动物油曾经被使用过的地方，现在都可以使用它们。比如，人造黄油替代了奶油，科瑞起酥油替代了动物脂肪。人造黄油和科瑞起酥油在 20 世纪上半叶销量巨大。

然而，氢化过程会产生反式脂肪酸。氢化油引入 90 年后，美国食品和药物管理局才认为这些反式脂肪对人类健康存在疑点。为什么长期以来我们对氢化油了解得如此稀少？食品公司和植物油生产商如何影响有关反式脂肪的科学研究？食品业是如何工作，如何操控专家对膳食脂肪的理解，并最终控制公众舆论的？

20 世纪 70 年代后期，由于季斯饮食-心脏病假说的成功，美国食品供应需剔除饱和脂肪的压力不断增强。结果，氢化油不仅用于科瑞起酥油和人造黄油，而且还用于生产所有的加工食品。到 20 世纪 80 年代后期，氢化油已经成为整个食品业的支柱，大部分的曲奇、饼干、薯片、人造黄油、起酥油，以及油炸、冰冻和烘烤食品都依赖氢化油。它们出现在超市、饭店、面包房、学校餐厅、体育馆、公共游乐场等场所。*

从大型食品公司到街角面包店，食品生产商们逐渐地依赖上氢化油，它们比奶油和猪油便宜，使用范围广泛。对植物油的氢化程度不同可适应于多种多样的食品生产。

氢化油在制造酥松易碎的曲奇、松脆饼干、绵润的纸杯蛋糕以及千层酥饼的过程中表现尤其好。相对较小的脂肪晶体能够更加持久地困住面糊中的小气泡，从而生产出松软的蛋糕。巧克力蛋糕可以在口中融化而不是在手中。轻微氢化可以为甜甜圈上的装饰生产出更加柔软的巧克力，而高度氢化使盒装巧克力"涂层脂肪"变得更加坚硬。使用植物油烹饪会导致 226 糕点层坍塌，产生油腻感，而氢化油会保持糕点层分离、蓬松、酥脆。人造黄油在凉爽和温暖的温度下很容易涂抹开来，而不会变得油腻或者黏湿。氢化油还可以使松饼和其他烘烤食品能持久保存而且湿润依旧。

氢化油还很适用于煎炸食品，如甜甜圈、油炸薯片、炸鸡块、炸土豆片等。这种油在通常的油炸温度下不冒烟（因为它们不会轻易氧化），在多次油炸中，可以反复使用。

总之，氢化油是食品业适应力极强的变色龙，是大型食品公司的支柱。

**越来越多的反式脂肪**

基于官方最权威的知识，反式脂肪的使用在美国快速增长。美国国立卫生研究院宣布饱和脂肪是饮食中最主要的罪魁祸首，那还有什么比竭尽全力

---

* 只有一部分脂肪被氢化，因此它被称为"部分氢化油"。氢化过程使用得越多，脂肪就越固化，包含的反式脂肪就越多。

地根除饱和脂肪更加重要呢？鼓励食品生厂商放弃动物油，采用氢化油看起来是最佳的办法。毕竟，在那时，反式脂肪所产生的健康隐患还不为人知。

　　使人们摆脱饱和脂肪改用反式脂肪的最重要的善意力量之一是公共利益科学中心（CSPI），它位于华盛顿，是美国全国最强大的以食品为中心的消费者群体。微生物学家迈克尔·雅各布森（Michael Jacobson）是这一组织的领导者。公共利益科学中心长期以来，一直是敦促美国食品和药物管理局更好地监督美国食品的领导者。雅各布森影响力强大，以至于食品公司向市场推出新食品之前会先拜访他，征得他对新产品的同意。公共利益科学中心仅凭一己之力就摧毁了宝洁公司耗时十年多才开发出来的替代脂肪（Olestra）的市场前景。公共利益科学中心游说食品和药物管理局，要求含有 Olestra 的食品必须标有"可能引起肛瘘"的警示标志。

　　正如美国其他任何一个以健康为目标的组织一样，公共利益科学中心完全赞同饱和脂肪会导致心脏疾病的观点。事实上，雅各布森在拜访位于华盛顿的联邦机构时，把消除饱和脂肪看作是他的首要任务之一。1984年，他发动了一场大型的媒体运动，名为"攻击饱和脂肪"。公共利益科学中心鼓励快餐公司，如汉堡王和麦当劳，在烹炸薯条的操作中，放弃牛油而采用部分氢化豆油。公共利益科学中心引用的证据表明与饱和脂肪相比，氢化油在控制胆固醇方面效果更佳，因此饱和脂肪应该被"健康的"氢化油所取代。整个 20 世纪 80 年代，在公共利益科学中心主席和公众的敦促下，所有的快餐连锁都在烹炸薯条的过程中放弃了牛油、猪油或者棕榈油，取而代之的是部分氢化豆油。

　　公共利益科学中心的另外一项运动是成功地说服全国的电影院在制作爆米花的时候，采用部分氢化油来取代黄油和椰子油。公共利益科学中心断定，这是"对美国人动脉的一项伟大福利"。当公共利益科学中心向人们推荐氢化油的时候，人们对这些油还知之甚少。但是在 20 世纪 80 年代，人们伴随着饮食-心脏病假说生活好几十年了，以至于绝大多数营养专家都深信任何其他类型的脂肪都比饱和脂肪好。

　　另外一个推动食品公司放弃饱和脂肪而采用氢化油的力量来自内布拉斯加州奥马哈市的单身大富豪，菲利普·索克洛夫（Philip Sokolof），此人对美国食品业产生极大的影响。索克洛夫既不是科学家也不是营养学专家，但是在 40 岁时遭受一场几乎致命的心脏病后，他就将向美国人传达饱和脂肪的危险作为退休后的任务。与其说他攻击的目标是动物脂肪，不 228
如说是被食品公司在包装食品中广泛使用的椰子油和棕榈油。这些油类饱和脂肪含量很高——后来证明含量特别高。棕榈油一半是由饱和脂肪构成的，因为 86% 的油脂来自于棕榈果实。（棕榈油是从油棕榈果的果肉中提取的，棕榈仁油是从棕榈果核中提取的。）对于长期以来确信饱和脂肪危害的公众来讲，这些数字令人恐惧。对于不了解的公众，索克洛夫负责告诉他们这些事实。

**《纽约时报》索克洛夫广告**

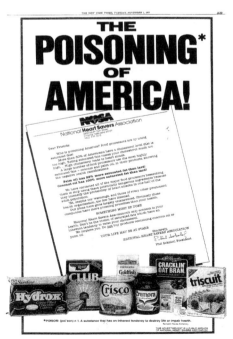

　　1988 年 11 月 1 日　20 世纪 80 年代在全国性报纸上刊登的一系列广告错误地将热带油类误导为对健康的威胁。

229

索克洛夫创立了一个名为"国家心脏保护协会"的组织，注资百万自己经营。从1988年开始，他在大型报纸上刊登一系列的全版广告，附有醒目的标题："毒害美国！"谁在毒害美国？"食品加工者……使用的饱和脂肪！""我们已经和所有的大型食品加工商联络，请求他们放弃使用这些有潜在危险的材料，因为它们增加了患心脏病的概率……我们的请求还没有得到答复……必须有所作为。"

索克洛夫的广告还附有当时含有椰子油或者棕榈油食品的图片，如科瑞起酥油、家乐氏公司的克拉克林燕麦麦片、纳贝斯克公司的全麦纤维脆饼饼干等。

索克洛夫说，他刊登广告是因为他向食品生产商们邮寄了"大量邮件"，敦促他们放弃在产品中使用热带油类，但是只收到了"仅有的几个回复"，愤怒的索克洛夫决定公开羞辱这些制造商。广告刊登之后，食品公司开始作出回应，使用反式脂肪来代替棕榈油。纳贝斯克公司不太合作，索克洛夫同时在三种不同的广告媒体刊登广告，终于引起了食品公司的重视。热带油类在全美国被认为是健康威胁。索克洛夫说，广告是他230 "最大的成功"。

### 大豆油的反击

通过戏剧化的策略，索克洛夫传播着盛行的反对饱和脂肪的专家观点。他仅凭罹患心脏病之后的热情，向人们灌输政府的膳食指南方针。大家都说，索克洛夫是一位高尚的、孤独的改革者，正如公共利益科学中心一样。然而，他可能不知道，他的努力背后还有一场针对热带油类的规模更大的、更加有害的以商业利润为导向的改革运动。这场复杂的运动由代表大豆行业的美国大豆协会（American Soybean Association）默默地推动着，从而获得最多利益。

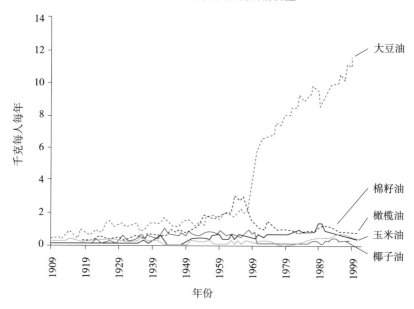

**1909 ～ 1999 年美国植物油消耗量**

资料来源：塔尼亚·L. 布拉斯鲍格等，"20 世纪美国 omega-3 和 omega-6 脂肪酸摄入变化"《美国临床营养学杂志》93，第 5 期（2011 年 5 月）：图表 1C，第 954 页。

美国人现在食用的豆油比 1909 年多一千多倍，这是美国饮食中最大的变化。　231

从 20 世纪 60 年代开始美国人消费的绝大部分氢化油来自于豆油（机械压榨豆油的方法发现于 1911 年）。像其他所有产业一样，种植大豆的农民和加工豆油的公司，总是密切关注着竞争威胁。来自菲律宾群岛的椰子油和来自马来西亚的棕榈油早已是这一行业密切关注的对象。20 世纪 30 年代，这些外国油脂大量侵入美国，美国大豆协会动员起来试图将它们踢出美国，它说服国会通过法案对这些油脂征收高关税。这是第一次"热带油类战争"，1948 年战争结束时，美国大豆协会主席大卫·G. 温（David G. Wing）宣布，"我们要保护这一市场"。直到 20 世纪 80 年代，当热带油类进口开始重新在美国蠕升时，美国大豆协会又重新开启了战争。

"我们真正忧虑的是它（这些进口品）正在吞噬着我们的利润。"史蒂文·德雷克（Steven Drake）回忆道，他是 80 年代中期美国大豆协会的最高行政官。20 世纪 80 年代中期棕榈油和椰子油加起来只占美国人消耗油脂的 4%～10%，然而，豆油已经在美国的包装食品和食品服务运营（餐厅、食堂等）中广泛使用。美国大豆协会感觉有必要保卫自己的产品。

从马来西亚进口的棕榈油对美国的大豆业来说，令人恐惧，因为棕榈油可以用来制作任何豆油制品，而且价格还要便宜 15%。对于大豆业来说，棕榈油是可怕的，也是唯一的威胁。

为了将热带油再次赶出美国市场，德雷克于 1986～1989 年策划了一场毁谤运动。在他的指导下，美国大豆协会到处演讲，散发传单，在报纸上刊登广告和漫画，针对食品公司和政府官员发动请愿运动，使人们相信索克洛夫的观点：美国食品制造商应舍弃热带油类。*

美国大豆协会认为热带油类在室温下是固体，因此它们是欺诈销售的油类。"我们中有人称它'树猪油'。"德雷克回忆道。

传单内容丰富，形式多样。有的附有警示标题，"你对热带油的无知可能会杀死你！"配有插图，一个椰子顶部连着一条点着的导火索。有的宣布，"认识一下试图让你破产的人"，配图为"一个表情乖戾的热带肥猫"，手中拿着一支雪茄烟和一瓶椰子饮料，坐在一个标有"棕榈油"的黑桶旁边。他穿着白色的西装，戴着宽边帽子，"肥胖的身躯塞满了孔雀形状的藤条椅"。暗示过分的、阴险的亚洲人利用热带油威胁美国豆农。因内容太过无礼，形象太过露骨，1987 年传到马来西亚时，大量马来西亚人在美国大使馆前抗议。"图片涉嫌种族歧视，"德雷克承认，"说实话，我们从未考虑过这件事。"

20 世纪 80 年代末期，美国大豆协会一直试图游说华盛顿各机构，特

---

\* 德雷克表示美国大豆协会同索克洛夫和公共利益科学中心没有关联。

别是有权管理棕榈油和向其征税的机构，希望国会或者食品和药物管理局同意将热带油类标注为"饱和脂肪"。

### 为热带油类辩护

恐惧席卷马来西亚，棕榈油生厂商知道一旦被认为是一种"饱和脂肪"对他们的产品是一种玷污。棕榈油在马来西亚就像是橄榄油在希腊一样：受到敬畏，它给整个国家带来了财富；它是一种至关重要的国家商品，政府高度参与其生产。20世纪80年代末，马来西亚出口产品只有5%～10%进入美国，但是美国的营养政策具有很强的国际影响力，因此马来西亚人当然害怕美国的食品标签法会对棕榈销售在全球范围内产生激冷效应。<sub></sub>

"我们决定以科学为依据为棕榈油而战。"丹·斯里·奥古斯丁·翁（Tan Sri Augustine Ong）说。他是马来西亚棕榈油研究学会会长，负责在全世界范围内为本国产品辩护。翁毕业于伦敦国王学院有机化学专业，在进入马来西亚棕榈油研究学会之前曾是马来西亚大学的化学教授。翁天真地相信简单地展示棕榈油的科学事实就能取得成功。

棕榈油富含有益健康的维生素E和β-胡萝卜素，据早期研究显示，棕榈油有助于预防血栓。早期的临床试验证明同其他的植物油一样，棕榈油具有降低血液总胆固醇的作用。《营养评论》杂志1987年写道，棕榈油"不像"其他饱和脂肪一样通常会提高总胆固醇。翁很看重这种积极的胆固醇发现，他知道这对美国同行们非常重要。

翁还提出，棕榈油或者椰子油一直是千百年来大多数东南亚人的主要食物，不可能导致心脏病。例如，马来西亚和菲律宾群岛人们食用大量的棕榈油和椰子油，心脏病发病率却比西方国家低。1981年研究者发现在法属玻利尼西亚一个环礁居民，几乎无心脏病病史。岛上居民大部分热量从椰子中获取，近三分之二的日常热量从椰子油中获得，却毫无明显的心脏病迹象。

1987年，翁带领马来西亚棕榈油研究学会代表团一行六人访问美国，组织媒体记者、政府官员、科学家以及食品公司高管召开研讨会。翁推出他的科学谈话要点，这些要点包裹在一个更加重大的信息里面，那就是这<sup></sup>整场辩论就是"在健康问题幌子下的贸易问题"。

234

虽然美国人民对他并不是很友好，翁还是争取到了一个关键人物，食品和药物管理局里食品安全和应用营养中心的行政官员理查德·J. 朗克（Richard J. Ronk）。1987年朗克向国会提交材料要求放弃将热带油类等同于饱和脂肪的法案，所呈材料被众议院和参议院认可。翁暂时赢得胜利，但是战争却远没有结束。美国大豆协会并没有放弃，公共利益科学中心和索克洛夫也不会放弃。

对于大型食品公司来说，热带油是包装食品的一种重要原料，而热带油类的负面报道几乎是史无前例地高涨。索克洛夫广告、国会听证会、请愿运动加上各种各样的反热带油策略汇成了一场坏消息的海啸。"我们每天收到来自各地的成堆的邮件，"齐宝公司的一位发言人告诉《纽约时报》，"我们关注美国消费者的健康，他们不想食用它（热带油类）。"食品公司投降了。到1989年，通用磨坊、桂格燕麦、波登、珀莉农场、齐宝、普瑞纳以及皮尔斯伯里等公司都宣布，他们将停止使用热带油类。

确实，这些公司很害怕他们的食品无法摆脱这些如今不受欢迎的油类，他们请求美国公众保持耐心。1989年纳贝斯克公司的一位发言人说，"我们正在尽可能地少用或不用热带油。"然而一些产品，如含有棕榈油的全麦纤维脆饼，在不牺牲质量和口味的前提下，却很难作出改变；通用磨坊公司生产的羊角形小吃妙脆角没有棕榈油也很难形成新配方。"当你去掉一种成分，如棕榈油，你可能要改变两到三百种调料，"通用磨坊公司的研究与开发副总裁斯蒂芬·加斯韦特（Stephen Garthwaite）解释道，"你希望能做到足够接近，可以让味觉和感觉系统认为它们是一样的，但从化学角度来说，完全匹配的几率基本为零。"最终，纳贝斯克的确成功地完全弃用了热带油类。

对于美国公众来说，结果是几乎每个公司的每样食品中，取代热带油
类的替代脂肪都是部分氢化豆油。20 世纪 80 年代末起，美国食品减少使
用约 20 亿磅热带油类，含有反式脂肪的氢化油一磅一磅地取代了它。

一旦美国的食品公司屈服于美国大豆协会、索克洛夫和公共利益科学
中心，那么热带油类辩护者只有马来西亚人。但他们是外国商人，所以他
们不会获胜，这看起来也是预料之中的结局。1989 年当国会重新开始讨论
将热带油类标识为饱和脂肪这一议题时，翁的处境更难了。翁说，他很绝
望。他决定动用"氢弹"。

"氢"指的是氢化油或者反式脂肪。模仿索克洛夫的策略，1989 年翁
在主要报纸上刊登整版广告，宣传棕榈油"不需要人工硬化或者加氢"，
称这一过程"会提升饱和度且产生反式脂肪酸"。"美国人消费的大约 70%
的豆油都经过氢化处理。"那时候，美国人对氢化作用一无所知，但是美
国大豆协会很清楚。这一领域的研究者们知道，已有研究对氢化油过程中
发现的反式脂肪提出了质疑；这些证据还没被公布，但是很可能会公布。
这些广告只是一个警告。

德雷克告诉我，马来西亚人的广告对于美国大豆协会来说"非常可
怕"。而另一件事情"真正地震动了我们"，他和美国大豆协会的负责人与
宝洁公司的高层会晤。"不要打击一种油品，"德雷克说，"底线是美国大
豆协会想要自主性，企业可以在生产中使用自己想要使用的任何油品。"

最终，美国大豆协会作出让步。美国大豆协会的运动"从一开始技
术就不健全，表现得很无礼"，美国大豆协会驻亚洲的油脂化学家拉尔
斯·维德曼（Lars Wiedermann）回忆道。1989 年的夏天，在夏威夷的一
家宾馆里，双方坐下来达成协议。马来西亚人对氢化作用保持沉默，而
美国大豆协会停止游说华盛顿官员，同时停止任何旨在将棕榈油描述为饱
和脂肪的宣称活动。协议达成之后，美国大豆协会的发言人声明，该组织
在热带油类方面对公众的"告知努力"结束了，"是时候宣传大豆油优点

了"。他还就美国大豆协会在东南亚国家"煽动了很多可怕的情绪"表达了歉意。终于终结了"痛苦的两年争斗"。

然而对于棕榈油来说，这一切来得太晚了，它实际上正在从美国食品中完全消失。没有人再信任棕榈油和椰子油。公共利益科学中心、美国大豆协会和索克洛夫所有的努力使超市所有的食品、每个大型快餐餐厅提供的每一份炸土豆片或酥炸鸡柳条以及电影院的每一桶爆米花，都采用含有反式脂肪的部分氢化油制作。猪油、牛油、奶油以及如今的棕榈油等饱和脂肪已完全丧失了地位。

在接下来的几年中，这些适应性强而又廉价的氢化油的使用持续增长。"信不信由你，我们实际上想创造更多的反式脂肪，这样我们就能得到一个更加清晰的熔点，这更有利于一些产品，如薄片糕。"罗恩·哈里斯（Ron Harris）解释道。他是一位曾经效力于安德森克莱顿有限公司（Anderson, Clayton & Co.）、卡夫食品公司和纳贝斯克公司的退休油脂化学师。"三四十年间，企业竭尽全力地生产反式脂肪。"美国农业部的一位反式脂肪专家证实。沃尔特·法尔（Walter Farr），曾任卡夫食品和威臣食用油公司以及很多其他食品公司的高管，告诉我，"我们有意提高反式脂肪的价格，因为它能制造最好的起酥油、桶装人造黄油……以及涂抹油，如巧克力涂层的奶油糖霜。"法尔于20世纪60年代中期就开始在这一领域工作，他说，"我见证了食品业的飞速发展，这都是氢化作用的结果！它被很多家庭使用，更多被食品服务业使用。它是跳跃式发展的！"

237　　到2001年，美国人已经消费了180多亿磅的大豆油——占美国人食用的所有油类的80%还多——其中大多数都是部分氢化油，含有大量的反式脂肪。

### 掩盖反式脂肪真相的"科学"

反式脂肪令人不安的科学发现大多被掩藏了，因此长期以来它一直被认为没有健康隐患。20 世纪 20 年代至 30 年代，营养科学仍处在起步阶段，食品科学家对于部分氢化油还没有详细的见解。事实上，他们甚至直到 1929 年才发现科瑞起酥油含有反式脂肪酸，这离该产品上市销售已经过去十年了。

而且，真正发布的科学发现也相互矛盾。例如，1933 年一项研究调查了老鼠如何代谢氢化油，结论是反式脂肪"作为食物的组成成分绝不会产生异议"。换句话说，它们既不好也不坏。然而，同年，另一位研究者发现，以含反式脂肪的人造黄油为食的老鼠生长速度慢于那些以非氢化豆油或者奶油为食的老鼠。接下来几年中的两项其他研究得出了同样自相矛盾的结论。双方都有证据。

1944 年的一次研究确立了饱和脂肪是良性的，在接下来的 40 年中，氢化油被自由且广泛地用于食品生产。1944 年的实验证明，喂食人造黄油达三个月之久的老鼠在成长和繁殖方面没有受到损害，乳汁分泌能力也没减弱。尽管这项研究是由人造黄油生厂商顶好食品公司（Best Foods）赞助，但是这些看起来正面的结论还是为反式脂肪盖上了合格证明的印章。研究的发起者哈里·J. 德尔（Harry J. Deuel）受顶好食品公司资助，他在文章中论述，人造黄油不仅健康而且在营养方面同奶油相当——这是这一 238 学科的一次巨大的延伸，因为当时人们已经知道这两种脂肪在脂肪酸组成上完全不同。

直到 1952 年，气相色谱法的发明才使人们能够更加准确地分析氢化油的脂肪酸组成。但是即使在那时，食品公司看起来对更好地理解他们的产品——至少是公开地——并不感兴趣。使用这一新方法来研究反式脂肪唯一发表的分析报告是在 1956 年，作者艾哈迈德·法赫米·马布鲁克（Ahmed Fahmy Mabrouk），是俄亥俄州立大学的埃及学博士研究生。他写道，氢化油含有一种"复杂得令人绝望的"已知和未知的脂肪酸混合物。"我们正在消费着大约 100 万磅的反式脂肪酸，"马布鲁克总结道，"幸运的是目前还没有证据表明这些独特的酸类在某个意义上是有害的。"的确很幸运。

1961 年，安塞尔·季斯将他的注意力转移到反式脂肪上来。在一次精神病院真人实验中，他发现氢化油不仅能提高总胆固醇，是一种心脏病风险因素，而且还可以非常显著地增加甘油三酯，同心脏病和糖尿病有关联。这些发现令人不安。当某一重要成分出现不利的实验发现，食品公司将会资助科学研究进行反击。约瑟夫·T. 贾德（Joseph T. Judd），美国农业部生物化学家，反式脂肪研究的核心人物，解释道，"科学研究文献有足够多的、相互矛盾的研究结果，以至于没有人能够得到确切的结论。"某个研究展示出了一个反式脂肪的消极影响，"都会出现另一个研究，其结果正好相反——来自于该产业的影响"。产生出大量相互矛盾的科学发现是产业惯用的非常有效的策略，不确定的环境能够让值得怀疑的成分快速发展。

239　　为了对季斯的不利发现作出反应，1962 年宝洁公司进行了一次研究。当然，实验结果反驳了季斯的发现，并成为接下来 15 年间有关氢化油的最新结论，包含季斯在内的研究者转而研究其他方向。毕竟，那是 1962 年，正好是美国心脏协会第一次提出低脂饮食建议，饮食和疾病研究群体彻底地将注意力集中到饱和脂肪之上。美国人现在被鼓励食用植物油，而对于这些植物油潜在的、不利于健康的影响则没人关注。

### 反式脂肪研究的孤独世界

接下来的 20 年间，几乎只有一位学术研究者留在反式脂肪领域：弗雷德·A. 库梅罗（Fred A. Kummerow），伊利诺伊大学厄本那香槟分校的生物化学教授，共发表 70 多篇有关反式脂肪的论文，是全世界相关领域研究成果最多的学者。这些论文包括反式脂肪和健康课题的重要而令人不安的发现，这些发现震动了食品业。食品业为了继续使用它们最喜欢的原料，显然不得不诋毁库梅罗和他的发现。

1957年，库梅罗在《科学》杂志上发表了他的第一篇研究报告，记录了他曾检查过的24个人体尸体解剖材料。报告发现反式脂肪聚集在全身各个组织里面：肝脏、动脉、脂肪组织、心脏。脂肪酸停留在组织里意味着它们没有被完全代谢。"看起来有必要"确定反式脂肪在人体的代谢过程产生了什么样的影响，库梅罗的文章总结道。*

240

库梅罗的职业生涯早期，是饮食-心脏病研究学派的"具有影响力的人"，他是伊利诺伊州心脏协会的会长，还是美国油类化学家协会的会员，经常受美国国立卫生研究院资助。显然，库梅罗的事业正处在上升阶段，然而当他精神饱满地开始研究反式脂肪问题时，他没有意识到他正在面对的整个行业的力量。虽然库梅罗很自信，但他毫无政治经验。在知道美国心脏协会受食品业资助支持种子油后，库梅罗批评了美国心脏协会的医学总监坎贝尔·摩西，1969年他在美国心脏协会的一部教育影片中拿着一瓶科瑞起酥油。库梅罗没能意识到政企联盟根深蒂固的力量，没想到自己如此快速地被抛弃。

1961年美国心脏协会开始建议"谨慎饮食"，少吃饱和脂肪，多吃植物油。对于食品公司来讲，油是常规的液体油还是经过氢化作用的硬化油无关紧要，包装上都会印"液体油"。这种简化给食品业带来巨大的好处，

---

\* 库梅罗对反式脂肪的怀疑来自于他认为反式脂肪是非自然产物。有一些确实自然地出现在反刍动物的肉和奶中，如鹿和奶牛，叫作"反刍动物反式脂肪"。它们与在氢化油里发现的反式脂肪成分相同，由同样的微粒构成，但是却有一个区别——分子的不同侧面有一个双键物质——这些几何结构在化学公式中没有反映出来。这一微小的区别或许足以使反刍动物反式脂肪在人体里表现不同。库梅罗在1979年的一次实验中，第一次展示这种区别，后来的研究表明这些反刍动物反式脂肪大体上对健康没有危害，而工业生产的反式脂肪则会产生健康危害。然而，当食品和药物管理局在规范反式脂肪时，乳制品和肉牛业提出反刍动物反式脂肪应该被排除在食品和药物管理局的规定之外，而食品和药物管理局则表示反对，理由是这一机构的标准同化学公式严格一致（劳森和库梅罗，1979；本森等，2011）。

因为氢化油会伪装成其中一种高度受人喜爱而且受到美国心脏协会赞同的多元不饱和油，食用它们可以预防心脏病。省略"氢化"二字，反式脂肪被有效地掩饰起来，不为消费者所知。

1968 年当美国心脏协会的《饮食指南》要更新时，库梅罗建议在新版中警示反式脂肪。他想让公众了解两件事情：第一，人造黄油含有部分氢化油；第二，这些硬化油没被证明能降低总胆固醇（液体形式的油类确实降低总胆固醇，尽管对于大多数人来说总胆固醇并不是预防心脏病的一个很好指标）。摩西同意库梅罗有关反式脂肪的观点，并且印刷了 15 万份《饮食指南》宣传单。

接下来是令人吃惊的大反转。摩西向起酥油和食用油协会（ISEO）递交了《饮食指南》初稿。食用油协会表示反对，它不想揭露任何存在潜在不利健康成分的内容。毫无疑问，摩西同这个产业关系密切（毕竟，他为科瑞起酥油的广告摆拍过），他选择将这 15 万份宣传单统统销毁，印刷了一批新的来替代它们。1968 年的《饮食指南》有两个版本，一个含有反式脂肪的警示，另一个没有。

四十年来，美国心脏协会没有说过一句话透露部分氢化油的潜在健康风险，是最后一个提醒人们提防反式脂肪主要的卫生组织，这种退缩可以看作是怯懦。对反式脂肪的胆固醇影响提出警示可能显得过早，因为数据还不完全清晰。但是作为心血管健康的守卫者，敦促完全公开这一成分，难道不应该表示支持吗？

库梅罗现在在美国心脏协会是不受欢迎之人。"那之后，我再也没能重返任何一个心脏协会委员会。"他告诉我。心脏协会曾是他事业不可分割的一部分，1959 年给他资金，帮他建立实验室。"但是我们的想法不同。"他遗憾地说。尽管以他的事业为代价，库梅罗还是鼓足勇气继续他堂·吉诃德式的探险，继续进行着有关反式脂肪的重要研究——事实上几十年来，食用油专家中只有他一人如此。在这期间，他和几个同事还发现许多让人不安的事情。

首先，他们确认了库梅罗在 1957 年做的最初的研究，研究显示了反式脂肪是如何在脂肪组织中"聚集"的，这意味着人造脂肪酸在人体的细胞中代替了正常的脂肪酸。脂肪酸不仅以脂肪的形式储藏起来，而且它是构建每一个细胞膜的基础材料。这些细胞膜不是简单的、像自封袋一样的容器，相反，它们更像是交通繁忙的边境线上的巡逻哨兵，仔细地管理着进出细胞的每个分子，它们还控制着在细胞膜内边界上游荡的物体。库梅罗发现当反式脂肪酸占据了细胞膜的位置，它们就像外来物质，不能按照正常的计划来行动。

库梅罗还发现细胞膜里的、非自然的脂肪酸对钙化作用产生消极影响。库梅罗把来自于脐带的细胞浸泡在不同类型的脂肪中，发现氢化油中的细胞提高了对钙的吸收。钙是乳品中的一种很好的成分，但是在细胞中，它有导致钙化功能，动脉钙化不是一种理想状态。血管钙化程度同心脏病紧密相关。

1977 年，库梅罗的同事，生物化学家兰德尔·伍德（Randall Wood）有了一个重要的发现，对油的氢化作用不仅会产生反式脂肪，还会删除 4 种自然产生的脂肪酸，产生 50 种非自然的脂肪酸替代它们。"我们不知道——通过部分氢化作用而产生的部分顺式异构体会比反式脂肪更糟糕！它们很可能就是罪魁祸首！"伍德告诉我。*

"没有人对这些做过实验。"有机化学家大卫·契夫斯基（David Kritchevsky）附和道。他是 20 世纪在饮食和健康方面最富影响力的有机化学家之一，2006 年去世之前我曾访问过他。"我们不知道这些脂肪酸中的哪些是不好的或者它们的危害是什么。"兰德尔·伍德尝试了多年，希

---

\* 同分异构体是包含同样类型和数量的原子（它们拥有同样的化学公式），但原子排列不同的分子。"顺式"和"反式"同分异构体之间的区别在于它们的双键类型："顺式"键产生一个 U 形分子，而"反式"键则产生一个锯齿形的分子。

望得到经费研究它，但是从来没有过。"可能这些同分异构体中的一种会使你丧命，但是我们不知道是哪种。"

所有这些发现都很重要而且令人担忧。它们没有被证明同人类的疾病有任何关联，但是它们显示出的细胞功能使正常的生理机能改变了。库梅罗的工作本应该向人们发出警报，促进更多的研究。然而，库梅罗和伍德却遭遇了沉默的壁垒。从 20 世纪 50 年代末到 20 世纪 90 年代初的四十年间，几乎没有同事和他们保持通信。这两人几乎不能发表文章。库梅罗也无法为探讨反式脂肪的科学会议募集资金，原因很明显，这类资金赞助者通常是本行业成员，他们根本就不想谈论这个主题。甚至连美国乳品协会也不会资助反式脂肪方面的研究，因为其部分成员也生产人造黄油。事实上，自从 1911 年氢化油以科瑞起酥油的形式被引入市场那天起，直到几乎一个世纪之后的 2005 年，没有一个大型的科学会议致力于讨论反式脂肪。*

## 大型食品公司的反击

制造和使用氢化油的大型公司控制了与反式脂肪相关的科学，库梅罗从来就没有机会。这些公司包含人造黄油生厂商和大型食用油制造商，如宝洁公司、安德森克莱顿有限公司和玉米产品公司，它们拥有实验室和油脂化学师，其中最有影响力的人被邀请到起酥油和食用油学会委员会中任职。这是一个小型但很重要的委员会，是整个脂肪和油类产业的科学守卫者。为保护该产业最大的商业之一——氢化油的名声辩护，几十年来是其职责的重中之重。

"保护反式脂肪不受负面科学发现的玷污是我们的职责。"拉尔斯·H. 维德曼解释道。他是食品巨头斯威夫特公司的高级油脂化学师，曾于 20

---

\* 1991 年，位于安大略省多伦多市的卡夫通用食品公司举行过一次为期一天的闭门会议，第一次向公众开放的大型学术会议是 2005 年丹麦营养学会在哥本哈根附近举办的。2006 年，美国心脏协会召集了美国第一次有关反式脂肪的会议。

世纪 70 年代效力于起酥油和食用油协会委员会。委员会另一个成员托马斯·H. 阿普尔怀特（Thomas H. Applewhite），是有机化学家和植物生理学家，担任过卡夫食品的研究主管。在他退休后曾直率地对我说，"我是反式脂肪问题的罪魁祸首。"

在阿普尔怀特的指导下，委员会的任务就是留意类似库梅罗研究、会毁坏反式脂肪名声的学术论文。一旦发现，阿普尔怀特和团队立刻进行学术反驳。他们还参加会议，在问答环节提出尖锐的问题，目的是质疑反式脂肪研究结论。维德曼记得他曾经跟随库梅罗"参加了三到四个会议，目的是坐在观众席，在他讲话结束时，提出问题"。

库梅罗发现一位说话声音洪亮的大高个，"他会跳起来表达意见，非常咄咄逼人。"库梅罗回忆道。在他看来，这"完全不符合科学家那种标准的、礼貌的交流"，兰德尔·伍德拥有同样的经历。"阿普尔怀特和亨特……他们的主要作用是参加会议，会议摘要很早之前就已下发，所以他们知道自己要说什么，"他回忆道，"有时候，在提问环节，他们会就某些问题搞突然袭击，很多情况下，这些问题甚至和发言者所说内容毫不相关。"伍德最终完全放弃了研究反式脂肪。"这是一个非常不值得研究的领域，得不到任何支持，要想取得任何进展实在太难了。"他感叹道。

库梅罗发现自己真正地同起酥油和食用油协会发生争执是在 1974 年，当时他提出了一份在微型猪身上所做实验的研究结果。他选择这些动物是因为它们像人类一样为杂食动物，是研究动脉硬化发展的合适模型。库梅罗发现与以乳脂、牛油或者某种不含反式脂肪植物油为食的猪群对比，当他给猪喂食反式脂肪的时候，它们的动脉病变发展得更快；以反式脂肪为食的猪动脉内壁有更多的胆固醇和脂肪堆积。1974 年当库梅罗在一次会议上提出这一数据时，"食品业陷入了恐慌震荡，"正如一位参加过这类会议的美国农业部的化学家向我描述的那样，"食品业意识到如果反式脂肪同心脏病联系起来，那么一切就都完了。"

库梅罗的研究有一些瑕疵，起酥油和食用油协会委员会则利用每一次机会来挑战这些瑕疵。*"我们花费大量的时间、金钱和精力来反驳他的工作，"维德曼告诉我，并解释说"粗劣的研究，一旦被出版，就变成史料而且会造成不可挽回的伤害"，"并不是说我们像怪物一样，到处恐吓那些资金贫乏的、贫穷而又毫无防备的研究者。"而他见证了太多以科学的名义草率完成的工作，这也是他认为"'挑战'它并没有什么错误或者不道德"的原因。

对库梅罗来说，他从不放弃。2013 年，在 98 岁高龄之际，他仍然在发表论文，向食品和药物管理局施压，要求在食品供应中彻底禁止反式脂肪；2014 年，一定程度上是对他的请愿作出回应，食品和药物管理局看似要采取行动。

246　　　除了库梅罗，还有另一位主要的反式脂肪研究者，玛丽·G.安宁格（Mary G. Enig），马里兰大学的营养生物化学家。从 20 世纪 70 年代末，她一直独立地从事着反式脂肪的研究。1978 年，她发表了一篇论文证实了反式脂肪摄入同癌症率之间的关系，在起酥油和食用油协会里成功地敲响了"警钟"。这只是一种关联，不是因果关系的证据，而且安宁格只是一所二流大学的兼职教员，起酥油和食用油协会仍然认为她是油脂产业的潜在威胁。（反式脂肪和癌症之间的联系后来被深入、彻底地研究，但是未发现两者之间存在因果联系。）

为了反驳她在癌症方面的论文，阿普尔怀特发表了三篇写给编辑的

---

* 对库梅罗的猪群实验研究的批评集中在他提供的高反式脂肪饮食缺乏一种正常生长所需的重要脂肪酸（亚油酸）。当斯威夫特公司在威斯康星大学重复这项研究时，加入了更多的亚油酸，反式脂肪的动脉硬化影响消失了。然而，第二个研究是否更好地反映了美国人饮食的真相，这一点并不能肯定，因为库梅罗饲养猪群的饮食在美国即便不常见，也很有可能会出现，特别是因为氢化作用的过程破坏了油中的亚油酸成分（因此，反式脂肪含量高的人造黄油"自然"亚油酸含量低）。库梅罗的实验可能为美国发现了一种真实的危险，然而普遍的共识是反对他的实验发现。

信。他和几个同事还拜访了她。安宁格回忆道，"来自起酥油和食用油协会的家伙们来看我。好家伙，他们非常生气。"除了阿普尔怀特之外，还包括全国人造黄油制造商协会会长思尔特·弗雷德里克·李普马（Siert Frederick Riepma），同属大豆油生产商的利华兄弟公司和中央豆制品公司的官员们。正如安宁格所描述，"他们说他们一直保持着密切的关注，防止类似文章出现，不知道我的文章是怎样冒出来的。"

她可能没有太大的专业影响力，但是安宁格拒绝做个畏首畏尾的人。相反，她看起来很享受，而且近乎固执地同他们争论起来。她不敏锐，而且对取悦于她的人不感兴趣，或许因为她知道无论如何她都不会被邀请加入到油脂化学家的男性俱乐部。她的大多数同事都同意她的观点。虽然很多人承认她质疑反式脂肪数据的准确性是正确的，但是行业油脂化学家们认为她太过偏激，形容她"发疯"了，"疯疯癫癫"的，是"偏执狂"、"狂热分子"。与之对比，阿普尔怀特自从 20 世纪 60 年代起就从事植物油行业，而且还是一位领导者。*

整个 20 世纪 80 年代和 90 年代，随着反式脂肪更多地被公开讨论和 <sup>247</sup>研究，这一学科的辩论好像越来越趋向于安宁格与阿普尔怀特之争了。在这一话题被讨论的每一次会议上，几乎每个人都会反驳其他人所说的任何内容。一方竭力回避问题，另一方则咆哮反击。1995 年在得克萨斯州圣安东尼奥市举办的一次会议上，这种激辩持续了 5 ～ 10 分钟。"观看这种辩论让人痛苦。我们所有人都感到不安，"一位与会者说，"他们的互动远远超出了我们所习惯的那种正常的科学分歧的探讨。"

1985 年的一次会议双方陷入僵局。这次会议是政府第一次认真地考虑氢化油的存在和它们可能对健康产生的影响。20 世纪的大部分时期，政府

---

\* 1977 年托马斯·阿普尔怀特担任美国油类化学家协会会长，1985 年约翰威立国际出版公司指定他编写《贝雷油脂化学与工艺学》其中的一卷，该书是油脂化学领域最重要的参考书。

对于这一成分一直采取袖手旁观的态度：美国国立卫生研究院关注饱和脂肪和胆固醇，而食品和药物管理局则对它从不感兴趣，或许因为起酥油和食用油协会特别强调同这一机构的紧密联系，几十年来，起酥油和食用油协会甚至直接聘请食品和药物管理局法律办公室官员任会长。*

1969 年理查德·尼克松总统试图梳理一份"普遍认为安全的"食品成分清单，氢化油未被列入。作为回应，1976 年，食品和药物管理局第一次审查氢化大豆油，委托美国实验生物学会联合会（FASEB），目前由 21 个生物医学研究学会组成的非营利性组织，进行调查。被选专家小组在油脂科学领域经验甚少，审查发现"没有证据"表明这些油脂会造成任何"公众危害"。调查报告的起草者的确注意到了库梅罗的令人不安的发现——"吸收反式脂肪酸可能会对细胞膜的功能产生影响"。报告提到八分之五的实验表明氢化油比普通油更能提高总胆固醇。然而，并没有作出任何解释。

1985 年，当食品和药物管理局要求美国实验生物学会联合会重新审查，安宁格担心这项工作会同样地流于表面。

这次专家小组确实挑选了更多领域的专家，包括对反式脂肪持各种观点的科学家，曾在宝洁公司工作过的权威人士弗雷德·马特森（Fred Mattson）和反式脂肪批评家兰德尔·伍德。这些专家评估了许多上次专家小组评估过的重要发现，例如氢化过程不仅产生反式脂肪，而且还会产生伍德发现的那几十种其他人造脂肪酸。但是最后，美国实验生物学会联合会对这些发现置若罔闻，结论是饮食中的反式脂肪对健康没有不良影响。

由于安宁格不是委员会成员，她只能在一次小组会议的公众提问阶

---

* 马尔科姆·R. 斯蒂芬斯，食品和药物管理局的助理处长，1966 ～ 1971 年间任起酥油和食用油协会会长；1971 ～ 1984 年间，食品和药物管理局的首席顾问威廉·W. 古德里奇，任起酥油和食用油协会会长。在进入起酥油和食用油协会之前，两人在食品和药物管理局都有超过三十年的工作经历。

段发表自己的意见。她最关注的是美国实验生物学会联合会可能没有意识到美国人实际到底食用了多少反式脂肪。专家组一直在这个问题上纠缠，因为同反式脂肪相关联的一些不良的健康影响很大程度上取决于反式脂肪的摄入量。带着她自己对这些数据的解读，安宁格告诉与会专家国家食品数据库里存在着"严重的错误"，而他们正是基于这一数据库来确定反式脂肪的摄入量。她对食品的分析发现反式脂肪含量要比官方承认的高 2 ～ 4 倍，这意味着美国人正在食用的反式脂肪量，远高于专家们意识到的数量。*

　　阿普尔怀特继续对安宁格的工作提出严厉批评。他写道，这是"谬论"，"充满了虚假的陈述、明显的错误以及对'事实'带有偏见的选择"。他的轻视口吻与安塞尔·季斯的方式形成呼应。十年前，季斯成功地碾碎了对饮食-心脏病假说的任何质疑，如今阿普尔怀特效应和当年相似。安宁格、库梅罗和这一领域的其他几位研究者都无疑遭到阿普尔怀特和他在起酥油和食用油协会的同僚打压。大量的批评信，无休止的质疑和挑战是一种成功的策略，从 20 世纪 60 年代至 90 年代之间缺乏对反式脂肪的研究，很可能很大程度地归因于起酥油和食用油协会的努力。

　　库梅罗等人早期提出的有关反式脂肪的观点，本应经过来回反复的辩论和分析，然而它们却窒息在萌芽中。"我们，可以视一种观点为一种活的有机体。它必须持续得到有利其成长和繁殖的资源的滋养，"波士顿大学环境科学家大卫·欧扎诺夫（David Ozonoff）曾经评论道，"在一种否定它的敌对环境中，这种物质需求或者科学观点就会因失去活力而死亡。"科学研究的这种慢性窒息无疑就是反式脂肪早期研究所面临的现实。

---

\* 安宁格曾经被美国农业部聘请来测量食品中的反式脂肪含量，测量结果与她的观点一致。她认为政府在全国健康和营养检查调查中的反式脂肪一项数据有问题。直到 20 世纪 90 年代早期，安宁格和她在马里兰大学的团队是唯一一个试图获得食品中反式脂肪含量准确数据的学术研究团队。

**我们正在食用多少反式脂肪?**

安宁格和美国实验生物学会联合会的专家小组争论的议题成为 20 世纪 80 年代研究者们争论的最大的问题:美国人正在食用多少反式脂肪? 在美国实验生物学会联合会会议上,阿普尔怀特的同事,宝洁公司的化学师 J. 爱德华·亨特(J. Edward Hunter)为食品业作了案例分析。他提交了一篇论文,基于他的分析,美国每人每天只消耗 3 ~ 7 克反式脂肪。安宁格认为亨特的计算是错误的,因为政府的全国健康和营养检查调查数据库中有关食品消耗的数字具有无法弥补的缺陷,而亨特的计算则是基于这一数据库。例如,全国健康和营养检查调查将科瑞起酥油和人造黄油列为零反式脂肪食品,而它们含有 22% 甚至更多的热量成分。根据她的测算,一包快餐盒大小的起司泡芙含有 3 ~ 6 克的反式脂肪,一个麦麸松糕含有大约 4 克反式脂肪,一份巧克力碎饼干含有 11.5 克的反式脂肪,品牌不同含量可能会略有差别。

"在一项母乳研究中,"安宁格的同事贝弗莉·B. 泰特(Beverly B. Teter)说,"我给了一位母亲两个邓肯甜甜圈、一包芝士卷和一小包培珀莉农场饼干。如果她吃掉了所有东西,那就吸收了 20 多克的反式脂肪。很多人都会那样吃! 所以很多人食用的反式脂肪比 3 ~ 7 克要多,比食品产业人员得出的数值高得多。"泰特发现母乳中出现的反式脂肪在数量上同母亲饮食中消耗的反式脂肪数量成正比。

安宁格对反式脂肪摄入的最合理估计是每人每天 12 克,是亨特估计数量的 2 ~ 4 倍。针对这些不同的观点,美国实验生物学会联合会小组简单地选择忽视安宁格的观点,没有作出任何解释。1985 年专家小组在它的官方报告里附上了亨特对这一主题的分析结果,而不是安宁格的分析结果。

这些数字引起了激烈的争论。1986 年美国实验生物学会联合会成立的专家组为国会复审反式脂肪,考虑要为所有的包装食品贴食品说明标签。

安宁格坚持在颁布任何政策之前，应先更正全国健康和营养检查调查的数据库。代表起酥油和食用油协会的阿普尔怀特和亨特试图把她形容成奇怪而又孤傲的人："除了安宁格没有人对这一……数据的有效性提出质疑。"反式脂肪所产生是安宁格"想象的"生理效应，引发了"毫无根据而又未经证实的担忧"，他们强调"反式脂肪酸不会对饮食均衡的人或动物产生任何危害"。

安宁格在一份发表于一家小型行业杂志上的信中提出，如果起酥油和食用油协会的科学家们真的认为反式脂肪没有危害，那么为什么该组织如此关心反式脂肪的摄入水平。答案是反式脂肪确实对健康具有消极影响，任何人哪怕回顾一点点科学文献都能发现，但是对于食品业来说，这就好像一个潘多拉盒子，如果可能的话，永远不要打开。

### 打开潘多拉之盒

反式脂肪的终结并不是始于美国科学家，因为美国研究群体里的反式脂肪批评家们已被边缘化。它起源于荷兰的马基恩·B. 卡坦（Martijn B. Katan）和他的研究生罗纳德·门森克（Ronald Mensink）。马基恩·B. 卡坦是瓦赫宁根大学分子生物学家和营养学教授。"门森克和卡坦是混乱的开始。"宝洁公司的亨特抱怨道。

卡坦是营养学界备受尊敬、极具影响力的欧洲科学家，他和美国的研究学者有着牢固的关系。20世纪80年代中期，荷兰心脏基金会的官员已经阅读过安宁格和库梅罗的研究，并且深受困扰，因此请求卡坦对此进行调查。

卡坦拜访了他的朋友翁诺·科沃尔（Onno Korver），联合利华的营养学负责人，请求他资助一项实验，以测试反式脂肪如何影响胆固醇指标。早期的研究只是在总胆固醇方面来测量反式脂肪的影响，现在可以测量低密度脂蛋白胆固醇和高密度脂蛋白胆固醇。科沃尔解释说，他对此感兴趣是因为"我们开始意识到反式脂肪方面的科学数据不足而且自相矛盾。在'了解你的产品'的口号下,我们开始思考我们怎样才能获得更多的数据"。即使这样,科沃尔说,"还是大费周折才说服联合利华资助这次实验。人们对于反式脂肪一直保持沉默,为什么要冒着风险去搅起事端呢?"

卡坦对 34 位女士和 25 位男士进行了一次饮食实验,改变他们饮食中的脂肪含量。第一组饮食含有 10% 的反式脂肪,第二组饮食含有 10% 的橄榄油,*第三组饮食包含高反式脂肪的特殊人造黄油。食品测试每三周轮换一次。

门森克和卡坦发现反式脂肪含量高的饮食不仅相对于橄榄油而言提高了低密度脂蛋白胆固醇,而且还降低了高密度脂蛋白胆固醇。"我认为高密度脂蛋白效应一定有误,因为没有脂肪会降低高密度脂蛋白胆固醇。"卡坦告诉我。(主要发现于动物食品中的饱和脂肪会提高高密度脂蛋白胆固醇水平,但是营养学专家们很多年来一直竭力地忽视这种影响,因为饱和脂肪通常被认为是不健康的。)反式脂肪的这种潜在降低高密度脂蛋白胆固醇的效应最终并没有被确认,但是在早期这是对反式脂肪的一次重大打击。

让食品制造商和食用油业感到沮丧的是,美国全国的大型报纸都报道了门森克和卡坦的研究,将之解读为对氢化油的一次极大的控诉。1990 年美联社的头版头条新闻为《人造黄油脂肪酸引起关注》。这些发现震惊了每一个人,特别是主要的健康组织,几十年来他们曾经一直建议人们使用人造黄油来作为黄油的健康替代品。

不出意料,起酥油和食用油协会发动了对门森克和卡坦研究的攻击。会长给《新英格兰医学期刊》的编辑写了一封信,批评该研究方法,暗示研究对象所食用的反式脂肪水平过高不具有代表性。但是行业科学家们并

---

\* 选择橄榄油因为它在低密度脂蛋白胆固醇和高密度脂蛋白胆固醇方面具有相对中性的效应。

不过于惊慌——至少还没有。"关于反式脂肪效应的知识必须不断累积。一次研究并不能完全使人信服。"亨特说。

卡坦说，"我可以感觉到我的美国同事们，特别是那些来自行业内的同事们，不相信有关低密度脂蛋白胆固醇和高密度脂蛋白胆固醇效应的任何东西。""但是，我们是没有强烈偏见的正统科学家，他们应该意识到事情正在发生变化。"

接下来的五年间，卡坦等人进行了一些后续研究，虽然对于他们研究方法的质疑仍然持续存在。例如，正如起酥油和食用油协会的专家们指出的那样，有几次研究对象食用的是部分氢化油，而不是纯反式脂肪，因此观察到的任何低密度脂蛋白胆固醇效应，很可能是氢化过程中所产生的人造脂肪酸的其他同分异构体造成的。氢化油的过程中伴随着反式脂肪产生了几十种额外的脂肪酸同分异构体，对于这些额外的脂肪酸我们知之甚少，到目前为止，大多数科学研究都没有试图将反式脂肪同这些其他同分异构体的影响区分开来。

这种质疑导致人们怀疑对健康的危害是因为反式脂肪的胆固醇效应还是由于其他原因。因此，工业油脂化学家继续以看似合理的科学立场为氢化油辩护。

到 1992 年，有关反式脂肪和胆固醇的研究数量仍屈指可数，然而它们累积的证据却足以让联合利华宣布在三年之内从其大部分产品中去除部分氢化油。"我们在欧洲拥有七座大型的氢化工厂，我们不得不全部关闭。"科沃尔说。联合利华是欧洲食品业的一个重要领导者，很快很多其他公司开始效仿，改用棕榈油。在欧洲，"工业对变化采取开放态度，"卡坦评论道，"在美国，工业是拒不让步。"

美国食品业决定资助研究以反驳卡坦等人的毁灭性发现。大多数的行业科学家仍然真心相信反式脂肪健康（毕竟，低密度脂蛋白胆固醇和高密度脂蛋白胆固醇效应并不显著），他们寻求在这一主题上重新获得科学叙述的控制权。资助来自各食品制造商、豆油协会、起酥油和食用油协会\*共100多万美元。

然而，食品公司还有另一个常用的策略来操控对食品的科学理解：他们聘请知名机构的著名科学家从事研究，发现对他们产品有利的结果。百事福食品公司就曾使用过这种伎俩，他们提供研究资助确定氢化油的安全性。联合利华和其他油脂巨头使用同样的方式来影响植物油的科学研究。从研究者的角度来看，这很尴尬，但是由于营养学研究的资助很少，而营养科学实践又非常昂贵，这种行为被视为必要的罪恶。"所有人都在接受企业资助，"罗伯特·J.尼科洛西（Robert J. Nicolosi），马萨诸塞大学洛厄尔分校的生物化学家和反式脂肪研究者告诉我，"然而我们所有人都签署了协议，规定企业不能影响我们公布的研究结果。我们把研究公之于众，我们能做的就这么多。"

然而，食品公司资助科学家，自然期待研究结果对公司产品有利。杰拉德·麦克尼尔（Gerald McNeill）在食用油巨头洛德斯克罗科兰公司主持研究，他详细地解释道，"比方说我是一家大型人造脂肪公司，我想要对我的产品作出健康声明"，这家公司会寻找一位营养学精英——一位和美国心脏协会或者美国国立卫生研究院关系紧密的大学教授，并资助他（她）进行一次实验。公司的科学家有时候会帮助学术研究者设计研究方法，以确保实验结果对他们有利或者至少不出现不利的结果。"为了25万美元，你可以得到你所想要的结果！"麦克尼尔大声说。实际上，企业赞助的实验与没有获得赞助的研究相比，更有可能得出有利于企业的积极结果。大型食品企业还通过帮助学术研究者们支付会议的旅行支出以及代言

---

\*　资助者包括纳贝斯克食品集团，人造黄油制造商全国协会，休闲食品协会，马林克洛特特种化学品公司（Mallinckrodt Specialty Chemicals），联合大豆委员会，马里兰州、俄亥俄州、北卡罗来纳州、伊利诺伊州、密歇根州、明尼苏达州和印第安纳州大豆委员会，全国棉籽产品协会。

酬劳等方式与之建立关系。麦克尼尔说，"每个公司都这样做，否则就会出局。"

在这种情况下，为了反驳门森克和卡坦的研究结果，食用油行业决定支持在美国农业部著名油脂实验室里进行的一次实验，该实验由生物化学家约瑟夫·T. 贾德负责。他是一位严谨的科学家，他的实验结果十分具有说服力。

255

贾德就反式脂肪做过多次临床试验，1994 年的第一次实验最重要。在美国农业部的自助餐厅里，贾德特意为 29 位男性和 29 位女性准备了四种不同的食物，每六个星期实验对象轮流交换一次食物。第一种食物橄榄油含量高，第二种反式脂肪"适度"（3.8% 的能量），第三种反式脂肪含量"高"（6.6% 的能量），第四种食物饱和脂肪含量高。测量内容有高密度脂蛋白胆固醇、低密度脂蛋白胆固醇和总胆固醇指标。在托马斯·阿普尔怀特的同意下，卡夫食品公司提供了实验所需的所有脂肪。

贾德明白，所有人都希望他的发现同卡坦的发现相抵触，"从而使卡坦的发现无效"。这就是食品业的意图。为了寻求一种让所有人都接受的结果，贾德采取了非同寻常的步骤。在行业决定资助他之前，他就允许行业科学家们帮助设计研究方案。

然而，结果让所有人都感到吃惊，卡坦的发现并没有被推翻。相反，贾德确认了这些发现。高反式脂肪的饮食导致高密度脂蛋白胆固醇"轻微下降"，虽然比卡坦的发现略低；导致低密度脂蛋白胆固醇明显升高。对于支持这项实验的多家公司来讲，这些"贾德研究"很令人遗憾，它们成为食品业搬起石头砸自己的脚的最著名的例子。"当我提交实验报告时，我感到周围是死一样的寂静！"贾德回忆道，"他们知道这是一次很好的研究。他们想知道真相，而且我想这就是他们所得到的……但是当然这不是他们希望被发现的事实。"

贾德的研究对于很多科学家来讲，是一次独特而珍贵的记忆。它们重现了一场罕见的大卫战胜巨人歌利亚的场景，是科学对商业的一次胜利。"食品业甚至设计了这一研究，接着啪的一声——脸上挨了一记耳光！"K. C. 海斯（K. C. Hayes）绘声绘色地说。他是布兰戴斯大学的营养生物学家，从事油脂研究35年。相比之下，食品业内部人士很清醒。"行业内有些关切。"亨特承认。他曾经极力推动贾德的研究，当研究结果不利于宝洁公司时，他发现自己被调到了其他部门。

"关切是一种委婉的表达。"时任卡夫食品公司事务部副总裁的迈克尔·马德（Michael Mudd）说。卡夫食品当时生产大量的高反式脂肪的产256 品，包括里兹饼干（Ritz crackers）和全麦纤维脆饼（Triscuit）。"行业内出现了一阵恐慌，特别是主要从事焙烤食品的公司。"在20世纪90年代中期，贾德研究结果出来之后，反式脂肪"一时间成为最吸引人的流行话题，"马德告诉我，"它成为我们的焦点和关注点。"食品业等待着对反式脂肪的强烈抵制。国会或者食品和药物管理局会突然对反式脂肪发动攻击吗？"有人开始猜测政府规范食品标签何时将会生效，从而使事情变得更糟，"马德说，"但是事情没有发生，公众的愤怒也没有突然出现。"

因为低密度脂蛋白胆固醇和高密度脂蛋白胆固醇效应不是太显著，*食品公司认为该行业仍然能够在科学观念上令人信服。为了这个目的，食品业赞助了另外一次对反式脂肪的审查，这次审查由国际生命科学学会（ILSI），一个由产业资助的团体来负责。这一次的审查结果更加符合行业的心愿，其结论是由于实验证据很少而且相互矛盾，反式脂肪仍然可以被认为是安全的。这次审查的联合主席，宾夕法尼亚州立大学的教授潘妮·克里斯-埃瑟顿（Penny Kris-Etherton）说，食品公司想知道有关反

---

\* 高密度脂蛋白胆固醇效应从来都没有可靠地发生并被展示出来，而且低密度脂蛋白胆固醇效应应很小：作为日常热量的一部分，反式脂肪每增加5%，低密度脂蛋白胆固醇将会增加7.5毫克/分升；或者说一般美国人低密度脂蛋白胆固醇只增加了大约7%（美国食品和药物管理局，2003，41448"增长7.5毫克/分升"）。

式脂肪的证据是否值得让他们对产品作出改变。尽管这样，她和其他精英学术专家还是共同努力使研究报告最终成为一份坚实可靠的数据来源，证明反式脂肪不会造成不良影响。实际上，这一数据只被国际生命科学学会成员自己引用。相比之下，卡坦认为该报告只是"该行业损害控制的一部分"，"没有公正地对待"数据。

最终，反式脂肪变得声名狼藉，在全国各州和各市中被禁止使用，而且成为近代历史上美国食品和药物管理局在食品方面颁布的最重要的裁定主题。导致这一局面的原因并不是出现了新数据，而是反对这些反式脂肪的倡议增加了。各种组织共同反对反式脂肪，将其推向聚光灯前，视其为头号脂肪恶棍。其中还有一位大家熟知的营养学精英成员，像安塞尔·季斯一样，他坐在堆积如山的流行病学数据之上，利用数据改变了营养学历 257 史的进程——正如季斯对待饱和脂肪一样，他就是哈佛大学营养学教授沃尔特·C. 威利特。因为引入地中海饮食而蜚声营养学界，现在他因为反式脂肪而更加备受关注。反式脂肪被确立为官方贬斥的成分，威利特趁势将反式脂肪从食品供应中几乎完全清除。从对健康而言，如果取代反式脂肪的不是潜在的更加糟糕的东西，那么这恐怕是一个很好的结果。 258

# 9 刚出虎穴，又入狼窝？
## ——送走饱和脂肪，迎来更糟糕的？

在某种程度上，哈佛大学的流行病学家沃尔特·威利特的性格与安塞尔·季斯完全不同。威利特说话温文尔雅，举止温和，是一位留着海象胡子的瘦瘦的绅士，他不会虚与委蛇，这使他不太可能成为营养界的顶级人物。然而20年来，威利特的声音一直是最具影响力的。他是地中海饮食背后主要的推动力量，1993年，他在剑桥市推出了饮食金字塔。同年，关于反式脂肪，威利特也发表了一个重大声明。

这是基于其护士健康研究的数据，自1976年以来研究收集了约100,000名护士的饮食数据——这是营养学历史上最大的流行病学项目。像季斯一样，因为威利特指导的这个研究收集的数据比该领域任何其他人的都要多，由此他确定了权威地位——即便如此，但就像任何观察性研究一样，该研究只能显示关联性，而非因果关系。就像季斯一样，威利特对此轻描淡写，在宣布自己积极的发现时，信心满满。通过哈佛大学新闻办259 公室这一权威平台，威利特的影响力被放大了。

基于护士研究，他推广了许多想法，这些想法被采纳为公共卫生建议。最重要的是，护士健康研究建议绝经后女性应该使用激素替代疗法（HRT），所有人都应该服用维生素 E 补充剂。但进行了临床试验后，实验结果证明护士研究中发现的关联性无法证实，于是这两个被广泛采用的建议必须收回。事实上，实验后发现，无论是激素替代疗法还是服用维生素 E 补充剂，对健康来说都是很危险的。将护士研究的数据应用到健康建议发布，似乎过于贸然行事了。当威利特就反式脂肪发布公告时，已经有一个临床试验——由门森克和卡坦指导进行的——但是该实验未被复制。因此，威利特反对反式脂肪主要依据护士健康研究的数据。

从玛丽·安宁格的研究获取到的信息促使威利特开始收集反式脂肪的数据。1980 年，他收集了 9 万名受试者反式脂肪消耗的数据。十几年后，他查看这些数据时，发现食用反式脂肪与增加患心脏病的风险是相关联的。1993 年威利特将这一发现发表在《柳叶刀》杂志上，但他的论文没有充分发挥作用。第二年，威利特和他的同事跟进发表了一篇观点文章：根据他们的计算，反式脂肪每年会造成 3 万美国人死于心脏病，这一数字很惊人。哈佛大学的新闻报道真正地产生了影响。新闻说女性每天吃四茶匙或更多的人造黄油，患心脏病的风险增加 50%。这引起了每个人的注意。报纸迅速挑出这些数字刊登在头版头条，新闻报道传遍全世界。威利特的文章没有进行过同行评议（这仅是一篇观点文章，而不是篇科学论文），而且针对他计算出 3 万这个数字的方法，也引发了一些合理的不满。但这些担忧几乎只能算作头条新闻的八卦，影响很小。

"只要我还活着，我就永远不会忘记，"迈克尔·马德说，他是卡夫食品公司已退休的副总裁，"一个周日的晚上，我正在看 ABC 新闻。沃尔特·威利特出现在电视节目中，他说，人造黄油每年导致 3 万人死亡。这给业界带来地震般的动荡！"

"这一个月，我生活在耻辱中。从那开始一切都在走下坡路。"全国人

260

造黄油制造商协会前主席里克·克里斯托尔（Rick Cristol）回忆称。卡坦说，"因为它，这个行业拥有了核武器。"

在丹麦，3万这个数字被公布后，丹麦营养理事会召开了紧急会议，宣布了威利特得出的令人震惊的结果，这是前所未有的举动。从那之后，该组织使人们越来越认识到反式脂肪是健康的威胁，在这方面它成为世界级的领袖，而且丹麦议会通过了世界上第一个针对反式脂肪的禁令：从2003年起，任何食物的脂肪总量中反式脂肪不得超过2%。*这是全球所有的国家政府中采取的最全面的措施。

威利特得出的3万这个数字引发了丹麦的一系列行动。这个数字也促使公共利益科学中心请求美国食品和药物管理局将反式脂肪标注食品标签。2003年美国食品和药物管理局出台了标签规则。3万这一数字引起了公众对反式脂肪的注意，它改变了公众对反式脂肪的认识，这种爆发性的关注导致了它的灭亡。

### "他巧舌如簧、热情四溢，夸大了自己的数据"

但公众不知道的是，威利特的数据是孤立无援的。他得出的数字是基于反式脂肪能使低密度脂蛋白胆固醇上升，而只能少量地降低高密度脂蛋白胆固醇的特点，但是他的论文没有进行任何细节的计算。事实证明，他的同行支持他的很少。

公布3万这个数字几个月之后，威利特受邀参加了毒理学论坛的会议。毒理学论坛是一个非营利性组织，旨在对潜在的毒素进行深入的探讨。会议是非公开的、小型会议，与会成员包括高端产业的代表、来自政府和学

---

\* 丹麦对反式脂肪的关注继续大放异彩。2004年，一家"7-11"商店被发现出售的一种甜甜圈，其中含有6%的反式脂肪，"7-11"连锁授权店的总经理出现在国家电视台向公众保证，其商店在售的所有甜甜圈将在24小时内下架（兰拉贝，施滕德尔，斯基夫，2009，S53）。

术界的科学家。1994 年 7 月的会议在美国科罗拉多州的阿斯彭举行，会议旨在剖析威利特断言反式脂肪会引起心脏病的证据。

威利特向会议小组详细陈述了他的流行病学研究结果，但波士顿大学斯隆流行病学中心主任塞缪尔·夏皮罗（Samuel Shapiro）对此提出异议。夏皮罗的主要观点是，许多认为自己可能有心脏病的研究对象很可能会从食用黄油改为食用人造黄油，因为自 20 世纪 60 年代以来，医学专家会建议高危病人这样做。所以当一个食用大量的反式脂肪的研究对象死亡了，研究人员如何能知道这是因为反式脂肪引起了心脏病，还是这个人本来就有心脏病？毕竟这种情况促使他或她起初就食用了更多的人造黄油。这个问题被称为"指示性混杂"，夏皮罗说试图使用流行病学建立因果关系，这是"主要的窘境"所在。

多年来，评论家认为，威利特的护士健康研究存在一些基本问题，夏皮罗也谈到了这些问题。他阐述道，要完全校正各种不同的"干扰因子"是多么的困难——这些因素包括可以混淆研究结果的饮食和生活方式的其他方面——比如维生素的使用、激烈的运动，或是糖的摄入。没有人知道到底这些因素对心脏病有多少影响，夏皮罗说。因此，即使这项研究作者声称他们"校正了这些因素"，但这些校正也可能并不是真的准确。

此外，只是以一定的精度测量其中任何一个生活方式的因素，都是非常困难的。这也是为什么用于询问护士有关她们饮食的食物频率问卷（FFQ）长期以来一直是这个领域的争议之处。即使外行也看得出来，每一个护士都可以准确地记住或记录过去的一年里她吃了什么，这种想法是有问题的。例如，过去一年你觉得你吃"桃子、杏或者李子"的频率有多 262高？20 次？还是 50 次？记下你估计的数字。然后继续回答下面的 200 个诸如此类的问题。

实际上，当研究人员试图验证食物频率问卷时，其结果一般都显得不太令人信服。甚至威利特自己的团队都发现，一个人按照调查问卷记录下自己吃过的大部分种类的脂肪，这种能力在调查对象中从"较弱"到"很弱"均有。2003 年，一个由美国国家癌症研究所领导的国际研究小组在评估了热量或蛋白质摄入与疾病的关系后，得出的结论是，威利特的食物频率问卷"不能推荐给大家"。

除了这个问题之外，食物频率问卷还有许多其他可能的误差来源：对食品量的估计、食用食物频率的估计、少计或多计以使得某个受试者的饮食看起来更好，食物表中也存在将食物转化成营养素的错误。这还不是让人担心的问题的全部。

调查问卷每一项需要受试者填写的题目，统计学家称之为"预测变量"。任何统计学家都会告诉你，这些变量与健康是有关联的，需要准确无误地测量。大量的不精确的预测变量与一个以上的结果变量（各种健康问题，威利特收集了大约 50 个）只会导致统计的可靠性备受质疑。

如果反式脂肪能产生巨大的影响，例如，导致风险增加 30 倍，夏皮罗说，那么这些缺陷可能更容易被忽视。因为这相当于重度吸烟者和不吸烟者患肺癌的风险比例。在巨大关联性面前，偏向性与混杂性的错误会消失，这种关系是相对不可否认的。但是夏皮罗注意到，护士健康研究显示的反式脂肪的影响性很小，导致增加的风险性甚至不到两倍。[*]

263　夏皮罗得出结论，威利特的研究没能排除可能存在的偏向性和混杂性因素来源，就其本身而言，流行病学证据并没有为威利特宣称的反式脂肪引起冠状动脉疾病的说法提供"任何支持的理由"。

威利特奋起辩护。他指出，他控制了"大量的混杂性因素……包括生活方式以及已知的冠心病风险因素"，反式脂肪的影响还是一样。这个结果给了他信心，他认为任何剩余的混杂效应都将会很小。他还指出，他测量的很多反式脂肪是存在于饼干中的，"如果你觉得你有冠心病，这并不

---

[*]　威利特公布反式脂肪发现一年后，欧洲进行的两个大型的观测研究显示，反式脂肪与心脏病或心脏性猝死没有关系（阿罗等，1995；罗伯茨等，1995）。

是你应开始大量食用的食物。"*

与会人员都没有被说服。理查德·霍尔（Richard Hall），是一位有机化学家，同时也是香料和香草产品制造商味好美公司的资深员工，他回忆道，"我们都习惯于硬数据，而不是流行病学得出的结论。威利特是一个非常善于表达、有说服力的人，但是当你真的认真思考会发现，他的资料在多大程度上能够为他的结论提供坚实的支持呢？他给我留下的印象是，他巧舌如簧、热情四溢、夸大了自己的数据。"会议主席，威斯康星大学麦迪逊分校食品研究所的主任迈克尔·帕里扎（Michael Pariza）说，"我觉得很多人走出房间后会在想，威利特有些言过其实了。"

然而，威利特占了上风。正如安塞尔·季斯通过把饱和脂肪描述为一个恶棍而成名一样，威利特也通过反对反式脂肪而备受关注。二者还有其他的相似之处。威利特也经常出现在新闻媒体面前，他为《新闻周刊》撰写封面文章，还经常上电视。他与顶级科学期刊有着密切的关系。《新英格兰医学杂志》发表多篇有关反式脂肪的文章施加影响，这些文章绝大部分是威利特和他的同事写的。像季斯一样，威利特也发表文章——许多文章。比如，1993 年，也就是威利特关于反式脂肪的文章发表的那一年，基于护 264 士健康研究他还发表了另外 32 篇文章——数量之多令人吃惊。（相比之下，经过数月甚至数年工作后，一个临床试验只能产生一篇或两篇论文。）

威利特能写出这么多论文的原因仅仅是因为他的数据库中有大量的变量。威利特可以针对不同疾病的死亡率，将他研究的食物和生活方式的任何变量进行交叉计算。这样的做法可以相对轻松地产生大量的推测——关于什么可能或不可能导致疾病。这就像一个概率问题，结果将不可避免地会出现。问一百个问题，其中五个必然会出现统计上的显著性——这仅仅

---

\* 有趣的是，威利特发现垃圾食品——饼干以及面包——中的反式脂肪是他观察到的心脏病风险增加的主要原因，但因为他不能控制碳水化合物摄入量，整体影响很可能或至少在某种程度上是由碳水化合物导致的。

是随机的。统计学家称这样的问题为"多重比较"或"多重检验"。"问题的数量意味着会得到一定结果",美国国家统计科学研究院的统计学家 S. 斯坦利·杨（S. Stanley Young）说，他写过关于这个主题的文章，"其中许多问题是伪造的"。

一些科学家甚至运行了这样的数据，以证明产出这些错误的关联是多么的容易。比如，从安大略省 1060 万居民的星座来看，研究人员发现狮子座的人胃肠出血的概率更高，而射手座更容易手臂骨折。这些关联性符合传统数学标准的"统计显著性"，但完全是随机的，然而当对"多重比较"的问题进行统计调整时，关联性又消失了。

由于这些原因，许多营养专家对威利特的研究持批评态度。"在试图证明 3 万这个数字的合理性方面，他做得很差，"国际生命科学学会的审查主席，鲍勃·尼科洛西（Bob Nicolosi）这样评论，"但是他占了上风，他喜欢占上风。"许多研究者认为威利特过度消费了他的研究，他试图有效地证明因果关系。

然而，在美国，威利特改变了反式脂肪的游戏规则。他在阿斯彭告诉专家组，"我们事实上在进行一个非常大规模的、未受控制的、未受检测的全国性实验。"事实上也可以这样评价 20 世纪人们大量食用植物油的情况——或者，低脂肪饮食。作为帮助美国人防治心脏病最好的可能措施，这两种方法都未经合理的测试就推荐给了民众。这些作为官方饮食建议的一部分存在了几十年，要推翻它们，几乎是难以想象的。只有这些硬化油，即含有反式脂肪的油脂，遭到了质疑。

### 反式脂肪成了下一个膳食恶魔

为了反对反式脂肪，威利特简直成了一位活动家。2006 年，我在纽约市中心举行的一次集会上看到了他，立法议员们正在附近就全市餐馆禁止反式脂肪进行讨论。那天是在十月下旬，天气寒冷，刮着风，我吃惊地看到威利特登上讲台。他的突然出现，吸引了人群。"反式脂肪就是一种代谢毒素！"他高喊。人群爆发出一阵欢呼声。威利特声称食用反式脂肪导致的不只是心脏病，"还有可能是糖尿病方面疾病，有充分的证据证明这与超重和肥胖是相关的。"尽管这些说法在当时几乎没有科学证据，甚至直到现在也没有。

去除反式脂肪集会的组织者是公共利益科学中心迈克尔·雅各布森小组的成员。尽管公共利益科学中心原本是 20 世纪 80 年代推动食品制造商接受反式脂肪的主要力量，同时该组织还对热带油恐惧煽风点火，但十年后，他们的立场完全逆转。公共利益科学中心已经从称反式脂肪为"一次不错的交易"到"反式是幽灵脂肪"。

与哈佛大学教授的合作使公共利益科学中心在这个问题上几乎是不可战胜的。在将反式脂肪纳入食品标签方面，"沃尔特·威利特发挥了非常重要的作用，"雅各布森说，"他一直都是坦率直言，他善于表达，学识渊博，起了关键作用。"

1994 年，为了反对反式脂肪，公共利益科学中心向美国食品和药物管理局施压。1999 年，美国食品和药物管理局发布了一份"指导性规则"，将反式脂肪添加为必须在食品标签上标注的成分。每一个食品协会和食品公司，从起酥油和食用油协会到美国糖果协会和美国人造黄油制造商协会，从麦当劳到康尼格拉食品公司，对此的反应都是立刻发函，反对这项规则。弗莱德·库梅罗、玛丽·安宁格等科学家和健康倡导团体也发邮件反对，美国食品和药物管理局总共收到 2020 封反馈信。

为了寻求专家的指导，美国食品和药物管理局请求医学研究所（IOM）设定反式脂肪的建议摄入量，该机构隶属于美国国家科学院。\*因

---

\* "每日摄入量"是由医学研究所的常任委员会制定的，该委员会由营养界的精英组成，包括罗纳德·克劳斯、潘妮·克里斯–埃瑟顿、爱丽丝·李奇登斯坦、斯科特·格伦迪（Scott Grundy）和埃里克·瑞姆（Eric Rimm）。

为研究始终显示，反式脂肪会升高低密度脂蛋白胆固醇值（对高密度脂蛋白胆固醇的影响不清楚），医学研究所专家小组建议摄入的上限应该设定为"零"。*威利特极力游说美国食品和药物管理局使用零摄入的标准，但是管理局拒绝了，理由是这样做有些过度贬低了食品标签上反式脂肪的地位。威利特和公共利益科学中心还曾试图将反式脂肪列为饱和脂肪的一种，但他们又一次失望了。食品和药物管理局反对他们的提议，管理局同意绝大部分专家的意见，认为将这两个混为一谈"在科学上是不准确的、有误导性，因为无论从化学方面、功能方面，还是生理学方面，反式脂肪和饱和脂肪都是不同的"。

267 　　2003 年，标签规则终于出台。规则规定，自 2006 年 1 月 1 日起，在所有的食品包装背面，营养成分表需单独列出反式脂肪一栏。美国食品和药物管理局认为科学证据"足以"证明反式脂肪导致心脏病。反式脂肪会升高低密度脂蛋白胆固醇值，这最主要的证据是主流饮食和疾病的专家选出的风险因素。其他的证据还包括威利特的流行病学调查、库梅罗对细胞膜的干预研究，但这些都是次要的。** ***

---

\* 产业科学家们对"零"摄入的提议进行了攻击，因为从来没有临床研究进行过反式脂肪摄入占总热量水平低于 4% 的研究。医学研究所小组主要是依赖威利特团队的营养流行病学家阿尔贝托·阿西利欧（Alberto Ascherio）博士绘制的图表。阿西利欧博士简单记录了反式脂肪摄入水平高的研究，然后向后画了一条线到零摄入水平。阿西利欧假定反式脂肪摄入量与它们对胆固醇的影响存在逐步的、线性关系——这一假设受到食品产业的合理挑战（阿西利欧等，1999；对阿西利欧的批评，见亨特，2006）。

\*\* 该规则从其证据链中排除了反式脂肪对高密度脂蛋白胆固醇的影响。作为心脏病的风险因素，相对于高密度脂蛋白胆固醇，美国国立卫生研究院更偏爱低密度脂蛋白胆固醇。

\*\*\* 该规则的一个持久的问题在于，它允许不超过 0.5 克的反式脂肪的食品在其包装上标示"零克"含量。很多食品公司降低其产品中的反式脂肪含量，使其刚好低于 0.5 克的限制。"含量多少是关键。"主要食用油生产商嘉吉公司副总裁，鲍勃·温赖特（Bob Wainright）这样对我说。美国食品和药物管理局称，0.5 克的限定值与其他脂肪在标签上的标注原理是相一致的，所以这种做法很公平（美国食品和药物管理局，2003，41463）。

毫无疑问的是，美国食品和药物管理局的标签规则出台是一个重大事件——因为尽管美国食品和药物管理局是美国应对危险或受污染的食物的主要防线，但它长期以来一直缺乏资金，缺乏技术精湛的科学家支持。现在，该机构发布了一项具有里程碑意义的决定，对食品行业来说，不亚于一场变革。公平地说，几乎没有什么会比将成分列在食物的成分标签上更能迫使食品行业发生改变的事了。有一天，我坐在阿彻·丹尼尔·斯米德兰公司（ADM）高级副总裁马克·马特洛克（Mark Matlock）的办公室里，他向我描述新的食品的设计过程时，我清楚地认识到了这一点。"这得从一个公司想要在食品成分标示栏标注什么开始，"他说，"比如，是否要标注'低饱和脂肪'声明？"*要标注意味着食物成分标签上注明的饱和脂肪含量必须等于或低于 1 克。从此，食品逆向设计。一家食品厂商想要ADM 公司设计一种新的甜品，有一定脂肪含量，还能标注"低胆固醇"声明。为实现这些目标，马特洛克团队开发出一种不含奶的巧克力布丁。

如果没有美国食品和药物管理局对反式脂肪的裁定的话，绝大部分公司可能什么也不做。在威利特公布 3 万的数字后，如果没有人迫使他们行动，食品公司并没有认识到需要用一些未知的成分替换他们所有产品中的反式脂肪。"去掉反式脂肪的尝试并不严肃，"卡夫和威臣油业公司的产业顾问法尔说，"企业不知道将会发生什么。他们只能等待，直到需要做才做。"我在整个食品行业听到的故事大都是这样的。也许一直致力于反式脂肪问题研究的加拿大圭尔夫大学的营养学家布鲁斯·赫鲁伯（Bruce Holub）的解释更加贴切，"一些公司在很多年前了解了相关科学后，就开始避免使用反式脂肪；但有些公司就一直等待，直到不得不面对。"不管走的是哪条路，食品公司面对美国食品和药物管理局的规定都不得不面临

---

\* 自 1990 年以来美国食品和药物管理局已经对这类食品包装上的健康声明进行了监管。2003 年，管理局降低了标注声明的证据标准。基于"无定论的证据"即可以标注。以前要标注这样的声明，需基于"重大的科学共识"。

艰巨的转换任务。

美国食品和药物管理局标签规则出台的当天，共有 42,720 种包装食品含有部分氢化油，这包括 100% 的苏打饼干、95% 的曲奇饼干、85% 的面包糠和油炸面包丁、75% 的烘焙配料、70% 的薯片类零食、65% 的人造黄油、65% 的馅饼壳以及霜状白糖和巧克力屑。这样的转换是美国食品行业有史以来面对的最艰巨的任务。

### 大规模的脂肪配方重组

当食品中必须去掉反式脂肪时，这个行业遇到的根本问题是没有其他的固体脂肪可替代。再使用饱和脂肪是不可能的，因为经过几十年的习惯养成，在超市里购物的人们都喜欢翻看食品包装是否含有饱和脂肪的成分。食品公司深知只要这些脂肪的选项打了勾，哪怕只有 0.5 克的含量顾客也可能会疏远该产品。"每个人都对饱和脂肪成分很敏感。这就是我们面对的基本现实。"ADM 公司的马克·马特洛克说。

然而如果没有硬脂肪，要制作大部分的加工食品几乎是不可能。比如，玛丽·卡兰德（Marie Callender）尝试使用液体大豆油制作冷冻食品，当她将这种油搅拌放到烤土豆下面时，酱汁直接从肉上滑落，肉烤得又干又柴。"看起来不太诱人了。"康尼格拉公司负责产品质量和开发的高级副总裁帕特·凡尔顿（Pat Verduin）说。食品需要用硬脂肪定形，增加质感，延长保质期。对于烹饪和烘焙，硬脂肪是至关重要的原料。

历史上，猪油、黄油、板油和牛脂广泛地应用于美国国内家庭的厨房烹饪与烘焙。这些油，外加一些棕榈油和椰子油，也曾是大型食品制造商最初使用的原料。但该行业后来几乎完全转向使用部分氢化油。现在发现这些反式脂肪会导致健康问题，食品公司无路可选了。他们的很多产品制造过程需要固体油，但现在已经没有公众可接受的固体油了。

欧洲的食品公司面临同样的困境，但他们至少可以转而使用热带油，对于这些外国进口油，欧洲人没有像美国人那样抵触。荷兰生物化学家马基恩·卡坦说，"在美国，食品公司搬起石头砸了自己的脚，他们本可以使用一些棕榈油以在脂肪中增加一点固体含量。但是棕榈油在美国就好比砒霜。"

由于恐惧而不使用棕榈油，又不能回头使用动物脂肪，食品行业面临巨大的挑战。他们必须寻找在没有硬脂肪的情况下煎煮食物的方法，这使食品公司求助发明反式脂肪起家的公司——希望他们能找到一种新型的脂肪。

对于食品企业来说，这是十分复杂的，要为每一个新配方食物伤透脑筋。"换了油以后，你会注意到变化很大！"吉尔·勒维尔感叹。他曾是纳贝斯克公司负责技术服务研究的副总裁，在20世纪80年代监督并见证了该公司由使用棕榈油到改用氢化油的过程。他清楚地记得15年后再次面临脂肪配方重组时的情景："一想到要换掉反式脂肪，而且几乎没有别的替代品，这简直是场噩梦，对包括我们在内的每家公司都是如此。"

"不只要去掉反式脂肪，还得知道要加进去什么新配方，"法式咖啡糕270点连锁商欧邦盼的资深烘焙师哈罗德·米顿（Harold Midttun）指出，"还必须不能让客人们注意到这一点。"比如，在该公司的纯松饼面糊里，米顿用液体菜籽油替代了氢化起酥油，但是这就改变了面糊的质地，还缩短了面糊本来长达九周的冷冻保质期，米顿使用单甘油酯以恢复食物的冷冻保质期，为了保持食物原有的质地，添加了大豆蛋白、燕麦麸，以及亚麻，还改变了发酵的方法。每一步都得经过反复试验。米顿说，"我们去掉一种成分——起酥油——为此得添加六种其他成分来替换它。"这些复杂的解决方案，涉及人工制作多种成分，这对大部分食品成分配方重组都是必要的。必须指出的是，如果食品行业采用以前使用的黄油、猪油或者牛脂的话，他们本可以不必这么麻烦。

特别令卡夫纳贝斯克公司头疼的是奥利奥曲奇。*它的白色奶油夹层

---

\* 卡夫食品和纳贝斯克在 2000 ～ 2011 年期间合并为一个公司，所有权归属菲利普莫里斯公司。

夹在两块脆巧克力饼干之间，奥利奥曲奇在业界是被称为"最受欢迎的"或"经典"产品。调换这种产品的配方是要冒着失去客户的风险的（新可口可乐就是前车之鉴）。"奥利奥就得像奥利奥的味道。"该公司高管克丽丝·查尔斯（Kris Charles）说。白色的奶油夹心最初是用猪油制作的，但是 20 世纪 90 年代中期的反动物脂肪运动迫使该公司开始使用部分氢化油来代替动物脂肪。现在又不能使用猪油，卡夫公司很难放弃使用氢化油。他们试过一个不同的配方，结果在运输途中奶油夹层融化了，而且巧克力华夫饼干也很容易碎。

重构奥利奥曲奇的配方让该公司感到压力重重，这其中还有另一个原因。2003 年 5 月 1 日，一个名叫斯蒂芬·约瑟夫（Stephen Joseph）的旧金山律师决定起诉北美卡夫食品公司。因为奥利奥含有反式脂肪，公众

271 对这一事实并不熟知（美国食品和药物管理局规定的在食品标签上标注反式脂肪的规则还得再过三年才生效），要求禁止卡夫向加利福尼亚州的孩子们销售和推销奥利奥。约瑟夫的诉讼在美国国内和国际引起了广泛的关注。几十万人访问了约瑟夫的网站，他收到了成千上万的电子邮件，主要来自女性。他说，"对于反式脂肪和在食品标签上没有标注这种成分，她们十分关注和愤怒。"两周后，约瑟夫认为他无法再向法官说明，公众并没有普遍认识到反式脂肪的存在与危险而放弃了诉讼。

然而，在这两周内，约瑟夫凭一己之力使反式脂肪家喻户晓。虽然卡夫公司在这起诉讼之前就开始着手重构奥利奥配方，他们现在不得不进一步加大力度。最后，该公司使用混合脂肪制作奶油夹心，包括使用了一些棕榈油。总的来说，据卡夫公司说，他们花费了 3 万多小时（约 3 年半），进行了 125 次植物试验，才成功重构了奥利奥的配方。

### 反式脂肪的替代油脂

令人惊奇的是，鉴于这一巨大的产业转变涉及广泛，美国人还不清楚

如今食用的油脂是不是会更健康一些。反式脂肪替代物中很大一部分是植物油，包括一些新的未经检验的品种，它们可能甚至比我们现在正在赶走的部分氢化油更不健康。

寻找不含反式脂肪的替代物的责任，既没有落到食品制造商的身上，也没有落到不想自己制造原料的快餐店身上，而是落在了大型食用油供应商的身上，比如，嘉吉公司、阿彻丹尼尔斯米德兰公司、陶氏化学公司、罗德斯克罗科兰公司、联合利华公司、邦基公司。与食品制造商不同，他们对反式脂肪的规定采取观望态度，大型油脂公司试图在食品和药物管理局颁布裁定之前，在利润下滑时期还未到来之际，走出困境。

食品业面临着一百年前遇到的同样问题：如何硬化一种油，使它在烹饪和烘烤过程中起作用，而且还不轻易氧化？氢化技术在 20 世纪解决了这些问题；如今由于部分氢化油被赶下了餐桌，需要新的解决方案。

来自工业实验室的一种新型脂肪，通过酯交换反应生成。酯交换反应本身可能会影响食欲。油脂化学家们几十年来一直在不间断地研究这种新脂肪，20 世纪 70 年代末，当库梅罗的实验结果第一次揭露了反式脂肪潜在的健康危险时，他们加快了研究步伐。*

为了理解酯交换反应，我们还需了解另外一个有关脂肪化学的细节。所有的脂肪酸链都是三个一组绑定在一起，由一个"甘油"分子固定在它们的底部，就像一个干草叉。这些干草叉就是我们已经熟悉的甘油三酯。这些脂肪在我们的血流中到处漂流，如果含量过高，就成了心脏病的一个危险因素。酯交换反应通过调换干草叉上的尖齿（脂肪酸链）顺序来起作用。但是它是一种不精确的科学，正如吉尔·勒维尔所解释，"酯交换反应类似于用一把大锤击打物体，等于在甘油上任意地分配所有的脂肪酸。这会产生很多新的甘油三酯。"我们对于它们中的很多一无所知。截

---

\* 相酯化脂肪的一部分研究是由美国农业部进行的，他们预料有一天可能需要一个替代品（作者采访加里·李斯特（Gary List），2008 年 2 月 15 日）。

至 2013 年，油脂酯交换反应过程因过于昂贵而未被大多数食品生产过程采纳，但是现在它正在被广泛地使用。因此，勒维尔等人对这一健康隐患紧张不安。"我们只是不知道，"他判断，"它可能是潜伏的另一个反式脂肪。我们还需要观察它和理解它。"当然，就像消费者不知道他们在食用反式脂肪一样，现在他们也不知道正在食用酯交换过的脂肪，因为它们在食品标签上标注为"脂肪"（通常标注为"大豆油"）。

一种被称为亚油酸的脂肪酸会导致植物油酸败，而氢化过程能够减少亚油酸。为了降低亚油酸，有一个有趣的观点是采用新的培育大豆的方式在源头上改变这种油，让其自然地生产出亚麻酸含量低的油脂。沃尔特·费尔（Walter Fehr），爱荷华州立大学的植物育种师，自 20 世纪 60 年代起就一直研究这种观点。然而，即使在食品和药物管理局的规定正式实施后，食品公司极度需要新油脂的情况下，在美国栽种这种"低亚油酸"大豆也只占大豆面积的 1%。对于农民来说，它们并不能带来特别的利润，而且为了将它们同常规的大豆分开避免混杂，农民还需要投入额外劳动。总的来说，这些低亚油酸大豆并没有受到青睐。

最近，有些公司已经对一些大豆进行了转基因，从而使它们不仅亚油酸含量低，而且油酸（橄榄油中的脂肪酸）含量高；这些大豆压榨的油脂非常稳定，截至 2013 年，它们供不应求。

还有一些化学的多元溶液，虽然不是脂肪，但能起到脂肪（"脂肪替代品"）的作用。例如，卵磷脂和失水山梨醇三硬脂酸酯的混合物能形成胶体，起到乳化剂和晶体习性改变剂的作用。丹麦的丹尼斯克公司将乳化剂和一种油脂结合创造了一种不含反式脂肪的起酥油，它是一种"凝胶体系"，相当于曲奇、饼干和墨西哥面饼里起酥油的功能。很明显这些解决方案是非自然的，要说好处，或许它们似乎能起作用。

最后还有葵花油。葵花籽在美国是一种小型作物，主要用于喂鸟和做零食。20 世纪 90 年代早期，食用油公司开始和种植葵花籽的农民合作，培育新的富含油酸的葵花籽。这种葵花籽榨的油用来煎炸时足够稳定。到2007年为止，几乎90%的美国向日葵作物都用来生产这种新型种子，这种油的产量很少，大部分被零食行业的巨头菲多利公司购买。（菲多利公司在美国食品和药物管理局的规定生效前，就带头去除其产品中的反式脂肪。）

这些从食品公司实验室新近开发的脂肪和脂肪替代物的主要问题在于它们对健康产生的影响未被研究和检验。在某些情况下，进行了一些试验，以确认这些新型油脂对低密度脂蛋白胆固醇和高密度脂蛋白胆固醇是否会产生不良影响。

274

每一种新型油脂多少都有令人失望之处，要么太昂贵，要么太稀少，要么太难使用，食品公司尝试多种方式相互补充。有些公司有时完全采用氢化油（相对于通常的部分氢化油）。这样产生一种固体脂肪，具有讽刺意味的是，它消除了所有的反式脂肪，可以同油脂混合起来，形成一种更加可塑的产品，但是味同蜡烛，不适合做食品。有些食品公司偷偷地在产品中重新使用一种熟悉的备用品——棕榈油。过去20年的研究减轻了"热带油战争"期间人们对棕榈油的担忧，但是留存的公众认知仍然是消极的。制造商们没有其他的可行性选择，只能使用棕榈油。棕榈油进口额快速增长。2012年，美国公司进口了25亿磅热带油，是20世纪80年代的5倍多，20世纪80年代正值美国反热带油运动。

另一个廉价而又不含反式脂肪的选择是常规液体油。正如我们所知，这些油脂含脂肪多，极易腐臭，因此在多数包装食物中不能使用。但是它们可以在餐厅、自助食堂和其他食品操作中用于煎炸或者烹饪。从2005以来，当反式脂肪对健康的威胁变得举国皆知时，液体油开始被使用。

不幸的是，这些常规油的历史问题尚未得到解决。还记得美国国立卫生研究院在20世纪80年代举行了一系列研讨会吗？采用大豆油含量高的饮食进行的早期临床试验显示，研究对象死于癌症的比例高得惊人。植物油含量高的饮食和胆结石相关联。大量研究表明这些富含 omega-6 脂肪酸的油脂，在全身，包括大脑的每一细胞膜中，同鱼油中能够找到的更加健康的 omega-3 进行竞争，争夺重要位置。大量的 omega-6 通过植物油进入我们的饮食，逐渐取代了 omega-3（在过去的一个世纪，它的供应一直相对稳定）。

　大量的现有文献记载，当 omega-3 同心脏疾病相关的炎症作斗争时，omega-6 却促发炎症。更大胆的猜测是，过去几十年的研究显示 omega-6 同沮丧和情绪异常相关。在早期的临床试验中，食用大量豆油的研究对象因自杀和暴力而导致的死亡率更高，这一现象从来没有得到合理的解释。由于那些实验没有被良好地控制，所有实验结果，无论积极的还是消极的，都受到了一些质疑。植物油构成了美国人消耗所有热量的 8% 左右，但除胆固醇效应以外，用来测试植物油对健康影响的大型的、控制良好的临床试验从未进行过。*2009 年，美国心脏协会所做的关于植物油的最新饮食评论，鼓励公众多吃植物油（"至少"占所有热量的 5% ～ 10%），因为它们能够降低总胆固醇和低密度脂蛋白胆固醇。**

正如我们在第三章里谈论过而且还会在后面的章节里重新讨论的那样，对于大多数人来说，这些胆固醇指数尚未被证明是心脏病的有力预测因素。此外，胆固醇只是 omega-6 或者任何其他脂肪健康效应的一个方面。炎症和细胞膜的机能即使不是更重要也是对我们的健康同等重要的，有证据表明植物油对它们产生了不良影响。有关暴力的、尚未解释的临床试验结果是另一个令人不安的数据点。全面记录植物油对健康的影响极其重

---

\* 克里斯多夫·E. 拉姆斯登（Christopher E. Ramsden）正在美国国立卫生研究院进行第一次类似的实验。
\*\* 撰写这篇评论的美国心脏协会委员会会长威廉·S. 哈里斯（William S. Harris），受世界最大大豆油生产商之一——孟山都公司的"大型"研究基金资助。

要，因为美国人正在大量食用它们，植物油——经过酯交换的、氢化的甚至是普通的油脂——潜在影响显然很大。

### 加热的油有害

2012 年末，当我查找反式脂肪替代品的最新消息时，杰拉德·麦克尼尔，美国最大的食用油供应商之一——洛德斯·克罗科兰（Loders Croklaan）公司的副总裁，告诉了我一些令人恐惧的事情。他解释说，包括麦当劳、汉堡王以及温迪等快餐连锁公司都放弃了氢化油，开始使用常规的植物油。"当这些油被加热时，它们产生出有害的氧化分解产物，"他说，"有一种是乙醛化合物，它会干扰 DNA。另外一种为甲醛，毒性极大。"

他继续告诉我这些加热的氧化油是如何形成高分子聚合物的，而这些聚合物会在锅底产生"一层厚厚的泥状物"，会堵塞排污口。"它黏糊糊的，很可怕！就像女巫酿造的酒一样！"他惊呼道。相对而言，部分氢化油在煎锅中持续时间长而且稳定，当然这是它们更受青睐的原因。牛油，麦当劳最初用的煎炸油脂甚至更加稳定。

克罗科兰公司是一家大型的出售棕榈油的马来西亚公司的子公司，起初我怀疑他是不是在中伤竞争对手。后来，我打电话给罗伯特·赖瑟（Robert Ryther），艺康公司的资深科学家。这家大型工业清洗公司的业务几乎涵盖全国所有的大型快餐店。赖瑟确认了"泥状物"的事情。"它在所有物体上聚集，就像绘画虫漆……在任何地方起先都是一层硬硬的无色涂层，然后逐渐形成一层厚厚的胶状物质，就像你在汽车发动机上使用的一种白色的硅润滑油，摸上去有点像科瑞起酥油的感觉。"这种泥状物是油锅中释放出来的热油雾，聚集在整个餐厅的冰冷表面——搅拌器、烤箱、通风管，以及地面和墙壁上——而形成的。一天之内，它就开始聚集。"毫不夸张，"赖瑟说，"如果我们会走进餐厅，人们会说三个星期以来我们一直在用喷砂机或者人工刮擦的方法来试图去掉这些东西。"

赖瑟告诉我，这些来自于油脂的不稳定产物还会聚集在快餐店员工的制服上；当这些衣服用干衣机加热时会自燃；运输这些需清洗的制服的卡车，车厢后部会起火。即使在衣物被清洗和折叠后，它们有时也会起火，"因为少量的氧化产物仍然在发生反应。你永远都不能彻底消除它，而且它们还会产生热量。"在各餐厅剔除反式脂肪，煎炸过程中改用常规植物油之后不久，2007年赖瑟开始关注这一问题。

赖瑟开发了一种被称为 Exelerate ZTF 的产品，它能将虫漆状的物质转换回油脂，从而可以将其清理干净。然而，这一过程比先前的方案昂贵得多，要使用更强的化学物质，因此未经培训的雇员无法操作。几乎所有的餐厅，无论大小，都在处理这件事。赖瑟说，"麦当劳有这个问题。任何拥有煎锅的人或餐厅都有这个问题。"*

一个明显的健康问题是，这些物质是否也会对顾客和餐厅员工的肺部产生危害。**事实上，在英国和瑞士，人们研究发现厨师和餐厅员工罹患呼吸道癌症的比例要高一些。***然而，这些研究并没有追踪人们使用的食用油种类，而且同炉灶本身也会释放有害微粒这一事实相混淆。2010年世界卫生组织国际癌症研究机构（IARC）发布，在餐厅常温下煎炸油的释放物"很可能"会使人致癌。

常规植物油很容易氧化，加热会加速氧化反应，特别是当加热几个小时后。油脂中的亚麻油酸开始一种滚雪球式的连锁反应。亚麻脂肪酸占花生油的30%、大豆油的52%、玉米油的60%，而且它可降解成氧化物，如

---

* 麦当劳和汉堡王将这些油脂作为原料记录在它们的网站上，但是没有确认它们的清洁问题。
** 根据一份分析报告，尽管人们平均在餐厅耗费的时间只有1.8%，他们却接触到了11%的、微小的而且可能具有危害的空气微粒（华莱士，奥特，2011）。
*** 一个由分子生物学家、毒理学家、药剂师组成的科研小组在台湾成立了，他们关注到生活在上海、新加坡市、香港和台湾的女性罹患肺癌的比例很高。这个团队开始调查加热的食用油是否对此产生了影响，因为在台湾在密不通风的空间里用锅做饭很普遍。（一些分析报告显示，在美国，那些从不吸烟的女性也比男性罹患肺癌的比例要高。）（钟等，1999年9月；钟等，1999年8月；杨格等，2010）

自由基、降解的甘油三酯等。某分析报告显示，仅一块炸鸡总共分离出130种挥发性化合物。*国际癌症研究机构的报告只关注空气中微粒的作用，没有涉及用油脂煎炸的食物所吸收的微粒。很可能这些氧化物在被吃掉、消化掉时的作用更大一些。

油脂化学家在20世纪40年代中期发现这些化合物，那时候植物油刚开始被广泛地使用。他们出版了大量的著作，表明加热的亚麻籽油、玉米油特别是大豆油会使老鼠中毒，导致它们生长不佳、腹泻、肝脏增大、胃溃疡以及心脏受损，进而过早死亡。一次实验中，在老鼠的排泄物中发现了"清漆样的"物质，导致这些动物"粘在笼子的铁网地面上"，在有些实验中，油脂被加热到比餐厅通常使用时更高的温度。这种"清漆"很可能是一种氧化物，同最近快餐店里出现的那些虫漆样物质同属一类。

有人会认为这些令人不安的早期发现应该引发更多的研究和讨论，特别是在1961年美国心脏协会开始向公众推荐多元不饱和油以后。然而，警告政府不要如此快速地接受这些油脂的美国研究者，是化学家德纳姆·哈曼（Denham Harman），他也是自由基导致衰老这一假说的提出者。1957年哈曼在写给《柳叶刀》杂志的一封信中写道，在对这一饮食变化可能 279 会导致不利健康影响的研究还没有确定的结论之前，当前对不饱和脂肪的"热情"应该"受到抑制"。

然而，从那以后，甚至当研究不断发现令人担忧的结果后，这一主题的出版物和国际会议一直很少。例如，1972年，在一次由产业科学家出席的主题讨论会上，来自日本的食品化学家团队报告，加热的大豆油产生对老鼠"毒性很强的"化合物。来自哥伦比亚大学的病理学家也报告说，以"中度氧化的"油脂为食的老鼠遭受了肝脏受损和心脏损伤；与此相比，

---

* 这些非天然的加热油氧化物仍在不断地被发现。除了自由基和醛类，还包括甾酮衍生物，大部分形成于被降解的甘油三酯和其他氧化分解化合物。其他的非氧化作用过程产生的非自然化合物，包括水解作用、异构化作用以及聚合作用（张等，2012）。

食用牛脂、猪油、乳制品脂肪和鸡油的老鼠没有出现这种损伤。然而，大多数这类研究都发表在不出名的科技杂志上，营养专家们很少阅读。在美国，饮食和疾病研究者们几乎仅仅专注于胆固醇。

20世纪90年代，科学家开始对这些氧化物越来越感兴趣。意大利锡耶纳大学的一组研究者发现了一种过氧化物，4-羟基壬烯醛（4-HNE）。这是杰拉德·麦克尼尔曾经向我提到过的醛类物质之一。赫尔曼·伊斯特鲍尔（Hermann Esterbauer），奥地利生物化学家，在1964年和1991年发现了一般醛类物质。伊斯特鲍尔仔细看了表明醛类在化学中极度活跃的证据认为，醛类导致"细胞快速死亡"，干扰脱氧核糖核酸（DNA）和核糖核酸（RNA），扰乱细胞的基础功能；醛类对每一种可能的人体组织都会产生极端的氧化应激，对健康产生"有毒影响"，而且这些影响"很可能"只需在人类正常摄入水平下发生。

匈牙利裔生物化学家A.萨里·乔拉尼（A. Saari Csallany）说，醛类是"很活跃的化合物"，他和伊斯特鲍尔是美国国内这些化合物的主要研究者。"它们经常起反应。一分钟之内，它们就会分解转变成其他物质。"事实上，直到最近醛类还没有被彻底研究，原因之一在于它们很难准确测量，研究者不知道它们会产生如此大的量。乔拉尼改进了探测4-羟基壬烯醛的技术，发现它们在低于常规的煎炸油温下，早在这些油脂开始冒烟和散发气味之前就能在一些植物油中形成；冒烟和散发气味是我们通常感知油脂变质的信号。*很多氧化物餐厅监测油脂的标准测试仪检测不到，包括4-羟基壬烯醛。

乔拉尼最近的项目之一，就是到明尼苏达大学办公室附近的六个快餐店购买炸薯条，她发现人们可以轻易地食用到"相当多"的有害化合物（每100克炸薯条含有13.52微克的4-羟基壬烯醛）。她想做更多的研究，

---

\* 建议的煎炸油温为180摄氏度，但是某生物化学家研究发现，餐厅几乎经常在更高的温度下煎炸食物（费尔斯通，1993）。

美国国立卫生研究院和美国农业部对资助这一主题几乎不感兴趣。

在过去的十年中，相关研究在欧洲快速增长。都灵大学的生物化学家朱赛皮·波里（Giuseppi Poli）说，现在最有力的证据是4-羟基壬烯醛会导致动脉硬化。波里在2002年同他人一起共同创立了国际4-HNE俱乐部，如今这一组织每两年举行一次会议。4-羟基壬烯醛促使低密度脂蛋白胆固醇氧化，这是导致这类胆固醇变得危险的原因。他说，有充分的证据显示4-羟基壬烯醛会导致神经退行性疾病，如老年痴呆症。此外，4-羟基壬烯醛确实会使身体产生氧化应激反应。

在一次老鼠实验中观察到了这种应激反应，实验老鼠被喂食了丙烯醛，它会在油脂加热时产生，因其辛辣的气味而得名。被喂食了丙烯醛的老鼠遭受了胃肠道损伤和"急性期反应"的全身性反应，这是身体为了避免感染性休克自发调整的行为。* 炎症指数和其他急性感染症状也会显著增加——有时成百倍地增加。从事这一工作的心血管生理学家丹尼尔·J.康克林（Daniel J. Conklin）告诉我，他"吃惊地"发现激发这种反应所需的 <sup>281</sup> 剂量完全可能只需达到典型的日常丙烯醛摄入水平，特别是对喜爱煎炸食物的人。

醛类还没有被正式归类为毒素，迄今为止在人类身上所做的实验一直较少。** 新西兰对糖尿病人的一次实验是仅有的一次。食用"加热"红花油的人，比食用橄榄油的人，氧化应激指数水平明显更高。事实上，与大豆油和玉米油这些多元不饱和油相比，橄榄油总是会产生更少的氧化产物。橄榄油是一种单一不饱和油脂，它只有一个双键同氧气发生反应，而植物油为多元不饱和，带有很多双键。然而，产生最少氧化物的油脂是不含双

---

\* 这种休克的外在症状很少，显著的变化发生在体内，导致炎症指数显著增加，某类胆固醇有所增加，血清总蛋白和白蛋白下降。

\*\* 测定一种毒素通常从动物实验得出。人类数据可能来自于流行病学研究，但是流行病学家没有研究餐厅加热多元不饱和油这一问题。2006年美国食品和药物管理局制定其标签规则后，这些油脂才被普遍使用。

键的油：兽脂、牛脂、猪油、椰子油和黄油中的饱和脂肪。

2008 年，乔拉尼在盐湖城举办的美国油类化学家协会的一次会议上，向她的同事们展示了她的发现，这些同事大多数都是行业人员。她说，"起初他们很惊慌，接下来就没有反应了。"在伦敦，一组研究者一直在重复地尝试着通过新闻媒体和专业会议的方式使人们对这一问题提高警惕。1999 年该小组给《食品化学》杂志写了一封信，标题为"警告：加热多元不饱和脂肪正在损害人们的健康"，文章旨在"警示食品业"关注健康问题。然而，他们发现人们对此毫无兴趣。这一领域的其他专业研究者大多是分子生物学家或生物化学家，他们的领域不涉及具体的食品或者制定营养方针；正如 4-HNE 俱乐部的另一位创立者鲁道夫·琼克·肖尔（Rudolf Jörg Schaur）所言，"我不是一位食品化学家，因此我不了解。"当时我问他科学家是否关注餐厅正在增加使用非反式脂肪液体油。

2006 年，欧盟成立了一个国际研究者小组，以更好地了解脂肪氧化物及其对健康的隐患。阿彻丹尼尔斯·米德兰公司的马克·马特洛克告诉我，该行业对油脂中产生的醛类无能为力。有些餐厅正在使用低亚油酸或者高油酸油脂，但是常规油脂（通常是豆油或者菜籽油）仍然是最廉价的选择。凯瑟琳·华纳（Kathleen Warner），是一位为美国农业部工作了 30多年的油脂化学家。她告诉我，最好的办法仅仅是"希望"餐厅能够经常过滤和更换他们的煎炸油，而且拥有一个良好的通风系统。大型的快餐连锁公司采用了一些技术，如利用"氮气覆盖层"来替代煎锅上方的空气，或利用微电场来减少氧化物。然而，华纳承认醛类是"有害的"。4-HNE俱乐部的联合创立人波里说，他不理解为什么营养学专家们如此专注于胆固醇，而忽略了 4-羟基壬烯醛，一种潜在的"杀手"。拉尔斯·维德曼从20 世纪 50 年代早期起，就效力于多家食品公司，其中包含卡夫食品和斯威夫特公司。他告诉我，醛类和其他有害物质需要更多的关注："一定会有人发现使用过的煎炸油是多么的致命。"

马克·马特洛克告诉我，食品行业正在等待和关注美国食品和药物管理局是否对此产生兴趣，因为它是唯一一个能够正式将某物标示为"毒素"的机构。所以我请求那里的科学家们给予答复。拖延了几个月之后，食品和药物管理局的新闻处最终回复，尽管该机构清楚例如"α，β-不饱和醛类"氧化物可能会在加热的多元不饱和油中形成，然而却没有足够的信息表明它们对健康产生影响。这一机构正在努力寻找更多的信息吗？并没有。到目前为止，这一机构好像对于更多地了解这些在烘烤和煎炸食物过程中来替代反式脂肪的主要替代油脂并不感兴趣，而美国人每年消耗着数十亿磅这类食物。*

然而，美国食品和药物管理局一直在调查食品加工过程中植物油因加热产生的其他化合物：氯丙二醇和聚甘油酯。由于它们可能会致癌和导致肾脏疾病，欧洲食品安全局对其使用进行了限制。即使只是微量产生，马特洛克告诉我，像阿彻丹尼尔斯·米德兰这样的公司仍然正在努力消除它们。自植物油进入美国的一百年后，我们再一次地面临植物油的未知健康后果。

从20世纪40年代最早的临床试验发现多元不饱和油含量高的饮食会增加癌症死亡率，到最近"发现"它们含有高度有害的氧化物，多元不饱和油在健康方面一直存在疑问。尽管如此，在20世纪与其他任何单一食品相比，它们的使用量增长得更快；这很大程度上得益于专家建议的推动。

60多年来，美国人被告知要食用多元不饱和植物油而不是饱和脂肪。这个建议基于植物油降低总胆固醇（后来发现还能降低低密度脂蛋白胆固醇）。植物油在加热时也会产生有害氧化物，而且会导致与心脏疾病相关

---

\* 2013年末，食品和药物管理局建议禁止所有的反式脂肪，部分原因是回应弗雷德·库梅罗的请愿。库梅罗告诉我他了解由于加热多元不饱和油产生氧化物的问题，实际上，在20世纪50年代他自己对这些问题做过一些原创性的研究。他说"很不幸的"是食品公司现在正在使用常规油脂进行煎炸操作，他建议或许麦当劳和汉堡王可以采用烤薯条的方法来代替油炸（作者采访库梅罗，2013年11月7日）。

联的炎症效应，但对于主流的营养专家们而言，这一事实看起来并不重要，他们的关注点一直在胆固醇上。大多数美国人都没有意识到他们的营养建议是建立在如此狭隘的健康视角之上，大型食用油公司也没有一直向美国心脏协会、医药和公共健康学校提供资金帮助。虽然大型食品制造公司的科学家们可能知道不饱和脂肪产生的问题，但是由于对饱和脂肪的流行偏见，他们没有其他替代方案。因此，所有人都接受了在家庭和餐饮界使用植物油这一建议。

20 世纪初，我们的消费从饱和脂肪转移到部分氢化油再到多元不饱和油。我们从清除动物脂肪开始，最终迎接我们的却是食品中的醛类。食品和药物管理局信誓旦旦地要完全禁止反式脂肪，这并不能带来任何安慰，它将会使液体油和它们的氧化物更加普遍。当地自助餐厅和街角面包店接下来将会紧随大型快餐店的步伐，清除反式脂肪，但是它们不太可能在操作中严格地执行油脂更换和通风标准。尽管清除饱和脂肪和反式脂肪背后的意愿良好，然而，就健康而言，好像是我们一直在反复地从煎锅中跳入火坑。

解决问题的方法可能要回到稳定的固体动物脂肪，如猪油和黄油，它们不像反式脂肪那样含任何神秘的同分异构体或者会堵塞细胞膜，也不会像液体油脂那样易氧化。饱和脂肪也可以提高高密度脂蛋白胆固醇，从这个方面来看，它们是一个相当不错的替代品。要是饱和脂肪不会提高低密度脂蛋白这种"不好的"胆固醇该多好啊！这仍然是有人反对它们的重要证据。但是正如我们曾相信的很多科学"真理"那样，它们经不起检验，或许这种低密度脂蛋白提升效应也不是一个不容置疑的必然结论。

# 10　为什么饱和脂肪对健康有益

　　避免饱和脂肪摄入导致了两个意想不到的后果：一是，人们接受了植物油；二是，也可能是更有害的，碳水化合物取代了我们饮食中的脂肪。肉类、牛奶、鸡蛋和奶酪长期以来一直是西方国家饮食的核心，但现在美国人食用意大利面、面包、麦片和其他谷物，食用的水果和蔬菜比以前任何时候都多。美国农业部把碳水化合物放在饮食金字塔的底部，地中海饮食也是如此，一天要吃 6～11 份谷物，2～4 份水果，3～5 份蔬菜，碳水化合物共占到总热量的 45%～65%。美国心脏协会的建议也一样。美国人适时地采用了这些建议。1971～2000 年，根据美国疾病控制与预防中心（CDC）的统计数据，美国碳水化合物的摄入量增加了近 25%，脂肪摄入占总热量的 35% 或更少，成功地实现了美国农业部降低总体脂肪摄入的目标。

　　卫生部门认为这些成就是向着正确的方向迈进了一步。2010 年，美国农业部最近给出的《膳食指南》强调，美国人应该把饮食转移到"植物性饮食，强调食用蔬菜、煮熟的干豆和豌豆、水果、谷物、坚果和种子"。

近几十年来，最著名的——也有人认为是声名狼藉的——反对声音来自纽约的心脏病学家罗伯特·C.阿特金斯。

1972年，《阿特金斯医生的饮食革命》出版，一夜火遍全球，再版28次，全球销量超过1000万册。主流营养专家一贯对阿特金斯和他的高脂肪建议嗤之以鼻，称他为"时尚"的饮食医生，并指责他玩忽职守。但是他的建议流行起来了，原因很简单——"阿特金斯饮食法"有效果。

根据他治疗病人的经验，阿特金斯认为，肉、蛋、奶油和奶酪，这些被放在饮食金字塔塔尖的食物，才是最健康的食物。他的饮食计划，基本上完全颠覆了美国农业部金字塔。阿特金斯认为这种饮食不仅能帮助人们减肥，也能对抗心脏病、糖尿病，可能还有其他的慢性疾病。

多年来，阿特金斯饮食法有了一些变化，但其"入门"阶段一直是很严格的，只允许每天摄入5～20克的碳水化合物，或者说每天最多食用半片面包，但阿特金斯允许他的病人在其体重稳定在他或她想要的数字时，上调碳水化合物的摄入。饮食还包括蛋白质和脂肪，脂肪摄入量至少是蛋白质的两倍。这个处方意味着阿特金斯的病人主要吃的是动物性食物——肉、奶酪、鸡蛋——原因很简单，这些是唯一的食物来源（除了坚果和种子），其中按照这个比例，蛋白质和脂肪自然地联系在一起。

在阿特金斯还是位年轻的心脏病医师时，随着自己腰围的不断增长，287 他开始走上了这条路。在一个医学图书馆，他发现威斯康星大学医学院的两名医生在1963年写的低碳水化合物饮食实验的文章。对他和他的病人来说，这个饮食是一个巨大的成功。阿特金斯将威斯康星州的这篇论文稍加改进，扩展成一篇文章发表在《时尚》杂志上（他的这种方法一度被称为"时尚饮食法"），然后他出版了关于这种饮食法的书。

随着低碳水化合物、高脂肪饮食流行起来，很多纽约人追随他的理念，很快阿特金斯根据自己健康营养的理念出版了其他的畅销书。1989年，他还成功地开办了一家公司，售卖低碳水化合物膳食补充剂，包括阿特金斯营养棒，低碳水化合物的意大利面，低碳水化合物、高脂肪的节食饮料，每年的销售额高达数百万美元。虽然阿特金斯名利双收，但令他惊愕不已的是，他却从来未能获得那些可以影响公共卫生政策的同行或者学术研究者的尊重。

其主要原因是阿特金斯进入这一领域时，饮食-心脏病假说已经被牢牢地刻印在主流意识整整十年了，而阿特金斯的思想试图对抗占主导地位的低脂观点。对于那些相信饱和脂肪和总脂肪是健康杀手的研究人员和临床医师来说，阿特金斯的高脂肪、低碳水化合物饮食听起来荒唐可笑。1977年，麦戈文委员会的听证会上，著名的哈佛大学营养学教授弗雷德里克·J.斯塔勒（Fredrick J. Stare）称阿特金斯为"快速赚钱的"的饮食医生，到处兜售这种极端的"流行一时的"饮食法。这种饮食是"危险的"，"给出这种建议的作者是失职，是犯罪"。美国饮食协会称阿特金斯的饮食法为"营养师的噩梦"。

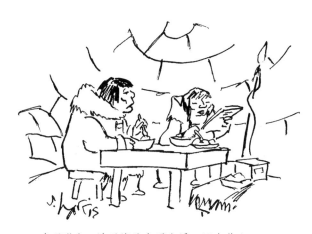

我不明白，除了脂肪和蛋白质，还有什么？　　　　　　　　　　288

阿特金斯还面临着美国人对极低脂肪、近乎素食饮食的热情，其最主要的倡导者是 20 世纪末著名饮食医生迪恩·欧宁胥。这两位医生有许多共同之处：他们都凭借自己的畅销书赚了数百万美元；阿特金斯登上了《时代》杂志的封面，欧宁胥上了《新闻周刊》。阿特金斯在曼哈顿中心开了一家生意兴隆的私人诊所，在时尚的南汉普顿拥有一栋度假别墅，而欧宁胥一直都在富有的索萨利托海滨设有办事处，就在旧金山金门大桥对面。对于健康、无病的生活，他们给出了完全相反的解决方案，为什么两个人都如此成功呢？

20 世纪 70 年代以来，由于低脂饮食并没能预防心脏病和肥胖，美国人的健康状况已经恶化了，于是人们四处寻找一种替代的方法，不管是朝向哪一个方向。阿特金斯和欧宁胥两人在一点上想法相同，那就是美国心脏协会的饮食是不明智的。阿特金斯创造了 "diabesity" 这个词来形容 20 世纪末不断上升的糖尿病（diabetes）和肥胖（obesity）。这些疾病发病率上升，情况恶化，这为其他的健康营养想法创造了机会，欧宁胥和阿特金斯抓住了这个机会。只是他们的解决方案截然不同。就像杰克·斯布拉特（Jack Sprat）和他的妻子，一个想多要点肥肉，另一个却想要少一点。

2000 年，这两位敌对的饮食医生在华盛顿特区会面了，他们参加了 CNN 电视辩论的特别节目《谁想成为身价百万的饮食医生？》。一边是阿特金斯和三个煎蛋、两条培根的早餐，另一边是欧宁胥和他的水果、蔬菜早餐。欧宁胥批评阿特金斯："我很想告诉人们，吃猪肉皮、培根和香肠是一种健康的减肥方式，但这并不是。""你可以继续化学疗法和减肥，但我不会把这作为最佳方式推荐给你。"

289　欧宁胥还指责阿特金斯饮食导致阳痿和口臭。欧宁胥妙语连珠，直接触及问题的核心，这使阿特金斯怒不可遏。"我已经用高蛋白饮食治疗了五万个病人，"他气急败坏地说，"他们告诉我，他们的性生活从未如此和谐。"

阿特金斯饮食法存在一个至关重要的问题，他从未进行过支持他的饮食主张的研究。但欧宁胥却设法利用他的一个小型的、模棱两可的实验在《美国医学协会杂志》上发表了几篇文章。阿特金斯仅有逸事证据支持。"我永远不会做研究，因为我是一名执业医师。我的意思是，我的天职是治病救人。"他曾这样告诉拉里·金（Larry King）。阿特金斯恳求专家看他的医疗记录，但直到他快退休也没有人回应他的请求。

阿特金斯显然缺乏必要的"人际交往能力"来表达传递他的想法，而欧宁胥是个很会利用权力的人。阿特金斯强硬的态度很容易引起别人的敌意，而且他脾气乖戾，过度敏感对他的工作也很不利。"如果采访他，他会说美国医学会是邪恶的组织，或营养师是愚蠢的！"艾比·布洛赫（Abby Bloch）说。她是斯隆凯特林纪念医院的营养研究员，也曾是罗伯特·C. 和维罗妮卡·阿特金斯研究基金会的研究主管。"他就是这样一个爱引火烧身的人。"他说话夸张的习惯也激怒了一些科学同行。"他会说，'我看过六万个病人，从来没有出过问题。'对医生来说，这就像指甲刮黑板的声音那么令人不爽。他还会说，'我可以治愈糖尿病！'你可以看到那些医生气得血压都高了。"

也许，如果阿特金斯更有耐心，更具有敏锐的政治嗅觉的话，他能取得更大进展，布洛赫这样认为。然而，即便是明智的、备受尊敬的皮特·阿伦斯也未能在主流营养界撼动他的同行。传统的饮食观点根深蒂固。最终，尽管阿特金斯在帮助人们减肥，同时也可能在预防心脏病方面有着丰富的实践知识，他还是没有从学术研究界获得一个召开严肃听证会的机会，这种情况一直持续到 21 世纪。 290

2003 年 4 月，在他位于曼哈顿的办公室室外，72 岁阿特金斯在冰面上滑倒了，他的头撞到人行道上，陷入了昏迷，一周后去世了。关于他的死因，迅速有谣言传播开来，说他死于"心脏病"，说他很胖——尽管并不是这样。*两年后，由于管理不善，阿特金斯的膳食补充剂生意宣布破产。他死后人们对低碳水化合物饮食兴趣减退，那些厌恶他观点的人散布的谣言成为对他饮食建议最后的致命打击。破产意味着最终低脂饮食战胜了低碳水化合物饮食。正如2007年塔夫茨大学教授爱丽丝·李奇登斯坦告诉我的那样，"都结束了。阿特金斯公司宣布破产了。现在人们已经过了相信低碳水化合物饮食的阶段。"

这只是一厢情愿的想法，阿特金斯闻名天下，成为了低碳水化合物饮食的代名词，他的死亡最终并没有平息人们对这种饮食的喜爱。这种饮食能帮助人们成功减重，这让它存活了下来，虽然是以隐秘的方式。令人意外的是，这种饮食历史悠久。认为碳水化合物会增肥，高脂肪饮食很健康，在阿特金斯之前就有人持这种想法，很快还出现了其他更主流的倡导者。"阿特金斯"仅仅是最容易让美国人联想到的名字，但在他之前也有291 其他人培养和发展这种观点，在他之后也会有别人这样做。

### 低碳水化合物饮食的诞生 **

最早、最著名的使用低碳水化合物饮食减重的报告之一是一本薄薄的小册子，那是1863年一位退休的伦敦殡仪员威廉·班廷（William Banting）写的。他写的《关于肥胖，致大家一封公开信》很受欢迎，简直就是那个时代的《阿特金斯医生的饮食革命》，仅在英国就销售了63,000册，在法国、德国、美国的"发行量都很大"。"所有影响人类的因素中，"

---

\* 阿特金斯的死因所产生的争议与他在世时一样多。纽约市法医办公室泄露阿特金斯患有心脏病，但正如阿特金斯的心脏病医生所说，现在还不清楚这种情况是因为营养所致还是在多年前访问远东时感染了疾病所致。批评者还特别强调了一个事实，阿特金斯的死亡证明上写着体重258磅，暗示他肥胖；然而，他住院时的记录显示体重195磅。他妻子的解释比较合理，后来迅速增长的体重是由于他昏迷期间的体内液体潴留（匿名，"饮食医生之死"，2004）。
\*\* 这段低碳水化合物饮食从业人员的历史由加里·陶布斯（Gary Taubes）在《好的卡路里，坏的卡路里》（2007）中首次编写。

班廷的小册子开篇这样写道，"我不知道，我也不能想象，任何比肥胖更让人痛苦的了。"班廷在书中讲述，5英尺5英寸（1.4米）高的他，在66岁时，体重超过200磅（约91公斤），因此患有脐疝，失去了视觉、听觉，膝盖和脚踝脆弱，还患有胃酸过多、消化不良和胃灼热等疾病。为了减肥，他的医生给了他两条建议，跟现代的医生给我们的建议是一样的：多运动，少热量。他每天早上划船两小时。然而，班廷发现，运动只会增加食欲，而且减少热量后锻炼使他感到筋疲力尽。

1862年，班廷开始渐渐失去听觉，他向伦敦耳外科医生威廉·哈维（William Harvey）咨询，这位医生认为班廷耳中过多的脂肪可能推高了咽鼓管。他决定让班廷采用低碳水化合物饮食。哈维意识到农民有时为了把牲畜养肥，会喂它们含糖、淀粉类食物，他猜测肥胖和糖尿病之间可能存在联系，当时在法国治疗糖尿病的常见做法就是采用不含碳水化合物的饮食。因此，班廷一日三餐吃的是肉、鱼或者野味，避免食用可能含糖或淀粉的食品，尤其是面包、牛奶（因为含乳糖）、啤酒、糖果和根茎类蔬菜。一年内，班廷减重46磅（约21公斤），他称感觉好极了，疾病消失了。1869年，在书的第四版，班廷称，他已经减重50磅（约23公斤）。他认为整体健康状况"非常好"。他写道，"事实上，我很少见到72岁男性还可以不抱怨健康状况的。"班廷活到81岁，远超出了当时英国男性的平均寿命。 292

他死后，班廷版本的饮食开始为欧洲研究人员和临床医生所接受，用于治疗。19世纪末，全球医学权威，同时也是约翰·霍普金斯医院创始人之一的威廉·奥斯勒爵士（Sir William Osler），1892年出版了医学教科书，影响力很大，书中推广一种该饮食的改编版。伦敦医生纳撒尼尔·约克-戴维斯（Nathaniel Yorke-Davis），从1905年起，使用低碳水化合物饮食为肥胖的威廉·塔夫脱（William Taft）总统做治疗，帮助他减重70磅（约32公斤）。尽管20世纪早期，许多医生告诉他们的病人要限制总体热量摄入，而不只是限制来自碳水化合物的热量，但低碳水化合物饮食一直都在，在 20 世纪和 21 世纪一次又一次"被发现"。

1919 年，在长岛执业的内科医生布莱克·唐纳森（Blake Donaldson）无意中发现了这种饮食。他在回忆录《妙手良方》（1961）中写道，仅仅通过减少热量，并没能帮助肥胖病人减肥，他感到很失望。在咨询了位于曼哈顿的美国自然历史博物馆的专家后，他发现了高脂肪饮食。他说，专家告诉他，因纽特人通常不生病，他们几乎完全靠食用"能捕猎到的最肥的肉"生存。唐纳森决定试一试。禁止食用所有的糖和面粉，他为他的病人开出的饮食处方主要都是肉：一天三顿吃肥肉。他认为可能会有一个"肉类摄取量的上限"，达到阈值后，吃肉可能不能再减重，"但我还没有发现这个阈值"。[*]

293

唐纳森坚称大约 17,000 名病人，40 年来使用这种饮食，效果非常好，每周减重 2～3 磅（0.9～1.4 公斤），还不会感觉饿。重要的是，不像其他的"减肥治疗"，比如热量摄入限制，他的病人减肥后能够维持体重。

1944 年，唐纳森在纽约医院演讲，介绍他的饮食，听众中有一位杜邦公司的内部医生阿尔弗雷德·彭宁顿（Alfred Pennington）。就像 20 世纪 40 年代的许多公司一样，杜邦公司那时很关心肆虐中年男性高管的心脏病。通过观察，彭宁顿和他的同事们发现大多数患者都超重或肥胖，他们认为，第一步治疗方案应该是让他们瘦下来。高管们接受了各种限制热量的饮食疗法，还配合锻炼，但都失败了。彭宁顿决定尝试唐纳森的方法。在听完讲座后，他使用该方法取得成功。

彭宁顿的饮食没有限制总热量。他选出的 20 位男性高管，每天平均

---

[*] 20 世纪 70 年代中期，佛蒙特大学的艾略特·丹弗斯（Elliot Danforth）进行了一系列的暴饮暴食实验，实验使用了不同类型的食物，结论是食用过多以肉类为主的饮食几乎是不可能的。实验的受试者面对成堆的猪排根本吃不下去。"使用阿特金斯饮食法，很难吃得过多，因为它会让你有饱腹感。"丹弗斯说。相比之下，人们食用碳水化合物时，很容易吃得过多，如饼干、薯片和谷物（作者采访丹弗斯，2009 年 1 月12 日）。

摄入热量超过 3000 卡路里，三餐的每一餐包括 6 盎司（约 0.17 公斤）的肉、2 盎司（约 0.06 公斤）的脂肪和不超过 80 卡路里的碳水化合物。使用这种饮食，高管们感觉"在两餐中间，不会饿……而且增加了体力和幸福感"。尽管吃得这么多，他们一个月减掉了 7 ～ 10 磅（3.2 ～ 4.5 公斤）。

关于肥胖，彭宁顿写了大量的文章。他不只满足于看到他的病人减肥成功，他还试图理解为什么低碳水化合物饮食会奏效。不管什么理论都必须要考虑的一点是：成功的秘诀不是减少热量摄入，因为似乎彭宁顿的病人摄入的热量并不比正常量少，在某些情况下，他们摄入的甚至更多。"合理的解释，不管它是什么，"彭宁顿写道，"似乎都埋得更深。"他发现了许多 20 世纪 20 年代至 30 年代德国和奥地利研究人员的研究，他们认为是荷尔蒙导致了肥胖。关于人们为什么会肥胖，他们得出一种全新的假说——肥胖与我们通常认为的暴饮暴食或运动不完全无关。这些研究人员认为肥胖是一种代谢障碍，脂肪组织开始囤积脂肪，阻碍了其作为能量的正常释放和使用。

294

理解这种代谢障碍首先要意识到，我们的脂肪组织并不是呆滞的不灵敏区，而是代谢荷尔蒙活动活跃的蜂巢状组织。夜以继日地，身体不断地根据需要存储和提取脂肪，就好像在自动取款机不断地存款和取款。当我们吃饭的时候，我们在存款，这样在两餐之间或当我们睡眠时，可以随时提取能量。从这个角度看，脂肪只是在短期内没有食物时，身体使用的一个支撑能量，就像有能量棒绑在身上。而有代谢障碍的人，虽然仍在继续存储能量，提取能量的功能却停止工作：身体拒绝放弃存储的脂肪。脂肪就像哥斯拉一样，吸收能量并将其转换为更多的脂肪，置肌肉、大脑、心脏和其他身体需求于不顾。

德国和奥地利的研究人员相信，最终导致脂肪囤积的是荷尔蒙。这样就可以解释为什么怀孕和绝经后的妇女体重会增加，为什么青春期的少女长脂肪，青春期的男生长肌肉。20 世纪 30 年代以来的动物研究反复证实了这一观点。科学家们通过使老鼠的下丘脑（大脑的荷尔蒙控制中心）发生病变改变荷尔蒙分泌水平，它们的体重几乎是在一夜之间激增。这些老鼠不仅会吃掉自己的食物，还会"抢食"，"狼吞虎咽"，"贪吃，食欲异常旺盛"。在狗、猫和猴子身上也发现了类似的结果。下丘脑有肿瘤的人有时也会出现快速、大幅的体重增加现象。1946年的一个病例中，一位"园丁的妻子"，57岁，一年之内变得很胖。

对荷尔蒙的研究，被称为内分泌学，1921年有研究发现胰腺分泌的胰岛素，似乎在脂肪存储方面胜过所有其他的荷尔蒙。1923年，医生通过注射胰岛素，给体重过轻孩子们增重。餐前注射胰岛素，每餐食用高碳水化合物，通过这种方式，临床医生可以使患者一周增重6磅（约2.7公斤）。

295　动物实验中也有同样的发现。* 胰腺如果被摘除，胰岛素停止分泌，不管动物吃多少，都不会变胖，最后会瘦弱而死。

只要摄入碳水化合物，身体就会分泌胰岛素。如果只是偶尔吃碳水化合物，身体就有时间从胰岛素的两次激增之间得以恢复，脂肪细胞便有时间释放出储存的脂肪，肌肉也可以将脂肪当作燃料燃烧。但如果一天中一直食用碳水化合物，那么胰岛素在血液中会一直保持升高状态，脂肪也保持恒定的锁定状态，使脂肪积累过剩，只存储，不燃烧。彭宁顿形容，缺乏碳水化合物将使脂肪从脂肪组织中流出，胰岛素像人质一样锁在组织里，这样脂肪就被当作能量使用了。一个人会减重，并不一定是他们吃得少，也可能是因为他们缺乏胰岛素，使脂肪细胞得以释放脂肪，然后肌肉燃烧了脂肪。

所有这些观点都来自第二次世界大战前的荷尔蒙和肥胖研究，彭宁顿

---

* 支持这一假设的动物数据，包括通过在老鼠的下丘脑内侧引起病变的实验。手术后几秒钟之内，这些老鼠体内胰岛素显著增加，长胖的比例与胰岛素的量成正比。他们怎么知道是胰岛素使老鼠肥胖呢？研究人员切断连接下丘脑和胰腺的迷走神经后，胰岛素不再释放，老鼠停止发胖（韩和弗罗曼，1970；哈斯特维特和罗莱，1972；鲍维利1977年发现下丘脑对饥饿起着重要的作用，这一理论就是基于这项研究）。

是第一个挖掘出这一资源宝库的人。第二次世界大战使这些德国和奥地利科学家连同他们的想法分散四处，又因为战后科学通用语从德语转成了英语，早期关于肥胖的"另一种假设"研究就失传了。

1953 年，彭宁顿在《新英格兰医学杂志》上一篇名为"肥胖的重新定位"的文章回顾了大量的相关研究。[*]同年，安塞尔·季斯首次提出他的观点，指责慢性疾病是由脂肪造成的而不是碳水化合物——由于季斯在这一领域更大的影响力，这一理论占了上风。而彭宁顿的观点则被遗忘，直到最近又被重新发现。季斯理论与彭宁顿理论的区别，一是他们点名指责的对象不同，二是这两个假设背后的科学研究的质量不同。彭宁顿的分析是基于对人类的生物系统深刻的理解，包括来自内分泌学和生物化学的证据；季斯几乎完全依赖于与脂肪和心脏病相关的粗略的国际统计数据。他的结论是基于统计相关性，并不像彭宁顿，是基于治疗患者的临床经验或对人体生理学和生物学的学术理解。

脂肪导致肥胖的观点是建立在另一个没有人类生物学基础的概论之上：季斯等人都认为因为每克膳食脂肪含有的热量比同量的蛋白质或碳水化合物要高，所以脂肪必然使人发胖。无意中摄入过多脂肪的人，就会累积太多的热量，但这是当大脑和胃不能相互通信时才会出现的算术错误。当季斯就这一假设写文章时，还没有任何的实验依据存在，自那以后也几乎没有积累什么证据。这个想法的知识优势主要在于它的直白简单。所以，为什么季斯的思想在营养界传得如此广泛，除了我们探索出来的原因之外，另一个可能是，营养学家和心脏病专家想要寻求简单的答案，他们发现季斯的数学方法更容易想象，而彭宁顿关于荷尔蒙失调的观点则比较复杂。然而，正如我们所看到的，大量的证据与脂肪会导致肥胖的观点

[296]

[297]

---

[*] 出生于匈牙利的产科医生赫尔曼·陶乐（Herman Taller），在布鲁克林区工作，他阅读了彭宁顿的文章，并在 20 世纪 50 年代开始使用低碳水化合物饮食治疗病人。陶乐著有畅销饮食书《热量不算数》（New York：Simon & Schuster，1961）。

相矛盾，就像脂肪在心脏病中所起的作用一样，几乎没有证据能够支持。彭宁顿的选择——碳水化合物——会在心脏病方面也起到什么生物作用吗？

### 碳水化合物和慢性疾病

布莱克·唐纳森提到的最惊人的发现之一在于，他观察到病人采用低碳水化合物饮食后，不仅减重，而且其他一些健康问题也消失了，包括心脏病、动脉硬化、高血压、关节炎、胆结石、糖尿病——在20世纪早期，这六种病被称为"肥胖六重奏"。据观察，与那些天生瘦的人相比，这六种问题更频繁地出现在肥胖的人身上。（后来，大多数这些症状都被归类为"X综合征"组，也被称为代谢综合征，见278页注**。）唐纳森为病人使用肉类饮食法后，他发现对抗这些疾病时，"用药的几率越来越小"。用脂肪取代了碳水化合物后，一切似乎都变得更好了。这也确实像江湖骗子宣传自己能包治百病时的说辞，因此让这种饮食不幸地蒙上了江湖医术的污点。但是，高脂肪、低碳水化合物饮食似乎解决了很多健康问题。自19世纪60年代早期班廷观察自己使用这种饮食开始，一直都是这样。

癌症、心脏病、糖尿病，甚至癌症可能都是现代饮食食用碳水化合物导致的，许多医生和研究人员观察了原始人群吃这些食物后的状况，都得出了同样的结论。德国医生奥托·谢菲尔（Otto Schaefer）1951年访问加拿大北极圈的因纽特人。他在巴芬岛发现的族群没有进口任何西方食物，完全食用肉和脂肪，包括海豹肠子、鱼的眼睛、红点鲑，"把生的这种鱼缝到海豹皮里，在阳光下暴晒两到三天"。

在一些北极地区，哈得孙湾公司每年把满船的食物运送过来，主要是298 面粉、饼干、茶和糖蜜。但并不是所有地区都能得到这些货物，这就给谢菲尔提供了机会，可以比较那些接受了西方食物的族群和没有接受的。

谢菲尔发现按照"传统本地方式"饮食的因纽特人，普遍很健康。在检查了4000名此类饮食的因纽特人后，谢菲尔报告称，他没有发现任何维生素或矿物质不足的迹象，尽管他们的饮食完全不含水果或蔬菜。冬季缺乏光照也没有让他们的身体缺乏维生素 D，没有缺铁性贫血，"他们饮食的很大一部分是由新鲜的肉和鱼组成的，主要是生吃和冷冻后吃"。

根据他自己的观察，以及他从埃德蒙顿医院和附近疗养院收集的数据，谢菲尔认为，哮喘、溃疡、痛风、癌症、心血管疾病、糖尿病、溃疡性结肠炎，以及高血压等疾病在使用传统饮食的因纽特人身上几乎是不存在的。他只见过两例血压超过 100 毫米汞柱的情况。他还发现与加拿大白种老年人相比，动脉硬化在因纽特老年人身上不常见。"60 岁以下的因纽特人中""并不存在"心脏病，他写道。

相比之下，吃碳水化合物的因纽特人，健康状况不佳。大量的妇女和儿童患有贫血症，他在这里首次发现了糖尿病病例，这是一位食用"文明"食物的因纽特人，这在以前的加拿大北极圈地区闻所未闻。他还发现有人患上了慢性耳部感染和龋齿。这些因纽特人龋齿非常严重，以至于有人用海象象牙给自己做了假牙。* 很明显，因纽特人"无法应付"这些引入饮食中的"淀粉和糖"。

在一个叫作伊魁特（Iqaluit）的定居点，谢菲尔发现这里的因纽特人吃传统食物最少，他们的健康是他见过的因纽特人中最糟糕的。他观察 299 到，西方国家花了几个世纪才渐渐发展到习惯食用大量的糖的状态，而"加拿大因纽特人几乎在过去 20 年间突然发展到这样的状态"。谢菲尔见证了一代人丧失了他们的生活方式，也永远地失去了他们的健康。放弃吃肉的因纽特人用碳水化合物取代了肉。在伊魁特，当地人吃薯片，喝软饮料，这种饮食变化一定程度上使"种族灭绝"。

---

\* 据牙医韦斯顿·A. 普莱斯（Weston A. Price）说，蛀牙和面部结构的缩小导致牙齿在口腔中拥挤，是新引入精制碳水化合物的社会中常会出现的健康问题之一。这位医生在 20 世纪早期走遍世界，记载了许多人群经历这种"营养转换"的情况（普莱斯［1939］2004）。

谢菲尔并不是唯一一个观察到这种饮食转型及其与慢性疾病关联的人。20世纪早期，英国皇家海军医务上尉托马斯·L.克利夫（Thomas L. Cleave）在他去过的许多偏远地区也看到了同样的现象，他称这些慢性病为"糖精疾病"，因为很多这些疾病与精制碳水化合物（主要是糖和白面）的引进相关联。17世纪70年代，当英国占领西印度群岛时，成船的精制糖运到克利夫居住的海岸，英国人从1710年人均摄入4磅（1.8公斤）的糖发展到18世纪90年代人均摄入20多磅（9公斤），增加了4倍。*

18世纪下半叶英国出现第一例心脏病病例。那是英国饲养的家畜，如牛、羊等被培育得极肥的时期——从历史照片来看这些动物都胖成球了——所以心脏病出现后，越来越普遍的解释指向肥肉，而不是糖。** 然而，在随后的一个世纪里，肉类平均消耗水平保持不变甚至下降了，但心脏病发病却增加了。唯一随着心脏病发病率增加的就是糖。19世纪末，普通的英国人每年大约会吃掉80磅（约36千克）糖。（相比之下，美国食品工业在20世纪末糖的人均供应量超过150磅（约68公斤），现在还包括高果糖玉米糖浆。）

另一种主要慢性疾病的出现似乎也与精制碳水化合物的引进相一致，这就是癌症。当与世隔绝的人群如因纽特人开始食用糖和面粉后，癌症从罕见渐渐变成常见的杀手。据英国记者和历史学家J.艾利斯·巴克（J. Ellis Barker）说，记录这些地方癌症激增的文献并不少见，不仅是"局限于来自一两个住在非洲或亚洲荒野地区的医生的观点"。在他所著的《癌症：如何引起的，又该如何预防》（1924）一书中，他列举了来自世界各

---

\* 英国人糖消耗的激增与茶在英国变得流行，恰好时间完全吻合，这表明喝茶是消耗糖的一种方式（沃文，1997，119—120，129—131）。

\*\* 除了糖以外，在此期间其他进入人们饮食的精制碳水化合物还有白面粉，凭借其改进的铣削技术取代了全麦和谷物（并非所有谷物都是精制的）。另一个可能导致心脏病的饮食变化在于动物饲料的转变，从喂草到喂谷物，改变了肉中脂肪酸的组成（麦克，2001，50—53）。

地的大量文献和研究报告等证据，其中许多最初发表在《英国医学杂志》或《柳叶刀》这样的权威期刊上，也有发表在《东非医学杂志》这样的地方性期刊上。他收集的所有的文献几乎都支持这样的观点：癌症和其他慢性疾病，确实原来在与世隔绝的族群中是不存在的，直到西方碳水化合物引进后，这些疾病才开始出现。

乔治·普伦蒂斯（George Prentice）医生在 20 世纪早期的中非南部和与世隔绝的族群一起度过了一段时间，他观察到，许多疾病往往是同时爆发的（其中一些疾病后来被唐纳森纳入他的"肥胖六重奏"），包括心血管疾病、高血压和中风、癌症、肥胖、糖尿病、蛀牙、牙周病、阑尾炎、消化性溃疡、憩室炎、胆结石、痔疮、便秘和静脉曲张。

这些疾病扎堆出现。当与世隔绝的族群连续接触食用西方食物后，不可避免的是，这些疾病出现了。西方世界给这些族群带来了什么呢？2002 年世界卫生组织报告称工业化国家带来了"高脂肪、高热量饮食"，"其大量成分是动物性食物"。根据谢菲尔和其他人的历史记录，从最早开始，301 西方出口到贫穷国家的食物就仅限于很容易包装和保存的食品，并不包括肉类和奶制品。这些食物太容易腐败变质，偶尔例外的也只有猪油。西方商人所到之处带给当地人的是四种易携带食品：糖、糖蜜、精制白面粉和大米，也就是精制碳水化合物。随着这些西方食物同时到来的还有疾病，所以这些病被称为"西方病"或者"文明病"。

### 对阿特金斯饮食法终于进行了科学的测试

没有碳水化合物的饮食将会使这些疾病消失，根据这些观察结果得出这样的结论是有道理的。这基本上就是营养权威一直不予理睬的阿特金斯的想法，但执业医生们，从班廷到阿特金斯都看到，当从饮食中去掉面粉、糖还有其他碳水化合物后，人们的健康得到广泛改善。问题是，一旦去掉饮食中的碳水化合物，会导致高脂肪饮食，而这被认为会导致心脏病。在写作这本书的过程中，我们探索了历史证据，这些证据表明高脂肪饮食与良好的健康是一致的，但现代医学要确定一个结论的唯一途径是临床试验，检测富含脂肪和饱和脂肪的饮食是否可以像阿特金斯等前辈所想的那样延长寿命，还是会像季斯和他的同事们坚持认为的那样导致早亡。

直到20世纪90年代末，罗伯特·阿特金斯所推广的饮食吸引了一群研究人员，他们开始进行试验。研究人员有的是行医时，有的是阅读科学文献时接触到了低碳水化合物饮食。杜克大学的医生兼研究员埃里克·韦斯特曼（Eric Westman）说，一个病人来跟他说，"嘿，医生，我吃的全都是牛排和鸡蛋！"然后这个病人开始吹嘘他的胆固醇指标改善了。韦斯特曼是第一个为了了解阿特金斯饮食去查阅医疗病例的医生研究员。20世纪90年代末他拜访阿特金斯时，对阿特金斯成功地帮助病人减重并改善健康印象深刻。但他认为这些资料还不够。"我需要科学。"他对阿特金斯说。韦斯特曼知道合理解释各种传言的唯一方法是进行随机的对照试验，这是医学证据的黄金标准。于是，他和来自全国各地的一些同事，开始进行试验。

这支进入这个领域的新的研究小组成员们都很年轻，对于即将可能陷入的漩涡相对无知。加里·福斯特（Gary Foster）是天普大学心理学教授，2003年参加了一项具有里程碑意义的比较不同饮食的实验。他不知道，将阿特金斯饮食法纳入他的研究会引发争议。"我记得在一次公共会议上一位著名的科学家站起来说：'美国国立卫生研究院将我的钱浪费在阿特金斯饮食法的研究上，对此我深恶痛绝。'"他对我说。鉴于美国国立卫生研究院对高脂肪饮食的敌意，福斯特说，他和他的同事们竟然得到了资助，这简直不可思议。事实上，他们需要通过一个中介申请资助。*

相比之下，美国国立卫生研究院对医生和营养生物化学家斯蒂芬·菲尼（Stephen Phinney）就没这么通融了。20世纪80年代，菲尼就已经开

---

* 福斯特后来秉持更专业的谨慎态度，在他的研究中淡化了他在阿特金斯集团发现的一些积极的健康结果。

始关于高脂肪、低碳水化合物饮食实验了。与福斯特不同，菲尼完全投入其中，尽管他的兴趣让他成为该领域中他所谓的"异端"。菲尼说，20多年来，他提交的研究提案被国立卫生研究院多次拒绝，出于"并不要紧的一些原因"。

菲尼最亲密的同事是康涅狄格大学的杰夫·沃莱克（Jeff Volek），跟菲尼一样，也是个健身爱好者。沃莱克是一位人体运动学家，32岁时曾获印第安纳州力量举重冠军，菲尼一直很喜欢滑雪、徒步旅行和骑自行车。他们一起带来了一种新的方法研究营养学。他们不只是把高脂肪饮食当作 303 减肥或者预防心脏病的方法，更把这种饮食当作获得高体能的一种手段。这样他们就不必通过学术营养部门的层层审核了，这也意味着他们不会被归为饮食-心脏病假说。

沃莱克知道运动员和喜欢举重的人常常会吃高脂肪、高蛋白质、低碳水化合物的食物，尽可能增长肌肉，减少身体脂肪。但对于想在长距离项目实现体能最佳，比如马拉松，一般运动员会在比赛前一晚食用很多碳水化合物。这是菲尼想要测试的第一个观点。"我们确信我们会证明多吃碳水化合物的观点是正确的。"菲尼告诉我。令他吃惊的是，他的发现正好相反。在他的实验中，几乎没有摄入一点碳水化合物的运动员可以发挥到最佳状态。在缺乏糖原（葡萄糖在肌肉和肝脏中的储存形式）的状况下，身体只是改变了其燃料的能量来源，转而燃烧来源于血液中脂肪酸的分子。

菲尼和沃莱克发现，我们的身体可以被看作是混合动力汽车，可以在燃料来源之间来回切换。当我们不能从碳水化合物消耗能量时，我们就会燃烧我们的脂肪储存。*菲尼能够支持阿特金斯饮食法的一个主要观

---

\* 当身体转移到以酮体形式存在的脂肪酸作为它的燃料时，进入"营养酮症"状态。对阿特金斯饮食法一直存在的一种担心是，这些酮是有毒的，因为在糖尿病病情控制不佳的患者体内，这种酮值很高，这很危险（即"糖尿病酮症酸中毒"）。但是，食用低碳水化合物的人体内的酮值水平比糖尿病患者的低5～10倍，这样的水平经证明不会造成任何伤害。

304 点是每人每天至少得食用 100 克的葡萄糖以保持身体的基本功能。*我们的身体对碳水化合物没有要求，没有它，人体系统依靠酮体也可以维持得很好。事实上，这种认识已经众所周知有半个多世纪了，可能被遗忘或者忽视了。少量的葡萄糖是某些身体组织所必需的，例如，眼睛晶状体和血液红细胞，但这些可以由肝脏通过我们摄入的蛋白质中的氨基酸制造出来。

20 世纪 70 年代和 80 年代，几个小型的饮食实验引发了人们对阿特金斯饮食法的担心。这些研究发现，这种饮食会引起头痛、头晕、失水、便秘和体能损耗，这些症状通常被称为"阿特金斯流感"。菲尼证明所有这些症状都与人们日常饮食转向低碳水化合物饮食的过渡期相关。这个转换期可能会持续两到三周，这期间身体代谢发生很大变化，身体组织在渐渐适应酮体作为它们新的燃料来源。此外，肾脏会排出水和盐，这是一些使用阿特金斯饮食的人会有眩晕和便秘的原因。**菲尼提出解决这些转型期症状的处方是每天喝几杯肉汤。

最初阶段损失的水分也让一些批评者错误地认为这种饮食能减重完全是
305 因为减掉了水分而不是脂肪。***菲尼和沃莱克等人的研究证明，使用这种饮食在相当长一段时间内减掉的是储藏的脂肪，而不是水分。21 世纪初，研究人员开始怀疑阿特金斯饮食给人留下的一些错误印象是早期该饮食实验造成

---

\* 1999 年某国际组织设定了人体每天所需的葡萄糖的最少量是 150 克。这个值源自于人们长期认定的值，每日最低 100 克，又额外添加 50 克作为安全界限（比尔等，1999，S177—S178）。

\*\* 盐和钾的损耗是阿特金斯饮食法早期备受谴责的致命弱点。1980 年，耶鲁大学的研究人员给受试者吃的主要是火鸡肉，不幸的是，在煮肉的过程中，损失了盐和钾。未能保证这些基本营养素的足够供应，受试者经历了一系列令人不快的症状，于是研究人员得出结论阿特金斯饮食法根本就是错误的。煮火鸡肉的饮食缺乏必要的营养素恐怕是更合理的解释（德黑文等，1980）。

\*\*\* 能证明这一点的证据的研究只持续了十天，后来居然被经常引用。有人认为阿特金斯饮食法初期失去的水分是整个饮食疗法减掉的唯一重量，这是个错误的猜想（杨和范尼塔利，1976）。

的，这些实验太短了，以至于过渡期的症状还没有消失。在对阿特金斯饮食法和标准的、限制热量摄入的美国心脏协会推荐饮食的比较实验中，低碳水化合物饮食的受试者减重相当多，且减掉的更多的是脂肪，而不是肌肉。

最终，他们还证明了阿特金斯饮食法不会对心血管健康造成损害。多次实验和几乎所有指标测量都表明与美国心脏协会长久以来建议美国人采用的低脂肪、低饱和脂肪的饮食相比，高脂饮食可以降低心脏病和糖尿病风险。自 2000 年以来在沃莱克实施的超过 15 个控制良好的实验中，他发现阿特金斯饮食会引起脂蛋白胆固醇升高，而甘油三酯、血压和炎症指标则会下降。低碳水化合物饮食能改善使用低脂肪饮食的人的血管扩张能力（被称为"内皮功能"，许多专家认为这是心脏病的风险指标）。沃莱克对这些结果又吃惊又怀疑，他想确认所有这些状态的改变是否是减重导致的，因为使用阿特金斯饮食法后受试者们体重不可避免地减轻了。他又做了跟进实验，使他的受试者们体重保持不变。他发现即便如此，低碳水化合物饮食还是同样地改善了这些指标。

还有十几个临床试验是由韦斯特曼承担的。韦斯特曼对这种饮食对 2 型糖尿病的影响特别感兴趣（这种糖尿病与超重和肥胖有关）。早在 19 世纪末，已经有医生提出将限制碳水化合物的摄入作为"治愈"糖尿病的方法，但是韦斯特曼的实验是第一批为这样的治疗提供坚实的科学支持的研究。*韦斯特曼发现，减少碳水化合物，代之以膳食脂肪是管理糖尿病非常有效的方法；对于一些受试者，这种疾病会进入完全缓解阶段，他们的

306

---

* 班廷的医生哈维，他的低碳水化合物饮食的想法部分是源于新闻报道——法国医生们使用这种疗法治疗糖尿病。美国第一个这样治疗的案例记录可能是艾略特·普洛克特·乔斯林医生实施的，他曾在哈佛大学和耶鲁大学接受过教育，1893～1916 年，他让他的糖尿病患者使用碳水化合物含量占 10% 的饮食。最近，这种方法被玛丽·弗农（Mary Vernon）和理查德·K. 伯恩斯坦（Richard K. Bernstein）重新发现并加以发展。前者是堪萨斯州劳伦斯的一名家庭医生，后者是纽约马马罗内克的医生，著有《糖尿病饮食：伯恩斯坦医生的低碳水化合物疗法》（New York：Little，Brown，2005）（乔斯林，1919；乔斯林疗法在韦斯特曼，杨希，汉弗莱斯，2006，80—81 也有记载）。

血糖水平和胰岛素波动正常化到一定的点时，他们甚至可以停服糖尿病药物。在此研究基础上，韦斯特曼和他的同事极力主张，通常依赖药物"起作用的"官方低脂饮食应该被废除，推荐低碳水化合物饮食法作为治疗方法。然而，美国糖尿病协会（ADA）站在了低脂建议的一边，因为糖尿病患者患心脏病的风险很高，官方建议用低脂饮食预防心脏病，糖尿病协会也推荐这种方法预防糖尿病。

307　　进入 21 世纪，阿特金斯饮食法的先驱性研究不断拓展，进行一系列实验：包括男性和女性，运动员，以及患有肥胖症、糖尿病和代谢综合征的人。\*\*\* 尽管实验结果各不相同，但它们一直都朝着正确的方向在发展。一个特别的实验是，146 名患有高血压的男性使用阿特金斯饮食法将近一年，他们的血压比同时在服用降压药的低脂饮食组的受试者下降得多很多。

　　在大部分实验中，效果最好的是脂肪的热量占 60% 多的饮食。\*\*\* 这一比例与因纽特人和马赛人的饮食相似，但比官方建议的 30% 显得高得惊

---

\*　这项研究部分是由罗伯特·C. 阿特金斯和维罗妮卡·阿特金斯基金会资助的。该基金会成立于 2003 年，阿特金斯捐款 4000 万美元用于在他死后资助科学研究。基金会的资助显然有目的性，这些低碳水化合物研究人员不愿意接受这样的资助是可以理解的，但他们没有选择，因为美国国家心肺血液研究所和美国心脏协会一向认为高脂肪饮食不健康，没有必要研究，对相关实验一律不予资助（"关于基金会"，罗伯特·C. 阿特金斯和维罗妮卡·阿特金斯基金会，2013 年 10 月 11 日，http: //www. atkinsfoundation. org/about. asp. ）。

\*\*　代谢综合征是指一个独立的个体身上同时出现多种疾病，包括"中央"肥胖（腹部）、甘油三酯升高、高密度脂蛋白胆固醇值低、空腹血糖高、高血压。其中几个或者所有这些问题同时出现表明患冠状动脉疾病、中风和 2 型糖尿病的风险急剧增加。首次提出这种综合征的是内分泌学家杰拉尔德·里文（Gerald Reaven），所以有时也被称为"里文综合征"。又名"心血管代谢综合征"，"X 综合征"，或"胰岛素抵抗综合征"。不同的权威组织（美国国立卫生研究院，世界卫生组织等）对相关症状的定义也有所不同。

\*\*\*　到目前为止只有少数高脂肪饮食实验试图隔离饱和脂肪的影响，因为研究富含饱和脂肪的饮食一直被认为是危险的。但到目前已有的几个小型实验中，没有发现这些饮食的副作用（瑞凡利斯等，2008；海斯等，2003；福赛思，2010；卡萨迪，2007）。

人。在对抗肥胖、糖尿病和心脏病方面，任何关于其他饮食的、控制良好的实验都没有显示出这样明显的优势。

尽管这些实验结果是一致的，但韦斯特曼和他的同事们在营养学界还是局外人。他们的研究也许遭遇了他人的沉默、嘲笑，或两者兼而有之。他们的研究想要发表在权威杂志上是十分艰难的，邀请他们参加的重要会议更是少之又少。沃莱克说，即使他被邀请在会议上发言，但如果展示的研究与传统饮食观念的基础相抵触的话，大家会默不出声："人们会保持安静。"尽管现在有许多实质性的证据支持高脂肪、低碳水化合物饮食是最健康的饮食选择，他的同行们还是经常把这种饮食当作是"江湖医术"，只是"一时的流行"。沃莱克告诉我，在这样的领域里坚持下去挺让人沮丧的。"你得应付偏见……很难找到经费资助，或者愿意发表研究成果的期刊。" 308

现存的偏见是如此之深，韦斯特曼写道："对膳食脂肪的恐惧是不科学的，这种恐惧渗透到文化中影响如此之深远，以至于负责为研究提供资助的部门不允许进行高脂肪饮食研究，以免'害人'。"我们在美国国立卫生研究院和美国心脏协会看到的情况正是如此，"这种做法不给科学'自我纠正'的机会。这类研究被资助的可能性很低，这相当于创造了某种科学禁忌。但资助机构却说是研究人员没有提交申请，以此撇清关系。"

虽然沃莱克和他的同事们一直敦促营养界的主流采取"更公正、公平"的方式对待低碳水化合物饮食法，他们仍不愿意向全体美国人推荐这种方法，因为它还没有经过长期临床试验的检测。*如果要回应高脂肪饮食的健康担忧，反驳研究者和临床医生普遍的猜测——吃太多脂肪和蛋白质

---

* 到 2010 年之前，最长的实验也只持续了一年，是在斯坦福大学进行的"A-Z"研究。研究表明，绝经前的妇女使用阿特金斯饮食法其参数结果在各方面都优于使用其他饮食法的女性，包括带状饮食法（碳水化合物含量适度低），LEARN 饮食（适度低脂肪，碳水化合物含量适度高），欧宁胥饮食（脂肪非常低，碳水化合物含量非常高）（加德纳等，2007 年）。

不利身体健康，只有长时间的实验才可能解决。*

2008 年，一项为期两年的以色列研究，结果终于公布了。受试者是
322 位超重的男性和女性。实验按照营养研究的标准控制得非常好——在
一个公司的食堂为受试者提供午餐（以色列人一天中主要的一餐）。

受试者分为三组：第一组使用美国心脏协会推荐的低脂肪饮食，第二
组使用地中海饮食，第三组使用阿特金斯饮食。以色列临床试验专家爱丽
思·沙伊（Iris Shai）和哈佛大学营养学教授迈尔·施坦普费尔共同指导
了这项研究。沙伊说最初的研究计划只包括前两个饮食组，但在 2004 年
听到埃里克·韦斯特曼在哈佛大学的演讲后，又阅读一些最近关于低碳水
化合物的实验报告，最后她决定将阿特金斯饮食纳入实验范围。**

沙伊发现，在两年的研究中，几乎在心脏病每一个可以被测量的指标
比较中，阿特金斯饮食使用者都是最健康的，而且他们减重最多。在糖尿
病患者研究分支中，阿特金斯饮食组和地中海饮食组表现相当。无论是在
哪方面，低脂肪饮食组表现都是最糟的。

从这项研究的结果，以及最近两个长达两年的关于阿特金斯饮食的实
验来看，*** 关于这种饮食的影响的争论似乎终于可以终止了。人们主要担心
对肾脏功能和骨骼密度的影响，使用阿特金斯饮食法后，这两项指标即便
没有提升，也是状态非常好。总的来说，这些至关重要的长期研究结果却

---

\* 摄入过多的蛋白质所带来的影响也一直是大家担心的问题，这种担心不无道理，
但只有当一种饮食缺乏脂肪时，这才会成为问题。人摄入蛋白质时，肾脏和肝脏会清
除氮，并通过尿液将其排出。膳食脂肪对这个过程至关重要。当过度食用瘦肉时，人
体内的氮就不能得到妥善的处理，有可能在体内堆积产生毒素。如今这种状况对使用
低脂饮食的人来说是一种常见的危险，因为使用这种饮食的人急于减少碳水化合物摄
入，但鉴于长期的偏见，又不情愿食用更多的脂肪。因纽特人认为过瘦的肉营养不
足。斯蒂芬森称之为"吃兔饥饿"，在 1928 年为期一年的实验中，他只吃瘦肉和极少
量肥肉（斯蒂芬森，1956，31）。

\*\* 出于这个原因，这项研究的部分资金由阿特金斯的基金会资助。

\*\*\* 另外两个研究并没有显示出阿特金斯饮食法明显的优势，在这里就不介绍了，因
为与以色列研究相比，这两个实验控制得不太好。而且沙伊的团队是为受试者提供
一天的主餐——午餐（在如何跟进分配给受试者的饮食方面，以色列研究也经验丰

---

309

310

没有被主流营养专家讨论过，也没能变成支持高脂肪饮食更强大的力量。但是对于低碳水化合物饮食的研究人员来说，这些实验是他们一直等待的最后的证据。韦斯特曼、沃莱克和菲尼就此得出了合理的结论，高脂肪、低碳水化合物饮食现在可以更广泛地向公众推荐了。*

### 加里·陶布斯与"脂肪的弥天大谎"

当这些研究人员一直被最主流的医学和营养界忽视的时候，有一个人在过去的十年里成功地将营养界的话题转到碳水化合物，它才是导致肥胖和其他慢性疾病的元凶。这个人就是科学记者加里·陶布斯。2001 年，他为《科学》杂志写了一篇针对饮食-心脏病假说的批评史，这是权威杂志首次发表对低脂饮食科学缺点的分析文章——至少自 20 世纪 80 年代中期皮特·阿伦斯放弃了与安塞尔·季斯的争斗后，这是第一次。陶布斯还回顾了所有的相关科学，从战前德国和奥地利的肥胖研究到彭宁顿，最后他提出肥胖是一种激素缺陷，不是贪吃和懒惰的结果。在《科学》杂志中，陶布斯写道，最有可能导致肥胖的激素是胰岛素。当摄入碳水化合物时，胰岛素激增。膳食脂肪本身不可能让人变胖，因为它只是一个常量营养元素，不会刺激胰岛素分泌。

311

---

（接上页）富，有指导意义，还提供咨询会议），而另外两个研究仅仅给受试者饮食书或其他信息材料，每周有建议会议。沙伊的研究结果应该是更可靠的。研究之一，其研究团队还包括天普大学的加里·福斯特。这个实验，受试者是 307 位成年人，比较的双方是低脂肪、控制热量的饮食与不限制热量的阿特金斯饮食。实验发现两种饮食受试者的健康或减重状况几乎没有区别——除了阿特金斯饮食组的高密度脂蛋白胆固醇值提升了 23%，而低脂肪饮食组没有显示出这样的优势（福斯特等，2010）。第二项研究是由哈佛大学教授弗兰克·M. 萨克斯（Frank M. Sacks）指导实施的，比较了四种碳水化合物、蛋白质和脂肪占比不同的饮食。萨克斯的研究对象是 811 位超重的成年人，研究为期两年，结果几乎无差异（萨克斯等，2009）。

* 2010 年，菲尼，沃莱克和韦斯特曼，写了一本新的关于阿特金斯饮食法的书《新阿特金斯饮食法带来全新的你：减肥终极版饮食，让你感觉棒极了》（New York：Touchstone，2010），两年内这本书的销量超过 100 万册。关于低碳水化合物饮食，菲尼和沃莱克还各自出版了两本书。

《纽约时报》2002 年 7 月 7 日的封面

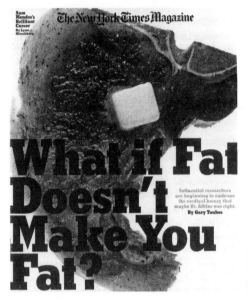

科学记者加里·陶布斯的文章公开挑战了任何类型的膳食脂肪都会导致心脏病和肥胖的观点。

资料来源:《纽约时报》, 2002 年 7 月 7 日。

　　陶布斯是第一个将所有关于这个话题的各种不同观点汇集到一起,全面叙述的人。他接着在《纽约时报》发表了题为"如果脂肪并不会让你变胖呢？"的文章。2007 年, 出版了《好的卡路里, 坏的卡路里》, 书中注释密集, 体现出作者为了写作做过一丝不苟的研究。该书是为肥胖与慢性病的"另一个"假说所著的综合性原创作品。该书认为我们饮食中的精制碳水化合物和糖才是引起肥胖、糖尿病和相关疾病的原因, 这些疾病并不是人们一直以为的因为膳食脂肪或者"过多的热量"摄入过多导致的。

　　近年来, 质疑饮食-心脏病假说的挑战者中, 陶布斯一直最具影响力。很受欢迎的美食作家迈克尔·波伦曾主张"主要吃植物", 即便这样, 他还是称赞陶布斯揭露了低脂教条的伪科学, 并称他为营养界的亚历山大·索尔仁尼琴 ( Alexander Solzhenitsyn )。

　　陶布斯打破了低脂肪教条。大部分营养专家都无法回应他的质疑, 就像这个领域这么多次对待挑战其权威的学者所做的那样，他们只能不理他。当陶布斯的书问世时，《纽约时报》的医学作家吉娜·科拉塔称他为"一个勇敢大胆的科学记者"，但采访结束时，她却轻描淡写地说，"对不起，我还是不能信服"。*2005 年左右，营养界对待陶布斯的敌意明显，当我筹备这本书时，尽管许多饮食与心脏专家读过陶布斯的作品，却没有人愿意谈论他。作为一名科学记者，陶布斯赢得了许多奖项，包括全国科学作家协会授予的三个社会科学奖，这是该组织允许授予同一个作者奖项数量的上限。但是我采访的大约三分之二的营养专家，一般开始的时候都会说："如果你站在加里·陶布斯那边，那我宁愿不跟你谈了。"

陶布斯对营养科学及专家的批评也极具有挑衅性。在某研究机构的一次演讲之后，有研究人员问他，"陶布斯先生，您演讲的潜台词就是认为我们都是傻瓜，可以这样说吗？""这是一个令人惊叹的好问题。"陶 313 布斯后来在他的博客上这样写道。他解释说，一代又一代的研究人员并不是愚蠢，他们只是形成了一种有偏见的思维方式。如果科学追求的是找到正确答案，陶布斯写道，"那么在如此悲剧性的、巨大的范围内坚持错误的答案就近乎不可原谅了"。2002 年，在《纽约时报》上发表的文章最后，他引用了一位研究者提出的尖锐问题："我们能让低脂饮食支持者道歉吗？"

陶布斯和主流营养专家之间彼此已毫无好感可言。尽管如此，他写的文章都特别有可信度，以至于总会马上被采纳。糖和白面当然是不好的东西！营养专家这样言之凿凿，就好像大家一直都是这么认为的一样。2010 年《洛杉矶时报》的一篇文章标题称，"脂肪曾经一度被认为是魔鬼。现

---

\* 科拉塔并没有提及陶布斯提到的成千上万的科学研究中的任何一个。相反，她明显想用几个她发现的"决定性的研究"给出致命一击。实验在纽约市实施，实验中住院的受试者食用的饮食碳水化合物和脂肪含量为 0 ～ 85% 不等。实验结果在健康或体重方面，没有明显差异。陶布斯说，准确地说，这样的研究只有一个，而且研究对象只有 16 人（陶布斯，2007 年 10 月 28 日）。

在越来越多的营养学家却指责糖和精制谷物"。全国各地的研究人员阅读了陶布斯的文章后，突然开始忙着研究食糖、果糖和葡萄糖，对它们进行比较，观察对胰岛素的影响。有人最近提出，水果中的果糖、蜂蜜、蔗糖和高果糖玉米糖浆可能比葡萄糖更有可能引发心脏病。*在糖和淀粉类蔬菜中发现的葡萄糖似乎与引起肥胖的胰岛素关系更密切。这些研究不同的精制碳水化合物的科学仍处于起步阶段，所以我们真的不知道，在导致肥胖、糖尿病和心脏病方面，是否所有的碳水化合物都会发挥作用，还是有些类型影响更大。

比较确定的一点是，作为健康的、可避免脂肪摄入的饮食的一部分，美国心脏协会推荐我们吃精制碳水化合物和糖，它们并不像我们一直被告知的那样是中性"无热量"食品，实际上它们给我们的健康带来不同程度的负面影响。**此外，近年来的临床试验暗示大量食用任何类型的碳水化合物，包括全谷类、水果和淀粉类蔬菜，也是不健康的。沙伊的以色列研究发现，地中海饮食组，摄入的热量比例很高，虽然他们比低脂肪饮食组健康，但他们吃的"复杂"碳水化合物经证明不如阿特金斯饮食组健康，而且比阿特金斯饮食组脂肪含量要高。妇女健康倡议研究结果也一样。实验中约 49,000 名妇女使用高碳水化合物饮食近十年，但实验结果并没有显示出患疾病风险或体重减少。许多非精制的碳水化合物可能也对健康有害。这样的信息美国人却不太容易接受，毕竟我们已经习惯地认为这些食物是健康的。毫无疑问，要反驳自己半个世纪来提倡的高碳水化合物饮食建议，对于营养专家们来说很困难。

近年来我们对碳水化合物的认识无论哪方面取得的科学进步都得益于陶布斯。"这是他对这个领域最大的贡献。"营养专家，奥克兰儿童医院研

---

\* 高果糖玉米糖浆和食糖（蔗糖）都是由大约 1∶1 比例的果糖和葡萄糖组成的。

\*\* 在 2011 年，几位高级营养专家发表了第一篇高水平的、正式的共识论文，文章称在引发心脏病和肥胖方面，精制碳水化合物比饱和脂肪更厉害（阿斯楚普等，2011）。

究所的研究主任罗纳德·M. 克劳斯（Ronald M. Krauss）说。

一个记者居然在科学界发动了一场政变，这真是惊心动魄。2013 年，陶布斯为备受推崇的科学出版物《英国医学杂志》写了一篇同行评议文章，作为一名记者，这是很少见的。然而鉴于季斯对营养研究学界数十年的思想束缚，不同的假设必然来自一个局外人，也许这是不可避免。[*]

### 胆固醇的范式转变

陶布斯的努力促使营养研究界的对话主题发生了改变，他们不再说脂肪是魔鬼了，而且研究低碳水化合物的研究人员进行的临床试验表明，不含精制碳水化合物的饮食有很多优点，值得推荐。在过去的 15 年中，第三个关键性的因素出现了，巩固了高脂肪饮食是更健康的这一观点的证据。这个因素与如何预测心脏病的最新科学相关，这将颠覆我们原有的对胆固醇、心脏病和饮食所有的了解。

在这个领域中最具影响力的研究者是罗纳德·克劳斯。他无疑是营养界的贵族，通常会受美国心脏协会和美国国立卫生研究院邀请任专家小组工作，他还参与了美国国立卫生研究院资助的许多研究。克劳斯还会定期出诊，这在他的精英学术同事中是非常罕见的。当营养流行病学家时间基本都用在研读问卷数据上，营养生物化学家在理想条件下的实验室里做实验的时候，克劳斯是营养研究人员中为数不多的有着面对病人经验的人，像他之前的唐纳森和彭宁顿一样，他会看到这些病人为了自己的体重和健

---

[*] 2012 年，陶布斯和彼得·阿提亚（Peter Attia）医生凭借劳拉和约翰·阿诺德基金会 4000 万美元赠款成立了一个非营利性组织——营养科学项倡议（NuSI），专门研究美国国立卫生研究院和美国心脏协会一直不愿资助的科研主题。2013 年，营养科学项倡议为测试一个假设——与蛋白质和脂肪相比，碳水化合物是一种独特的增肥型热量。五大中心，包括哥伦比亚大学研究中心、美国国立卫生研究院，都参与了实验，监督董事会成员由高级营养专家构成。《科学美国人》的一篇文章描述了这个研究方案（陶布斯，2013）。

康而挣扎。

在科学方面，克劳斯最重要的贡献是发现了一个新的心脏病生物指标。在 20 世纪 90 年代，克劳斯发现一种预测心脏病的方式，这种方式超越并破坏了建立饮食-心脏病假说的方法。测量出血液中的一些可靠的预示心脏病风险的指标，这当然是心血管研究的圣杯。60 年前季斯第一个提出把血清总胆固醇值作为指标，并因为饱和脂肪会导致该值的升高而抵制它。然后，在 20 世纪 70 年代和 80 年代科学家开始了解"总胆固醇"的复杂性——这不是一个可以预测心脏病发作风险的可靠指标，而且它掩盖了高密度脂蛋白胆固醇与低密度脂蛋白胆固醇更微妙的方面——似乎需要为饱和脂肪挽回影响。

饱和动物脂肪的确会提高高密度脂蛋白胆固醇，这也是它们常常被忽视的功效之一。但是，饱和脂肪也会升高"坏的"低密度脂蛋白胆固醇。这些相互冲突的影响对于饱和脂肪来说是致命的，因为不管是出于政治原因还是其他原因，官方的科学观点，在过去的几十年，一直选择低密度脂蛋白胆固醇作为心脏病指标，而非高密度脂蛋白胆固醇。

为数不多的研究人员怀疑低密度脂蛋白胆固醇是最好的最可靠的预测心脏病的生物指标，克劳斯就是其中之一。*因为在他从医过程中，他见过有的病人降低了低密度脂蛋白胆固醇值或者一开始其低密度脂蛋白胆固醇就已经在"健康"范围内，但最后还是得了心脏病。克劳斯指出，低密度脂蛋白胆固醇预测心脏病的能力主要局限于那些低密度脂蛋白胆固醇水平非常高的

---

* 一个非常关键的问题是，测量低密度脂蛋白胆固醇的测试一直是不可靠的。标准的方法应该是，测量总胆固醇，然后减去高密度脂蛋白胆固醇值，加上其他部分的总胆固醇即极低密度脂蛋白（VLDL）。但 VLDL 本身不可直接测量，它是通过测量甘油三酯估计出的值，这样就会有误差，特别是甘油三酯高的时候。"这个误差是很大的。"麦吉尔大学的生物专家艾伦·施尼达文（Allan Sniderman）这样告诉我。他解释说，"如果低密度脂蛋白胆固醇值是 130 毫克/分升，实际值可以是 115～165 区间的任何数值，甚至更高"（施尼达文访谈）。

人——160 毫克 / 分升或更高。而对于普通的心脏病患者，其低密度脂蛋白胆固醇只是略高于正常值，那么这个值就没什么意义。事实上，不少主要的研究发现低密度脂蛋白胆固醇水平与人们是否有心脏病完全不相关。*

简单地说，低密度脂蛋白胆固醇，尽管被大肆鼓吹，实际上只是预测心脏病风险的一个非常不可靠的指标。今天许多研究人员已认为"低密度脂蛋白胆固醇值高"不再具有特别的意义。2012 年在写给美国国立卫生研究院的公开信中，耶鲁大学的一位心脏病专家和他的同事写道："低密度脂蛋白胆固醇的治疗目标是没有任何科学依据的。"这些内容发表在美国心脏协会的期刊《循环》上。就像阿兰·斯尼德曼（Allan Sniderman），麦吉尔大学的医学和心脏病学教授，曾对我说的，"低密度脂蛋白胆固醇只是一种历史的残存。"

克劳斯搜索科研文献，以找到能更好地预测心脏病指标的线索。他发现长期研究中有一些长期以来一直被忽视的生物指标。在 20 世纪 50 年代，医用物理学家约翰·W. 戈夫曼（John W. Gofman）发现就像总胆固醇可以分离出低密度脂蛋白胆固醇和高密度脂蛋白胆固醇一样，低密度脂蛋白是由"低密度脂蛋白颗粒"合在一起构成的。20 世纪 80 年代中期，克劳斯本人用了一种类似于戈夫曼使用的技术证实了这些颗粒的存在。他发现一些低密度脂蛋白颗粒大但密度小、活跃，而另一些虽然颗粒小却密度大。颗粒小但密度大的经证明与人们患心脏病的风险联系紧密，而颗粒大但密度小的且活跃的与心脏病风险毫无关联。克劳斯发现，"总低密度脂蛋白胆固醇"掩盖了一个更复杂的事实：一个人"总低密度脂蛋白胆固醇值可能会高"，按常规标准这听起来不妙，然而，如果他的低密度脂蛋白主要是颗粒大但密度小的、活跃的颗粒，就不是问题。相反，一个人的总低密

---

\* 在一项以 304 名健康女性为受试者的研究中，研究人员用电子束断层扫描直接测量动脉钙化，发现钙化斑块的程度与总胆固醇的水平没有任何关联（赫克特和修珀寇，2001）。

度脂蛋白胆固醇值相对很低，但如果其类型是颗粒小却密度大的那种，就标志着有高度的心脏病风险。

通过这一发现，克劳斯揭示了为什么"低密度脂蛋白胆固醇值高"这一指标并无法可靠地预测心脏病，尽管这一指标深受主流专家的钟爱，而且得到美国心脏协会、美国国立卫生研究院和曾获诺贝尔奖的科学家们的认可。就像20世纪80年代的总胆固醇值一样，这个本以为可信的生物指标被证明比最初想的要复杂得多，由多种组成部分构成。相关的公共卫生建议已经下发，他汀类药物被认为可以降低血液中的低密度脂蛋白胆固醇，这类处方药物开给了数以百万的美国人，但是预测心脏病的科学却还没有展开。

克劳斯还测试了当受试者使用不同的饮食时，低密度脂蛋白的各种组成部分会发生什么变化。他发现，当人们食用更多的总体脂肪和饱和脂肪，而不是碳水化合物时，颗粒大的"好的"低密度脂蛋白胆固醇值就会增加，与心脏疾病相关的颗粒小、密度大的低密度脂蛋白胆固醇则会下降。如果克劳斯是正确的，那么现在指控饱和脂肪是主要的饮食罪魁祸首的证据就被大大地削弱了。如果饱和脂肪提升的只是相对无害的低密度脂蛋白胆固醇，那么它对人体的影响就是相对良性的。饱和脂肪还可以提升高密度脂蛋白胆固醇水平，再结合这一点来看，它就不仅仅是良性了，甚至可以说是健康的，当然，比我们一直被告知应该吃的、用来替代脂肪的碳水化合物要健康得多。*

但是，克劳斯与他的同事们对于低密度脂蛋白胆固醇颗粒的发现并没有操之过急。他明白，这个发现已经被成功复制了，它很容易在营养专家中传播。营养专家可能会生气，因为这意味着他们对低密度脂蛋白胆固醇

---

\* 近几年，还有其他生物指标被发现，如载脂蛋白 B（ApoB）和非高密度脂蛋白胆固醇。但只有克劳斯的低密度脂蛋白的颗粒可以解释几个大型研究发现的问题，即低密度脂蛋白胆固醇值并非像原来想的那样必然与心脏病存在联系。正因为如此，克劳斯的颗粒发现就显得非常重要了。

的理解一直都是错的。实际上，他的大多数同行发现直接忽略克劳斯的发现更方便。例如，在 2006 年，当我向时任美国心脏协会主席罗伯特·埃克尔（Robert Eckel）问到这些发现时，他告诉我，尽管他尊重克劳斯的工作，他不明白为什么这些发现该被认为是特别重要的（2013 年我采访他时，他的观点还是这样，一直没变）。宾夕法尼亚州立大学的潘妮·克里斯–埃瑟顿是这个领域最有影响的人物之一，2007 年她向我解释说，"科学家相信，饱和脂肪对健康不利，当有证据表明事实与他们的认知相反时，让他们接受这样的证据是极其不情愿的。"

克劳斯长期以来一直参与美国心脏协会最高层的工作，他觉得如果他可以影响这个组织，使其放松对减少摄入总体脂肪和饱和脂肪的建议的话，很可能对美国人的健康产生重要的影响。1995 年，克劳斯担任了委员会主席，并在 1996 年和 2000 年监督美国心脏协会膳食指南两次修订。委员会中最反对饱和脂肪的就是塔夫茨大学的爱丽丝·李奇登斯坦。克劳斯认为饱和脂肪的允许摄入量应保持原状，但李奇登斯坦反驳，认为应该降低，甚至应低于现有 8% 的水平，降至 6% 或 7%。克劳斯强调这样极端的 319 建议缺乏科学证据。

克劳斯的确设法在美国心脏协会的膳食指南中进行了有意义的改变。在 1996 年的版本中，克劳斯指出奶制品、肉类还有棕榈油中的饱和脂肪酸属于不同的类型，对血脂的影响也不尽相同，这在美国心脏协会的报告中是第一次。事实上，其中的一些饱和脂肪从未发现会对胆固醇产生负面影响。* 但这种程度的特异性却不能在膳食指南中解释给大家听，克劳斯告

---

\* 关于不同的饱和脂肪的这些要点，又过了十年才被纳入政府的膳食指南，但这样做的政府也只有法国。法国政府 2010 年官方的饮食建议，第一次对这些饱和脂肪做了区分，指出只有主要发现于棕榈油和椰子油中的饱和脂肪，以及少量发现于肉和鲑鱼中的饱和脂肪（称为游离脂肪酸、肉豆蔻酸和棕榈酸）可能与心脏病相关，因为它们对低密度脂蛋白胆固醇有影响。另一种主要发现于肉类、乳制品和蛋类中的饱和脂肪（硬脂酸）是完全无辜的。（事实上，自 20 世纪 50 年代以来，大家都知道，硬脂酸不会对胆固醇有负面的影响。）

诉我，因为"这太复杂了"。即便如此，四年后，在修订后的膳食指南中，他将减少饱和脂肪摄入的建议挪到了推荐优先级列表的底端，克劳斯认为这很成功。

然而，传统主义者开始反击，克劳斯在这场战斗中还是输了。2006年，当李奇登斯坦接任营养委员会主席后，她把美国心脏协会的膳食指南调整回到另一个方向，将克劳斯设定的10%的饱和脂肪容许摄入量下调，并跳过过去设定的8%，直接降至7%甚至更低。这极小量的饱和脂肪允许摄入量与美国国立卫生研究院最激进的饮食的第二步是相同的，而这一步是为有最高发病风险或已经有过心脏病发作经历的病人们设定的。现在针对男性、女性、儿童，居然都给出了这样的建议。当我问李奇登斯坦，她的委员会是否考虑过克劳斯对低密度脂蛋白颗粒的研究及其对饱和脂肪的320 影响时，她回答，他的研究很"复杂"，她"没有时间"看。

2013年，在美国心脏协会与美国心脏病学会（ACC）的联合工作小组中，李奇登斯坦与鲍勃·埃克尔（Bob Eckel）合作，旨在为全美范围的医生更新心脏病的治疗建议。现在的建议更加严厉：所有"高危"的成年人，包括约4500万健康人群，作为预防措施，需要进一步减少饱和脂肪的摄入水平，甚至比以前的标准还要少，达到前所未有的5% ～ 6%卡路里。*这是非常低的水平，低得令人吃惊。要实现这一目标，需要人们近乎

---

\* 美国心脏协会与美国心脏病学会的联合工作小组不同于臭名昭著的美国心脏协会营养委员会，后者自1961年起就负责膳食指南。相比之下，联合工作小组成立于2013年，旨在为医生在治疗成年病人时，创建在饮食和药物方面可遵循的治疗指南。这些针对医生的指导方针历史上一直是由美国国立卫生研究院的国家胆固醇教育计划（NCEP）撰写的，自该部门于1986年成立以来一直是这样的。国家胆固醇教育计划撰写了三套指导方针，分别被称为编号1到3号"ATP"。然而，当该小组召集编写最新的ATP4号时，却因为美国国家心肺血液研究所管理人员于2013年6月宣布的查看数据的规则而陷入困境，在近十年没有成果的工作之后，他们将工作移交给了美国心脏协会与美国心脏病学会。这意味着，政府实际上获得了最重要的对私人团体饮食和疾病指南的领导权（吉本斯等，2013）。

素食。埃克尔工作组仅仅引用了两个临床试验证明这个建议的合理性：饮食途径阻止高血压研究（DASH）和最佳大量营养物摄入预防心脏病实验（OmniHeart）。这些实验中，受试者食用的饮食饱和脂肪含量是5%～6%，他们的低密度脂蛋白胆固醇水平显著下降。这是一项积极的发现，但前提是对克劳斯的研究视而不见。而且，委员会还须无视，在两个实验中，受试者的高密度脂蛋白胆固醇下降明显，而这是心脏健康恶化的一个重要指标。此外，受试者的糖尿病指标没有任何改善，体重也没有减轻。

联合工作小组指出，制定的非常低的饱和脂肪建议，没有考虑这种饮食对糖尿病或代谢综合征的影响。为什么不呢？考虑到长期以来这些情况一直是彼此捆绑在一起的，这真是一个令人吃惊的决定。"代谢综合征"[321]是指一组同时发生的危险因素，这些因素一起会增加患冠状动脉疾病、中风和2型糖尿病的风险。因此，任何治疗方法，包括饮食，都应评估它们对所有这些连带状况的影响。

然而对于当今很多主流营养专家来说，长期以来对低密度脂蛋白胆固醇的执迷把他们自己逼到了角落里。要维系他们的观点，就必须忽略大量的科学证据。事实上，联合工作小组撰写的治疗建议没有引用任何美国国立卫生研究院大型实验的结果，包括多种危险因素干预实验和妇女健康倡议研究，这些实验共对超过61,000名男性和女性测试了七年多，但最终却未能证明低饱和脂肪饮食的任何好处。相比之下，埃克尔的工作小组引用的两个实验只对590人测试了八周多。*

此外，就像1984年美国国家心肺血液研究所血脂研究临床冠心病一级预防实验的负责人一样，埃克尔、李奇登斯坦和他们的同事们又展开了逻辑跳跃——通过饮食降低低密度脂蛋白胆固醇与通过他汀类药物降低低

---

\* 应该说这两个实验控制得更严格，因此它们比多种危险因素干预实验和妇女健康倡议研究更容易得出可靠的结果。但是，得出有利于阿特金斯饮食结论的以色列实验，受试者有322人，持续了两年，实验也控制得很好。

密度脂蛋白胆固醇的生物效果相同。现在还没有数据能支持这一假设。而且，近年来这样的证据越来越弱，现在许多对降低低密度脂蛋白胆固醇的饮食进行测试的研究发现，低密度脂蛋白胆固醇与心脏病的患病风险联系很弱。然而，尽管如此，联合工作小组还是建议饮食中饱和脂肪限制在5%～6%之间，对于那些需要降低低密度脂蛋白胆固醇的人来说（没有对这组人群给出定义），这是新的规范，而且这个建议很可能会被广泛推广给大多数美国成年人。这条指导原则也可能会被美国农业部正式采信，因为爱丽丝·李奇登斯坦也是撰写2015《膳食指南》的委员会的主席。

322　　　忽略关于饮食和低密度脂蛋白胆固醇所有的证据，包括克劳斯等人在低密度脂蛋白颗粒方面的研究，美国国立卫生研究院和美国心脏协会继续保持低密度脂蛋白胆固醇作为生物指标，好像近20年科学的研究与发现从未发生过。像在心脏病的预防方面我们曾得到过的许多建议一样，这些变化的基本依据仍然是政治和经济色彩多于科学色彩：低密度脂蛋白胆固醇历史悠久；任何医生都理解明白它；政府有完整的官方机构——国家胆固醇教育计划致力于降低它；学者们将自己事业发展倾注在对它的研究上；制药公司出售降低低密度脂蛋白胆固醇的药物获利。低密度脂蛋白胆固醇一直是用以指责饱和脂肪的生物指标，饮食和疾病研究界的研究人员们对饱和脂肪充满了偏见，这使得这一说法尤其有吸引力。

非常有争议的一个做法是，美国心脏协会与美国心脏病学会的联合工作小组在其2013年的膳食指南中去掉了具体的治疗数值目标。联合工作小组还推荐了"非高密度脂蛋白胆固醇"作为一个相对新的额外生物指标，他们认为这个指标可以更精确地预测心脑血管疾病风险。*这些改变似乎是在了解心脏病的正确方向上又前进了一步，但科学之外的力量在这

---

* "非高密度脂蛋白胆固醇"的计算方法是从总胆固醇中减去高密度脂蛋白胆固醇。然而，就像低密度脂蛋白胆固醇一样，当甘油三酯高时其准确性显著下降（范·戴维特等，2011）。

个过程中很可能也起了作用。一些愤世嫉俗的观察者指出，2013 年他汀类药物的专利到期，制药公司继续青睐低密度脂蛋白胆固醇的动力可能因此减小。

许多饮食和疾病专家，包括克劳斯，对于持续关注低密度脂蛋白胆固醇感到很失望。早在 2006 年，美国心脏协会的膳食指南撤销了克劳斯在饱和脂肪方面的所有的改动。他"对膳食指南的改动过程不再抱有幻想"，他告诉我，他慢慢停止了他在美国心脏协会的积极工作。2011 年，他还放弃了国家胆固醇教育计划专家小组的职位，因为该小组由埃克尔和李奇登斯坦领导，克劳斯不赞同其发展方向。

323

克劳斯还作出了另一个知识贡献，会进一步削弱饮食-心脏病假说以及对饱和脂肪的不利言论的基础。这一贡献在营养界的影响将更广泛、更持久。

### 克劳斯撤销了对饱和脂肪的死刑宣判

克劳斯继续进行低密度脂蛋白胆固醇方面的研究，2000 年，他决定对所有不利饱和脂肪的科学证据进行回顾。为了支持饮食-心脏病假说，他的同事们如此频繁引用的早期临床试验和流行病学发现真的像他们描绘的那般坚如磐石吗？克劳斯不是第一个尝试做这样回顾的人；陶布斯最近为了自己 2007 年的一本书也曾审视这些证据，在他之前也有其他人这样做，但是在营养界内部，克劳斯是最具影响力的。

2009 年，克劳斯告诉我，他知道"这将是项艰巨的任务"，但他那时还不知道这个过程将会有多么复杂。一些临床试验，如洛杉矶退伍军人实验、奥斯陆研究、芬兰精神病医院研究都是不可侵犯的圣地。多年来，克劳斯对自己的观点措辞谨慎，而且尽量采用对方立场的语言，用这样的方法设法在这领域的对话中插入他自己的观点。然而，即便如此，这次他还是遭遇强烈的反对。克劳斯告诉我，他写了一篇关于饱和脂肪的论文，在

10 为什么饱和脂肪对健康有益 293

他试图将这篇文章发表的过程中，经历了从未有过的挫折和推延。他面临"一系列痛苦的审查"，首先是来自《美国医学会杂志》的审查，最终拒绝了他的论文。然后是《美国临床营养学杂志》，三年里，研究的评介经历了五次"重要的调整"，终于在2010年发表了。

针对他和同事们研究的内容，克劳斯发表了两篇论文：一篇是关于所有与饮食和疾病相关的流行病学研究数据的研究，第二篇是关于所有的其他证据，包括临床试验的研究。第一篇论文中，克劳斯和同事们得出结324论，"饱和脂肪与患病风险升高并不相关"，比如心脏病和中风。这是研究人员第一次对所有流行病学研究进行的分析，克劳斯发现这些研究结果总体而言缺乏决定性证据。

第二篇论文结论是，从传统的低密度脂蛋白胆固醇生物指标来看，饱和脂肪似乎不像多元不饱和脂肪那样健康。但是克劳斯这次与官方保持步调一致。他没有像他平时说的那样写在报告中：他不相信低密度脂蛋白胆固醇是针对心脏病的一个有意义的生物指标，除非他／她的低密度脂蛋白胆固醇水平异常得高。基于他确认的生物指标——甘油三酸酯和颗粒小、密度大的低密度脂蛋白胆固醇——他认为，食用饱和脂肪比食用碳水化合物健康，这一点毫不含糊。换言之，奶酪很可能比面包更健康。吃蛋类和培根比吃燕麦更好。

《美国临床营养学杂志》的编辑认识到克劳斯的论文会让大部分的读者吃惊，所以这篇论文就与杰里迈·斯塔姆勒的社论一起发表出来，那时他91岁了，仍然是饮食-心脏病假说的积极捍卫者。在他冗长的社论《饮食-心脏病：一个有问题的重访》一文中，斯塔姆勒提出许多观点，其中之一是克劳斯的结论与几乎地球上每个国家和国际上的饮食建议都相反，因此这些结论必然是错的。这个论点回避了问题的实质，如果研究人员与传统的观点意见相左就会被认为是错的，就仅仅因为传统观点与他们观点不一致，那么科学如何能自我纠正呢？

克劳斯的两篇论文一发表，标志着营养讨论的转折点出现了。因为克劳斯的声望，这些论文激起人们的讨论。

营养和饮食学学院（原美国饮食协会）2010 年组织了一个题为"脂肪大辩论"的会议，将思考饱和脂肪的健康特质列为值得探讨的话题，这是史无前例的。四个发言者中，冉冉升起的新星，哈佛大学的流行病学家达瑞许·莫札法里恩（Dariush Mozaffarian）在几千位营养学家面前提出，基于对当前心脏病和肥胖症的证据，专家们应该关注碳水化合物，"继续关注饱和脂肪不再有用"。

在美国和其他国家，近年来越来越多的研究人员愿意批评支持饮食-心脏病假说的科学。科学家开始基于陶布斯的另一种假设开展研究。然而，具有悲剧性讽刺意味的是，在埃克尔和李奇登斯坦的监护下，官方的营养建议却还在向相反的方向推进，朝着一个对饱和脂肪限制更严格的方向发展。

过去半个世纪针对饱和脂肪的不利证据总的来说是这样的：早期谴责饱和脂肪的实验是没有根据的；流行病学数据并没有显示任何负关联；饱和脂肪对低密度脂蛋白胆固醇的影响是中性的；过去十年相当数量的临床试验证实饱和脂肪对心脏病、肥胖或糖尿病没有任何负面影响。换句话说，不利于饱和脂肪的案例中，每一个支撑的板块，在严格的审查下，都崩溃了。似乎现在，维持它继续存在的与其说是科学不如说是一代又一代的偏见和习惯——最近的 2013 版美国心脏协会与美国心脏病学会联合工作小组的指南显示，偏见和习惯的影响还是对变革构成了障碍，这种障碍如果不是不可逾越的，至少依然是很强大的。

**当今的局势**

自从美国心脏协会 1961 年首次将低脂饮食作为避免心脏病和肥胖的最佳方式加以推荐以来，美国人忠实地遵循官方限制脂肪和动物产品的饮食建议，已经坚持了 60 多年了。19 年后，1980 年，美国农业部也加入了这一行列。从那时起，政府的统计数据显示，美国人饱和脂肪的摄入减少了 14%，而总脂肪摄入减少了 5%。*红肉消耗稳步下降，取而代之的是鸡肉。美国农业部的一份报告称，美国人遵守官方降低膳食胆固醇的建议，它主要存在于蛋黄和贝类中，尽管众所周知食物中的胆固醇对血清胆固醇几乎没有影响（见第二章）。**减少脂肪是为了降低血清胆固醇，美国人也已成功地做到了这一点。自 1978 年以来，美国成年人的总胆固醇水平已从平均 213 毫克／分升降到了 203 毫克／分升。胆固醇"高"的美国人（超过 240 毫克／分升）比例已经从 26% 下降到 19%。此外，这种比例下降主要是因为低密度脂蛋白胆固醇的下降，在过去的三十年政府官员们特别强调这一目标。1952 年，当安塞尔·季斯刚开始支持减少脂肪的饮食时，他预测，如果人类"不再吃蛋类、奶制品、肉类和所有可见的脂肪"，心脏病将"变得非常罕见"。事实当然不是这样的。

这些年，或许正是因为这些努力，美国人才经历了肥胖症和糖尿病的流行，患病率激增。疾病预防控制中心估计，7500 万的美国人患有代谢综合征。实际上，这一症状可以通过摄入更多的饱和脂肪来改善，因为这可以提高高密度脂蛋白胆固醇水平。虽然自 20 世纪 60 年代以来，死于心脏疾病的病例有所减少，但这跟医疗条件的改善是相关的，所以这段时间实际发生的心脏病病例到底下降了多少还不清楚。

官方自然不愿为这一结果负责。最近，美国农业部的报告记录，民众成功地坚持了《膳食指南》，农业部中却"很少有人""现在还在遵循美国《膳食指南》"，农业部应为美国儿童和成人肥胖和疾病负责——这个未经证实的断言在整个报告中反复出现。

---

\* 女性是这些指导方针特别忠诚的追随者，她们摄入的脂肪量是推荐热量范围的最低值，然而她们却在超重和肥胖方面是最严重的（膳食指南咨询委员会，2010，67，69）。

\*\* 2013 年埃克尔研究生活方式工作组才悄悄地承认，支持限制膳食胆固醇建议的证据"不足"，这是美国官方机构首次承认这一点（埃克尔，2013，18）。

为了解决这个国家的健康问题，美国农业部和美国心脏协会现在提供的膳食建议是坚持到底。两个组织在对脂肪的限制方面都略微放松了一点。327 美国心脏协会最近的膳食指南将对膳食脂肪的推荐从 30% 的摄入限定改为 25% ～ 35%，对大多数人而言，这是一个毫无意义的改变。美国农业部最新的《膳食指南》于 2010 年出版，取消了蛋白质、脂肪、碳水化合物的特定百分比目标，*但对饱和脂肪的禁令依然态度强硬。而且美国农业部报告继续坚持自己的立场，认定"健康饮食应该是富含碳水化合物的"。

### 1971 ～ 2006 年美国人肥胖率

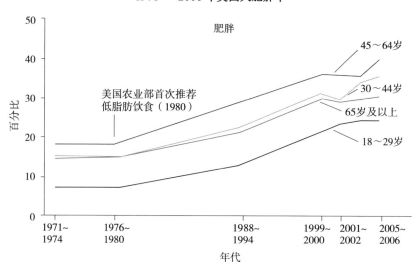

资料来源：美国疾病控制与预防中心 / 国家卫生统计中心，全国健康和营养调查研究；改自"健康，美国，2008：年轻人健康的特点"，国家卫生统计中心。

自美国农业部率先建议低脂、高碳水化合物饮食后，肥胖率在美国开始上升。

与此同时，支撑饮食-心脏病假说的偏见很多年来一直都存在，而且这些偏见继续影响着营养界。2006 年，当妇女健康倡议研究报告称，低脂 328

---

\* 美国农业部也放弃了其著名的食物金字塔，转而选择一个简单的图形名为"我的盘子"，它有四个部分加上一个相邻的白色圆圈，大概是一杯牛奶，上面标注"奶制品"。过去占据食物金字塔塔尖的"脂肪和油"类，现在无处可寻了。

饮食并没有带来什么不同，并没有使疾病或肥胖的状况得以改善。该研究的研究人员，美国心脏协会和美国国家心肺血液研究所的官员，召开新闻发布会，指出这项耗资五亿美元的研究执行得不够完善，所得结论并不能作为我们饮食改变的证据。

2010年，克劳斯的观点出现时，《美国临床营养学杂志》将杰里迈·斯塔姆勒的批评性社论作为克劳斯研究的"介绍"发表出来，以此降低克劳斯研究的影响。那些不便发现的，例如沃莱克和韦斯特曼的发现，大部分营养专家的态度是无视、忽略或误读。

此外，媒体继续与主流营养界联盟。媒体鼓励人们使用基于水果和蔬菜的饮食，尽量少吃肉，《纽约时报》的美食专栏作家马克·比特曼（Mark Bittman）也许是最突出的一个例子，他是从简·布洛迪那里继承了这套理论。似乎任何的研究发现如果看起来谴责了红肉或者饱和脂肪的话，都会被放大宣传，记者和营养权威部门在这一点上无缝衔接。*美国人继续回避食用所有的脂肪，"脂肪替代品"市场在2012年依然以每年近6%的比例在增长，而最常见的脂肪替代物是碳水化合物食品。**

如果结果证明建议美国人避免食用肉类、奶酪、牛奶、奶油、黄油、鸡蛋等食品，其实是营养专家犯的一个错误的话，那它将是一个标志性的

---

\* 2013年大量新闻报道了在动物性食物中发现了一种被称为胆碱的化学物质，这种物质有可能通过肝脏转化为有机化合物氧化三甲胺（TMAO），而它可以导致老鼠动脉粥样硬化。这仅是两个小型研究，媒体对其关注度之高似乎有些异常。发表这些研究结果的是《自然医学》，杂志本身似乎在炒作这些研究；刊登了这些内容的那一期的封面有两幅可怕的插图，图上两个皮肤黝黑、看起来像外星人的客人在狼吞虎咽地吃牛排。后来，一位评论家指出动物性食品中富含氧化三甲胺的不是肉和蛋类，而是鱼类和贝类，而且不管怎样，将氧化三甲胺与人类患动脉粥样硬化联系起来的证据仍只是处于初步阶段。（关于氧化三甲胺的研究，可以参考克特等，2013；威尔逊·唐等，2013。关于媒体报道请参阅科拉塔，2013年4月25日；科拉塔，2013年4月8日。关于"一个评论家"，请参阅马斯特约翰，2013年4月10日。）

\*\* 例如，你能买到的低脂蛋黄酱包含一种脂肪替代品以恢复去掉脂肪后随之丧失的平滑细腻和其他浓郁的"口感"。最广泛使用的脂肪替代品是以碳水化合物为基础的产品，如纤维素、麦芽糊精、树胶、淀粉、纤维素、葡聚糖。

错误。仅从死亡和患病人数来看，这其中不包括数以百万的备受超重和肥胖困扰的人，过去六十年的营养建议给人类历史带来了空前的伤亡。自1961年以来，全体美国人，事实上，成为了一个大规模实验的受试者，其良好健康状况的每一个指标都因低脂饮食而恶化。在大量的临床试验中，富含脂肪的饮食一次又一次地证明，可以改善心脏病、血压和糖尿病指标，而且对减重也很有利。此外，原来对饱和脂肪不利的案例是基于错误的证据，在过去的十年，这些案例已经土崩瓦解。为了证明降低饱和脂肪可以防止心脏病，花费了超过 20 亿美元的公共资金，尽管如此，饮食-心脏病假说并没有经受得住考验。

最后，我们曾认为的真理——传统的看法——对营养研究的判断失误持续了六十多年。1961 年以前，我们的先辈们有着不同于今日的食谱，再之前，他们的祖先有狩猎的弓、捕兽的陷阱或饲养着牲畜，但就像失传的语言，失传的技能和歌曲一样，几代人之后便被忘得一干二净。

330

# 结论

你可能每天都在不知不觉中经历了三次痛苦。

——爱德华·平克尼（Edward Pinckney），《胆固醇的争议》，1973

这本书想给您的建议是，富含脂肪的饮食几乎可以确定在各个方面都比低脂肪、高碳水化合物的饮食更健康。这个结论有最严谨的科学支持，除非像意大利农民一样，吃早餐时喝碗橄榄油，否则的话为了健康要摄入足够的脂肪，几乎唯一可行的方式就是通过吃动物性食品来摄取饱和脂肪。实际上，这意味着要吃全脂的乳制品、蛋类和肉——甚至是肥肉。简而言之，要吃那些我们这么久以来禁止自己吃的所有的富含脂肪的食品，这些食品是健康饮食的一部分。

在过去的十年里，试图证明膳食脂肪重要性的一流科学研究逐渐发展，积累了大量的几乎不可否认的证据。富含脂肪、低碳水化合物的饮食已经证明可以对抗心脏病、肥胖和糖尿病；在一些一对一的测试中，这种饮食会比地中海饮食带来更好的健康结果；它表现得比低脂饮食好得多，而西方国家官方半个世纪以来一直推荐低脂饮食。

事实证明，无论从哪个方面来看，低脂饮食都不利健康，肥胖和糖尿病患病率，抵抗心脏病失败都证实了这一点。自 1961 年，美国心脏协会建议公众用这种饮食来抵抗心脏病，1980 年美国农业部将低脂饮食定位为针对所有的男性、女性和儿童的官方饮食计划，在过去的十年中，大量的研究已经确定低脂饮食并不能对抗肥胖、心脏病、糖尿病或者任何种类的癌症。

而且这些研究中测试的低脂饮食不是小零食饼干和含糖汽水，而是我们一直被告知应该大量食用的：水果、蔬菜、谷物，还有瘦肉。

备受尊敬的权威部门居然犯错，这怎么可能呢？这是一个悲惨的、关于野心和金钱的过程。本书充分列举了证据证明这些背后的勾当。然而，这背后还有一个高尚的原因，研究人员强烈渴望治愈美国人的心脏病，他们想拯救这个国家。只是，他们操之过急了，还没有经过适当的实验就给出了官方建议，*而且医学干预应该遵照希波克拉底誓言："首先，不伤害。"

低脂饮食的支持者所犯的原初错误，多年来因为各方面的原因变得更加严重。为了证明这个假设花了数十亿美元，背后存在很多既得利益，很多人的研究事业仰仗它。偏见得以发展并愈加顽固。就好像在一个满是镜子的大厅里，研究人员来回引用不完善的研究，以证明他们的偏见。反对方被边缘化，言论被压制。最终，整个营养界的专家们开始相信肉、奶制品和蛋类是危险的、不健康的食物，忘了他们的祖先曾挤过牛奶。

2006 年，有史以来最大的饮食实验研究并没有显示出低脂饮食的好处，相反结果令人吃惊，这使营养界近乎完全陷入了混乱。现在的权威机

---

* 低脂建议更多的是基于来自流行病学研究的印象性证据。这类研究是我们过去 50 年中接受的健康建议的来源，包括补充维生素 E、激素替代疗法、低脂饮食。因此读者读后会带着一定程度的怀疑眼光看待流行病学研究的结果。"关联"这个词即表明该研究属于这类研究。而"试验""实验"或"导致"这样的文字才是临床试验使用的语言。

构都同意脂肪不应该被严格限制，美国心脏协会和美国农业部也悄悄地撤销了脂肪摄入上限，然而这个国家最有权力的专家小组最近却仍建议大幅降低饱和脂肪的摄入。在人类历史上除了在极度穷困的时期，这样低的脂肪摄入水平几乎从未发生。

根据这一建议，理想的饮食（肉类、奶制品和蛋类含量低，近乎素食）意味着若要获得足够的脂肪只能食用可能的替代品：蔬菜和橄榄油。橄榄油似乎对健康有好处，尽管还没有证据证明它有对抗心脏病的能力，也不像人们通常认为的拥有古老的血统。这本书给大家最大的启示是，多元不饱和植物油被加热到油炸食品所需的温度时，会产生有剧毒的氧化物，这对人们的健康很可能会带来毁灭性的伤害。无论是在快餐店还是家里，这些高度不稳定的油现在都被广泛用来替代反式脂肪。这种转变可能成为人类食品制造史上最大的公共健康错误，虽然这种错误是意料之外的。在过去的半个世纪，整个西方世界都采用低脂肪、高碳水化合物饮食，这一未经控制的大型实验所带来的意料之外的严重后果，将更是无法想象的。

急于将动物脂肪从我们的饮食中清除出去，却让我们暴露在反式脂肪和植物油氧化的高健康风险之中。如果我们没有放弃肉类和奶制品，我们仍然可能在使用猪油、板油、牛脂和黄油作为我们烹饪和饮食使用的主要脂肪。这些脂肪稳定，不会氧化，从人类有记载的历史开始，我们一直都在使用它们。

动物脂肪最初遭到谴责是因为它们能使总胆固醇值升高，后又被发现还能使低密度脂蛋白胆固醇值升高。但后来证明，对绝大多数人来说，这两种生物指标并不能可靠地预测心脏病的风险。其他不利饱和脂肪的证据包括早期的、有影响力的临床试验，但后来发现这些试验与实验最初宣称的内容根本不符。最后，针对饱和脂肪的案例土崩瓦解了。

现在，有很多理由让我们相信应该吃动物性食物，如红肉、奶酪、蛋类和全脂牛奶，它们富含营养——比水果和蔬菜丰富得多。它们含有的脂肪和蛋白质比例，正是人类所需要的，能为健康的生长和繁殖提供最好的营养；饱和脂肪还是已知的唯一的能够提高高密度脂蛋白胆固醇的食物，与低密度脂蛋白胆固醇相比，高密度脂蛋白胆固醇才是预测心脏病的更可靠的指标。

因此，我们对饱和脂肪的恐惧是没有根据的。这种恐惧可能一度看起来挺合理并仍然存在，仅仅是因为它符合研究人员、临床医生和公共卫生权威机构的先入为主的观点，它符合他们的偏见。列举吃肉不利于身体健康的文章很容易在同行评审的期刊上发表，媒体也喜欢推广。我们带着这些偏见生活了如此之久，以至于认为几乎不可能会有别的不同的想法。（事实上，正因为我是营养领域的局外人，这才使我有可能写这本书。不像医学或大学的专家，我不需要面对他们通常面对的种种压力：发表作品，确保获得研究资助，赢得晋升的机会。）

我们应努力克服我们长期以来对饱和脂肪的偏见。饮食和疾病的科学无法再得出任何令人信服的不利饱和脂肪的论点。红肉、奶酪和冰淇淋毕竟是很美味的！更不用说用黄油煎的鸡蛋、奶油酱汁，还有从烤肉盘上滴落的油脂。享受这些美食的乐趣被人们遗忘了太久了，但是这些才是美味，给人以深深的满足感。不仅要吃瘦肉，也要吃可口的肥肉，因为它能为身体提供大量必需的脂肪，还有助于抵消摄入过多蛋白质的危险，因为如果蛋白质摄入过多又没有足够的脂肪会导致氮中毒。

滑腻的奶酪、动物内脏、香肠，还有培根，这些食物没有一种被证明会引起肥胖、糖尿病或心脏病。最近越来越多的研究强烈指向一点，这些疾病是由碳水化合物引起的。几乎可以确定的是糖、面粉和其他精制碳水化合物是导致这些疾病的主要因素。最新的科学研究和历史资料都认为，食用精制碳水化合物会导致患肥胖、心脏病和糖尿病的风险更高。

这些疾病不能全归咎于遗传学，相关基因的数量太大了，以至于失去

334

了意义。人类基因组计划项目的主管在 2009 年曾写道，"基因与一切都有关，等于基因什么也不能解释"。临床试验也不能证明这些疾病是由其他的环境因素导致的。临床试验显示只有碳水化合物可能是导致肥胖、心脏病和糖尿病的主要原因。

这些结论似乎有悖常理。当我开始为写作这本书而进行研究之初，我同样有这种感觉。虽然现在有最有力的科学证据支持，但它们看起来似乎还是不可信的：对你的腰围和心脏来说，甜菜沙拉配水果冰沙午餐并不如一盘黄油煎鸡蛋健康，牛排沙拉比一盘鹰嘴豆泥和饼干更健康，全脂奶酪零食也比水果好。

除了作为小吃，我们的正餐也迫切需要更多的"健康"食物。自从成为我们唯一的"安全正餐食物"后，海洋里的鱼类很快被过度捕捞。一个涵盖更广泛的菜单，包括羊排、炖牛肉、焖肉，会为我们带来多样饮食，更受大家欢迎。从完整的、未加工的食物到高脂肪食物的路上不可避免动物性食品——这就是为什么历史上人类选择这条道路的原因。

335

没有从历史的角度来看待我们的饮食传统，也许这是我们的营养政策误入歧途的最重要的原因。权威机构告诉我们，没有任何的记录记载人类长期食用富含饱和脂肪的饮食，这就意味着没有持续两年或两年以上的临床试验研究富含动物性产品的饮食。但是这些专家有四千年的人类历史可以查阅。食谱、历史、日记、回忆录、小说、食物日志，或者传教士、医生、探险家和人类学家的记录——从《圣经》到莎士比亚的戏剧——都清楚地表述几千年来动物性食品是人类食物的核心。在这些时期，人的寿命比较短，这是真的，但他们早逝是因为传染病所致。那时的成年人都没有受到肥胖、糖尿病和心脏病等慢性疾病的困扰，而这些疾病现在导致很多人死亡；即使他们的确患有这些疾病，也远不及我们现在的患病率。从雅典娜为奥德修斯准备了"肥肥的山羊肉和一大块富含猪油的野猪脊骨"，到《旧约》中以赛亚预言耶和华"必为万民用肥甘设摆筵席……满髓的肥甘"，到《远大前程》中皮普偷的猪肉馅饼，再到历史记录 18 世纪美国人吃红肉的量是现在的三到四倍，我们自己书写的过去告诉了我们很多。正如人类所记录的，在人类的历史长河中，肉类一直是主要的食物。我们忘记了自己的历史。

历史告诉我们，心脏病是与肥胖、糖尿病和其他慢性疾病相互关联的。今天这些被统称为代谢综合征，这一系列的慢性健康问题过去被称为"肥胖六重奏""西方病""文明病"，在 20 世纪早期糖席卷英国殖民地时，被称为"糖精疾病"。正如我们所看到的，历史的结论与过去十年中最好的、最认真的饮食实验得出的结论完全一致，没有矛盾。我们该如何开启治愈自己的慢性疾病之路，如果能将科学和历史的教训结合起来，也许能够作出明智的决定。

336

# 关于肉类与道德的说明

在这本书中，我并没有讨论结论对伦理和环境产生的深刻影响。吃动物肉让很多人很犹豫，本该如此。早期，在屠宰动物作为食物之前有复杂的仪式请求它们的宽恕。这些行为可以调和我们对食物的生物需求，但现在这种神圣的行为不再有了，这是我们的损失。环境问题也很复杂。奶牛会排放甲烷气体导致温室气体增加；与种植水果和蔬菜相比，奶牛养殖消耗的资源更大，但是与每单位消耗的资源相比，红肉的营养含量更丰富，它还提供了植物性食物无法提供的必要的营养。通过吃肉使一个国家的国民享有更好的健康，节省医疗费用，平衡总体开销是很有可能的。如果我们再次回到食用牛脂和猪油的饮食，减少种植大豆、油菜、棉花、红花和玉米等植物，社会和环境会怎样呢？这些问题都很复杂，超出了本书讨论的范围。本书试图探索什么样的膳食脂肪对人类的健康有益。

# 致谢

为了写这本书，我准备了将近十年。它是我知识与智慧的支柱，从根本上改变了我的思想轮廓。这些年来我得到了家人的支持，他们为此付出了很多。我尤其要感谢我的丈夫格里高利，还有我的孩子们，亚历山大和西奥。即使我的书严重影响到了他们的生活，我的孩子们还是接受了它，还为了捍卫培根与他们的老师辩论。他们给了我工作的时间（"还有多少页啊，妈妈？"）并尽可能地支持我。格里高利，他不但是我写作时的参谋，更是我们家的经济支柱、我的编辑、我的啦啦队队长、我的导师、我可靠的爱人，为此我感激不尽。尽管他还是会偷吃口香糖，但这本书我要献给他。

除了我的家人，还有一些人的帮助必不可少，没有他们，这本书是不可能完成的。我的经纪人兼朋友蒂娜·班尼特，这么多年来，她努力地组织、宣传这本书，并几乎以一己之力让这本书面市。她为人善良、忠诚、热情，同时在控制出版的方方面面有着专业的眼光和完美的指挥能力。任何情况下，她都能妙语连珠，充满智慧，机智应对，难以想象没有她的帮助会怎样。她的助理斯维特拉娜·凯兹也是一位温暖、精明、足智多谋的女性。

同样重要的还有艾米丽·卢斯，是她首先发现了本书的潜力，给了我自信，让我相信可以写出一些有价值的内容。我很幸运地遇到了我的编辑米莉森特·班尼特，是她不知疲倦地修改，才将我的手稿改成了连贯的观点。编辑这本书的过程中，她一直都表现得很宽容、体贴而坚韧。她是本书无可挑剔的标准与逻辑思维的指路人。我感谢你，亲爱的米莉森特。

这本书是源于一个反式脂肪的故事，是我受乔斯林·楚克曼所托为《美食家》杂志所写的故事。她是杂志的编辑，聪明，有天分。露丝·雷克尔（Ruth Reichl）勇敢地出版了这本书。我感谢他们帮助我启动了这本书的写作之旅，这是当时无法预见的。起初，让我醒悟过来，认识到美国的营养政策可能是个彻底错误的人是玛丽·安宁格、弗雷德·库梅罗还有加里·陶布斯。与他们的交谈，加深了我对营养科学的了解，我开始认识到这个故事背后存在巨大的可能性，作为一个新闻工作者，激起了我的新闻本能。我开始进入"完全燃烧"的、热情高涨的研究阶段，我感到需要深入挖掘过去六十年的每一个营养研究，并调查每条线索。这种彻底调查的干劲，要感谢我的父母，苏珊和保罗·泰考兹。

我要感谢产业界和学术界提供帮助的专家和学者，在我研究、写作的过程中，他们慷慨地牺牲了自己宝贵的时间，耐心地解答我的问题，提供援助，他们是汤姆·阿普尔怀特、克里斯托和埃莱尼·阿拉瓦尼斯、亨利·布莱克本、塔尼亚·布拉斯鲍格、鲍勃·柯莱特、格雷格·德雷舍尔、约翰·戴尔伯格、艾德·埃姆肯、莎莉·法伦、安娜·费罗-卢奇、乔·希本、斯蒂芬·约瑟夫、罗恩·克劳斯、吉尔·勒维尔、马克·马特洛克、杰拉德·麦克尼尔、迈克尔·马德、马里昂·奈斯德、史蒂夫·菲尼、乌斐·拉夫斯考、罗伯特·里夫斯、路易斯·塞拉-麦臣、比尔·舒特莱夫、莎拉·贝尔-辛诺特、艾伦·施尼达文、杰里迈·斯塔姆勒、斯蒂恩·施滕德尔、卡利亚尼·桑德瑞姆、安东尼娅·特里切普鲁斯、杰夫·沃莱克、埃里克·韦斯特曼、鲍勃·温赖特、凯瑟琳·沃特金斯、拉尔斯·维德曼、乔治·威尔特，还有沃尔特·威利特。他们中相当多的一些人在某些方面不赞同本书的观点，但是我希望他们认可我为了公平地描述科学所付出的诚实的努力，我真诚地感谢大家。

许多人读过这本书的全部或部分的草稿，并提出了修正建议，迈克尔·伊德斯、罗恩·克劳斯、乔治·马尼亚蒂斯、莉迪亚·马尼亚蒂斯、斯蒂芬·菲尼、克里斯·拉姆斯登、杰里米·罗斯纳、大卫·西格尔、克里斯托弗·西尔伍德、加里·陶布斯、莱斯利·A. 泰考兹、埃里克·韦斯特曼和拉尔斯·维德曼。我非常感谢他们特别留意我的草稿，为此投入时间，同时也感谢一些人为了帮助我在最后期限前完成稿子付出的努力。

我非常幸运地能与西蒙与舒斯特出版公司合作。乔恩·卡普是一位热心的支持者，安妮·泰特特别擅长宣传，而意气风发的德纳·特洛克尔简直是营销界的奇迹。还有艾丽西亚·布兰卡多、米娅·克罗利-哈尔德、吉娜·迪马斯卡、苏珊娜·多纳休、卡里·戈尔茨坦、艾琳·凯拉迪、露丝·李-梅、理查德·罗勒。我深深地感谢他们，同时也感谢迪克斯细心、谨慎的团队。我还要感谢一直以来效率很高、可爱的艾德·文斯蒂德。

我的助手琳达·桑德斯又要帮我找科学论文，又要去医学院。还有希杰·洛茨、马利娜·韦尔曼、玛德琳·布朗特、汉娜·布鲁纳，谢谢你们！也要感谢比尔和蒂亚·帅勒为我的网站和社交媒体所做的工作。

我很感激安·班科夫、克里夫·凯勒、夏洛特·摩根、莎拉·穆雷、玛姬·纽沃思、劳伦·谢弗、大卫·西格尔、詹尼弗·西尼尔、丽萨·沃尔塔，他们是我多年的好友，我们的友谊"久经考验"。写作过程中，有时离开我的写作小窝，与他们见见面，总会让我混沌的头脑清醒。

此外，任何有年幼孩子的父母都知道，能有时间做自己的事是多么奢侈的一件事。要不是尤利安娜·科帕尼和伊娃·克布利-沃尔特尽心尽力地帮我照顾我的孩子们，我不可能如此轻松地拥有这么多时间做我的工作，他们在各方面都减轻了我的负担。

我最要感谢的是我的家人：感谢我的父母给了我无尽的爱与宽容，感谢马克和莱斯利，他们对我的帮助是无法用语言表述的。还要再次感谢西奥、亚历山大和格里高利，感谢你们有力的支持。

# 注释

左侧数字系原版书页码

## 引言

[2] 我的文章：尼娜·泰考兹，"令人伤心的事"，《美食家》杂志，2004 年 6 月，100—105。

[4] "我们被群起而攻之！"：大卫·克瑞契夫斯基接受作者的采访，2005 年 5 月 31 日。

[4] "33% 或者更少"……"其中饱和脂肪所占的比例也减少了"：疾病控制和预防中心（CDC），"美国 1971 ～ 2000 年能量与主要营养素摄入趋势"，《发病率和死亡率每周报告》53，第 4 期（2004）：80—82。

[4] 在美国成年人中，大约每七人中有一人肥胖：美国疾病控制与预防中心，全国健康调查研究，1960 ～ 1962 年，最后一次访问 http：//www. cdc. gov/nchs/nhanes. htm 的时间是 2014 年 2 月 12 日。

[5] 不到 1%……超过 11%：莫林·I. 哈里斯，"不依赖胰岛素的糖尿病人以及葡萄糖耐量依赖的状况"，《美国糖尿病》6（1985）：1—31；G. L. 比克尔斯、C. F. 周，美国疾病控制与预防中心，"糖尿病——美国，2006 年和 2010 年"，《发病率和死亡率每周报告》62，S3（2012）：99—104。

[5] 没能成功减肥……任何主要形式的癌症的几率：雪莉·贝雷斯福德等，"低脂饮食模式和患结肠直肠癌的风险：妇女健康倡议随机控制饮食修改试验"，《美国医学协会杂志》295，第 6 期（2006）：643—654；芭芭·V. 霍华德等，"七

年来低脂饮食模式和体重的变化：妇女健康倡议饮食修改试验"，《美国医学协会杂志》295，第 1 期（2006）：39—49；芭芭·V. 霍华德等，"低脂饮食模式和患心血管疾病的风险：妇女健康倡议随机控制饮食修改试验"，《美国医学协会杂志》295，第 6 期（2006）：655—666；罗斯·L. 普伦斯等，"低脂饮食模式和患浸润性乳腺癌的风险：妇女健康倡议随机控制饮食修改试验"，《美国医学协会杂志》295，第 6 期（2006）：629—642；罗斯·L. 普伦蒂斯等，"在妇女健康倡议随机控制饮食修改试验中低脂饮食模式与癌症发病率"，《美国国家癌症研究所杂志》99，第 20 期（2007）：1534—1543。

[6] 在写作这本书的过程中：作者没有任何利益冲突，从未从有关这本书主题的任何利益方收到过任何经济或实物方面的支持，无论是直接还是间接的。

## 1 脂肪的悖论：高脂肪饮食，吃出健康

[9] 在因纽特人的膳食结构中：威尔海尔默·斯蒂芬森，《这块土地的脂肪，不只是靠面包》（增订版）（纽约：麦克米伦，1956），31；作者通过休·M. 辛克莱的文章《加拿大印第安人与因纽特人的饮食》计算得出，《营养学会论文集》12，第一卷（1953）：74。

[9] 驯鹿眼后和沿下颌的肥肉……肩膀部分的肥肉：威尔海尔默·斯蒂芬森，《友好的北极：五年极地生活的故事》（纽约：格林伍德出版社，1921），231—232。

[9] 而瘦肉：威尔海尔默·斯蒂芬森，《这块土地的脂肪》，25。

[9] "吃蔬菜……对大部分因纽特人来说……"：同上，23。

[10] "没什么'真正的工作'"：斯蒂芬森，《友好的北极》，24。

[10] "所以他们本该状态很糟糕"：斯蒂芬森，《这块土地的脂肪》，xvi。

[10] "猛烈的抗议"……"吃生肉"：同上，65。

[10] 会死掉：同上，71。

[10] "导致那次症状的原因是"：同上，69。

[10] 发表了六篇论文：克拉伦斯·W. 利布，"十二个月只吃肉食对人类的影响，基于对两位生活在纽约气候平均值条件下的北极探险家深入的临床和实验室研究"，《美国医学协会杂志》93，第 1 期（1929 年 7 月 6 日）：20—22；约翰·C. 托里，"只吃肉食对人体肠道菌群的影响"，《实验生物学与医学学会会议录》28，第 3 期（1930）：295—296；沃尔特·S. 麦克莱伦，维吉尔·R. 鲁普，文森特·托斯卡尼，"长期肉类饮食与氮、钙和磷的代谢研究"，《生物化学期刊》87，第 3 期（1930）：669—680；克拉伦斯·W. 利布与爱德华·托尔斯泰，"只吃肉类的饮食对血液中化学成分的影响"，《实验生物学与医学学会会议录》

26，第 4 期（1929）：324—325；爱德华·托尔斯泰，"持续一年的只吃肉类的饮食对两个正常男性糖耐受的影响"，《生物化学期刊》83，第 3 期（1929）：747—752；爱德华·托尔斯泰，"只吃肉类的饮食对血液中化学成分的影响"，《生物化学期刊》83，第 3 期（1929）：753—758。

[11] 每天会喝掉 2～7 升牛奶：A. 杰拉尔德·夏普，"在肯尼亚北部的桑布鲁部落进行的心血管研究"，《美国心脏杂志》63，第 4 期（1962）：437—442。

[11] 曼恩在马赛人身上发现了相同的情况：库尔特·比斯等，"东非的马赛人一些独特的生物特征"，《新英格兰医学杂志》284，第 13 期（1971）：694—699。

[11] "不会吃任何蔬菜类的食物"：乔治·V. 曼恩等人，"马赛人的心血管疾病"，《动脉粥样硬化研究》4，第 4 期（1964）：289—312。

[12] "这些发现让我非常震惊"：A. 杰拉尔德·夏普对亨利·布莱克本的采访。"预防心脏病和中风：心血管疾病流行病学的历史"，最后一次访问 http: //www.epi. umn. edu/cvdepi/interview. asp?id=64 是在 2014 年 2 月 14 日。

[12] 通过对 26 篇关于不同种族和人群研究论文的回顾……"基本上没有受到与现代文明接触的影响"：弗兰克·W. 洛温斯坦，"热带和亚热带地区血压与年龄和性别的关系：文献回顾以及对巴西两个印第安人部落的调查"，《柳叶刀》277，第 7173 期（1961）：389—392。另一项对卡拉哈里沙漠的布须曼人的研究得出的结论是"血压上升并不是一个正常衰老过程的特征"；本杰明·卡米纳和 W. P. W. 鲁茨，"卡拉哈里沙漠的布须曼人的血压"，《循环杂志》22，第 2 期（1960）：289—295。

[12] 生活"容易"……"活儿不累"……"看起来总是坐着"：曼恩，"马赛人的心血管疾病"，309。

[12] 没有得心脏病：同上。

[12] 存在"可能性"心脏病迹象：A. 杰拉尔德·夏普，"对肯尼亚北部的桑布鲁部落的心血管研究"，《美国心脏杂志》63，第 4 期（1962）：439。

[12] 对 50 个马赛人进行尸检，曼恩只发现了 1 例：乔治·V. 曼恩等，"马赛人中的动脉粥样硬化"，《美国流行病学杂志》95，第 1 期（1972）：26。

[13] 马赛人也不得其他的慢性病：曼恩，"马赛人的心血管疾病"，303—306。

[13] "要想吃得'更好'，……这个答案的关键"：马克·比特曼，"不吃肉，不吃乳制品，不生病"，《纽约时报》，2011 年 12 月 29 日。

[13] 美国农业部发布的膳食指南的第一点就是：美国农业部和美国卫生和人类服务部，《美国居民膳食指南》，2010 年，第七版（华盛顿哥伦比亚特区：美国政府印刷办公室，2010 年 12 月），viii—ix。

[14] 这些居住在印度北方的人……"形成鲜明对比"：罗伯特·麦卡里森，《营养和国家卫生：康托尔讲座》（伦敦：费伯出版社，1936），19。

[14] 他发现……重现了类似程度的不健康状态：同上，24—29。

[14] 并为史密森学会写了460页的观察报告：艾莱斯·赫德里兹卡，《关于美国西南部和墨西哥北部印第安人的生理和医学观察》，美国史密森学会的民族学公报34（华盛顿特区：美国政府印刷局，1908）。

[14] 饮食以肉类为主：约瑟夫·M.马歇尔三世，《世界终结在小比格霍恩河的那天：拉科塔历史》（纽约：企鹅出版社，2006）。

[15] "没有什么误差能够解释"：赫德里兹卡，《生理和医学观察》，40—41。

[15] "没有一个痴呆或者生活不能自理"：同上，158。

[15] "有些人就此推断这里不存在癌症在"：乔治·普伦蒂斯，"黑人的癌症"，《英国医学杂志》2，第3285期（1923）：1181。

[15] "相对的免疫力……黑人，只要有机会"：同上。

[16] 研究报告指出野生动物肉类中：迈克尔·A.克劳福德，"野生动物与家畜的脂肪酸比率"，《柳叶刀》291，第7556期（1968）：1329—1333。

[17] "如果人们只吃兔子肉……"：约翰·D.施佩特，《野牛猎杀与牛骨：古代猎人做出的决定》（芝加哥：芝加哥大学出版社，1983），151。

[17] 鹿肾中所含的脂肪一半是：莎莉·法隆·莫雷利和玛丽·安宁格，"内脏与油脂：印第安人的饮食"，《食品、农业和医学方面明智的传统》2，第1期（2001）：43。

[17] 我们人类历史上一贯的狩猎模式：施佩特，《野牛猎杀与牛骨》，146—159；迈克尔·A.约基姆，《生存的策略：生态背景下的文化行为》（纽约：学术出版社，1981），80—90；斯蒂芬森，《这块土地的脂肪》，126—131，136。

[17] 以脂肪为"衡量标准"进行捕猎：菲利普·马克斯·鲁雅，埃里克·德瓦伊，卡罗尔·布兰切特，"澳大利亚西北部巴迪人的脂肪、渔业模式与健康"，《脂质》38，第4期（2003）：399—405。

[17] 认为不够肥的肉是"垃圾"……"不好吃"：同上，400。

[18] "他们只能吃马肉"……每天吃5～6磅……"不断变瘦，身体越来越虚弱"……"一直都很想吃肥肉"：鲁道夫·B.马西，《草原的旅行者：陆上探险手册》（伦敦：特吕布纳，1863），16。

[18] 大部分的猎物"吃起来太瘦了"：同上，152。

## 2　我们为什么认为饱和脂肪不健康

[20] 流行的观点是：丹尼尔·斯坦伯格，"关于胆固醇争议的历史阐释：第一部分"，《脂质研究期刊》45，第9期（2004）：1587。

[20] "对心脏病的失败主义态度"：安塞尔·季斯，"动脉粥样硬化：一个新的公共

卫生问题"，《纽约西奈山医院学报》20，第 2 期（1953）：119。

[20] "直接、坦率"：亨利·布莱克本对安塞尔·季斯采访，《健康革命：安塞尔·季斯的生活和工作》，公共卫生领导电影，学校公共卫生协会，最后一次访问 http: //www. asph. org / document. cfm ? = 793 是 2014 年 1 月 5 日。

[20] "抗争到底"……"傲慢自大"……"冷酷无情"：作者对安娜·费罗-卢奇的采访，2008 年 9 月 18 日；作者对乔治·V. 曼恩的采访，2005 年 10 月 5 日；作者对迈克尔·F. 奥利弗的采访，2009 年 5 月 1 日。

[21] 季斯发现自己对人体生理学研究产生了热情：布莱克本访问季斯，《健康革命》。

[21] K 代表的就是季斯：简·布洛迪，"地中海饮食的倡导者安塞尔·季斯博士逝世，享年 100 岁"，《纽约时报》，2004 年 11 月 23 日。

[21] "生物锈"……"蔓延到阻断（血液的）流动"：奥尔顿·布莱克斯利和杰里迈·斯塔姆勒，《你的心有九条命：九步通往心脏健康》（纽约：口袋书，1966），24。

[21] 一不幸的女孩心脏病发作：乔治·雷森和卡尔·克璐斯，"关于黄色瘤多路复用平面、栽培种以及软疣样"，《病理解剖学和组织学》（档案文件 A）116（1889）：85—104。

[22] 使得研究者们相信：S. J. 汤豪瑟和海因茨·梅珍丹兹，"黄色瘤疾病不同的临床小组：22 例临床生理研究"，《内科医学年鉴》11，第 9 期（1938）：1662—1746。

[22] 阿尼齐科夫的报告中称：N. 阿尼齐科夫，S. 柴勒塔夫，C. 缪勒，J. B. 杜吉德，"关于实验中的胆固醇脂肪：它对某些病理过程的发展具有重要意义"，《普通病理学和病理解剖学收录》24（1913）：1—9。

[22] 复制，实验对象包括：小爱德华·H. 阿伦斯等，"饮食控制血清脂质与动脉粥样硬化的关系"，《美国医学杂志》164，第 17 期（1957）：1905—1911。

[22] 被广泛地复制，实验对象包括：动物模型部分参见小爱德华·H. 阿伦斯等，"膳食脂肪对男性血脂水平的影响"，《柳叶刀》269，第 6976 期（1957）：943—953。

[22] 同期也有人发现兔子：安塞尔·季斯是反对者之一。安塞尔·季斯，"人类动脉粥样硬化与饮食"，《循环》5，第 1 期（1952）：115—118。

[22] 与此形成对照的是，当用狗来做这一实验的时候：R. 戈登·古尔德，"脂质代谢和动脉粥样硬化"，《美国医学杂志》11，第 2 期（1951）：209；R. 戈登·古尔德等，"胆固醇代谢：在试管内狗组织的胆固醇合成中膳食胆固醇的作用"，《生物化学杂志》201，第 2 期（1953）：519。

[23] 来自哥伦比亚大学的两位生物化学家提出一种概念：D. 里滕贝格和鲁道夫·舍恩海默，"以氘作为指标对中间代谢的研究 XI. 就脂肪和胆固醇而言，对生物

吸收氚为有机物质的进一步研究",《生物化学杂志》121，第 1 期（1937）：
235—253。

[23] 有 "压倒性的证据" 支持：季斯，"人类动脉粥样硬化与饮食"，116。

[23] 只会产生 "非常小" 的影响……"这一点不需要进一步的考虑"：安塞尔·季斯，"饮食和冠心病流行病学"，《美国医学协会杂志》164，第 17 期（1957）：1912—1919。引自安塞尔·季斯等，"饮食对男性血脂的影响，尤其是胆固醇和脂蛋白"，《临床化学》1，第 1 期（1955）：40。

[23] 他后来把这个发现记录在他书中：乌斐·拉夫斯考，《胆固醇神话：揭露饱和脂肪和胆固醇会导致心脏病的谬论》（华盛顿特区：新趋势，2000），111—112。

[23] 只会产生很小的影响：埃德尔·昆塔，斯科特·格朗迪，小爱德华·H. 阿伦斯，"膳食胆固醇对调节人体内总胆固醇的影响"，《脂质研究杂志》12，第 2 期（1971）：233—247；保罗·J. 内斯特尔和安德里亚·波伊泽，"当胆固醇摄入量增加时胆固醇合成的变化和排泄的变化"，《新陈代谢》25，第 12 期（1976）：1591—1599。

[23] 最全面的分析之一：保罗·N. 霍普金斯，"膳食胆固醇对血清胆固醇的影响：元分析及回顾"，《美国临床营养学杂志》55，第 6 期（1992）：1060—1070。

[24] 英国和欧洲大部分国家的卫生主管部门：A. 斯图尔特·特鲁索，"饮食建议、目标和指导方针的进化"，《美国临床营养学杂志》45，S 第 5 期（1987）：1068。

[24] 可是，美国相关部门却还是推荐：膳食指南咨询委员会、美国农业部和美国卫生和人类服务部，《美国膳食指南咨询委员会关于美国人膳食指南的报告》（2010 年），《致农业部部长和人类服务部的部长》（第七版）（华盛顿特区：美国政府印刷办公室，2010 年 5 月），x。

[24] 季斯建议研究人员：季斯，"饮食和冠心病的流行病学研究"，1914。

[24] "死气沉沉的老式脂类研究"……研究基金每年增长……"脂类研究……轰动一时"：小爱德华·H. 阿伦斯，"监控胆固醇 40 年之后"，《脂质研究杂志》25，第 13 期（1984）：1442。

[26] 1952 年研究人员第一次发现：劳伦斯·S. 金赛尔等，"饮食对血清胆固醇和磷脂水平的改变"，《临床内分泌学和代谢》12，第 7 期（1952）：909—913。

[26] 哈佛大学的团队发现：默文·G. 哈挺和弗雷德里克·J. 斯塔勒，"对素食者的营养研究：II. 饮食和血清胆固醇水平"，《临床营养学杂志》2，第 2 期（1954）：82—88。

[26] 荷兰对素食者的一项研究：J. 格伦等，"营养、个人以及其他因素，包括各种形式的压力，对血清胆固醇的影响；对 60 位正常的志愿者进行的为期九个月的

试验"，《食品》13（1952）：556—587。

[26] 他发现与任何别的脂肪相比，黄油和椰子油中的饱和脂肪：小爱德华·H.阿伦斯，大卫·H.布兰肯霍恩，西奥多·T.赛尔提斯，"用植物代替动物脂肪的饮食对人类血清脂质的影响"，《实验生物医药学会记录》86，第4期（1954）：872—878；阿伦斯等，"膳食脂肪对人体血脂水平的影响"。

[26] 异质性远比他想的要更严重：昆塔，格朗迪，"膳食胆固醇对调节人体内总胆固醇的影响"。

[26] 是他对这个领域"最令人欣喜的贡献"之一：阿伦斯，"监控胆固醇40年之后"，1444。

[26] 他发现脂肪含量较低的膳食：安塞尔·季斯，约瑟夫·T.安德森和弗朗西斯科·格朗德，"人类的血清胆固醇对饮食改变的反应预测"，《柳叶刀》273，第7003期（1957）：959—966。

[26] "我们生活方式中的其他变量，从没有什么"：安塞尔·季斯和约瑟夫·T.安德森，"饮食与人体动脉粥样硬化发展关系"，《动脉粥样硬化研讨会》（华盛顿特区：国家科学院—国家研究委员会，1954），189。

[27] 季斯的曲线图表明：季斯，"动脉粥样硬化：一个新的公共卫生问题"。

[29] 季斯还认为脂肪一定会使人发胖：季斯，"饮食和冠心病的流行病学研究"，1918。

[29] 可能没有谁比杰瑞·宋飞描述得更生动：杰瑞·宋飞，《我告诉你最后一次》，布罗德赫斯特剧院，纽约，1998。

[29] 对膳食脂肪会引起发胖的潜在恐惧：彼得·N.斯登，《肥胖的历史：现代西方的美》（纽约：纽约大学出版社，1997），12，25—47。

[29] 他早期的论文用大量的篇幅：季斯，"饮食和冠心病的流行病学研究"，1913～1914；安塞尔·季斯和弗朗西斯科·格朗德，"膳食脂肪在人类营养中的作用：III.饮食和冠心病的流行病学研究"，《美国公共卫生和国家健康杂志》47，第12期（1957）：1528—1529。

[30] 他和他的妻子，玛格丽特……当地人的胆固醇值：季斯等，"饮食对男性血脂的影响"，34—52。

[30] 他先是去了那不勒斯，然后去了马德里：安塞尔·季斯等，"对那不勒斯临床上健康男性血清胆固醇以及其他特征的研究"，《美国医学协会内部医学档案》93，第3期（1954年3月）：328—336；安塞尔·季斯等，"在西班牙马德里对饮食、身体脂肪和血清胆固醇的研究"，《新陈代谢临床与试验》3，第3期（1954年5月）：195—212。

[30] 这必然是由于饮食导致的：季斯和格朗德，"膳食脂肪在人类营养中的作用"，1520—1530。

[30] "到目前为止只有脂肪的因素显得最重要"：季斯等，"饮食对男性血脂的影响"，42。

[30] "在长期丰富的高脂肪饮食的影响下"：季斯，"饮食和冠心病的流行病学研究"，1912。

[30] "这是患冠心病的一个实例"：安塞尔·季斯，"初期与试点调查"，引自达恩·克罗姆特，亚历山德罗·梅诺蒂，亨利·W. 布莱克本编，《七国研究：心血管疾病流行病学的科学冒险》（比尔特霍芬：非公开出版，1993），15—26。

[31] "显然"是导致心脏病发展的"主要因素"：季斯，"在西班牙马德里对饮食、身体脂肪和血清胆固醇的研究"，209，210。

[31] 这成为季斯假说进一步论据：海昆·马尔姆洛斯，"营养与健康的关系：关于战时对动脉硬化、心脏硬化、肺结核和糖尿病的影响的统计研究"，《斯堪的纳维亚内科学报》（增刊）138，第 S246 期（1950）：137—153。又见，戈特哈德·夏德勒，"一战和二战后食物匮乏时期的动脉粥样硬化"，《预防性医学》12，第 1 期（1983）：75—83。

[31] 其他的科学家注意到：乔治·V. 曼恩，"冠心病的流行病学"，《美国医学杂志》23，第 3 期（1957）：463—480。

[31] 季斯却对此完全不予理会：安塞尔·季斯，"饮食与冠心病的发展"，《慢性疾病杂志》4，第 4 期（1956）：364—380。

[31] 季斯进行了……由此他得出了上述结论：季斯，安德森，格朗德，"对人类血清胆固醇反应的预测"。这些研究在安塞尔·季斯，约瑟夫·T. 安德森，弗朗西斯科·格朗德的"人体内的血清胆固醇：膳食脂肪和内在的响应"中被总结和引用，《循环》19，第 2 期（1959）：201。

[31] 季斯……发表了一系列论文，宣称：约瑟夫·T. 安德森，安塞尔·季斯，弗朗西斯科·格朗德，"不同食物脂肪对人体血清胆固醇浓度的影响"，《营养学杂志》62，第 3 期（1957）：421—424；季斯，安德森，格朗德，"对人类血清胆固醇反应的预测"；季斯，"饮食和冠心病的流行病学研究"；安塞尔·季斯，约瑟夫·T. 安德森，弗朗西斯科·格朗德，"脂肪与疾病"，《柳叶刀》272，第 6796 期（1957）：992—993。

[32] 他甚至发表了一个特定的数学公式：季斯，安德森，格朗德，"人体内的血清胆固醇：膳食脂肪和内在的响应"。

[32] "变得很少见"……"大幅减少"：E. V. 艾伦等，"动脉粥样硬化：研讨会"，《循环》5，第 1 期（1952）：99。

[32] 他获得任命：克罗姆特，梅诺蒂，布莱克本编，《七国研究》，196。

[32] 季斯是他提及名字的唯一一个研究者：同上。

[32] 他改为食用……吃薄烤面包：保罗·达德利·怀特，"心脏病与总统职位：怀

特博士的观点"，《纽约时报》，1955 年 10 月 30 日，A1。

[32] "富含脂肪的饮食"……很可能"是造成……"绝大部分病例"的原因：季斯，"饮食和冠心病的流行病学研究"，1912。

[34] 耶鲁沙米的异议：雅各布·耶鲁沙米，赫尔曼 . E. 希尔博，"饮食中的脂肪与心脏病死亡率：方法论记录"，《纽约州医学杂志》57，第 14 期（1957）：2343—2354。

[35] "我记得……实验室里弥漫着的情绪"：作者对亨利·布莱克本的采访，2008 年 11 月 9 日。

[35] 曼恩曾写过他希望：乔治·V. 曼恩，"饮食与冠心病"，《协会内部医学档案》104（1959）：921—929。

[35] 全国性的统计数据是不可靠的：安塞尔·季斯，"冠状动脉疾病的流行病学方面研究"，《慢性疾病杂志》6，第 4 期（1957）：552—559。

[35] 以 1964 年的一个调查为例：D. D. 里德和 G. A. 罗斯，"初步通讯：评估死亡率统计的可比性"，《英国医学杂志》2，第 5422 期（1964）：1437—1439。

[36] 季斯对这一问题完全清楚：季斯，《动脉粥样硬化研讨会》，119。

[36] "与积极的结论相比"：安塞尔·季斯，"冠状动脉疾病的流行病学方面研究"，552。

[36] 布莱克本回忆：作者对亨利·W. 布莱克本采访，2008 年 7 月 22 日。

[37] 季斯于 1956 年发起了这项研究，每年……获得 20 万美元的拨款："这块土地的脂肪"，《时代周刊》，1961 年 1 月 13 日，48—52。

[37] 许多批评者后来指出：拉夫斯考，《胆固醇神话》，18—19；加里·陶布斯，《好的卡路里，坏的卡路里：脂肪、碳水化合物和有争议的饮食与健康科学》（纽约：阿尔佛雷德·A. 克诺夫出版社，2007），32。

[37] 正如他自己所写，他选择了他认为……的地方：亚历山德罗·梅诺蒂与作者的电子邮件通信内容，2008 年 9 月 10 日。

[37] "他受到热情的帮助"：梅诺蒂与作者的电子邮件通信内容，2008 年 9 月 10 日；另一个来自七国研究团队的成员弗拉米尼奥·菲丹萨确认这一评价，弗拉米尼奥·菲丹萨与作者的电子邮件通信内容，2008 年 9 月 16 日。

[37] "季斯个人很厌恶"：作者对布莱克本的采访。

[37] 在希腊，也有至少 15 万人：乔治·S. 希安珀斯，《最近的人口变化需要政策行动：特别是生育和移民两方面》（雅典：希腊国家局，1980），234—257。

[38] 美国心脏协会……发表的……专著上：安塞尔·季斯编，"七国研究中的冠心病"，《循环》61，62，增刊 1，美国心脏协会的专著第 29 期（1970）：I-1—I-211。

[38] 哈佛大学出版社出版的一本书中：安塞尔·季斯，《七国研究：一项对死亡与

冠心病的多变量分析》（剑桥：哈佛大学出版社，1980）。

[38] 根据一份统计显示：由医学博士约翰·阿拉文尼斯计算，基于他与其父亲克里斯托·阿拉瓦尼斯（负责指导七国研究的希腊部分）的交流。

[38] 那里死于心脏病的数据不可思议地低……290人：季斯，《七国研究：一项对死亡与冠心病的多变量分析》，65。

[39] "心脏病是可以预防的"：引自简·E. 布洛迪，"地中海饮食的倡导者安塞尔·季斯博士逝世，享年100岁"，《纽约时报》，2004年11月23日。

[39] 饱和脂肪只占到："七国研究中的冠心病"。

[39] 矛盾性更加严重：安塞尔·季斯等，"七国研究：15年间的2289例死亡"，《预防医学》13，第2期（1984）：141—154。

[40] "希腊东正教的禁食是很严格的……鸡蛋还有黄油"：利兰·吉拉德·阿克什罗夫，《克里特岛：一个不发达地区的个案研究》（新泽西州：普林斯顿大学出版社，1953），103。

[40] 有种说法"pari corajisima"：维托·特提，"卡拉布里亚的食物与肥胖"，引自伊戈尔·德·加里纳和南希·J. 波洛克编，尼科莱特·S. 詹姆斯译，《从社会方面看肥胖》（阿姆斯特丹：戈登和布里奇出版社，1995），13。

[40] 一份在……克里特岛做的研究显示：卡特琳娜·萨里等，"希腊东正教禁食仪式：一项地中海饮食的隐藏特征"，《英国营养学杂志》92，第2期（2004）：277—284。

[40] "严格地遵守（大斋节禁食）似乎并不常见"：季斯，"七国研究中的冠心病"。

[40] 完全没有提到这个问题：安塞尔·季斯，克里斯托·阿拉瓦尼斯，海伦·斯瑞恩，"对希腊两个农村地区中年男性饮食的研究"，《食品》27，第11期（1966）：575—586。

[40] "没有作出任何尝试"……"一个值得注意的很棘手的疏忽"：卡特琳娜·萨里与安东尼·卡夫托斯，写给编辑的信，"克里特岛的七国研究：橄榄油，地中海饮食还是禁食？"，《公共卫生营养》8，第6期（2005）：666。

[41] "我们不应该那么做"……"不可能一直做理想的事情"：作者对达恩·克罗姆特采访，2007年10月4日。

[41] 他知道发表在这里的数据不会引人注意：季斯，阿拉瓦尼斯，斯瑞恩，"对希腊两个农村地区中年男性饮食的研究"，577。

[42] 所有食物类别中……相关系数是：亚历山德罗·梅诺蒂等，"食物摄入模式与25年间心血管疾病的死亡率：七国研究的跨文化相关性"，《欧洲流行病学期刊》15，第6期（1999）：507—515。

[42] 重新编码……"太麻烦了"：作者对亚历山德罗·梅诺蒂的采访，2008年7月24日。

[42] "季斯非常反对关于糖类的说法"：作者对克罗姆特的采访。

[44] "他是如此确信，脂肪酸就是"……"有着自己的观点"：同上。

[44] 根本就是"无稽之谈"：安塞尔·季斯，"饮食中的蔗糖和冠心病"，《动脉粥样硬化》14，第 2 期（1971）：200。

[44] "尤肯和他的商业支持者"：安塞尔·季斯和玛格丽特·季斯，《遵循地中海饮食法，如何吃好并保持健康》（纽约：双日出版社，1975），58。

[44] 季斯把这些数字发布在：安塞尔·季斯，"写给编辑的信"，《动脉粥样硬化》18，第 2 期（1973）：352。

[44] "关于糖类，我们从没有好好探讨过"：作者对梅诺蒂的采访。

[45] 正如《时代周刊》所报道的："药物：这块土地的脂肪"，《时代周刊》，1961 年 1 月 13 日。

## 3  低脂饮食进入美国

[47] 规模很小，资金不足，几乎没有收入：威廉·W. 摩尔，《为生命而战：美国心脏协会的历史 1911 ～ 1975 年》（达拉斯：美国心脏协会，1983），43。

[47] 美国宝洁公司指定：H. M. 马文，《1924 ～ 1964：与心脏病 40 年的战争》，（纽约：美国心脏协会，1964），改编自 1956 年最初针对与心脏协会相关的演讲。

[48] "突然金库充盈……所有这些我们梦寐以求的东西！"：同上，51。

[48] 宝洁公司的支票的"砰然一击""启动了"：同上。

[48] 七个分会……265 万美元资金：同上，56。

[48] 300 多个分会，每年募集 3000 多万美元：摩尔，《为生命而战》，77；3000 多万美元：马文，《1924 ～ 1964：与心脏病 40 年的战争》。

[48] 美国心脏协会收到的……多出 40% 多：摩尔，《为生命而战》，72。

[49] "人们想知道"：欧文·佩奇等，"动脉粥样硬化和饮食中脂肪的含量"，《循环》16，第 2 期（1957）：164。

[49] "证据经不起推敲的基础上主张了坚定的立场"：同上。

[49] "目前能够获得的最好的科学证据"：欧文·佩奇等，"膳食脂肪及其与心脏病和中风的关系"，《循环》23，第 1 期（1961）：133—136。

[50] "一些不应有的质疑"："药物：这块土地的脂肪"，《时代周刊》，1961 年 1 月 13 日。

[51] 吃着摊鸡蛋：汉斯·H. 赫克特，1969 年 2 月 10 日写给杰里迈·斯塔姆勒的信，由作者保存。

[51] "中年男性应警惕脂肪"：莫里·伊利森，"中年男性应警惕脂肪：心脏病与饮食、超重和高血压有关"，《纽约时报》，1959 年 10 月 24 日。

[52] 《纽约时报》就报道了："心脏支持减少脂肪摄入"，《纽约时报》，1960 年 12 月 11 日。

[52] "从前人们认为……然而现在"：乔纳森·伯德伯，"没有什么是神圣的吗？牛奶对美国人的吸引力变小"，《纽约时报》，1987 年 2 月 18 日。

[52] "大屠杀"：引自威廉·鲍德斯，"营养学家谴责新饮食法：低碳水化合物摄入有风险"，《纽约时报》，1965 年 7 月 7 日。

[52] 1985 年她撰写的一篇题为……文章：简·E. 布洛迪，"美国人倾向于更健康的饮食"，《纽约时报》，1985 年 10 月 13 日。

[53] 他的团队发现……祖克尔发现……并没有什么差别：威廉·J. 祖克尔等，"一项冠心病流行病学的短期社区研究：北达科他州研究的初步报告"，《美国公共健康和国家卫生杂志》49，第 12 期（1959）：1630—1639。

[54] 在爱尔兰，研究者分析了：艾琳·法恩根等："饮食和冠心病：对 100 名男性患者的饮食分析"，《美国临床营养学杂志》21，第 2 期（1968）：143—148。

[54] 针对 50 位中年妇女：艾琳·法恩根等，"饮食和冠心病：对 50 位女性患者的饮食分析"，《美国临床营养学杂志》21，第 1 期（1969）8—9。

[54] 马尔霍特拉研究了："印度南部缺血性心脏病的流行病学研究兼谈因果关系"，《英国心脏期刊》29，第 6 期（1967）：898；S. L. 马尔霍特拉，"印度急性心肌梗死的地理研究兼谈饮食与饮食模式"，《英国心脏期刊》29，第 3 期（1967）：337—344。

[55] "食用更多的发酵奶制品"：S. L. 马尔霍特拉，"饮食因素和缺血性心脏病"，《美国临床营养学杂志》24，第 10 期（1971）：1197。

[55] "明显很低"……大量的动物脂肪：克拉克·斯托特等，"心肌梗死导致死亡的病例发生率异常低：对宾夕法尼亚州意大利裔美国人社区的研究"，《美国医学协会杂志》188，第 10 期（1964）：845—849。

[55] 研究观察的 179 位罗塞托人中，大部分……调查的这几年间：同上。

[55] "世界范围过分的关注"：安塞尔·季斯，"宾夕法尼亚州罗塞托的动脉硬化心脏病"，《美国医学会杂志》195，第 2 期（1966）：137—139。

[55] 季斯的结论是罗塞托数据：同上，139。

[56] 收集了所有他能找到的……研究：弗兰克·W. 洛温斯坦，"对没有动脉粥样硬化迹象和几乎不受冠状动脉缺血性心脏病困扰人群的饮食的流行病学调查"，《美国临床营养学杂志》15，第 3 期（1964）：175—186。

[56] 脂肪的种类也有很大的不同：同上。

[56] "心灵幻觉"，抵制它们……：弗朗西斯·培根，《新工具》，英格兰，1620 年，第一册：XXXIV。

[57] 正如……卡尔·波普尔所言：卡尔·波普尔，《客观知识：进化的方法》（修订

版）（牛津：克莱伦登出版社，1979年），81。

[57] 许多实验：早期的临床试验不支持饮食-心脏病的假说：研究委员会，"低脂饮食与心肌梗死：一个对照试验"，《柳叶刀》2，第7411期（1965）：501—504；医学研究理事会研究委员会，"在心肌梗死研究中对豆油的控制试验"，《柳叶刀》2，第7570期（1968）：693—699；J. M. 伍德希尔等，"二级预防冠心病中的低脂、低胆固醇饮食"，《实验医学与生物学的进步》109（1978）：317—330；马文·L. 比勒鲍姆等，"对患有冠心病的年轻男性进行的饮食管理"，《美国医学协会杂志》202，第13期（1967）：59—63。

[58] 阿伦斯……反对：阿伦斯等，"有关于动脉粥样硬化的血清脂质的饮食控制"，1906。

[58] 实验显示……这些甘油三酯：小爱德华·H. 阿伦斯等，"膳食脂肪对人类的血脂水平的影响"，《柳叶刀》272，第6976期（1957）：943—953；小爱德华·H. 阿伦斯等，"碳水化合物诱发和脂肪性诱发的脂血症"，《美国医师协会学报》74（1961）：134—146；J. L. 尼特和小爱德华·H. 阿伦斯，"两种类型的甘油三酸血症中的碳水化合物代谢"，《临床研究杂志》43（1964）：485—495；小爱德华·H. 阿伦斯，"碳水化合物、血浆甘油三酯与冠心病"，《营养综述》44，第2期（1986）：60—64。

[58] 高甘油三酯水平比……普遍得多：玛格丽特·J. 阿尔布林克，"血清甘油三酯的重要性"，《美国饮食协会杂志》42（1963）：29—31。

[58] 多位研究者证实了：P. T. 郭等，"高脂血症中的膳食碳水化合物（高甘油酸血症）、肝脏和脂肪组织脂类活动"，《美国临床营养学杂志》20，第2期（1967）：116—125；L. E. 保蒂格和L. A. 卡尔森，"心肌梗死的男性血清中的糖蛋白"，《动脉粥样硬化研究期刊》1（1961）：184—188。

[58] 阿伦斯发现甘油三酯：小爱德华·H. 阿伦斯等，"碳水化合物诱发和脂肪性诱发的脂血症"，《美国医师协会学报》74（1961）：136。

[58] 而与之形成对比的是一小瓶：同上。

[59] "都会发生一种正常的化学过程"：同上，134。

[59] 日本农村贫困人口的甘油三酯较低：安塞尔·季斯和诺博鲁·吉莫拉，"日本中年农民的饮食"，《美国临床营养学杂志》23，第2期（1970）：219。

[59] 阿尔布林克提出：玛格丽特·J. 阿尔布林克，"甘油三酯、脂蛋白与冠状动脉疾病"，《内科医学档案》109，第3期（1962）：345—359。

[60] "不，我们还在研究这件事"……"他总是反对任何观点"：作者采访杰里迈·斯塔姆勒，2009年4月22日。

[61] "还有尤肯！"……"恶棍"：同上。

[61] 雷蒙德·赖泽……撰写了一篇：雷蒙德·赖泽，"饮食中的饱和脂肪和血清

胆固醇浓度：对文献的批判性审查"，《美国临床营养学杂志》26，第 5 期
（1973）：524—555。

[61] 一篇 24 页的回复：安塞尔·季斯，弗朗西斯科·格朗德，约瑟夫·T. 安德森，
"偏见和误解再现：对饱和脂肪的'看法'"，《美国临床营养学杂志》27，第 2
期（1974）：188，191，189，209。

[61] 他用……来辩护……写了一封短信：雷蒙德·赖泽，"饱和脂肪：反驳"，《美
国临床营养学杂志》27，第 3 期（1974）：229。

[62] 得出的结果……确认曼恩的发现：库尔特·比斯等，"东非的马赛人一些独特
的生物特征"，《新英格兰医学杂志》284，第 13 期（1971）：694—699。

[62] 胆固醇数量比……要高整整四分之一：何塞·戴等，"城市与农村地区的马赛
族在人体测量学、生理学和生物化学方面的区别"，《动脉粥样硬化》23，第 2
期（1976）：357—361。

[62] "那些原始的游牧民族……缺乏关联性"：安塞尔·季斯，"冠心病——全球图
景"，《动脉粥样硬化》22，第 2 期（1975）：153。

[62] 他认为……更有参照意义：安塞尔·季斯和玛格丽特·季斯，《遵循地中海饮
食法，如何吃好并保持健康》（纽约：双日出版社，1975），xi。

[63] "一条充满鲜花的道路"……"跌得好惨！"：威尔海尔默·斯蒂芬森，《这块
土地的脂肪，不只是靠面包》（增订版）（纽约：麦克米伦，1956），xxx。

[63] "他们的离奇生活方式……""开心地饱食鲸脂""不可能表明""表明……有一
个例外"：安塞尔·季斯，"饮食和冠心病的流行病学研究"，《美国医学协会
杂志》164，第 17 期（1957）：1913。

[63] "这对你来说是有益还是有害？"……"'精华'切块"：弗雷德里克·J. 斯塔勒，
《这块土地的脂肪》中的评论，xxxi。

[64] 结尾时……推荐了：同上，xii。

[64] 公布了他们的第一个重大发现：威廉·B. 坎内尔等，"冠心病风险发展的
因素——六年随访经历——弗雷明汉研究"，《内科医学年鉴》55，第 1 期
（1961）：33—50。

[65] "紧密相连"："弗雷明汉饮食研究的发现澄清"，《新闻报》，弗雷明汉-纳蒂克，
1970 年 10 月 30 日。

[65] 总胆固醇的预测能力并不如……那样强大：基文·M. 安德森，威廉·P. 卡斯
泰利，丹尼尔·利维，"胆固醇和死亡率：从弗雷明汉研究开始持续 30 年的后
续研究"，《美国医学会杂志》257，第 16 期（1987）：2176—2180。

[65] 并没有发现：卡尔·C. 塞尔泽，"弗雷明汉心脏研究显示胆固醇值 205 ～ 264
毫克 / 分升没有增加冠心病发病率"，《意大利心脏病杂志》21，第 6 期（1991）：
683。

[65] 事实上，……有一半人……：安德森，卡斯泰利，利维，"胆固醇和死亡率"。

[66] 就会使……增加11%：同上，2176。

[66] 很多大型的实验也得出过类似的结论：M. M. 格特勒等，"对年轻的冠心病病人的长期随访研究"，《美国医学杂志》247，第2期（1964）：153；查尔斯·W. 弗兰克，伊芙·温布拉特，山姆·夏皮罗，"男性心绞痛"，《循环》47，第3期（1973）：509—517；瑞斯蒂德·马尔卡希等，"首次冠心病发作后得以幸免的男性，影响他们远期疗效的因素"，《英国心脏期刊》37，第2期（1975）：158—165。

[66] 曼恩进行的那部分研究：乔治·V. 曼恩等，"从弗雷明汉研究 I 中对饮食摄入的测量来看饮食和心血管疾病"，《美国临床杂志》11，第3期（1962）：200—225。

[66] "未发现有关联"：威廉·B. 坎内尔和塔维娅·戈登，"弗雷明汉研究：对心血管疾病的流行病学调查"，非公开发表（华盛顿特区：美国国家心肺血液研究所，1987年）。

[66] "是一件很扫兴……希望我们发现的"：作者采访乔治·V. 曼恩，2005年10月5日。

[67] "是一种欺骗"：乔治·V. 曼恩，"饮食-心脏病假说简史"，《冠心病：饮食意义和无稽之谈——科学家的评价》（伦敦：杰纳斯，1993），9。

[67] "人们食用的饱和脂肪越多"：威廉·卡斯泰利，"关于一个棘手问题的可能性……"，《内科医学档案》152，第7期（1992）：1371—1372。

[67] 问题可能出在其中的一项不精确的饮食数据收集中：作者对威廉·卡斯泰利的采访，2007年3月16日。

[67] 他撰写的一篇文章：乔治·V. 曼恩，"饮食-心脏病：一个时代的结束"，《新英格兰医学杂志》297，第12期（1977）：644—650。

[67] "这是毁灭性的……她说对了……强大而有说服力"：作者对曼恩的采访。

[68] 它们联合"向国家"提交了……报告："美国国家心肺血液研究所：美国国家心肺血液研究所历史上的重大事件"，《美国国立卫生研究院年鉴1999》，http: //www. nih. gov/about/almanac/archive/1999/organization/nhlbi/history. html。

[68] 美国心脏协会主席同议会紧密协作：摩尔，《为生命而战》，99，271。

[69] 同样的名字持续出现："美国国家心肺血液研究所：美国国家心肺血液研究所历史上的重大事件"，《美国国立卫生研究院年鉴1999》，http://www. nih. gov/about/almanac/archive/1999/organization/nhlbi/history. html，最后一次登录时间是2014年2月15日。

[70] 美国心脏协会主席"几乎例行地"指导着：摩尔，《为生命而战》，98；亦见271—276。

[70] 怀特帮助建立了："国际心脏病学会和心血管病流行病学"，公共卫生学院流行病学与社区卫生部，明尼苏达大学，http: //www. epi. umn. edu/cvdepi/essay. asp?id=186。

[70] 15 亿美元……用于心脏病研究：亨利·布莱克本，"安塞尔·季斯的讲座：三个有关美女、长凳、临床和人口的研究"，《循环》86，第 4 期（1992）：1323。

[70] 大约一亿美元用于原创性研究：让·L. 布雷斯洛，"为什么你要支持美国心脏协会"，《循环》94，第 11 期（1996）：3016—3022。

[70] "这是一项让人望而却步的任务"：乔治·V. 曼恩，"饮食-心脏病假说简史"，12。

[71] "数量多得几乎让人感到尴尬"："冠心病和碳水化合物代谢"，《美国医学会杂志》201，第 13 期（1967）：164—165。

[71] "支持这一教条"……"政治性多于科学性"：乔治·V. 曼恩，"冠心病——医生的困境"，《美国心脏杂志》96，第 5 期（1978）：569。

## 4　有缺陷的饱和脂肪科学 VS 多元不饱和脂肪

[72] "从未宣称过因果关系"：安塞尔·季斯等，"饮食和七国研究 15 年的死亡率"，《美国流行病学杂志》124，第 6 期（1986）：903—915。

[73] 抗冠心病俱乐部：诺曼·乔利夫，S. H. 林兹勒，M. 阿彻，"抗冠心病俱乐部：包括关于谨慎饮食对中年男性的血清胆固醇水平的影响的讨论"，《美国临床营养学杂志》7，第 4 期（1959）：451—462。

[73] 并嘱咐他们减少诸如……摄入：乔治·克里斯塔基斯等人，"对抗冠心病俱乐部研究活动的总结"，《公共卫生报告》81，第 1 期（1966）：64—70。

[74] 《纽约时报》……的报道：罗伯特·K. 普拉姆，"与减少心脏病发作相关的饮食"，《纽约时报》，1962 年 5 月 17 日。

[74] "不寻常"……这些风险因素……这一结果……被隐藏了：乔治·克里斯塔基斯等，"抗冠心病俱乐部项目对冠心病风险因素状态的影响"，《美国医学会杂志》198，第 6 期（1966）：597—604。

[75] 洛杉矶的老兵实验：西摩·戴顿等，"有关富含不饱和脂肪饮食预防动脉粥样硬化并发症方面的对照临床试验"，《循环》40，第 1 期，S 第 2 期（1969）：II—1。

[75] 死于心脏病：莫顿·李·皮尔斯和西摩·戴顿，"采用富含多元不饱和脂肪饮食的男性的癌症发病率"，《柳叶刀》297，第 7697 期（1971）：464—467。

[75] "这是不可能的吗？这样的饮食……"：戴顿等，"有关富含不饱和脂肪饮食的对照临床试验"，II—2。

[75] 事实上，植物油摄入上升的曲线：塔尼娅·布拉斯鲍格等，"20世纪美国人消耗omega-3和omega-6脂肪酸的变化"，《美国临床营养学杂志》93，第5期（2011）：950—962。

[76] 《柳叶刀》的编辑们写了一篇尖刻的评论："饮食与动脉粥样硬化"，《柳叶刀》294，第7627期（1969）：939—940。

[76] 在写给……一封信中，戴顿维护自己的研究成果：皮尔斯和戴顿，"采用富含多元不饱和脂肪饮食的男性的癌症发病率"，464—467。

[77] "……起到了实质性的预防作用"：奥斯莫·图尔佩宁等，"饮食预防冠心病：芬兰精神病医院研究"，《国际流行病学杂志》8，第2期（1979）：99—118。

[77] 但仔细审视一下：马蒂·米耶蒂宁等，"降低胆固醇的饮食对冠心病和其他病因死亡率的影响：一项对男性和女性12年的临床试验"，《柳叶刀》300，第7782期（1972）：835—838。

[77] 给……写信批评这一研究：M.哈伯林，杰罗姆·康菲尔德，S. C.米切尔，"给编辑的信：饮食对冠状心脏病死亡率的影响"，《柳叶刀》302，第7840期（1973）：（1973）：438—439。

[77] "不太理想"……"可能永远都无法实现"……"我们没有任何理由"：马蒂·米耶蒂宁等，"饮食对冠心病死亡率的影响"，《柳叶刀》302，第7840期（1973）：1266—1267。

[78] 这些研究对象被分成两组：保罗·乐仁，"血浆胆固醇降低的饮食对男性心肌梗死幸存者的影响：临床对照试验"，《斯堪的纳维亚医学学报》S466（1966）：1—92。

[78] 一组是使用传统的挪威饮食……含有40%的脂肪：同上，35。

[78] "降低胆固醇"的饮食：同上，27。

[78] 两组饮食中的脂肪含量是相同的：同上，82。

[78] "没有什么热情"：同上，30。

[78] 乐仁发布他的研究发现：同上。

[78] 还食用大量的硬人造黄油和氢化鱼油：同上，35。

[81] 斯塔姆勒记得：作者对杰里迈·斯塔姆勒的采访，2009年4月22日。

[81] 汉堡肉饼和热狗都……两个正常的鸡蛋：国家饮食-心脏病研究组，"国家饮食心脏研究的最终报告"，I-100—I-116。

[81] 各种证实测验：同上，I-10—I-11。

[81] 家庭主妇……采购：作者对斯塔姆勒采访，2009年4月22日。

[81] 研究人员研究了……以色列人：S. H.布伦海姆等，"以色列犹太人脂肪组织中的不饱和脂肪酸"，《以色列医学杂志》12，第7期（1976）：658。

[82] 推进"谨慎"饮食：作者对斯塔姆勒的采访，2009年4月22日。

[82] 据两次学术估算：布拉斯鲍格等，"omega-3 和 omega-6 脂肪酸消耗的变化"，950—962；潘妮·M. 克里斯-埃瑟顿等，"美国食品链中的多元不饱和脂肪酸"，《美国临床营养学杂志》71，S 第 1 期（2000）：179S—186S。

[83] 现在美国心脏协会建议：威廉·S. 哈里斯等，"omega-6 脂肪酸和心血管疾病风险：美国心脏协会营养、体育活动和代谢委员会的科学公告；心血管护理委员会；流行病学和预防理事会"，《循环》199，第 6 期（2009）：902—907。

[83] 多个实验：主要是汉斯·卡茨和露丝·E. 约翰逊，"通过给老鼠喂养各种轻度氧化的脂肪加剧的心脏和肝脏的病变"，《脂质》8，第 6 期（1973）：329—336。最著名的实验是 G. A. 罗丝，W. B. 汤普森，R. T. 威廉姆斯，"玉米油与缺血性心脏病的治疗"，《英国医学杂志》1，第 5449 期（1965）：1531—1533。

[84] 棉花籽油和芝麻油……作此尝试的正是托马斯·杰弗逊：大卫·S. 希尔兹，"对油的前景展望"，《美食》10，第 4 期（2010）：25—34。

[85] 争先恐后，急于追赶……潮流：卡尔·罗布，"混乱的食物油市场重点越来越清楚"，《食品加工》，1961 年 12 月。

[85] "越来越高的多元不饱和油"：同上。

[86] 斯塔姆勒再版他 1963 年出版的……这本书时……为医学研究提供的"重大"支持：奥尔顿·布莱克斯利和杰里迈·斯塔姆勒，《你的心有九条命：9 步通往心脏健康》（纽约：口袋书，1966）。

[86] "……必须与企业联盟"：作者对斯塔姆勒的采访，2009 年 4 月 22 日。

[88] 大规模的推广：加里·R. 李斯特和 M. A. 杰克逊，"过去的巨人们：关于氢化作用的战争（1903～1920）"，《报告》18，第 6 期（2007）：404。

[88] "新的"……"更好的"……"使老辈人震惊……一个不如当下先进的年代"……现代女性……"奶奶"……"累人的手纺车"：马里昂·哈里斯·内尔，宝洁公司，"科瑞起酥油的故事"，《科瑞起酥油的故事：250 个经过检验的配方》（俄亥俄州：宝洁，1914），6。

[88] 更容易消化：同上，5。

[88] "闪闪发光的、明亮的房间"……"白色搪瓷覆盖着金属表面"：同上，10。

[88] "厨房的味道"：同上，12。

[88] 仅仅四年后，它的销售量就增加了 40 倍：F. J. 麦西罗，"人造黄油消费者的变化趋势"，《美国油类化学家协会期刊》55，第 2 期（1978）：262—265。

[89] 有 65 家工厂……产量高达 15 亿磅……排名第 8……一直销量领先："关注点，"《美国油类化学家协会期刊》61，第 9 期（1984）：1434。

[89] "取而代之的是'科瑞'一词"：宝洁公司，《科瑞起酥油的故事》，6。

[89] "人类堕落的天赋"：引自理查德·A. 鲍尔和 J. 罗伯特·莉莉，"人造黄油的

威胁：一个社会问题的兴衰"，《社会问题》29，第 5 期（1982）：492。

[89] 会把人造黄油制造商叫作"骗子"：尤金・波特，"人造黄油：国家贸易壁垒模式"，《西南社会科学季刊》29（1948）：38—48。

[90] "根据……第六条规定"：S. F. 瑞珀玛，《关于人造黄油的故事》（华盛顿特区：公共事务出版社，1970），51。

[90] 莫左拉人造黄油的广告宣称它是："莫左拉玉米油（1960）——经典电视广告"，http://www.youtube.com/watch?v=Y7PW0jUqWeA，最后一次登录时间是 2014 年 1 月 4 日。

[90] 早期的人造黄油含有的反式脂肪量更高：沃尔特・H. 迈耶，写给弗雷德・A. 库梅罗的信，1967 年 5 月 22 日，作者保存。

[91] 涉及美国所有的主要的食品公司：全国饮食-心脏病研究小组，"全国饮食-心脏病研究最终报告"，I-312—I-314。

[92] "除了厨房洗涤盆外所有的"方法：作者对杰里迈・斯塔姆勒的采访，2009 年 5 月 1 日。

[93] 1982 年 9 月，实验结果的宣布：多风险因素干预实验研究小组，"多风险因素干预实验：风险因素变化和死亡率结果"，《美国医学会杂志》248，第 12 期（1982）：1465—1477。

[93] 提出了各种可能的解释：同上，1476。

[93] 多种危险因素干预实验在研究界引发了广泛的争论：例如，乔治・D. 伦德伯格，"多种危险因素干预实验与期刊的目标"，《美国医学会杂志》248，第 12 期（1982）：第 1501。

[93] 研究发现实验组患：芭芭拉・J. 施特恩等，"16 年的多种危险因素干预实验后实验组和控制组的肺癌死亡率：多种危险因素干预实验"，《流行病学纪事》7，第 2 期（1997）：125—136。

[93] "我不知道！"……"不合理！"：作者对斯塔姆勒的采访，2009 年 5 月 1 日。

[94] "瘦弱但爱激动"：作者对罗纳德・M. 克劳斯的采访，2012 年 7 月 2 日。

[94] 在我对斯塔姆勒访问的一开始，他就告诉我：对斯塔姆勒的采访，2009 年 4 月 22 日。

[94] 已发现降低胆固醇值与癌症之间存在联系：其中包括皮尔斯和戴顿，"采用富含多元不饱和脂肪饮食的男性的癌症发病率"，464—467；乌里斯・E. 尼迪格和雷内・E. 巴特勒，"癌症患者血清脂蛋白水平"，《癌症研究》32，第 8 期（1972）：1756—1760；迈克尔・弗朗西斯・奥利弗等，"使用氯贝特对原发性缺血性心脏病一级预防的合作实验。来自该委员会主要研究人员的报告"，《心脏》40，第 10 期（1978），1069—1118；罗伯特・比格尔霍尔等，"新西兰毛利人的胆固醇和死亡率"，《英国医学杂志》280，第 6210 期（1980）

285—287；J. D. 卡克，A. H. 史密斯，C. G. 黑姆斯，"血清胆固醇与乔治亚州埃文斯县癌症发病率的关系"，《慢性疾病杂志》33，第 5 期（1980）：311—322；M. R. 加西亚-帕尔米耶里等，"血清胆固醇与波多黎各癌症死亡率之间明显的反向关系"，《美国流行病学杂志》114，第 1 期（1981）：29—40；格兰特·N. 斯戴莫曼等，"夏威夷日本人的血清胆固醇和结肠癌发病率"，《国家癌症研究所期刊》67，第 6 期（1981）：1179—1182；赛斯·R. 米勒等，"血清胆固醇和人类结肠癌"，《国家癌症研究所期刊》67，第 2 期（1981）：297—300；德乔德·寇再拉维克等，"血清胆固醇和死亡率：南斯拉夫心血管疾病研究"，《美国流行病学杂志》114，第 1 期（1981）：21—28。

[94] 主要是结肠癌：杰弗里·罗斯等，"结肠癌和血液胆固醇"，《柳叶刀》303，第 7850 期（1974）：181—183。

[94] 患结肠癌的可能性是……的人的三倍：罗杰·R. 威廉姆斯等，"从胆固醇水平看癌症的发病率"，《美国医学会杂志》245，第 3 期（1981）：247—252。

[94] 人们对于……的担心就有了警惕：伊莱亚斯·B. 盖马尔，肯尼斯·K. 卡罗尔，厄尔·R. 普朗凯特，"膳食脂肪对老鼠乳腺组织中 7，12-二甲基苯并蒽的摄入与清除的影响"，《癌症研究》28，第 2 期（1968）：384—385。

[94] 美国国立卫生研究院的研究人员发现：上岛广津，饭田明纳，小町吉生，"给编辑的信：是否有必要尽可能地降低血清总胆固醇水平？"，《预防医学》8，第 1 期（1979）：104—105。

[94] 对这方面的证据：曼宁·芬雷布，"血清胆固醇和癌症死亡率之间可能存在的逆关系"，《美国流行病学杂志》114，第 1 期（1981）：5—10；曼宁·芬雷布，"关于胆固醇和非心血疾病管死亡率研讨会的总结"，《预防医学》11，第 3 期（1982）：360—367。

[95] 他显然很沮丧……"这更令人费解啊"：作者对曼宁·芬雷布的采访，2009 年 4 月 20 日。

[95] 对于那些健康人……这种状况却尤其严重：斯蒂芬·B. 赫尔利，朱迪思·M. B. 沃尔什，托马斯·B. 纽曼，"血液胆固醇的健康政策，是时候改变方向了"，《循环》86，第 3 期（1992）：1026—1029。

[95] 当我对斯塔姆勒提起这些：作者对斯塔姆勒的采访，2009 年 5 月 1 日。

[96] 研究者发现……他们都无法发现：伊万·D. 弗朗茨等，"饮食中油脂降低对心血管风险的影响测试"，《动脉硬化、血栓和血管生物学》9，第 1 期（1989）：129—135。

[96] "我们只是对它的实验结果有些失望"：引自加里·陶布斯，《好的卡路里，坏的卡路里：脂肪、碳水化合物和有争议的饮食与健康科学》（纽约：阿尔佛雷德·A. 克诺夫，2007），38。

[97] 但是经过 20 年的研究，结果显示……"致死亡的风险之间"：理查德·B. 斯科乐等，"饮食、血清胆固醇和冠心病导致的死亡：西部电气研究"，《新英格兰医学杂志》304，第 2 期（1981）：68。

[97] "没有独立的影响"：作者对斯塔姆勒的采访，2009 年 4 月 22 日。

[97] 最好的方法就是信上帝：杰克·H. 梅达利，"五年间的心肌梗死发病率——II、单一变量与年龄和出生地的联系"，《慢性疾病期刊》26，第 6 期（1973）：325—349。

[98] 这一时期另一大型病理学研究……近乎素食主义者：木村丸山瘴，"日本冠心病、中风和营养摄入模式的改变"，《预防医学》12，第 1 期（1983）：222—227；上岛广津，多多罗幸三，浅仓太郎，"1956～1980 年日本缺血性心脏病的死亡率的下降和冠状动脉风险因素的变化"，《美国流行病学杂志》125，第 1 期（1987）：62—72。感谢乌斐·拉夫斯考在《胆固醇神话：揭露饱和脂肪和胆固醇导致心脏病的谬论》（华盛顿特区：新趋势出版社，2000）中发现了这些日本的研究。

[98] 他们心脏病患病率却比……研究对象低：加藤广尾等，"对住在日本、夏威夷和加利福尼亚的日本男性患冠心病和中风情况的流行病学研究"，《美国流行病学杂志》97，第 6 期（1973）：372—385；M·G. 马尔莫等，"对住在日本、夏威夷和加利福尼亚的日本男性患冠心病和中风情况的流行病学研究：冠状动脉和高血压性心脏病的流行和相关的危险因素"，《美国流行病学杂志》102，第 6 期（1975）：514—525。

[99] "旧金山湾区的研究对象的一个子样本"：加藤等，"对日本男性患冠心病和中风情况的流行病学研究"，373。

[99] 很明显不是作者所宣称的"同一方法"：珍妮·L. 蒂洛森等，"对住在日本、夏威夷和加福尼亚的日本男性患冠心病和中风情况的流行病学研究：饮食比较的方法论"，《美国临床营养学杂志》26，第 2 期（1973）：117—184。

[99] 他们的中风率更高：罗伯特·M. 华斯等，"对住在日本、夏威夷和加利福尼亚的日本男性患冠心病和中风情况的流行病学研究：死亡率"，《美国流行病学杂志》102，第 6 期（1975）：481—490；亚伯拉罕·卡根等，"夏威夷的日本男性中风发病率和死亡率的趋势"，《中风》25，第 6 期（1994）：1170—1175；28—38；关于与动物脂肪的关系，参见 Y. 多庆屋，J. S. 波珀，Y. 清水，H. 加藤，G. G. 罗兹，亚伯拉罕·卡根，"对住在日本、夏威夷和加利福尼亚的日本男性患冠心病和中风情况的流行病学研究：日本和夏威夷的中风发病率"，《中风》15，第 1 期（1994）：15—23。

[100] 发生致命的脑出血的概率也高：田中平藏等，"日本农村地区脑出血和脑梗死的风险因素"，《中风》13，第 1 期（1982）：62—73。

[100] 在日本，……一直持续到今天：T. 田中和 T. 岗村，"基于社区或工地的血液胆固醇水平群组研究：对过去 20 年日本的群组研究的回顾"，《日本医学杂志》61，第 3 期（2012）：79—88。

[100] 《柳叶刀》杂志……进行了评估："我能避免心脏病发作吗？"，《柳叶刀》303，第 7858 期（1974）：605。

[100] "有很大的感情成分在里面"……"降低胆固醇"：作者对迈克尔·奥利弗的采访，2009 年 5 月 1 日。

[101] "这不科学"：A. 杰拉尔德·夏普，"与 A. 杰拉尔德·夏普博士的面谈"，"预防心脏病和中风：心血管疾病流行病学史"，http: //www. epi. umn. edu/cvdepi/interview. asp?id=64，最后一次访问时间是 2014 年 2 月 14 日。

[101] "然而根本没有证据证明这样做可以预防"："我能避免心脏病发作吗？"，605。

[101] "治病的方法不该比……糟糕"：同上，第 607。

[101] 事实上……西摩·戴顿很担心……水平：戴顿等，"有关富含不饱和脂肪饮食的对照临床试验"，II—57。

[101] 专家们现在感叹：马基恩·B. 卡坦，斯科特·M. 格朗迪，沃尔特·C. 威利特，"应该向每一个人推荐低脂肪、高碳水化合物的饮食吗？而不只是低脂饮食"，《新英格兰医学期刊》337，第 8 期（1997）：563—566。

[102] "我由衷地认为我们不应该"：小爱德华·H. 阿伦斯，"药物聚焦计划：高脂血症的管理：是否应该这样，而不是如何做"，《内科医学年鉴》85，第 1 期（1976）：92。

[102] 数量已多到"失控的地步"：汉斯·卡茨，"脂质在动脉硬化中的重要性：一个过时的理论"，引自美国参议院营养和人类需求特别委员会，《美国的饮食目标——补充意见》（华盛顿特区：美国政府印刷局，1977），42—54。

[102] 胆固醇专家丹尼尔·斯坦伯格……分为两类：丹尼尔·斯坦伯格，"胆固醇争议简史第二部分，高胆固醇血症与人类冠状动脉疾病相关的早期证据"，《脂质研究杂志》46，第 2 期（2005）：189。

## 5　低脂饮食走向华盛顿

[104] 之前主要解决饥饿或营养不良问题：威廉·J. 布罗德，"美国国立卫生研究院小心翼翼地处理饮食与疾病之间的联系问题"，《科学》204，第 4398 期（1979）：1175—1178。

[105] 莫特恩认为这些行业污染环境且道德堕落：作者对尼克·莫特恩的采访，2009 年 3 月 25 日。

[105] 他……认为这是一个腐败的行业：作者对莫特恩的采访。

[105] 在他看来，这是场良性的斗争：作者对莫特恩的采访。

[105] "一场好人与坏人的对决"：作者对马歇尔·马茨的采访，2009 年 3 月 29 日。

[105] "我尊敬他们"：作者对莫特恩的采访。

[108] 研究人员报告称……基督复临派的男性教徒：罗兰·L. 菲利普斯等，"有不同的饮食习惯的基督复临派男性教徒中冠心病的死亡率：一份初步报告"，《美国临床营养学杂志》31，第 10 期（1978）：S191—S198。

[108] 相比之下，这种饮食在女性教徒身上则没体现出任何益处：保罗·K. 米尔斯等，"加州基督复临派教徒癌症发病率 1976 ～ 1982"，《美国临床营养学杂志》59，第 5 期（1994）：1136S—1142S。

[108] 仅凭这个差异就可以解释：瑞卡·加格，詹妮弗·H. 梅登斯，约珥·C. 克莱门，"缺血性心脏病发病率的区域变化"，《临床流行病学期刊》45，第 2 期（1992）：149—156。

[108] 甚至研究的负责人也承认：加里·E. 弗雷泽，琼·萨贝德，W. 劳伦斯·比森，"加州基督复临派教徒研究结果对一般人群的应用"，《内科医学档案》115，第 4 期（1993）：533。

[109] "风险：食用越多的红肉，死亡率越高"：尼古拉斯·巴卡勒，"风险：食用越多的红肉，死亡率越高"，《纽约时报》，2012 年 3 月 12 日。

[109] 一个研究发现，每天额外多食用三盎司：安·潘等，"红肉消耗量与死亡率：结果来自于两个前瞻性群组研究"，《内科医学档案》172，第 7 期（2012）：555—563。

[110] 死亡风险：由佐伊·赫尔康比计算，"红肉与死亡率与通常的伪科学"，因为你对肥胖的所有看法都是错误的，http: //www. zoeharcombe. com/2012/03/red-meat-mortality-the-usual-bad-science/ # _ednref2，最后一次访问是 2014 年 2 月 13 日。

[110] 研究中我们也可以看到，吃肉多的人：潘等，"红肉消耗量与死亡率"，557。

[111] 统计学家普遍认同：加里·陶布斯的描述，"有关什么使我们健康，我们真的了解吗？"，《纽约时报》，2007 年 9 月 16 日。

[111] 报告中……相比，差异是极小的：世界癌症研究基金和美国癌症研究所，《食品、营养、体育活动和癌症预防：全球视角》（华盛顿特区：美国癌症研究所，2007），116—128。

[111] "令人信服的证据"……美国国家癌症研究所本身：南希·纳尔逊，"简单流行病学"，《基准》，国家癌症研究所在线发表，http: //benchmarks. cancer. gov/2002/07/epidemiology-in-a-nutshell，最后一次登录是 2014 年 2 月 23 日；在"令人信服的证据"上，参见世界癌症研究基金会和美国癌症研究所，《食品、营养、体育活动和癌症预防：全球视角》，116。

[111]　专家们严厉谴责：斯图尔特·A. 特鲁索，"WCRF2 中的红肉问题"，《美国临床营养学杂志》89，第 4 期（2009）：1274—1275；汉斯·康拉德，"肉类和癌症：肉类作为健康饮食的组成部分"，《欧洲期刊临床营养价值》56，第 15 期（2002）：S2—S11。

[112]　"我们的饮食发生了根本的改变"：美国参议院营养和人类需求特别委员会，《美国的饮食目标》（华盛顿特区：美国政府印刷局，1977），1。

[112]　"肉类"……过度"丰富"，而它们"与心脏病……是有关联的"：同上，2。

[112]　"致命的疾病"：同上，1。

[112]　"在这个世纪"：简·E. 布洛迪，《简·布罗迪的美食书：过高碳水化合物式的生活》（纽约：W. W. 诺顿，1985），2。

[112]　引起反响：杰弗里·坎农，《食品与健康：专家们的共识》（伦敦：消费者协会，1992）。

[112]　"漠不关心"的农民：引自威利·鲁特和理查德·德·罗契蒙特，《美国的饮食：历史》（纽约：莫罗出版社，1976），56。

[113]　"他们对……都是一样地心不在焉"：同上，81。

[113]　显然是太胖了……这种现已灭绝的物种：同上，72。

[114]　当地的食物包括牛肉……但是……没有提到：同上，87。

[114]　给……婴儿喂食牛肉：同上，132。

[114]　美国人吃牛肉的量是英国人的两倍：同上，192。

[114]　这正是为什么观察者认为：托马斯·库珀，《一些关于美国的信息》（伦敦：J. 约翰逊，1794）。

[114]　"装猪肉的桶见底了的时候"：詹姆斯·费尼莫尔·库珀，《持锁链者》（牛津：牛津大学，1845），82—83。

[114]　也喜欢食用动物的内脏……"及受推崇的"：鲁特和德·罗契蒙特，《美国的饮食》，40。

[114]　美国一份 8000 位城市居民参与的调查显示：罗杰·霍洛维茨，《把肉端上美国人的餐桌：味道、科技、转变》（巴尔的摩：约翰霍普金斯大学出版社，2000），12。

[114]　发布了一份食品预算：理查德·奥斯本·卡明斯，《美国人和他们的食物：美国饮食习惯的历史》（芝加哥：芝加哥大学出版社，1940），264

[115]　即使是奴隶……"这些文献来源让我们有理由认为……"：霍洛维茨，《把肉端上美国人的餐桌》，12。

[115]　鸡肉一直被认为是……主要因为鸡能下蛋：同上，103。

[116]　美国农业部最近的一份报告称：美国农业部，《农业年鉴 2001 ～ 2002》（华盛顿特区：美国政府印刷局，2003），15。

[117] 媒体的重复报道：例如丹·查尔斯，"肉食习惯在美国的发展"，国家公共广播电台，2012 年 6 月 26 日。

[117] 18 世纪的一位观察者：艾萨克·韦尔德，《在 1795 年、1796 年和 1797 年，游历美国北部、加拿大的北部和南部各省》（伦敦：为约翰·斯托克代尔而印，1799），91。

[117] "最好是避开绿叶蔬菜"：卡明斯，《美国人和他们的食物》，128。

[117] 避免吃水果和沙拉：鲁特和德·罗契蒙特，《美国的饮食》，130。

[117] "说美国人食用……是不正确的"：同上，232。

[117] 心脏病方面最权威的专家：奥斯汀·弗林特，《一篇关于诊断、病理学和心脏疾病的治疗的实用论文》（费城：布兰查德和李，1859）。

[118] 威廉·奥斯勒教授……他也没有报告：威廉·奥斯勒，《医学原理与实践》（RareBooksClub，2012）。

[118] 第一个临床记录：威廉·G. 罗斯坦，《公共卫生和风险因素：关于一场不均匀的医疗革命的历史》（罗切斯特，纽约：罗切斯特大学出版社，2003 年）。

[118] "他们中有很多人的年龄超过了 60 岁"：保罗·D. 怀特，"冠心病：过去与现在"，《美国医学会杂志》203，第 9 期（1968）：282。

[118] 大约五分之一的美国人口：美国人口普查局，《人口普查报告 2：美国第 12 次人口普查 1900 年》（华盛顿特区：美国人口普查办公室，1902），4—5。

[118] 将胸痛与……做了比较：莱昂·迈克尔斯，"冠心病的病因学：历史的方法"，《英国心脏期刊》28，第 2 期（1966）：258—264。

[119] 导致 1906 年美国肉类销量减半：詹姆斯·哈维·杨，"为了法律而进行的长期奋斗"，美国食品和药物管理局，http: //www. fda. gov/AboutFDA/WhatWeDo/History/CentennialofFDA/TheLongStrugglefortheLaw，最后一次访问是在 2014 年 2 月 13 日。

[119] 过了 20 年后也没有回复：鲁特和德·罗契蒙特，《美国的饮食》，211。

[119] 人们的脂肪摄入量……的确增加了：穆罕默德·A. 安塔尔，玛格丽特·A. 奥尔森，罗伯特·E. 霍奇斯，"营养方面的观点：在过去 70 年与冠心病的发病率有关的美国零售市场食品供应的变化，尤其是膳食碳水化合物和必需的脂肪酸"，《美国临床营养学杂志》14（1964）：169—178。

[120] 为瘦肉破例："专家小组坚持其饮食目标，但对吃肉的态度有所缓和"，《纽约时报》，1978 年 1 月 24 日，A22。

[120] "它经受住了时间的考验"：作者对马歇尔·马茨的采访，2009 年 3 月 30 日。

[121] 长期以来……一直被……忽视：珍妮特·M. 莱文，"心灵与思想：饮食与心脏病的政治"，引自亨利·M. 斯波尔斯基编，《消费恐惧：产品风险的政治》，

（纽约：基础书籍，1986），40—79。

[121] 建议每天吃 13 片面包：玛丽安·布罗斯，"在汽水社会中，美国人的饮食能变得更好吗？"，《华盛顿邮报》，1978 年 9 月 28 日，E1。

[122] "冒了很大的风险"：马克·海格斯戴，"华盛顿——饮食指南"，预防心脏病和中风：心血管疾病流行病学史，http: //www. epi. umn. edu/cvdepi/pdfs/ Hegsted guidelines. pdf，最后一次访问是 2014 年 1 月 29 日。

[122] 专家组达成共识：小爱德华·H. 阿伦斯，"导言"，《美国临床营养学杂志》32，第 12 期（1979）：2627—2631。

[122] "问题……不应该是……而应该是……"：布罗德，"美国国立卫生研究院小心翼翼地处理饮食与疾病之间的联系问题"，1176。

[123] "两边下注以避免损失"：美国国家心肺血液研究所（NHLBI）的主任罗伯特·利维引用威廉·J. 布罗德的"科学院认为抑制胆固醇没有必要"，《科学》208，第 4450 期（1980）：1355。

[123] "预期会带来一些重大的益处"：布罗德，"美国国立卫生研究院小心翼翼地处理饮食与疾病之间的联系问题"，1176。

[123] 《美国居民膳食指南》：美国农业部和美国卫生和公众服务部，《营养和你的健康：美国人饮食指南》（华盛顿特区：科学与教育管理局，1980）。

[124] 美国农业部的确请求委员会：布罗德，"美国国立卫生研究院小心翼翼地处理饮食与疾病之间的联系问题"，1175。

[124] "结果总的来说平淡无奇"：国家研究委员会，食品和营养委员会，美国国家科学院，《关于健康饮食》（华盛顿特区：美国国家科学院出版社，1980）。

[124] "如果它不是世界最好的饮食"：布罗德，"美国国立卫生研究院小心翼翼地处理饮食与疾病之间的联系问题"，1175。

[124] 也获得了美国卫生局局长的支持……报告回应：美国公共卫生署，美国卫生局局长办公室，《健康的人民：卫生局局长关于健康促进疾病预防的报告》，美国公共卫生署（1979）。

[125] "政府和科学院意见不一致！"：海格斯戴，"华盛顿——饮食指南"。

[125] 适合发表社论："一个混乱的事实"，《纽约时报》社论，1980 年 6 月 3 日，A18；"胆固醇确实很重要"，《华盛顿邮报》社论，1980 年 6 月 2 日，A18。

[125] 麦克尼尔 / 莱勒报告："胆固醇的问题"，《麦克尼尔 / 莱勒报告》，1980 年 5 月 28 日。

[125] 《人物》：芭芭拉·K. 米尔斯，"支持胆固醇报告的营养学家为胆固醇打抱不平，与批评人士展开辩论"，《人物》，1980 年 6 月 16 日，58—64。

[125] 《纽约时报》指责："令人迷惑的饮食事实"，A18。

[125] 《纽约时报》总结道：同上。

[125] 《纽约时报》的头版报道：简·E. 布洛迪，"专家分析报告称控制胆固醇是内有必要的"，《纽约时报》，1980 年 6 月 1 日，A1。

[126] 哈珀主席……在一次采访中他毫无歉意：作者对阿尔弗雷德·E. 哈珀的采访，2009 年 4 月 2 日。

[126] 批评者称：引自"关于胆固醇的几句好话"，《时代》，1980 年 6 月 9 日。

[126] 举行听证会，科学院的声誉备受诟病：凯伦·德·威特，"科学家们因为科学院的胆固醇建议起了冲突"，《纽约时报》，1980 年 6 月 20 日，A15；《国家科学院关于健康饮食的报告：面对国内营销、消费者关系和营养农业委员会、众议院小组委员会、众议院的听证会》，第 96 届国会，第二次会议，1980 年；《美国居民膳食指南：面对农业、农村发展和相关机构的众议院小组委员会、参议院拨款委员会的听证会》，第 96 届国会，第二次会议，1980 年。

[127] 《科学》杂志评价称：尼古拉斯·韦德，"食品委员会关于脂肪的报告备受瞩目"，《科学》209，第 4453 期（1980）：248。

[127] 《华盛顿邮报》编辑部评论："胆固醇确实很重要"，《华盛顿邮报》1980 年 6 月 2 日，1。

[128] 血脂研究临床冠心病一级预防实验的结果：血脂研究临床冠心病一级预防实验研究小组，"血脂研究临床冠心病一级预防实验的结果 I：减少冠心病的发病率"，《美国医学协会杂志》251，第 3 期（1984）：351—364；血脂研究临床冠心病一级预防实验研究小组，"血脂研究临床冠心病一级预防实验的结果 II：冠心病发病率减少与降低胆固醇水平的关系"，《美国医学协会杂志》251，第 3 期（1984）：365—374。

[129] 胆固醇值下降的人：血脂研究临床冠心病一级预防实验研究小组，"血脂研究临床冠心病一级预防实验的结果 I"，356。

[129] 一份对 6 次降低胆固醇实验的综合分析：马修·F. 马尔登，斯蒂芬·B. 曼内克，凯伦·A. 马修斯，"降低胆固醇浓度和死亡率：一级预防实验的量化审查"，《英国医学杂志》301，第 6747 期（1990）：309；关于低胆固醇和抑郁：申珠英，杰瑞·舒斯，雷内·马丁，"胆固醇和抑郁症是相关的吗？一份对两种心脏病风险因素之间联系的综合分析"，《行为医学年报》36，第 1 期（2008）：33—43；詹姆斯·M. 格林布拉特，"低胆固醇和它的心理影响：低胆固醇与抑郁、自杀和暴力有关"，《今日心理学》，2011 年 6 月 10 日。

[129] 研究人员随后指出：杰斯·G. 费德维茨和威廉·G. 海恩斯，"胆固醇、情绪和血管健康：解开它们的关系。低胆固醇水平会导致抑郁和自杀吗，或反之亦然？"，《当代精神病学》9，第 7 期（2010）。

[129] 其他降胆固醇研究中：曼宁·芬雷布，"关于血清胆固醇和癌症死亡率之间可能的反向关系"，《美国流行病学杂志》114，第 1 期（1981）：5—10；曼宁·芬

雷布，"关于胆固醇和非心血管疾病死亡率研讨会的摘要"，《预防医学》11，第 3 期（1982）：360—367。

[129] 此外，还有发现指出胆固醇水平低的人群：田中等，"日本农村社区脑出血和脑梗死的风险因素"；卡根等，"对住在日本、夏威夷和加利福尼亚的日本男性患冠心病和中风情况的流行病学研究：日本和夏威夷的中风发病率"。

[129] "任何统计学家都应交还自己的职业徽章"：引自吉娜·科拉塔，"心脏小组的结论受到质疑"，《科学》227，第 4682 期（1985）：41。

[130] "我无法就此作出全面解释，这令我十分担心"：同上。

[130] 理查德·A. 克朗默……写道：理查德·A. 克朗默，"对已发表的血脂研究临床冠心病一级预防实验的研究结果的评论"，《美国医学协会杂志》253，第 14 期（1985）：2091。

[130] 把这些数据夸大……这看起来"更像是一种鼓吹"：同上，2091，2093。

[130] 保罗·迈耶评论说：引自托马斯·J. 摩尔，《心力衰竭：对美国医学与心脏护理革命的批判性调查》（纽约：西蒙与舒斯特出版社，1989），61。

[130] 但里夫金德对《时代周刊》说："对不起，这是真的：胆固醇真的是一个杀手"，《时代周刊》，1984 年 1 月 23 日。

[130] "拱门上的拱心石"：科拉塔，"心脏小组的结论受到质疑"，40。

[132] 会议"共识"声明：美国国立卫生研究院，"降低血液胆固醇以预防心脏病"，美国国立卫生研究院共识声明 5，第 7 期（1984）：1—11。

[132] 1984 年 3 月，《时代周刊》杂志在封面上刊登了"对不起，这是真的：胆固醇真的是一个杀手"。

[133] 质疑了支持会议结论的证据：科拉塔，"心脏小组的结论受到质疑"，40—41。

[133] "异议总是比赞同更有新闻价值"：丹尼尔·斯坦伯格，"动脉粥样硬化的发病机制：胆固醇争议的解释史，第四部分：1984 年的冠心病一级预防实验终结了争议——几近终结"，《脂质研究杂志》47，第 1 期（2006）：11。

[134] "……要付出代价的"：作者对唐纳德·J. 麦克纳马拉的采访，2005 年 9 月 26 日。

[134] "……公众都被……欺骗了"：引自摩尔的《心力衰竭》，第 63 期。

## 6 低脂饮食对妇女和儿童的影响

[135] 因此该机构一直受到……影响：马里昂·奈斯德，《食品政治》（加州大学伯克利分校出版社，2002）。

[135] 美国人开始质疑一些惯例规范：威廉·G. 罗斯坦，《公共卫生和风险因素：关于一场不均匀的医疗革命的历史》（纽约：罗切斯特大学出版社，2003），316。

[136] 正如杰里·斯塔姆勒在 1972 年所说的：杰里迈·斯塔姆勒和弗雷德里克·H.

爱泼斯坦，"冠状动脉心脏病：风险因素指导下的预防措施"，《预防医学》1，第 1 期（1972）：46。

[136] "无盐脆饼干、硬糖、橡皮糖"：美国心脏协会，《一个让美国人吃出健康的计划：我们的美国心脏协会饮食》（达拉斯：美国心脏协会，1995）。

[137] 在采访中：可见如鲍姆等，"脂肪酸在心血管健康与疾病中的作用：全面更新"，《临床血脂学杂志》6，第 3 期（2012）：216—234，221。

[137] 通过……收取高额费用……美国心脏协会……：罗斯坦，《公共卫生和风险因素》，331—332。

[137] "对此我们有足够的了解吗？"：唐纳德·S. 弗雷德里克森，"突变体、高蛋白血症和冠状动脉疾病"，《英国医学杂志》2，第 5755 期（1971）：187—192。

[138] 遗憾的是，这两项研究的结果相互矛盾：A. 考纳伊，"冠状动脉综合征的预防和治疗"，《匈牙利治疗》12，（1963 年）：17；研究委员会，"低脂饮食与心肌梗死：一项对照试验"，《柳叶刀》2，第 7411 期（1965）：501—504。

[138] "到处都是对其不利的态度"：简·E. 布罗迪，"对易于肥胖的、近亲交配导致的糖尿病的研究"，《纽约时报》，1980 年 2 月 5 日，C1。

[138] 《美食书》：简·E. 布罗迪，《美食书：过高碳水化合物式的生活》（纽约：诺顿，1985）。

[140] "第四梯队"食物："已证实的生活方式"，预防医学研究所，http://www.pmri.org/lifestyle_program.html，最后一次访问该网址是在 2009 年 4 月。

[140] "感到疲惫、沮丧、昏昏欲睡并且虚弱无力"：迪恩·欧宁胥，"通过饮食来治愈"，TED 演讲，http://www.ted.com/dean_ornish_on_healing.html，最近一次访问该网址是 2014 年 2 月 13 日。

[140] ……弗兰克·萨克斯所发现：引自吉娜·科拉塔，"迪恩·欧宁胥：一个积极推动促进心脏健康项目的人"，《纽约时报》，1998 年 12 月 29 日，F6。

[140] "生活中很多事情值得做，但很难做到"：引自乔治·埃普米纳斯，"饮食专家之战"，《太阳先驱报》，2003 年 2 月 23 日。

[141] 控制组的成员……动脉血管呈现收缩状态：迪恩·欧宁胥等，"改变生活方式能使冠心病逆转吗？生活方式心脏试验"，《柳叶刀》336，第 8708 期（1990）：129—133。

[141] 《新闻周刊》的封面：杰弗里·考利，"心脏治疗者：迪恩·欧宁胥的低技术方法可以改变美国的医学——但这位医生仍在努力改变自己"，《新闻周刊》，1998 年 3 月 16 日。

[142] 从未成功复制成过欧宁胥的研究：史蒂文·G. 阿尔达纳等，"密集生活方式调整计划对颈动脉内中膜厚度的影响：一项随机化试验"，《美国健康促进期刊》

21，第 6 期（2007）：510—516。

[142] 古尔德对……的质疑：作者对凯·兰斯·古尔德的采访，2009 年 4 月 22 日。

[142] 并没有被证明能够延长寿命：德摩斯梯尼·G. 克特里特西斯和约翰·P. A. 约阿尼迪斯，"针对非急性冠状动脉动脉疾病的经皮冠状动脉介入治疗与保守治疗在：综合分析"，《循环》111，第 22 期（2005）：2906—2912。

[143] "你为什么想要了解这一点呢？……这不是最有力的证据"：作者对迪恩·欧宁胥的采访，2009 年 5 月 12 日。

[143] "逆转了心脏病……我完全同意"：作者对迪恩·欧宁胥的采访，2009 年 5 月 14 日。

[143] 他在《纽约时报》的一篇文章中提及：迪恩·欧宁胥，"为了健康而吃，而不是为了体重而吃"，《纽约时报》，2012 年 9 月 22 日。

[143] "我们还发现……得到了改善……我可不会吹毛求疵"：作者对欧宁胥的采访，2009 年 5 月 14 日。

[144] "在任何情况下"……都不能"被认为是令人信服的"：世界癌症研究基金会和美国癌症研究所，《食品、营养、体育活动和癌症预防：全球视角》（华盛顿特区：美国癌症研究所，2007），114。

[144] 结果素食者和非素食总死亡率是相同的：蒂莫西·J. 凯等，"英国素食者死亡率：欧洲对癌症与营养的前瞻性调查结果（EPIC- 牛津）"，《美国临床营养学杂志》89，第 5 期（2009）：1613S—1619S。

[144] 把马赛族和一个邻近部落……作比较：约翰·B. 奥尔和约翰·L. 吉克斯，《营养研究：两个非洲部落的体质和健康》，经济咨询委员会膳食委员会的医学研究理事会，特别报道系列，第 155 号（伦敦：H. M. 国家文书出版署，1931）。

[145] 主要食用"谷物……绿叶菜"：同上，21。

[145] 更易患上……类风湿性关节炎：同上，9。

[145] 比基库尤男性平均高 5 英寸（12.7 厘米），体重重 23 磅（约 10.43 公斤）……腰比较细……更强的肌肉力量……几乎没有体力劳动的能力：同上。

[145] 爱丽丝·李奇登斯坦和同事为美国心脏协会评估了：爱丽丝·H. 李奇登斯坦和琳达·范·霍恩，"非常低脂饮食"，《循环》98，第 9 期（1998）：935—939。

[146] 让儿童也接受这样的饮食建议的理由是：亨利·C. 麦吉尔等，"儿童和青少年时期动脉粥样硬化的起源"，《美国临床营养学杂志》72，第 5 期，S（2000）：1307S—1315S。

[147] 脐带血筛检开始被认真考虑："围绕着儿童高胆固醇治疗的问题"，《美国医学会杂志》214，第 10 期（1970）：1783—1785。

[147] 唐纳德·S. 弗雷德里克森……问道：弗雷德里克森，"突变体、高蛋白血症和

冠状动脉疾病"，187—192。

[147] "从科学上就是错误的"。"年轻人……的营养需求"：食品和营养理事会、生物科学部、生命科学大会、国家研究委员会、美国国家科学院，《关于健康饮食》（华盛顿特区：美国国家科学院出版社，1980），4。

[147] "……营养需求与耄耋老人是截然不同的"：同上。

[148] "根本没有证据证明……是安全的"：引自吉娜·科拉塔，"心脏小组的结论受到质疑"，《科学》227，第 4682 期（1985）：41。

[148] "夸大了所有的数据，这不合理"：同上，40。

[148] 在美国儿科学会的期刊《儿科学》上发表的一篇社论文章：美国儿科学会、营养委员会，"儿童的谨慎生活方式：膳食脂肪和胆固醇"，《儿科学》78，第 3 期（1986）：524。

[148] "这些饮食改变会影响……"：同上，521—525。

[148] "乳制品可提供 60% 的膳食钙"：同上，523。

[148] 缺铁问题……儿科学会担心：同上。

[149] 麦科勒姆描述了素食老鼠的命运：埃尔默·弗纳·麦科勒姆，《营养学新知识》（纽约：麦克米伦，1921），58。

[149] "很明显素食主义本身并不是"：同上，62。

[150] 钙会在小肠中形成不溶性的"脂肪酸盐"：J. 布鲁斯·日耳曼等，"乳制品和牛奶脂肪对心血管疾病风险影响的重新评价"，《欧洲营养学杂志》48，第 4 期（2009）：194。

[150] 全脂牛奶的人均摄入量……两项的摄入量：罗斯坦，《公共卫生和风险因素》，330。

[151] ……儿科教授劳埃德·费尔勒……说：玛丽安·布罗斯，"吃得好"，《纽约时报》，1988 年 5 月 18 日。

[151] 对大约 1000 名母亲做的一项调查中发现：简·B. 摩根等，"婴儿健康饮食——母亲们的态度"，《儿科学》84，第 5 期（1995）：512—515。

[152] 1989 年……费马·利弗席兹：费马·利弗席兹和南希·摩西，"生长障碍——饮食治疗高胆固醇血症的一个并发症"，《美国儿童疾病杂志》143，第 5 期（1989）：537—542。

[152] "过度热情"：同上，537。

[152] "营养不良"：同上，540。

[152] 最终，美国国家心肺血液研究所在 20 世纪 80 年代决定：儿童饮食干预研究协作研究小组，"儿童饮食干预研究（DISC）与低密度脂蛋白胆固醇升高：设计和基线特征"，《流行病学年鉴》3，第 4 期，（1993）：399。

[152] 儿童饮食干预研究：儿童饮食干预研究协作研究小组的写作组，"在低密度脂

蛋白胆固醇升高的儿童中降低其饮食摄入脂肪和胆固醇的有效性和安全性"，《美国医学协会杂志》273，第18期（1995）：1429。

[153] 研究结果不能大规模推广到：可见于，如，阿尔文·M.莫尔，"是否应该用干预手段改变儿童的血清脂质？"，《营养学年度回顾》11（1991）：383。

[153] 实验组受试的儿童摄入的镁、磷……：伊娃·奥巴扎克等，"减少脂肪的饮食的安全性：儿童饮食干预研究（DISC）"，《儿科学》100，第1期（1997）：51—59。

[153] 在其他一些小型的、对儿童……的研究中：罗伯特·M.卡普兰和米歇尔·T.托岛，"低脂饮食会导致儿童发育迟缓吗？"，《预防医学》21，第1期（1992）：33—52；莫尔，"是否应该用干预手段改变儿童的血清脂质？"，375—391。

[154] 研究得出结论，"低脂肪饮食……"：奥巴扎克等，"减少脂肪的饮食的安全性"，58。

[154] 比如博加卢萨心脏研究：特丽萨·A.尼克拉斯等，"儿童低脂肪摄入量的营养充足性：博加卢萨心脏研究"，《儿科学》89，第2期（1992）：221—228。

[154] 图尔库冠心病特殊危险因素干预项目是一个松散的对照实验：海伦娜·拉平莱穆等，"对1062名采用低饱和脂肪和胆固醇饮食的婴儿进行的前瞻性随机化试验"，《柳叶刀》345，第8948期（1995）：473。

[154] 都未发现不同：拉平莱穆等，"对1062名采用低饱和脂肪和胆固醇饮食的婴儿进行的前瞻性随机化试验"；哈里·尼尼克斯基等，"图尔库冠心病特殊危险因素干预项目中能量和脂肪摄对7～36个月大的婴儿的生长调节及机制"，《儿科学》100，第5期（1997）：810—816；哈里·尼尼克斯基等，"重复的影响"从婴儿时期到儿童14岁期间对其饮食摄入和血清脂质和脂蛋白反复进行饮食咨询的影响"，《循环》116，第9期（2007）：1032—1040，1034。

[154] 高密度脂蛋白胆固醇水平明显降低：奥利·西梅尔等，"图尔库冠心病特殊危险因素干预项目（STRIP）"，《美国临床营养学杂志》72，第5期，S（2000）：1316S—1331S。

[154] 研究人员并没有发现儿童出现维生素缺乏现象：同上，1317S。

[155] 美国儿科学会正式采用了：儿科学会、营养委员会，"儿童时期的胆固醇"，《儿科学》101，第1期（1998）：141—147。

[156] 不会变成危险的纤维斑块：拉塞尔·罗斯，"动脉粥样硬化的发病机制——更新"，《新英格兰医学杂志》295（1986）：488—500。

[156] 儿童的饮食与……完全无关：加拿大儿科学会和健康加拿大联合工作组，《营养建议的更新：膳食脂肪和儿童》（渥太华：加拿大卫生部，1993）。

[156] 妈妈的血脂：克拉迪奥·那波里等，"妊娠期母体高胆固醇血症对儿童早期动脉粥样硬化病变的影响：儿童早期脂肪病变研究（FELIC）"，《柳叶刀》354，

第 9186 期（1999）：1234—1241。

[156] 儿童时期总胆固醇值高的孩子中，只有大约一半：威廉·R. 克拉克等，"对学龄儿童血压与血压情况的追踪：马斯卡廷研究"，《循环》58，第 4 期（1978）：626—634；彼得·拉斯科载斯基等，"对 108 名儿童四年的脂质和脂蛋白追踪"，《儿科学》64，第 5 期（1979）：584—591；特雷弗·J. 奥查德等，"儿童胆固醇筛查：它能预测成人高胆固醇血症吗？——比弗郡的经验"，《儿科学》103，第 5 期（1983）：687—691；大卫·S. 弗雷德曼等，"追踪儿童的血脂和脂蛋白持续 8 年：博加萨心脏研究"，《预防医学》14，第 2 期（1985）：203—216。

[157] ……严格的研究：本杰明·卡瓦列罗等，"途径：基于学校的，预防美国印第安学童肥胖的随机对照试验"，《美国临床营养学杂志》78，第 5 期（2003）：1030—1038。

[157] "出现生长障碍的主要原因"：安德鲁·M. 普伦蒂斯和艾莉森·A. 保罗，"发展中国家儿童的脂肪和能量需求"，《美国临床营养学杂志》72，S（2000）：1253s。

[157] 他将大约 140 名冈比亚的婴儿与……作对比……体重平均比冈比亚的孩子重 8 磅（3.6 公斤）：同上，1259S—1260S。

[158] 也含有 5% 的脂肪能量：同上，1261S。

[158] 脂肪含量是零克：地球最好有机食品，http: //www. earthsbest. com/products/product/2392390001，最后一次访问时间是 2013 年 11 月 15 日。

[158] 18% 的脂肪："儿童的脂肪和能量需求"，1256S。

[158] 地球最好蔬菜火鸡泥："蔬菜火鸡泥"，地球最好有机食品，http: //www. earthsbest. com/products/product/2392350048，最后一次访问时间是 2013 年 11 月 15 日。

[158] 美国儿童减少了脂肪的摄入：梅根·M. 斯莱宁，凯文·C. 马赛厄斯，巴里·M. 波普金，"美国儿童和青少年中食品和饮料的来源趋势：1989～2010"，《营养和饮食学会期刊》113，第 12 期（2013）：1683—1694；理查德·P. 特罗亚诺，罗娜特·R. 布瑞佛，玛瑞丽特·D. 卡罗尔，凯瑞尔·楼斯托斯基，"美国儿童和青少年的能量和脂肪摄入量：来自国家健康和营养调查研究的数据"，《美国临床营养学杂志》72，第 5 期，S（2000）：1343S—1353S。

[158] 他们国家的儿童……增加了脂肪的摄入：路易斯·A. 莫雷诺，安东尼·奥萨里亚，奥罗拉·拉扎罗，曼纽尔·布埃诺，"西班牙儿童的膳食脂肪摄入量和体重指数"，《美国临床营养学杂志》72，S（2000）：1399S—1403S；村田光则，"日本儿童生长和饮食习惯变化的长期趋势"，《美国临床营养学杂志》72，第 5 期，S（2000）：1379S—1383S。

[158] 来自……较贫穷国家的报告则显示：里卡多·胡，查尔斯·E. 迈兹，卡洛斯·卡斯蒂略-杜兰，"儿童时期的脂肪摄入：代谢反应和对生长的影响"，《美国临床营养学杂志》72，第 5 期，S（2000）：1345S—1360S。

[159] 在比较富裕的国家比如德国和西班牙：莫雷诺，拉扎罗，布埃诺，"西班牙儿童的膳食脂肪摄入量和体重指数"；贝特霍尔德·克莱茨克等，"德国的婴儿和小学生的膳食脂肪摄入量"，《美国临床营养学杂志》72，第 5 期，S（2000）：1329S—1398S。

[159] 研讨会汇总表：丹尼斯·M. 比尔，唐纳德·M. 劳尔，奥利·西梅尔，"总结"，《美国临床营养学杂志》72，第 5 期，S（2000）：1410S—1413S。

[159] 尽管相关的研究几乎没有：雅克·E. 罗索夫等，"妇女健康倡议的进化：来自美国国立卫生研究院的观点"，《美国医学妇女协会杂志》50，第 2 期（1995）：50—55。

[159] 最初对男性的影响大于女性：罗斯坦，《公共卫生和风险因素》，202—206。

[159] 女性参与者只占到20%，那之后也只占到25%：帕特里克·Y. 李等，"已发表的急性冠状动脉综合征的随机试验中老年人和妇女的情况"，《美国医学协会杂志》286，第 6 期（2001）：708—713。

[159] 研究人员曾经警告说：引自罗伯特·H. 克诺甫等，"脂蛋白代谢和饮食反应的性别差异：以激素差异为基础对心血管疾病的影响"，《最新心脏病学报告》8，第 6 期（2006）：452—459。

[160] 晚 10～20 年……一般直到绝经后：C. M. 弗拉维尔，"女性状动脉心脏病"，《心血管护理方面的进展》9，第 4 期（1994）：18—27。

[160] 弗雷明汉研究：威廉·B. 坎内尔等，"血清胆固醇、脂蛋白以及冠心病的风险：弗雷明汉研究"，《内科学年鉴》74，第 1 期（1971）：1—12。

[160] 美国国家心肺血液研究所的专家小组在回顾……时发现：大卫·雅各布斯等，"低血液胆固醇会议的报告：死亡率关联分析"，《循环》86，第 3 期（1992）：1046—1060。

[162] 所有的脂蛋白：塔维娅·戈登等，"高密度脂蛋白作为一种保护性因素预防冠心病：弗雷明汉研究"，《美国医学杂志》62，第 5 期（1977）：707。

[162] 这种关联是"惊人的"：同上，707。

[162] "最重要的发现"：威廉·P. 卡斯泰利等，"冠心病中高密度脂蛋白胆固醇和其他脂类：脂蛋白的表型的合作研究"，《循环》55，第 5 期（1977）：771。

[163] 截至 2002 年，国家胆固醇教育计划称：国家胆固醇教育计划，《国家胆固醇教育计划第三份报告》（NCEP）.《对于成人高血脂的专家小组检测、评估及治疗：（成人治疗小组 III）最终报告》。美国国家卫生研究院出版物第 02—5215号（华盛顿特区：NIH，2002），II—1。

[163] 大量的流行病学研究：卡斯泰利等，"高密度脂蛋白胆固醇和其他脂类"，769—770。

[163] 迈克尔·布朗和约瑟夫·戈尔茨坦：迈克尔·S.布朗和约瑟夫·L.戈尔茨坦，"低密度脂蛋白受体对胆固醇和动脉粥样硬化的影响"，《科学美国》251，第 5 期（1984）：58。

[163] 给全球带来了 9560 亿美元的利润：赖安·富尔曼，"五种最畅销的处方药"，http: //www. investopedia. com/financial-edge/0912/5-best-selling-prescription-meds-of-all-time. aspx，最后一次访问是 2014 年 2 月 12 日。

[163] 他汀类药物一个公开的秘密是：拉罗萨等，"密集脂降低阿托伐他素"；雷人，"高危初级预防中他汀类药物和所有导致死亡的原因"。

[164] 期刊编辑有时会坚持：作者对罗伯特·H.克诺的采访，2009 年 2 月 5 日。

[164] 一位油类化学家说：作者对杰拉德·麦克尼尔的采访，2012 年 12 月 10 日。

[164] 迈尔·施坦普费尔：迈尔·施坦普费尔发给马克·维兰德的电子邮件，2004 年 11 月 20 日。

[165] 700 名波音员工……实验结果表明：罗伯特·H.克诺甫等，"为期一年更多脂肪限制的碳水化合物饮食对脂蛋白水平的影响"，《实验生物学和医学学会的论文集》225，第 3 期（2000）：191—199；卡罗琳·E.瓦尔登等，"国家胆固醇教育计划（NCEP）饮食第二步对高密度脂蛋白胆固醇、它的分支以及一年后在高胆固醇的女性和男性脱辅基蛋白 a-1 水平的差别效应：波音员工脂肪干预实验"，《动脉硬化、血栓和血管生物学》20，第 6 期（2000）：1580—1587。

[165] 但女性受试者的高密度脂蛋白胆固醇水平也下降：实际上，这些数字反映了高密度脂蛋白胆固醇的一个分支 HDL2 水平的下降。"高胆固醇"组中女性的平均降幅比例为 16.7%，她们一开始的胆固醇水平很高；"高脂血症"组下降了 7.1%，她们开始的甘油三酯水平也很高。她们的总胆固醇水平也下降了，分别是 7.6% 和 3.5%。

[165] 遭遇了"静默"反应，他说道。"没有人知道这是怎么回事"：作者对罗伯特·H.克诺甫的采访，2009 年 2 月 5 日。

[165] 其他的实验也发现……往往在女性身上却大打折扣：亨利·N.金斯堡等，"减少饱和脂肪酸对健康受试者的血浆脂类和脂蛋白的影响：德耳塔研究，协议 1"，《动脉硬化、血栓和血管生物学》18，第 3 期（1998）：441—449；李正玲等，"对膳食脂肪和胆固醇限制男女在脂蛋白的反应方面的不同"，《营养学杂志》133，第 11 期（2003）：3428—3433。

[166] 克诺甫……总结了：罗伯特·H.克诺甫等，"脂蛋白代谢和饮食反应的性别差异：基于荷尔蒙的差异和对心血管疾病的影响"，《最新的动脉粥样硬化报告》

7，第 6 期（2005）：472—479。

[166] "其他饮食干预"方式：同上，477。

[166] 减少热量摄入：膳食指南咨询委员会，为美国农业研究服务部、美国农业部和美国卫生与公众服务部而准备，《膳食指南咨询委员会为美国人提供的膳食指南报告，2010》。《给农业部部长和卫生与公众服务部部长》第七版（华盛顿特区：美国政府印刷局，2010），表 D1.1，67。

[166] 减少脂肪和饱和脂肪的摄入：南希·D. 恩斯特等，"美国饮食摄入与血清总胆固醇浓度的一致性：国家健康与营养检查调查"，《美国临床营养学杂志》66，第 4 期，S（1997）：969S。

[166] 证实，日本的男性和女性：吉奥·戈里，向参议院特别委员会、营养和人类需求特别委员会、美国参议院发表的关于营养的声明，第二卷，与致命疾病有关的饮食（1976 年 7 月 28 日）：176—182。

[166] "现在我要强调……食物会导致癌症"：同上，180。

[167] 在其报告中暗示：营养和人类需求特别委员会，美国参议院，第九十五届国会，第一届会议，《美国人的饮食目标》（华盛顿特区：美国政府印刷局，1977）。

[167] 一些以老鼠为实验对象获取的数据：阿尔伯特·坦南鲍姆，"肿瘤的起源和生长（三）——高脂饮食的影响"，《癌症研究》2，第 7 期（1942）：468—475。

[167] 脂肪摄入与乳腺癌之间并非存在必然关联：沃尔特·C. 威利特等，"膳食脂肪和患乳腺癌的风险"，《新英格兰医学杂志》316，第 1 期（1987）：22—28。

[167] 没有发现"任何证据"证明，减少：米歇尔·D. 霍姆斯等，"饮食摄入脂肪和脂肪酸与患乳腺癌的风险的关系"，《美国医学协会杂志》281，第 10 期（1999）：914—920。

[168] 在《美国医学协会杂志》上撰文：亚瑟·夏兹钦等，"膳食脂肪-乳腺癌假说很活跃"，《美国医学协会杂志》261，第 22 期（1989）：328—427。

[168] 几乎不会产生这个效果，除非添加植物油：埃德里安娜·E. 罗杰斯和马修·P. 朗纳克，"疾病生物学：饮食和营养对癌症的影响——对流行病学和实验数据回顾"，《实验室调查》59，第 6 期（1988）：729—759。

[168] 研究者一直没有发现：D. 马兹哈尔和 J. 韦克斯曼，"膳食脂肪和乳腺癌"，《国际医学杂志》99，第 7 期（2006）：469—473；沃尔特·C. 威利特和大卫·J. 亨特，"对饮食和乳腺癌的前瞻性研究"，《癌症》74，第 S3 期（1994）：1085—1089；萨拜娜·谢瑞等，"欧洲癌症与营养前瞻性调查中的膳食脂肪和乳腺癌风险"，《美国临床营养学杂志》88，第 5 期（2008）：1304—1312。

[168] 甚至美国国家癌症研究所……没有得到相关结论：罗恩·T. 赫莱博夫斯基等，"膳食脂肪的减少和乳房癌症结果：女性干预营养的中期疗效研究"，《国家癌

症研究所期刊》98，第 24 期（2006）：1767—1776。

[168] 没有"有说服力的"证据……摄入脂肪的饮食……作者写道：世界癌症研究基金会和美国癌症研究所，《食品、营养、体育活动和癌症预防》，139。

[169] "我个人的观点是"：作者对亚瑟·夏兹钦的采访，2009 年 5 月 1 日。

[169] "然后重新开始"……"我们越来越倾向不可知论"：作者对罗伯特·N. 胡佛的采访，2012 年 10 月 2 日。

[169] 《人物》杂志引用了：鲍勃·梅多斯，M. 莫尔豪斯，M·西蒙斯，"低脂肪饮食是问题"，《人物》，2006 年 2 月 27 日，89—90。

[170] 发表在《美国医学会杂志》上的研究结果：雪莉·贝雷斯福德等，"低脂饮食模式和患结肠直肠癌的风险"，《美国医学协会杂志》295，第 6 期（2006）：643—654；芭芭·V. 霍华德等，"七年来低脂饮食模式和体重的变化"，《美国医学协会杂志》295，第 1 期（2006）：39—49；芭芭·V. 霍华德等，"低脂饮食模式和患心血管疾病的风险"，《美国医学协会杂志》295，第 6 期（2006）：655—666；罗斯·L. 普伦蒂斯等人，"低脂饮食模式和患浸润性乳腺癌的风险"，《美国医学协会杂志》295，第 6 期（2006）：629—642；罗斯·L. 普伦蒂斯等，"在妇女健康倡议随机控制饮食修改试验中低脂饮食模式与癌症发病率"，《美国国家癌症研究所杂志》99，第 20 期（2007）：1534—1543。

[170] "完全等于零"：引自吉娜·科拉塔，"低脂饮食不会降低健康风险，研究发现"，《纽约时报》，2006 年 2 月 8 日，A1。

[170] "这类研究中的劳斯莱斯"……"最终的结论"：同上。

[170] 罗伯特·克诺甫告诉我说：作者对克诺甫的采访。

[170] 蒂姆·拜尔斯是……他说：引自罗布·斯坦，"健康的新数据：混乱的研究"，《华盛顿邮报》，2006 年 2 月 19 日，A1。

[171] 雅克·罗索：同上。

[171] 报纸曾习醒目地：引自阿妮塔·英韦等，"邀请评论：妇女健康倡议。在试验什么：营养和慢性疾病？或误解科学、媒体浩劫和同行的沉默之声？"，《公共卫生营养》9，第 2 期（2006）：269。

[171] 就好比"在弹孔周围再画上射击目标"：罗伯特·L. 韦尔斯，瑞雪儿·J. 库珀，大卫·L. 马吉德，"子群，再分析和其他危险的事情"，《急救医学年鉴》46，第 3 期（2005）：254。

[172] 于 2008 年对所有的低脂肪饮食研究进行了述评：联合国粮食和农业组织，"人类营养中的脂肪和脂肪酸：2008 年 11 月 10 日至 14 日专家咨询的报告"，《粮农组织食品和营养文件》（罗马：联合国粮食和农业组织，2010），13。

[172] 2013 年，瑞典：安德斯·汉森，"瑞典健康咨询机构说过多摄入碳水化合物，而不是脂肪，会导致肥胖"，《英国医学杂志》，第 347 期。

[173] 弗兰克·胡写道：弗兰克·B. 胡，乔安·E. 曼森，沃尔特·C. 威利特，"膳食脂肪类型和患冠心病的风险：批判性评论"，《美国营养学院杂志》20，第 1 期（2001）：5。

[173] 美国农业部和美国心脏协会都悄悄地去掉了：美国农业部／美国卫生和公众服务部，《美国居民膳食指南》2010 年，X；爱丽丝·H. 李奇登斯坦等，"饮食和生活方式的建议（修订版 2006）"，《循环》114，第 1 期（2006）：82—96。

## 7　推广地中海饮食法：什么是科学？

[174] 它建议应该从……中获取……牛奶……引进了橄榄油：沃尔特·威利特等，"地中海饮食金字塔：健康饮食文化模式"，《美国临床营养学杂志》61，第 6 期，S（1995）：1403S。

[175] 她解释说，这个想法的起源很简单……特里切普鲁斯知道：作者对安东尼娅·特里切普鲁斯的采访，2008 年 10 月 1 日。

[176] "我们已开始砍伐橄榄树了"，特里切普鲁斯哀叹：同上。

[176] "80 ～ 100 多岁的男性"：安塞尔·季斯等，《七个国家：对死亡和冠心病的多元分析》（剑桥：哈佛大学出版社，1980），76。

[177] "在没有供暖的屋子里，冷得要命"：安塞尔·季斯，"地中海饮食和公众健康"，《美国临床营养学杂志》61，第 6 期，S（1995）：1322S。

[177] "到瑞士的一路"……"全身都感到很温暖"：安塞尔·季斯和玛格丽特·季斯，《遵循地中海饮食法，如何吃好并保持健康》（纽约：双日出版社，1975），2。

[177] 季斯回忆他们用餐时的喜悦心情：同上，4。

[177] "那是我们的地中海"：同上，28。

[178] 1975 年，他的：安塞尔·季斯和玛格丽特·季斯，《健康饮食，保持健康》（纽约：双日出版社，1959）；季斯和季斯，《遵循地中海饮食法，如何吃好并保持健康》，所有后续的引用都引用自后面的版本。

[178] "我们只是想提出关于饮食的问题"：作者对特里切普鲁斯的采访。

[178] 早期会议，产生来了：伊丽莎白·海尔辛和安东尼娅·特里切普鲁斯编，"地中海饮食与饮食文化——研讨会"，《欧洲临床营养学杂志》43，S2（1989）：1—92。

[179] 这是一场艰苦的战斗：作者对安娜·费罗–卢奇的采访，2008 年 7 月 22 日。

[179] 在世界卫生组织（WHO）支持下进行的，而世界卫生组织对……兴趣更大：作者对伊丽莎白·海尔辛的采访，2008 年 7 月 30 日。

[179] 存在"很大差别"……"吃很多黄油"：季斯和季斯，《遵循地中海饮食法，如

何吃好并保持健康》，38—39。

[180] "不可能完成的事业"：安娜·费罗-卢奇和斯特凡尼娅·塞特，"地中海饮食：定义它的现在和过去组成的尝试"，《欧洲临床营养学杂志》43，S2（1989）：25。

[181] "虽然很有吸引力"……"就不应……使用"：同上，26。

[181] 并不认为自己在使用任何特别形式的"饮食"：作者对安娜·费罗-卢奇的采访，2008年7月22日。

[181] "官员不喜欢……"：同上。

[181] "健康的"克里特岛饮食事实上饱含脂肪：安塞尔·季斯，克里斯托·阿拉瓦尼斯，海伦·斯瑞恩，"对希腊两个农村地区中年男性饮食的研究"，《食品》27，第11期（1966）：575—586；季斯和季斯，《遵循地中海饮食法，如何吃好并保持健康》，31。

[181] "浸在油里的"：季斯和季斯，《遵循地中海饮食法，如何吃好并保持健康》，31。

[182] "不能推荐高脂肪饮食"：邦妮·利伯曼，"关于地中海式饮食的事实"，《营养行动健康快讯》21，第10期（1994）。

[182] 通过大量的研究和实验：安东尼娅·特里切普鲁斯和帕格纳·雷珠，"健康的传统地中海饮食：文化、历史和生活方式的表达"，《营养评论》55，第11期，第1部分（1997）：383。

[182] "你不能建议大家减少脂肪摄入！"：作者对特里切普鲁斯的采访。

[182] 还专门仔细研究了：安娜·费罗-卢奇，W. 菲利普·T. 詹姆斯，安东尼·卡夫托斯，"高脂肪的希腊饮食：一个适合所有人的食谱？"，《欧洲临床营养学杂志》56，第9期（2002）：796—809。

[182] "没有科学根据的"：同上，806。费罗-卢奇的论文征收到的严厉回复并不是来自安东尼娅·特里切普鲁斯，而是来自她的丈夫迪米特奥斯，他也是流行病学教授，是雅典医学院和哈佛大学公共卫生学院联合任命的教授。迪米特里奥斯为他妻子对橄榄油的研究进行了正常的辩护，但并没有解决费罗-卢奇所指出的希腊脂肪消费数据任何方法问题。在针对营养研究人员有时使用贬义的口吻来攻击对手的情况，迪米特里奥斯暗示，费罗-卢奇的论文"将会更有用，如果她写得更仔细，更注重科学证据，并少一些傲慢的话"。迪米特里奥斯·特里切普鲁斯，"给编辑的信：为地中海饮食辩护"，《欧洲临床营养学杂志》56（2002）：928—929；费罗-卢奇的回答在这里：安娜·费罗-卢奇，W. 菲利普·T. 詹姆斯和安东尼·卡夫托斯，"对迪米特里奥斯·特里切普鲁斯的名为'为地中海饮食辩护'的信的回应"，《欧洲临床营养学杂志》56（2002）：930—931。

[183] W. 菲利普·T. 詹姆斯：作者对 W. 菲利普·T. 詹姆斯的采访，2008 年 10 月 26 日。

[184] 带他去当地的酒馆：作者对特里切普鲁斯、沃尔特·C. 威利特的采访，2006 年 2 月 8 日。

[184] 对于一个在密歇根长大的……从小吃的是……简直是"惊喜的发现"：作者对威利特的采访，2007 年 1 月 8 日。

[184] 特里切普鲁斯回忆说：作者对特里切普鲁斯的采访。

[184] "他们惊讶的下巴都要掉下来了"：作者对格雷格·德雷舍尔的采访，2008 年 8 月 14 日。

[184] "整个烹饪界被震惊了"……"我们对此感到很沮丧"：同上。

[185] "沃尔特·威利特是关键人物"：作者对德雷舍尔的采访，2008 年 8 月 14 日。

[185] 他被安东尼娅·特里切普鲁斯说服了：沃尔特·C. 威利特发给作者的电子邮件，2008 年 11 月 29 日。

[186] "地中海饮食金字塔"：认为金字塔合理的有三篇论文：沃尔特·C. 威利特等，"地中海饮食金字塔：健康饮食的文化模式"，《美国临床营养学杂志》61，第 6 期，S（1995）：1402S；劳伦斯·H. 久枝，伊丽莎白·B. 莱纳特，沃尔特·C. 威利特，"从当代知识角度看地中海饮食的健康影响（一）——植物食品和乳制品"，《美国临床营养学杂志》61，第 6 期，S（1995）：1407S；劳伦斯·H. 久枝，伊丽莎白·B. 莱纳特，沃尔特·C. 威利特，"从当代知识角度看地中海饮食的健康影响（二）——肉、酒、脂肪和油类"，《美国临床营养学杂志》61，第 6 期，S（1995）：1416S。

[188] "对我来说，其中的科学似乎过于主观"：作者对马里昂·奈斯德的采访，2008 年 7 月 30 日。

[188] 是"正确的，（那两篇论文）的证据……"：作者对劳伦斯·H. 久枝的采访，2008 年 9 月 6 日。

[188] 他们只有一个评论人：马里昂·奈斯德发给作者的电子邮件，2008 年 8 月 5 日。

[188] 增刊：马里昂·奈斯德编，"地中海饮食"，《美国床营养学杂志》61，第 6 期，S（1995）：ixS—1427S。

[188] 由橄榄油行业资助的：马里昂·奈斯德，"地中海饮食：科学和政策影响"，《美国床营养学杂志》61，第 6 期，S（1995）：ixS。

[189] 费罗–卢奇向我解释道：作者对费罗–卢奇的采访。

[191] 《美国心脏病学杂志》：亨利·布莱克本，"患冠状动脉疾病风险低的男性"，《美国心脏病学杂志》58，第 1 期（1986）：161。

[191] "克里特岛让很浪漫"：作者对亨利·布莱克本的采访，2008 年 7 月 22 日。

[192] 1997 年 4 月：奥威斯保护信托，"克里特岛、希腊和健康地中海饮食：庆祝

1947 年起源于克里特岛的健康传统地中海饮食科学研究 50 周年：国际研讨会，阿波罗尼亚海滩酒店，伊拉克里翁，克里特岛，1997 年 4 月 5 ～ 11 日"。

[192] 海尔波普彗星划过夜空：娜拉塞·大卫发给作者的电子邮件，2008 年 8 月 17 日。

[192] "我感觉好像上了天堂"……"真是棒极了"：作者对马里昂·奈斯德的采访，2008 年 7 月 30 日。

[193] 劳拉·夏皮罗回忆说：作者对劳拉·夏皮罗的采访，2008 年 8 月 5 日。

[193] 不只展示幻灯片：作者对德雷舍尔的采访。

[193] 夏皮罗说：作者对夏皮罗的采访。

[194] 国际橄榄油理事会曾试图资助：作者对福斯托·卢凯蒂的采访，2008 年 11 月 16 日。

[194] 国际橄榄油理事会很高兴：同上。

[194] 橄榄油的样品被塞进花束，装在迷你购物袋里：朱利安，"地中海饮食：一个健康的选择？"。

[194] "我们用国际橄榄油理事会提供的资金启动"：作者对德雷舍尔的采访。

[194] "这真的是将……结合了"：同上。

[195] 来自希腊的 Elais 橄榄油公司：克里斯托·阿拉瓦尼斯和阿纳斯塔西奥斯·S. 都塔斯，"在希腊诸岛上的研究"，引自达恩·克罗姆特，亚历山德罗·梅诺蒂，亨利·W. 布莱克本编，《七国研究：心血管疾病流行病学的科学冒险》。（比尔特霍芬：布劳威尔，1994），112。

[195] 亨利·布莱克本描述说：作者对布莱克本的采访。

[195] "我告诉他们，这样对农产品有利"：作者对费罗-卢奇的采访，2008 年 7 月 22 日。

[195] 西班牙和希腊一样的努力，欧盟整体都很努力……2.15 亿美元：阿恩·阿斯楚普，彼得·马德门，约翰·布伦德尔，"在食品营销中为健康信息加润滑油"，《柳叶刀》356，第 9244 期（2000）：1786。

[195] 这些运动也面向欧洲的医生们……这导致一些研究人员抱怨：同上，158。

[196] 奈斯德向我清楚地解释了：作者对奈斯德的采访，2008 年 7 月 30 日。

[196] "通过奥威斯保护信托"：作者对久枝的采访。

[196] "我不习惯该项目的做法"……"他们没法向赞助商解释邀请我参会的必要性"：作者对夏皮罗的采访。

[196] "到处充当橄榄油宣传大使的角色"：同上。

[198] 发表了近 50 篇关于地中海饮食的文章：PubMed，www. ncbi. nih. gov. 网站上可查询到的研究数字。

[198] "食品世界深受腐败之害"：作者对南希·哈蒙·詹金斯的采访，2008 年 8 月 6 日。

[198] 一位美食作家：莫莉·奥尼尔，"饮食之争：地中海是营养的伊甸园吗？"，

《纽约时报》，1993年2月3日。

[198] 下一个"营养伊甸园"：同上。

[198] 天鹅绒手套包裹下的：同上。

[199] 美国的橄榄油消耗量……橄榄油的人均消费量是1990年的三倍：美国农业部统计数据，http: //www. indexmundi. com/agriculture/?country=us&commodity=olive-oil&graph=domestic-consumption，最后一次登录时间是2014年1月4日。

[200] 希波克拉底甚至用橄榄叶治疗疾病：希波克拉底著，查尔斯·达尔文·亚当斯译，《真正的希波克拉底》（纽约：多佛出版社，1868）。

[200] "我们成为了好朋友"……"顽固的（男性）科学家们"……"誓死捍卫……"：安娜·费罗-卢奇等，"改变地中海饮食：对血脂的影响"，《美国临床营养学杂志》40，第5期（1984）：1027—1037。

[200] 费罗-卢奇记录了：同上。

[201] 对预防乳腺癌有帮助……但到目前为止还是证据不足：劳伦斯·久枝和爱德华·万努奇，"膳食脂肪与癌症"，《美国医学杂志》113，第9期，S2（2002）：63S—70S。

[201] 但在这方面不同的研究：阿尔瓦罗·阿朗索，瓦伦蒂娜·鲁伊斯-古铁雷斯，米格尔·安杰尔·马丁内斯-冈萨雷斯，"单不饱和脂肪酸、橄榄油和血压：流行病学，临床和实验证据"，《公共卫生营养》9，第2期（2005）：251—257；阿尔瓦罗·阿朗索和米格尔·安杰尔·马丁内斯-冈萨雷斯，"橄榄油消耗量和高血压发病率的下降：SUN研究"，《脂质》39，第12期（2004）：1233—1238。

[201] 类黄酮较大型实验……并未显示出：李·霍珀等，"类黄酮、富含类黄酮的食物和患心血管病风险：随机对照试验的元分析"，《美国临床营养学杂志》88，第1期（2008）：38—50。

[201] 总结道：安东尼娅·特里切普鲁斯等，"坚持地中海饮食和希腊人的生存"，《新英格兰医学杂志》348，第26期（2003）：2600。

[202] "大量摄入橄榄油"……"总体明显大幅降低"：同上，2607。

[202] 从未测量过受试者橄榄油的摄入量：安东尼娅·特里切普鲁斯，发给作者的邮件，2013年12月13日。

[202] 她使用的食物频率调查问卷中没这一项：希腊的饮食问卷是研究方案的描述的附录，可力·卡佐雅尼等，"希腊学校教师饮食记录和生化指标的一份广泛的半定量食物频率问卷的重现性以及相对有效性"，《国际流行病学杂志》26，S1（1997）：S119。

[202] "估计"了橄榄油的消耗量：卡佐雅尼，同上。

[202] 收集了所有公开可用的证据：鲍勃·鲍尔，给健康索赔请愿书的回信，营养产

品、标签和膳食补充物办公室，美国食品和药物管理局，2004 年 11 月 1 日。

[202] 他们没能说服美国食品和药物管理局：营养产品、标签和膳食补充物办公室，美国食品和药物管理局，给健康索赔请愿书的回信，2003 年 8 月 28 日：引自橄榄油的单不饱和脂肪酸与冠心病（摘要第 2003Q—0559），2004 年 11 月 1 日。

[202] "……对此感到不太舒服"：同上。

[202] 又进行了几次关于橄榄油的临床试验：N. R. 达马塞诺等，"富含初榨橄榄油、核桃或杏仁的饮食的交叉研究——对脂质以及其他心血管风险指标的影响"，《营养代谢心血管疾病》21，S1（2011）：14S—20S；葆拉·博加尼等，"特级初榨橄榄油餐后的消炎和抗氧化作用"，《动脉粥样硬化》190，第 1 期（2007）：181—186；M. 菲图等，"初榨橄榄油在稳定型冠心病患者中的抗炎作用：随机、交叉、对照试验"，《欧洲临床营养学杂志》62，第 4 期（2004）：570—574。

[203] 此外，最近的动物研究表明：赛斯·J. 鲍姆等人的综述，"心血管健康与疾病中的脂肪酸：全面更新"，《临床脂类学杂志》6，第 3 期（2012）：221—223。

[203] 《自然》杂志上的一篇文章：加里·K. 比彻姆等，"植物化学：特级初榨橄榄油类似布洛芬的活动"，《自然》437，第 7055 期（2005）：45—46。

[203] "让我灵光一闪"：加里·比彻姆，"橄榄油刺激醛：特级初榨橄榄油中辛辣的抗炎剂"，论文在地中海饮食会议十五周年的时候提交，奥威斯保护信托，波士顿，剑桥，2008 年 11 月 17 日。

[204] 《奥德赛》中的一段文字：荷马著，A. T. 默里译，《奥德赛》（波士顿：哈佛大学出版社，1919），211—222。

[204] 一位法国历史学家写道：哈米斯·福布斯，"人种考古学和希腊南部的阿尔戈盖特的经济中橄榄油的地位"，引自 M. C. 阿木瑞提和 J. P. 布朗编，《地中海地区葡萄酒和油的生产》（巴黎：法国巴黎高等教育学院，1993），213—226。

[204] 哈米拉奇斯总结道……"但几乎没有证据"……是"用于烹饪"的：扬尼斯·哈米拉奇斯，"食品技术/当代技术：葡萄酒和油生产的社会背景以及青铜时代克里特岛的消耗量"，《世界考古》31，第 1 期；引自《社会环境下的食品技术》（伦敦：劳特利奇出版社，1999），45—46。

[204] 在西班牙情况也一样：格里格，"橄榄油、地中海和世界"，168。

[205] 猪油：在意大利，可见于马西莫·蒙塔纳里，《食物文化》（牛津：布莱克威尔，1994），165；艾伦·戴维森，"猪油"，《企鹅在食物上的同伴》（纽约：企鹅出版集团，2002），530—531。

[205] 就像原来安塞尔·季斯提出的那样：季斯，"七个国家的冠心病"，I—88。

[205] "社会心理环境"：特里切普鲁斯和雷珠，"健康的传统地中海饮食"，383—389。

[206] 安娜·费罗–卢奇在日本出席了一个国际会议：作者对费罗–卢奇的采访，2008年7月22日。

[206] 特里切普鲁斯发现，当她把……汇总时：安东尼娅·特里切普鲁斯等，"修改的地中海饮食与生存：欧洲癌症和营养的前瞻研究希腊部分——老年人前瞻性队列研究"，《英国医学杂志》330（2005）：991—998。

[207] 她开发出地中海饮食饮食评分系统：安东尼娅·特里切普鲁斯等，"饮食和老年人的整体生存情况"，《英国医学杂志》311，第7018期（1995）：1457—1460。

[208] 安迪·R. 内斯说……：作者对安迪·R. 内斯的采访，2008年10月13日。

[208] 特里切普鲁斯辩称，她的努力：作者对安东尼娅·特里切普鲁斯的采访，2008年10月1日。

[208] "这是我们的呼声！"：同上。

[208] 即她的研究……也是出于被当作"希腊之母"的地位：作者对詹姆斯的采访；作者对奈斯德的采访，2008年7月30日；作者对塞拉–麦臣的采访。

[208] 正如哈佛流行病学家弗兰克·B. 胡……曾经写道的：弗兰克·B. 胡，"地中海饮食和死亡率——橄榄油及其他"，《新英格兰医学杂志》348（2003）：2595—2596。

[209] 里昂饮食心脏研究：米歇尔·德·洛尔吉等，"地中海富含 α–亚麻酸的饮食"。

[209] 试验饮食……变化不大：德·洛尔吉等，"地中海富含 α–亚麻酸的饮食"，1456。

[210] "含有西印度醋栗、葡萄"：拉姆·B. 辛格等，"急性心肌梗死患者使用心脏保护饮食的随机对照试验：一年随访的结果"，《英国医学杂志》304，第6833期（1992）：1015—1019；拉姆·B. 辛格等，"一项针对急性心肌梗死营养调制的印度实验"，《美国心脏病学杂志》69，第9期（1992）：879。

[211] 疑似被捏造：卡罗琳·怀特，"疑似研究欺诈：很难了解真相"，《英国医学杂志》331，第7511期（2005）：285。

[211] 血清胆固醇值：C. R. 索曼，"通信：印度–地中海式饮食和冠状动脉疾病的发展"，《柳叶刀》366，第9483期（2005）：365—366。

[211] "要么是捏造的要么是伪造的"：萨那·阿尔–马尔祖基等，"这些数据是真实的吗？临床试验中数据造假检的统计方法"，《英国医学杂志》331，第7511期（2005）：270。

[211] 持保留意见：简·史密斯和菲奥娜·戈德利，"调查学术不端行为"，《英国医学杂志》331，第7511期（2005）：245—246；菲奥娜·戈德利发给作者的电子邮件，2014年1月27日。在同一天，《英国医学杂志》的编辑写了他们

的保留意见，基于同样的实验数据 2002 年辛格撰写的一篇论文发表在《柳叶刀》上，而该期刊的一位编辑对此表达了"强烈的关注"。理查德·霍顿，"强烈的关注：印度-地中海饮食心脏研究"，《柳叶刀》366，第 9483 期（2005）：354—356。

[211] 路易斯·塞拉-麦臣的文章：路易斯·塞拉-麦臣，布兰卡·罗马，雷蒙·埃斯特鲁奇，"使用地中海饮食干预措施的科学证据：系统回顾"，《营养综述》64，第 2 期，第 2 部分，S（2006）：S27—S47。

[212] 在他的文献综述中：塞拉-麦臣，罗马，埃斯特鲁奇，"使用地中海饮食干预措施的科学证据"。

[212] "我想为它敞开大门"：作者对塞拉-麦臣的采访。

[212] 意大利的急性心肌梗死生存试验（GISSI-Prevenzione）：意大利的急性心肌梗死生存试验研究者，"心肌梗死后 n-3 多元不饱和脂肪酸和维生素 E 的膳食补充：意大利的急性心肌梗死生存试验的结果"，《柳叶刀》354，第 9177 期（1999）：447—455。

[213] 以色列进行了一项试验：爱丽思·沙伊等，"低碳水化合物、地中海式或低脂饮食式减肥"，《新英格兰医学杂志》359，第 3 期（2008）：229—241。

[214] "所以我得出的保守的结论是"：作者对施坦普费尔的采访。

[214] 一项大型的西班牙研究：雷蒙·埃斯特鲁奇等，"地中海饮食对心血管疾病的一级预防"，《新英格兰医学杂志》368，第 14 期（2013）：1279—1290。

[215] 《纽约时报》头版报道……：吉娜·科拉塔，"研究显示地中海饮食可以防治心脏病和中风"，《纽约时报》，2013 年 2 月 25 日，A1。

[215] 低脂饮食组和地中海饮食组最大的区别就是：埃斯特鲁奇等，"地中海饮食来对心血管疾病的一级预防"，附录，26。

[216] 塞拉-麦臣就告诉我说：作者对塞拉-麦臣的采访。

[217] "在处理的过程中被破坏了"：季斯，阿拉瓦尼斯，斯瑞恩，"中年男性饮食的研究"，62。

[217] 黏在携带食物样本的容器上：同上，克里斯托·阿拉瓦尼斯写给作者的信，2008 年 10 月 6 日。

[218] "如果 33 份样本可以证明预测假设"：桑德·格陵兰，发给作者的电子邮件，2008 年 1 月 5 日。

[218] "就像克里特岛地震时的果冻一样"：桑德·格陵兰，发给作者的电子邮件，2008 年 10 月 7 日。

[218] 之后很久，在 20 世纪 80 年代：安娜·费罗-卢奇等，"改变地中海饮食：对血脂的影响"，《美国临床营养学杂志》40，第 5 期（1984）：1027—1037。

[218] 七国研究的负责人承认：达恩·克罗姆特等，"20 世纪 60 年代七个国家的食

品消费模式"，《美国临床营养学杂志》49，第 5 期（1989）：892。

[218] 季斯发表了一篇论文：同上。

[218] "饱和脂肪酸含量很高"：久枝等，"根据当代知识来看地中海饮食对健康的影响，1"，1410S。

[218] "在克里特岛，主要食用山羊肉"：季斯，阿拉瓦尼斯，斯瑞恩，"中年男性饮食的研究"，575—586。

[219] "帕特洛克勒斯在火光中放一条长椅"：引自约翰·C. 沃特洛，"希腊和罗马古典时期的饮食"，《欧洲临床营养杂志》43，S2（1989）：6。

[219] 为什么成为地中海饮食金字塔的"主要标志"：久枝，"根据当代知识来看地中海饮食对健康的影响，1"，1416S。

[219] 威利特和他的同事们没有引用：同上。威利特，"根据当代知识来看地中海饮食对健康的影响，2"。

[219] 威利特告诉我：沃尔特·威利特发给作者的电子邮件，2008 年 11 月 29 日。

[220] 对克里特岛饮食进行了深入的研究：阿克什罗夫，《克里特岛：一个不发达地区的个案研究》。

[220] "主要是"：同上，100。

[220] "大多数时候，我们都是饥饿的"……"72% 的受访家庭表示……"：同上，105。

[220] "没有营养"：维托·特提，"卡拉布里亚的食物和脂肪"，《肥胖的社会方面》，伊戈尔·德·加里纳和南希·J. 波洛克编，尼科莱特·S. 詹姆斯译，《从社会方面看肥胖》（阿姆斯特丹：戈登和布里奇出版社，1995）。

[221] 特提认为：同上，9。

[221] 18% 的男性……在……北方，这个比例只有 5%：意大利国家统计局，"对年轻征召入伍者的统计分析"，《国家统计局新闻》（1993）：1—10。

[221] 来自……的男性是全国最矮的：引自特提，"卡拉布里亚的食物和脂肪"，9。

[221] "最渴望吃肉……健壮男人是吃肉的"：同上，15。

[221] 吃肉的量平均增加十倍……最大的变化：安娜·费罗-卢奇和弗朗西斯科·布兰卡，"地中海饮食，意大利式：健康饮食的原型"，《美国临床营养学杂志》61，第 6 期，S（1995）：1353S。

[221] 平均身高增长了近 7. 62 厘米：世界卫生组织，"人人健康：统计数据库"，日内瓦：欧洲区域办事处，1993。

[221] 在西班牙，情况也是相同的：路易斯·塞拉-麦臣等，"饮食的改变如何可以解释西班牙冠心病死亡率的变化？西班牙悖论"，《美国临床营养学杂志》61，第 6 期（1995）：1353S。

[222] 瑞士人摄入：E. 居伯朗，"瑞士心血管死亡率的惊人下降：1951 ～ 1976"，《流

行病学与社区卫生杂志》33，第 2 期（1979）：114—120。

[222] 他发现农民摄入的：克里斯托·艾诺威尼斯，"冠心病的典型危险因素：欧洲的经验"，《预防医学》12，第 1 期（1983）：19。

[222] 但心脏病发作率仍然非常低：克里斯托·D. 来恩尼斯等，"克里特岛农村地区患心血管疾病'低风险'人群的死亡率"，《家庭实践》10，第 3 期（1993）：300—304。

[222] 在 2004 年的一篇题为……的论文中：路易斯·塞拉-麦臣等，"地中海饮食的定义需要更新吗？"，《公共卫生营养》7，第 7 期（2004）：928。

[223] "几乎从来不吃派"：阿克什罗夫，《克里特岛：一个个案研究》。

[223] "几乎不吃糕点"：克罗姆特等，"20 世纪 60 年代七个国家的食品消费模式"，892。

[223] 糖和其他碳水化合物摄入量急剧下降：塞拉-麦臣等，"饮食的改变如何可以解释变化？"，1351S—1359S。

[223] 意大利人糖的消耗量：保罗·鲁巴等，"意大利的地中海饮食：更新"，《世界营养与饮食评论》97（2007）：86。

[224] 正如塞拉-麦臣告诉我的那样：作者对路易斯·塞拉-麦臣的采访，2008 年 8 月 2 日。

## 8　拒绝饱和脂肪，反式脂肪乘虚而入

[227] 先拜访他，征得他对新产品的同意：作者对马克·马特洛克的采访，2005 年 11 月 7 日。

[228] 一场大型的媒体运动，名为"攻击饱和脂肪"：公共利益科学中心，《构建一个更健康的美国，35 周年纪念报告》（华盛顿特区：公共利益科学中心，2006）；公共利益科学中心，《攻击饱和脂肪》宣传小册子（华盛顿特区：公共利益科学中心，1988）。

[228] 公共利益科学中心的另外一项运动是成功地说服：公共利益科学中心，"爆米花：每天工作中油"，《营养行动健康信》，http: //www. cspinet. org/nah/popcorn. html，最后一次访问时间是 2014 年 2 月 12 日。

[228] "对美国人动脉的一项伟大福利"：雅各布森和弗瑞茨内，《快餐指南》，132。

[230] 用注资百万自己经营：罗纳德·J. 亚当斯和肯尼斯·M. 詹宁斯，"媒体倡议：对菲利普·索克洛夫的胆固醇意识运动的一个案例研究"，《消费者事务期刊》27，第 1 期（1993）：145—165。

[230] "毒害美国！"：菲利普·索克洛夫，"对美国的毒害"，《纽约时报》，1988 年 11 月 1 日，A29。同样的全页广告也刊登在《华尔街日报》《华盛顿时报》《纽

约邮报》《今日美国》等。

[230] 邮寄了"大量邮件"……但是收到了"仅有的几个回复":"食品工业的牛虻还在嗡嗡叫",美联社，2009 年 3 月 5 日。

[230] 他"最大的成功":同上。

[232] "我们要保护这一市场":1948 年 3 月的听证会上，大卫·G. 温，代表美国大豆协会向美国国会、众议院、农业委员会所作的证词，《大豆文摘》(1948 年 4 月):22。

[232] 史蒂文·德雷克……回忆道:作者对史蒂文·德雷克的采访，2012 年 11 月 8 日。

[232] 只占美国人消耗油脂的 4%～10%:1986 年《油世界》的估计，引自"热带脂肪标签:马来西亚人对抗美国大豆协会的煽动"，《美国油类化学家协会杂志》64，第 12 期 (1987):1596—1598;4% 指的是 1985 年的消费，来自杨格米·K. 帕克和伊莉莎白 A. 耶特利，"美国热带油使用和当前摄入量的变化"，《美国临床营养学杂志》51，第 5 期 (1990):738—748。

[233] "称它'树猪油'":作者对德雷克的采访。

[233] 传单内容丰富，形式多样:苏珊·J. 杜丝，"大豆种植者转而将棕榈油贴上不健康的标签，使竞争变得白热化"，《华尔街日报》，1987 年 8 月 31 日。

[233] 配图为:同上。

[233] 抗议:芭芭拉·克罗塞特，"国际报道:马来西亚反对给棕榈油贴上标签"，《纽约时报》，1987 年 10 月 19 日。

[233] "图片涉及种族歧视……说实话……":作者对德雷克的采访。

[234] 只有 5%～10%:作者对卡利亚尼·桑德瑞姆的采访，2008 年 1 月 8 日。

[234] 产生激冷效应:作者对桑德瑞姆的采访。

[234] 丹斯里·奥古斯丁·翁说:作者对丹斯里·奥古斯丁·翁的采访，2008 年 3 月 11 日。

[234] 有助于预防血栓:关于预防血栓，可见于杰拉德·豪恩斯塔和安娜·温得拉门斯-思达恩博格，"在老鼠身上进行的实验性动脉闭塞性血栓的诱导"，《动脉粥样硬化》17，第 3 期 (1973):369—392;在老鼠身上实验，可见于玛格丽特·L. 兰德，艾帝·A. 汉尼森，于杰拉德·豪恩斯塔，"膳食棕榈油对老鼠的动脉血栓、血小板反应及血小板膜流动性的影响"，《脂质》23，第 11 期 (1988):1019—1023。

[234] 《营养评论》杂志 1987 年写道:"棕榈油的新发现"，社论，《营养评论》45，第 9 期 (1987):205—207。

[234] 1981 年研究者发现:伊恩·A. 普赖尔等，"关于玻利维亚环礁的胆固醇，椰子和饮食:一项自然实验:普卡普卡岛和托克劳岛的研究"，《美国临床营养学杂

志》34，第 8 期（1981）：1552—1561。

[234] 在马来西亚和菲律宾群岛：普拉莫德·科斯拉，"棕榈油：营养概述"，《农业和食品工业组织杂志》17（2000）：21—23。

[235] "在健康问题幌子下的贸易问题"：作者对翁的采访。

[235] 朗克向国会提交材料：克罗塞特，"国际报道：马来西亚反对给棕榈油贴上标签"。

[235] 告诉《纽约时报》：道格拉斯·C. 麦吉尔，"热带油出口商在美国寻求缓刑"，《纽约时报》，1989 年 2 月 3 日，D1。

[235] 纳贝斯克公司的一位发言人说：同上。

[235] 然而一些产品：同上。

[236] 大约 20 亿磅热带油类："热带脂肪标签：马来西亚人对抗美国大豆协会的煽动"，《美国油类化学家协会杂志》64，第 12 期（1987）：1596。

[236] 被……一磅一磅地取代了：基于作者的多次采访，包括 2008 年 2 月 22 日对沃尔特·法尔的采访，2008 年 1 月 15 日对弗兰克·奥托弗的采访，2008 年 2 月 21 日对吉尔·勒维尔的采访，以及 2004 年 1 月 16 日对拉尔斯·维德曼的采访。

[236] 刊登整版广告：马来西亚油棕榈种植者协会，"美国人要知道的——关于棕榈油的事实"，刊登在《纽约时报》《华尔街日报》《今日美国》和其他报纸上的整版广告，1989 年 1 月至 2 月；麦吉尔，"热带油出口商"。

[236] 但是美国大豆协会很清楚：作者对德雷克的采访。

[236] "非常可怕"……"真正的震动了我们"……"他们劝说我们不要打击一种油品"：同上。

[236] "从一开始技术就不健全，表现得很无礼"：拉尔斯·维德曼写给作者的信，2008 年 3 月 3 日。

[237] 终于终结了"痛苦的两年争斗"：引自"美国大豆集团不再说棕榈油有风险"，《华尔街日报》，1989 年 8 月 10 日，D1。

[237] 罗恩·哈里斯解释道：作者对罗恩·哈里斯的采访，2007 年 8 月 20 日。

[237] 美国农业部的一位反式脂肪专家证实：作者对加里·李斯特的采访，2008 年 2 月 15 日。

[237] 沃尔特·法尔……"我们有意提高反式脂肪的价格"：作者对法尔的采访，2008 年 2 月 22 日。

[237] "……它是跳跃式发展的！"：同上。

[237] 180 多亿磅的大豆油……80% 还多：罗伯特·里夫斯发给作者的电子邮件，2004 年 2 月 2 日。

[41] 20 世纪 20 年代至 30 年代：托马斯·珀西·希尔迪奇和 N. L. 韦德阿提，"部分氢化的高级单烯酯产品"，《伦敦皇家学会学报》122，第 7901 期（1929）：

552—563。

[238] "绝不会产生异议"：A. D. 巴伯尔，"动物体内的油酸氢化的沉积与利用"，《生物化学期刊》10，第 1 期（1933）：71。

[238] 生长速度慢于：A. K. 皮凯特，"人造黄油和豆油的营养价值"，*Voprosy Pitaniia* 2，第 5 期（1933）：34—60。

[238] 得出了自相矛盾的结论：肯尼斯·P. 麦康奈尔和罗伯特·戈登·辛克莱，"反油酸能通过老鼠的胎盘和也能进入老鼠奶"，《生物化学》118，第 1 期（1937）：118—129；E. 艾斯-约根森等，"老鼠饮食中脂肪的作用"，《英国营养学杂志》10，第 4 期（1956）：292—304。

[238] 是 1944 年的一次研究：H. J. 德尔等，"对脂肪比较营养价值的研究（一）——生长速度和各种饮食转化为组织的效率"，《营养学杂志》27（1944）：107—121；H. J. 德尔，E. 穆维特，L. F. 哈尔曼，"对脂肪比较营养价值的研究：不同脂肪对大鼠的生育与哺乳的负面影响"，《营养学杂志》27，第 6 期（1944）：509—513。

[238] 文章中：哈里·J. 德尔，"奶油-黄油的争议"，《科学》103，第 2668 期（1946）：183—187。

[239] 唯一发表的……"复杂得令人绝望的"……"我们正在消费着"……"幸运的是"：艾哈迈德·法赫米·马布鲁克和 J. B. 布朗，"人造奶油和起酥油的反式脂肪酸"，《美国油类化学家协会杂志》33，第 3 期（1956）：102。

[239] 1961 年，安塞尔·季斯：约瑟夫·T. 安德森，弗朗西斯科·格朗德，安塞尔·季斯，"饮食中的氢化脂肪和人体血清中的脂质"，《营养学杂志》75（1961）：368—394。

[239] 约瑟夫·T. 贾德：作者对约瑟夫·T. 贾德的采访，2005 年 10 月 27 日。

[240] 在《科学》杂志上发表了他的第一篇研究报告：帕特丽夏·V. 约翰斯顿，奥格登·C. 约翰逊，弗雷德·A. 库梅罗，"人体组织中反式脂肪酸的出现"，《科学》126，第 3276 期（1957）：698—699。

[241] "具有影响力的人"：作者对弗雷德·A. 库梅罗的采访，2005 年 11 月 6 日。

[241] 他在一部美国心脏协会的教育影片中拿着一瓶科瑞起酥油：弗雷德·A. 库梅罗，写给坎贝尔·摩西的信，1968 年 7 月 11 日。

[242] 同意库梅罗有关反式脂肪的观点：作者对库梅罗的采访，2003 年 9 月 25 日。

[242] 并且印刷了 15 万份《饮食指南》宣传单：美国心脏协会，营养委员会，"饮食和心脏病：这一声明是由营养委员会提出的，由美国心脏协会的医疗和社区项目心脏协会中央委员会授权发布"，1968。

[242] 它不想揭露任何存在潜在不利健康成分的内容：引自起酥油和食用油研究所主任马尔科姆·R. 斯蒂芬斯写给坎贝尔·摩西的信，1968 年 7 月 2 日，作者拥

有这封信。

[242] 印刷了一批新的：美国心脏协会，营养委员会，"饮食与心脏病：营养委员会修订版报告，由美国心脏协会医疗和社区计划中央委员会1968年授权"，美国心脏协会，1968。

[242] "我再也没能重返任何一个心脏协会委员会，"……给他资金：作者对库梅罗的采访，2003年9月25日。

[243] 他们确认了库梅罗在1957年做的最初的研究：帕特丽夏·V. 约翰斯顿，奥格登·C. 约翰逊，弗雷德·A. 库梅罗，"老鼠组织中反式脂肪酸的沉积和粪便排泄"，《营养学杂志》65号，第1期（1958）：13—23。

[243] 它们就像外来物质：沃尔特·J. 德克尔和沃尔特·默茨，"饮食反油酸对老鼠线粒体和红细胞的膜功能的影响"，《营养学杂志》91，第3期（1967）：327；威廉·E. M. 兰德等，"在有机体外和体内卵磷脂和甘油三酯中的脂肪酸分布的酰基转移酶的比较"，《脂质》1，第3期（1966）：224；穆罕默丹·M. 马赫福兹，T. L. 史密斯，弗雷德·A. 库梅罗，"在老鼠肝脏微粒体中膳食脂肪对脱硫酶活性和生物合成的影响"，《脂质》19，第3期（1984）：214—222。

[243] 提高了对钙的吸收：弗雷德·A. 库梅罗，雪莉·Q. 周，穆罕默丹·M. 马赫福兹，"反式脂肪酸对钙流入人体动脉血管内皮细胞的影响"，《美国临床营养学杂志》70，第5期（1999）：832—838。

[243] 50种非自然的脂肪酸：兰德尔·伍德，弗雷德·钱布勒，雷克斯·维甘德，"在肝脏和肝癌的脂质类中膳食顺式和反式十八烯酸同分异构体的结合"，《生物化学杂志》252，第6期（1977）：1965—1970。

[243] 伍德告诉我：作者对兰德尔·伍德的采访，2003年12月18日。

[243] 大卫·克瑞契夫斯基附和道：作者对大卫·克瑞契夫斯基的采访，2005年5月31日。

[244] 甚至连美国乳品协会也不会资助：作者对托马斯·H. 阿普尔怀特的采访，2003年12月11日。

[245] 拉尔斯·H. 维德曼解释道：作者对维德曼的采访，2004年1月16日。

[245] "我是反式脂肪问题的罪魁祸首"：作者对阿普尔怀特的采访。

[245] 维德曼记得他曾经跟随库梅罗：作者对维德曼的采访，2004年1月16日。

[245] 库梅罗发现：作者对库梅罗的采访，2007年8月21日。

[245] "他们的主要作用是"……"他们会就某些问题搞突然袭击"：作者对伍德的采访，2003年12月18日。

[246] 一份在微型猪身上所做实验的研究结果：弗雷德·A. 库梅罗等，"三种来源的膳食脂肪和胆固醇对猪血脂中血清脂质成分和和主动脉组织的影响"，《动脉》4（1978）：360—384。

[246] 正如一位参加过这类会议的美国农业部的化学家向我描述的那样：作者对加里·李斯特的采访，2008 年 2 月 15 日。

[246] "它并没有什么错误或者不道德"：维德曼写给作者的信，2008 年 3 月 19 日。

[247] 她发表了一篇论文证实了：玛丽·安宁格，R. 芒恩，M. 基尼，"饮食脂肪和癌症趋势——一篇批判性文章"，《美国实验生物学联合会会报》37，第 9 期（1978）：2215。

[247] 敲响了"警钟"：作者对维德曼的采访，2008 年 2 月 7 日。

[247] 发表了三篇写给编辑的信：托马斯·H. 阿普尔怀特，"将反式脂肪与癌症联系在一起的'统计相关性'：一篇评论"，《美国实验生物学联合会会报》38，第 11 期（1979）：2435；J. C. 贝勒，"膳食脂肪和癌症趋势——进一步的批判"，《美国实验生物学联合会会报》38，第 11 期（1979）：2435；W. H. 迈耶，"膳食脂肪和癌症趋势——进一步评论"，《美国实验生物学联合会会报》38，第 11 期（1979）：2436。

[247] 安宁格回忆道……还包括……：作者对阿普尔怀特、玛丽·安宁格的采访，2003 年 10 月 15 日。

[248] 正如安宁格所描述：作者对安宁格的采访，2004 年 12 月 29 日。

[248] "发疯"，"偏执狂"，"一个狂热分子"，"疯疯癫癫"的："发疯"，作者对爱德华·A. 埃姆肯的采访，2007 年 10 月 25 日；"偏执狂"，作者对罗伯特·J. 尼科洛西的采访，2005 年 10 月 27 日；"疯疯癫癫"的，作者对瑞克·克里斯特尔的采访，2005 年 10 月 27 日；"一个狂热分子"，作者对史蒂夫·希尔的采访，2008 年 2 月 4 日。

[248] 一位与会者说：作者对李斯特的采访，2008 年 2 月 15 日。

[248] 审查发现"没有证据"表明：生命科学研究中心，美国实验生物学联合会，《对氢化豆油作为一种食品成分健康方面的评估》，为食品、食品和药物管理局准备，健康、教育和福利部准备（马里兰州贝塞斯达：生命科学研究办公室，美国实验生物学联合会，1976），30。

[248] 库梅罗的令人不安的发现：同上，29。

[249] 结论是饮食中的反式脂肪：弗雷德里克·R. 森蒂编，《膳食反式脂肪酸的健康问题》，为食品安全和应用营养学中心、食品和药物管理局、卫生和公众服务部准备（马里兰州贝塞斯达：生命科学研究办公室，美国实验生物学联合会，1985）。

[249] 安宁格告诉与会专家："美国实验生物学会联合会营养研究使用'有缺陷的数据'——研究人员的质疑"，《食品化学新闻》，1988 年 1 月 25 日，52—54。

[250] 继续……对安宁格工作提出严厉批评：托马斯·H. 阿普尔怀特，"异构脂肪的营养影响：事实和谬论"，引自爱德华·乔治·珀金斯和 W. J. 维舍克编，《膳

食脂肪和健康》（芝加哥：美国油类化学家协会，1983），421—422。

[250] 大卫·欧扎诺夫……曾经评论道：大卫·欧扎诺夫，"癌症研究的政治经济科学"，《科学与自然》2（1979）：15。

[250] 他提交了一篇论文：J. 爱德华·亨特和托马斯·H. 阿普尔怀特，"美国饮食中的异构脂肪酸：水平与健康角度"，《美国临床营养学杂志》44，第6期（1986）：707—717。

[250] 安宁格认为亨特的计算："美国实验生物学会联合会营养研究使用'有缺陷的数据'"，52—54。

[251] 而它们含有22%：玛丽·G. 安宁格，《食物中的反式脂肪酸：一份涵盖60年的研究的综合报告》（第2版）（马里兰州：安宁格联合会，1995），152。

[251] 根据她的测算：同上，108。

[251] 安宁格的同事贝弗莉·B. 泰特说：作者对贝弗莉·B. 泰特的采访，2003年12月15日。

[251] 安宁格对反式脂肪摄入的最合理估计是：玛丽·G. 安宁格等，"美国饮食中的异构反式脂肪酸"，《美国营养学院杂志》9，第5期（1990）：471—486。

[251] 1986年美国实验生物学会联合会成立专家组：休·安·安德森，"对饮食摄入量数据使用的指南"，《美国饮食协会杂志》88，第10期（1988）：1258—1260。

[251] "除了安宁格没有人"："在写给美国实验生物学会联合会的信中反式脂肪酸的争论加剧"，社论，《食品化学新闻》，1988年5月30日，8。

[251] 所产生的是安宁格的"想象的"生理效应，引发了"毫无根据而又未经证实的担忧"：同上，6。

[251] "反式脂肪酸不会对饮食均衡的人或动物产生任何危害"：同上。

[251] 在一份发表于一家小型行业杂志上的信中提出：同上。

[252] 亨特抱怨道：作者对J. 爱德华·亨特的采访，2003年12月17日。

[252] 已经阅读过……并且深受困扰……进行调查：作者对马基恩·B. 卡坦的采访，2005年9月27日。

[252] 科沃尔解释说：作者对翁诺·科沃尔的采访，2007年11月2日。

[252] "还是大费周折才说服"：同上。

[252] 卡坦……进行了一次饮食实验：罗纳德·P. 门森克和马基恩·B. 卡坦，"健康受试者的饮食中反式脂肪酸对高密度和低密度脂蛋白胆固醇水平的影响"，《新英格兰医学杂志》323，第7期（1990）：439—445。

[253] "我认为高密度脂蛋白效应一定有误"：作者对卡坦的采访。

[253] 美联社的头版头条新闻："人造黄油脂肪酸引起关注"，美联社，1990年8月16日。

[253] 给《新英格兰医学期刊》的编辑写了一封信：罗伯特·M.里夫斯，"给编辑的信：膳食反式脂肪酸对胆固醇水平的影响"，《新英格兰医学杂志》324，第5期（1991）：338—340。

[253] "不能完全使人信服"：作者对亨特的采访。

[253] 卡坦说：作者对卡坦的采访。

[253] 一些后续研究：彼得·L.索克和马基恩·B.卡坦，"氢化替代物：反式脂肪酸和硬脂酸与亚油酸对人体血脂和脂蛋白的影响"，《脂质研究杂志》33（1992）：399—410；爱丽丝·H.李奇登斯坦等，"氢化会削弱玉米油对人体的降血脂效应"，《动脉硬化和血栓》13，第2期（1993）：154—161；兰德尔·伍德等，"富含单性和多元不饱和脂肪酸的黄油、反式脂肪酸人造黄油和零反式脂肪酸人造奶油对健康男性血脂和脂蛋白的影响"，《脂质研究杂志》34，第1期（1993）：1—11；兰德尔·伍德等，"棕榈油、人造黄油、黄油和葵花籽油对正常胆固醇血的中年男性血脂和脂蛋白的影响"，《营养生物化学杂志》4，第5期（1993）：286—297；安蒂·阿罗等，"硬脂酸、反式脂肪酸和乳脂：血清和脂蛋白脂质、载脂蛋白、脂蛋白（a）和脂质转移蛋白对健康受试者的影响"，《美国临床营养学杂志》65，第5期（1997）：1419—1426。

[253] 正如起酥油和食用油学会的专家们指出的那样：托马斯·H.阿普尔怀特，"反式异构体、血清脂质和心血管疾病：另一个观点"，《营养评》51，第11期（1993）：344—345。

[254] "全部关闭"：作者对科沃尔的采访。

[254] 卡坦评论道：作者对卡坦的采访。

[255] "所有人都在接受企业资助"：作者对罗伯特·J.尼科洛西的采访，2005年10月27日。

[255] 杰拉德·麦克尼尔……他详细地解释：作者对杰拉德·麦克尼尔的采访，2012年12月10日，2014年1月29日。

[255] 企业赞助的实验：可见于，比如，贾斯汀·E.贝克尔曼，"生物医学研究利益冲突的范围与影响：系统性的评论"，《美国医学协会杂志》289，第4期（2003）：454—465。

[256] "从而使卡坦的发现无效"：作者对约瑟夫·T.贾德的采访，2005年10月27日。

[256] 贾德确认了这些发现：约瑟夫·T.贾德等，"膳食反式脂肪酸：对健康男性和女性血浆脂质和脂蛋白的影响"，《美国临床营养学杂志》59，第4期（1994）：861—868。

[256] 贾德回忆道：作者对贾德的采访。

[256] K.C.海斯绘声绘色地说：作者对K.C.海斯的采访，2008年2月18日。

[256] 亨特承认：作者对亨特的采访。

[256] 他发现自己被调到了其他部门：作者对乔治·威尔特的采访，2008 年 2 月 26 日。

[256] 迈克尔·马德说：作者对迈克尔·马德的采访，2005 年 9 月 30 日。

[257] 马德说：同上。

[257] 另外一次对反式脂肪的审查：潘妮·克里斯-埃瑟顿和罗伯特·J. 尼科洛西，"反式脂肪酸与冠心病风险"，国际生命科学研究所，脂肪酸技术委员会，国际生命科学研究所出版社，1995；"反式脂肪酸与冠心病风险"，《美国临床营养学杂志》62，第 3 期 S（1995）：655S—708S。

[257] 潘妮·克里斯-埃瑟顿……说：作者对潘妮·克里斯-埃瑟顿的采访，2007 年 6 月 8 日。

[257] 卡坦认为该报告：作者对卡坦的采访。

## 9　刚出虎穴，又入狼窝？——送走饱和脂肪，迎来更糟糕的？

[260] 发现食用反式脂肪与增加患心脏病的风险是相关联的：沃尔特·C. 威利特等，"女性反式脂肪酸的摄入与冠心病风险"，《柳叶刀》341，第 8845 期（1993）：581—585。

[260] 头条：沃尔特·C. 威利特和阿尔贝托·阿西利欧，"反式脂肪酸：影响只是微乎其微吗？"，《美国公共卫生杂志》84，第 5 期（1994）：722—724。

[260] "只要我还活着，我就永远不会忘记"：作者对迈克尔·马德的采访，2005 年 9 月 30 日。

[261] "这一个月，我生活在耻辱中"：作者对里克·克里斯托尔的采访，2005 年 10 月 27 日。

[261] 1994 年 7 月的小组会议："反式脂肪酸和心肌梗死的风险"，《毒理学论坛年会》，1994 年 7 月 11 日至 15 日。

[262] 威利特向会议小组详细陈述了他的流行病学研究结果：同上，作者对塞缪尔·夏皮罗的采访，2005 年 12 月 27 日。

[262] 没有人知道到底：同上。

[263] 从"较弱"到"很弱"：大卫·J. 亨特等，"通过脂肪抽出物、食物频率问卷和饮食记录对美国男性自由居住人群脂肪酸测量的比较"，《美国流行病学杂志》135，第 4 期（1992）：418—427。

[263] 美国国家癌症研究所领导……得出的结论是：恩斯特·J. 谢菲尔等，"食物频率调查问卷在评估使用已知成分饮食的受试者的营养素摄入量时缺乏有效性"，《美国临床营养学杂志》71，第 3 期（2000）：746—751。食物频率调查问卷

的其他问题可见，萨姆戴特·马哈比尔等，"通过对绝经后妇女饮食记录和食物频率问卷与双标记水的对比产生的卡路里摄入的错误饮食报告"，《欧洲临床营养杂志》60，第 4 期（2005）：561—565；阿伦·R. 克里斯塔尔，乌尔里克·彼得斯，约翰·D. 波特，"是时候放弃食物频率问卷了吗？"，《癌症流行病学，生物标志物和预防》14，第 12 期（2005）：2826—2828；亚瑟·夏兹钦等，"食物频率调查问卷与使用 24 小时回忆的流行病学队列研究的对比：基于生物标志物的观察蛋白质和能量营养（开放）研究的研究结果"，《国际流行病学杂志》32，第 6 期（2003）：1054—1062。

[263] 这还不是让人担心的问题的全部：希拉·A. 宾汉，"各种方法收集膳食摄取数的局限性据"，《营养年鉴》35，第 3 期（1991）：117—127。

[263] 导致风险增加 30 倍：R. 多尔等，"与吸烟有关的死亡率：对英国的男性医生 40 年的观察"，《英国医学杂志》309，第 6959 期（1994）：901—911。

[264] 理查德·霍尔……他回忆道：作者对理查德·霍尔的采访，2007 年 12 月 19 日。

[264] 迈克尔·帕里扎说：作者对理迈克尔·帕里扎的采访，2008 年 2 月 6 日。

[264] 发表多篇有关反式脂肪的文章：弗兰克·萨克斯和丽萨·丽特林，"普通食物中的反式脂肪酸的含量"，《新英格兰医学杂志》329，第 26 期（1993）：1969—1970；K. 米歇尔斯和 F. 萨克斯，"欧洲人造黄油中的反式脂肪酸"，《新英格兰医学杂志》332，第 8 期（1995）：541—542；蒂姆·拜尔斯，"硬脂肪，硬化动脉血管？"，《新英格兰医学杂志》337，第 21 期（1997），1544—1545；A. 阿西利欧等，"反式脂肪酸和冠心病"，《新英格兰医学杂志》340，第 25 期（1999）：1994—1998；S. J. 戴尔伯格和 A. N. 阿斯楚普，"在流行的快餐食品中工业化生产反式脂肪的高水平"，《新英格兰医学杂志》354，第 15 期（2006）：1650—1652；D. 莫札法里恩等，"反式脂肪酸和心血管疾病"，《新英格兰医学杂志》354，第 15 期（2006）：1601—1613。

[265] "多重检验"……S. 斯坦利·杨说：作者对 S. 斯坦利·杨的采访，2007 年 1 月 2 日；S. 斯坦利·杨，"与系统游戏：来自多重测试的混乱"，《IMS 公报》36，第 10 期（2007）：13。

[265] 从……的星座来看：彼得·C. 奥斯汀等，"测试多个统计假设导致虚假关联的结果：对占星术体征和健康的研究"，《临床流行病学杂志》59，第 9 期（2006）：964—969。

[265] 鲍勃·尼科洛西这样评论：作者对鲍勃·尼科洛西的采访，2005 年 10 月 27 日。

[265] "我们事实上在进行一个非常大规模的"："反式脂肪酸和心肌梗死的风险"，毒物学论坛年会。

[266] 原本是……主要力量……"反式是幽灵脂肪"：伊莱恩·布鲁姆，"关于反式的真相：氢化油并不像被指控的那样有罪"，《营养行动健康信》15，第 2 期

（1988）：8—9；玛尔戈·伍登，邦妮·利伯曼，温蒂·罗扫夫斯基，"反式是幽灵脂肪"，《营养行动健康信》23，第 7 期（1996）：10—14。

[266] 雅各布森说：作者对迈克尔·雅各布森的采访，2005 年 10 月 25 日。

[267] 美国食品和药物管理局发布了一份"指导性规则"：美国食品和药物管理局，美国卫生和公众服务部，"食品标签：营养标签上的反式脂肪酸，营养内容声明和健康声明"，《联邦登记册》68，第 133 期（2003 年 7 月 11 日），摘要 94P—0036：41436。

[267] 医学研究所专家小组建议：国家科学院医学研究所，大量营养元素小组，膳食纤维定义小组，营养参考水平附属委员会，膳食参考资料解释和使用小组，科学评价膳食参考摄入常务委员会，"反式脂肪酸膳食参考摄入的信件报告"，引自《能量、碳水化合物、纤维、脂肪、脂肪酸、胆固醇、蛋白质、氨基酸的膳食参考摄入量》第 1 部分（华盛顿特区：国家科学院出版社，2002），14。

[267] 这样做有些过度贬低了：美国食品和药物管理局，《联邦登记册》68，41459。

[267] "在科学上是不准确的、有误导性"：同上，41452。

[268] "足以"得出这样的结论：同上，41444。

[268] 这些都是次要的：同上，41448。

[268] 但它长期以来一直：例如，"危机中的美国食品和药物管理局：需要更多的资金和人才"，《纽约时报》，2008 年 2 月 3 日，14。

[268] 马克·马特洛克……他向我描述：作者对马克·马特洛克的采访，2005 年 11 月 7 日。

[269] 法尔说：作者对沃尔特·法尔的采访，2008 年 2 月 22 日。

[269] "直到不得不面对"：作者对布鲁斯·赫鲁伯的采访，2007 年 9 月 23 日。

[269] 有 42,720 种包装食品含有：食品和药物管理局，美国卫生和公共服务部，"食物标签：营养标签上的反式脂肪酸，营养内容声明和健康声明：拟议规则"（1999），62776—62777。

[269] ADM 公司的马克·马特洛克说：作者对马特洛克的采访，2005 年 10 月 9 日。

[270] 帕特·凡尔顿说：引自金·塞弗森和梅勒妮·华纳，"脂肪替代品被挤出厨房"，《纽约时报》，2005 年 2 月 15 日，A1。

[270] 马基恩·卡坦说：作者对马基恩·卡坦的采访，2005 年 9 月 27 日。

[270] 吉尔·勒维尔感叹：作者对吉尔·勒维尔的采访，2008 年 2 月 27 日。

[271] 法式咖啡糕点连锁商欧邦盼的资深烘焙师哈罗德·米顿指出：引自 P. 科比等，"最好重新做一次我们很快就会去做的事"，《餐馆生意》，2007 年 4 月 6 日。

[271] 克丽丝·查尔斯说：引自德尔罗伊·亚历山大，杰里米·马尼尔和帕特里夏·卡拉汗，"对于每一个追求潮流的人，另一块饼干：科学和饮食时尚是如何迷惑消费者，重塑食谱和习俗，最终，改革饮食习惯"，《芝加哥论坛报》，

2005 年 8 月 23 日。

[271] 奶油夹层融化了，而且巧克力华夫饼干也很容易碎：同上。

[272] "她们十分关注和愤怒"："关于反式脂肪贴标签的公民请愿书"，禁止反式脂肪，http: //bantransfats. com/fdapetition. html。

[272] 开始着手重构奥利奥配方：坎塔・谢尔克，"最后期限之前食品加工者如何去掉反式脂肪"，《食品加工》，http: //www. foodprocessing. com/articles/2006/013/。

[273] "酯交换反应类似于"：作者对吉尔・勒维尔的采访，2006 年 6 月 24 日。

[273] "我们只是不知道，"……"潜伏的另一个反式脂肪"：同上。

[274] "脂肪替代品"：米玛・佩呐尼等，"用卵磷脂和脱水山梨糖醇三硬脂酸酯建构食用油"，《食品胶体》21，第 5—6 期（2007）：855—861。

[274] 丹麦的丹尼斯克公司：凯斯・赛茨，"配方：采购理想的无反式成分的油"，《功能食品与保健品》，37。

[276] omega-6 同沮丧和情绪异常相关：约瑟夫・R. 西贝恩和小诺曼・塞伦，"饮食多不饱和脂肪酸和抑郁：当胆固醇不满足时"，《美国临床营养学杂志》62，第 1 期（1995）：1—9；约瑟夫・R. 西贝恩等，"等离子体多不饱和物可以预测敌意和暴力吗？"，引自 A. P. 西莫奥普勒斯和 K. N. 帕夫罗编，《营养与健康：健康和疾病的新陈代谢和行为方面，世界营养和饮食学的回顾》（瑞士巴塞尔：卡里格，1996）：175—186。

[276] 美国心脏协会所做的关于植物油的最新饮食评论：威廉・S. 哈里斯等，"omega-6 脂肪酸和心血管疾病风险"，《循环》119，第 6 期（2009）：902—907。

[276] 杰拉德・麦克尼尔……他解释说：作者对杰拉德・麦克尼尔的采访，2012 年 12 月 10 日。

[277] "当这些油被加热时"：同上。

[277] 罗伯特・赖瑟……"它在所有物体上聚集"：作者对罗伯特・赖瑟的采访，2013 年 1 月 11 日。

[278] "任何拥有煎锅的人或餐厅都有这个问题"：同上。

[278] 发现厨师和餐厅员工罹患呼吸道癌症的比例要高一些：D. 科根等，"对癌症与青年和中年男子的职业调查"，《英国工业医学杂志》43，第 5 期（1986）：332—338；I. 帕和 C. 德，"引起瑞士厨师死亡的原因口腔、咽喉癌和喉癌"，《斯堪的纳维亚工作，环境和健康杂志》18（1992）：287—292。也可见，吴思敬和颜国钦，"烹调油烟对人类肺癌（A-549）细胞的遗传毒性和氧化应激影响"，《体外毒理学》18，第 5 期（2004）：571—580。

[278] "很可能"会使人类致癌：世界卫生组织，国际癌症研究机构（IARC），"家庭

使用固体燃料和高温油炸",《国际癌症研究机构对人类致癌风险的评估专题研究》，95（里昂，法国：IARC，2006），392。

[279] 一块炸鸡：唐建等，"炸鸡中挥发性化合物的分离和鉴定"，《农业和食品化学杂志》31，第6期（1983）：1287—1292。

[279] 他们出版了大量的著作：来自E. W. 克兰普顿等人的评论，"关于确定一些热处理的植物油营养破坏的性质的研究（四）——热聚合亚麻籽、大豆、葵花籽油"，《营养学杂志》60，第1期（1956）：13—24。也可见约翰·S. 安德鲁斯等，"空气氧化豆油的毒性"，《营养学杂志》70，第2期（1960）：199—210；塞缪尔·M. 格林伯格和A. C. 弗雷泽，"影响用腐臭脂肪喂养老鼠生长和发育的因素"，《营养学杂志》50，第4期（1953）：421—440。

[279] "粘在笼子的铁网地面上"：克兰普顿等，"关于确定热处理的植物油营养破坏的性质的研究"，18。

[279] 化学家德纳姆·哈曼：德纳姆·哈曼，"给编辑的信——动脉粥样硬化：使用高度不饱和脂肪降低血清胆固醇可能造成的不良影响"，《柳叶刀》275，第7005期（1957）：1116—1117。

[280] 来自日本的食品化学家团队报告：武豪理惠子和金田隆史，"在热氧化油中毒性成分的界定方法"，《脂质》8，第6期（1973）：353—359；秋也利美，荒木忠次，五十岚清子，"评估氧化油变质和营养价值的新方法"，《脂质》8，第6期（1973）：329—336。

[280] 1991年……：赫尔曼·伊斯特鲍尔，鲁道夫·琼克·肖尔，海尔姆沃德·佐尔内，"4-羟基非烯醛，丙二醛，相关醛类的化学与生物化学"，《自由基生物学与医学》11，第1期（1991）：81—128；"细胞快速死亡"，91；"各种各样的有毒影响"和"很可能"，118。

[280] 醛类是"很活跃的化合物"……"它们经常起反应"：作者对A. 萨里·乔拉尼的采访，2013年2月21日。

[280] 直到最近醛类还没有被彻底研究，原因之一在于：作者对厄尔·G. 哈蒙德的采访，2007年10月9日。

[280] 乔拉尼改进了探测4-羟基壬烯醛的能力：金宋硕，丹尼尔·D. 加拉赫，A. 萨里·乔拉尼，"老鼠和人类尿液中亲脂性醛化合物及相关羰基化合物"，《脂质》34，第5期（1999）：489—495。

[281] 显示它们在……就能在一些植物油中形成：C. M. 斯潘宁和A. 萨里·乔拉尼，"用高性能液相色谱（法）同时测定植物油中亲脂醛"，《美国油类化学家协会杂志》78，第12期（2001）：1253—1260；C. M. 斯潘宁和A. 萨里·乔拉尼，"在油炸温度下豆油中4-羟基非烯醛，一种有毒的醛的形成"，《美国油类化学家协会杂志》79，第10期（2002）：1033—1038；韩华和A. 萨里·乔拉尼，

"热氧化脂肪酸甲酯中有毒的 a，b-不饱和 4-羟基醛的形成"，《美国油类化学家协会杂志》86，第 3 期（2009）：253—260。

[281] 餐厅监测油脂的标准测试仪检测不到：作者对乔拉尼的采访；作者对马克·马特洛克的采访，2013 年 2 月 19 日；作者对凯瑟琳·华纳的采访，2013 年 11 月 8 日。

[281] 乔拉尼最近的项目之一：A. 萨里·乔拉尼等，"4-羟基壬烯酸（HNE），来自快餐店的法式炸薯条中的有毒醛"，第 16 届自由基协会和 HNE 研讨会，伦敦，2012 年 9 月 1 日至 9 日。

[281] 她想做更多的研究：作者对乔拉尼的采访。

[281] 朱赛皮·波里说：作者对朱赛皮·波里的采访，2014 年 2 月 12 日。

[281] 促使低密度脂蛋白胆固醇氧化：赫尔曼·伊斯特鲍尔等，"人体的低密度脂蛋白的自然氧化：多元不饱和脂肪酸的损耗和维生素 E 和醛的生成"，《脂质研究杂志》28，第 5 期（1987）：495—509。

[281] 会导致动脉硬化：I. 斯塔布兰斯等，"饮食中的氧化胆固醇加速低密度脂蛋白受体和载脂蛋白 E 基因缺陷老鼠的动脉粥样硬化发展"，《动脉硬化、血栓和血管生物学》20，第 3 期（2000）：708—714。关于所有疾病，参见醛类的主要综述：朱赛皮·波里等，"4-羟基壬烯酸：具有药用价值的膜脂质氧化产物"，《医学研究综述》28，第 4 期（2008）：569—631；安妮·内格雷-萨尔瓦伊尔等，"脂类过氧化反应的病理方面"，《自由基研究》44，第 10 期（2010）：1125—1171；内文·扎尔科维奇，"4-羟基非烯醛作为病理过程的生物标志物"，《医学的分子层面》24，第 4—5 期（2003）：285—286；瑞琪儿·M. 海伍德等，"检测醛及其共轭二烯烃烹饪油和脂肪：使用高分辨率质子核磁共振光谱学的调查"，《自由基研究》22，第 5 期（1995）：441—482；赫尔曼·伊斯特鲍尔，"细胞毒性和基因毒性的脂质氧化产物"，《美国临床营养学杂志》57，第 5 期 S（1993）：779S—786S；朱赛皮·波里和鲁道夫·琼克·肖尔编"4-羟基非烯醛：脂质降解产物提供了细胞调控功能"，《医学的分子层面》24，第 4—5 期 S（2003）：147S—313S；V. J. 费龙等，"醛类：出现致癌可能性，行动机制和风险评估"，《突变研究》259，第 3—4 期（1991）：363—385；张昆等，"根据特定的反应产物在油炸的过程中化学变化：综述"，《脂质化学与物理》165，第 6 期（2012）：662—681；马丁·格鲁特维尔德等，"氧化加热油的健康效应"，《国际餐饮研究》13，第 1 期（2001）：41—55。

[281] 观察到了这种应激反应：丹尼尔·J. 康克林等，"丙烯醛的消耗诱导系统血脂和脂蛋白改变"，《毒理学与应用药理学》243，第 1 期（2010）：1—12；丹尼尔·J. 康克林等，"丙烯醛诱导的血脂异常和急性期反应独立于还原酶"，《分子营养与食品研究》55（2011）：1411—1422。

[282] 告诉我，他"吃惊地"发现：作者对丹尼尔·J.康克林的采访，2013 年 11 月 8 日。

[282] 新西兰对糖尿病人的一次实验：A. J. 华莱士等，"富含受热橄榄油和红花油的饮食对糖尿病患者餐后血清对氧转移酶活动的影响"，《欧洲临床营养杂志》55，第 11 期（2001）：951—958。

[282] 橄榄油总是会产生：安德烈斯·富利亚纳，安吉尔·A.卡波纳-巴拉奇纳，苏克·西度，"使用特级初榨橄榄油、橄榄油和菜籽油烹调的油烟中挥发的醛类物质的比较"，《农业与食品化学杂志》52，第 16 期（2004）：5207—5214。

[282] 产生最少氧化物的油脂：关于牛油和猪油，可见于安德鲁·W. D. 克莱克斯等，"在热应力过程中烹饪用油和脂肪脂质过氧化产物的生成：高场核磁共振研究"，《欧洲生物化学学会联盟信件》（FEBS）355，第 1 期（1994）：88。关于黄油，可见韩华和 A. 萨里·乔拉尼，"植物油和黄油中的壬烯醛取决于温度"，《美国油类化学家协会杂志》（2008）。关于椰子油，可见克莱克斯等，"在热应力过程中烹饪用油和脂肪脂质过氧化产物的生成"，88。

[282] "起初他们很惊慌，接下来就没有反应了"：作者对乔拉尼的采访。

[282] 该小组给《食品化学》杂志写了一封信：马丁·格鲁特维尔德，克里斯托弗·J. L. 西尔伍德，安德鲁·W. D. 克莱克斯，"写给编辑的信——警告：热应力下的多元不饱和脂肪酸对健康有害"，《食品化学》67（1999）：21—213。

[282] 文章旨在"警示食品业"：马丁·格鲁特维尔德等，"氧化加热油对健康的影响"，《国际餐饮研究》13，第 1 期（2001）：41—55。

[282] "我不是一位食品化学家"：鲁道夫·琼克·肖尔发给作者的电子邮件，2014 年 2 月 10 日。

[282] 2006 年，欧盟成立了一个国际研究者小组：蒂尔曼·格雷恩，内文·扎尔科维奇，科斯特尔，考斯泰勒都·卡利奥皮，"欧洲脂质过氧化研究和'脂质过氧化反应相关疾病'B35 成本"，《自由基研究》44，第 10 期（2010）：1095—1097。

[283] 仅仅是"希望"：作者对华纳的采访，2013 年 11 月 8 日。

[283] 大型的快餐连锁公司采用了一些复杂的技术：鲍勃·温赖特发给作者的电子邮件，2014 年 2 月 9 日。

[283] 他不理解为什么营养学专家们如此地专注于：作者对波里的采访。

[283] "一定会有人发现使用过的煎炸油是多么的致命"：拉尔斯·维德曼发给作者的电子邮件，2013 年 11 月 9 日。

[283] 马克·马特洛克：作者对马克·马特洛克的采访，2013 年 2 月 19 日。

[283] 食品和药物管理局的新闻处最终回复：雪莉·伯吉斯发给作者的电子邮件，2013 年 11 月 9 日。

[284] 欧洲食品安全局：欧洲食品安全局，"2009 ～ 2011 年在欧洲的食品中 3-单氯丙烷-1，2-二醇（3-MCPD）的出现分析和初步接触评估"，《欧洲食品安全局杂志》11，第 9 期（2013）：3381。

[284] 医药和公共健康学校：可见于，例如，比阿特丽斯·特鲁姆·亨特，《消费者小心》（纽约：西蒙与舒斯特，1971），30—50。

## 10　为什么饱和脂肪对健康有益

[286] 根据美国疾病控制与预防中心：美国疾病控制与预防中心（CDC），"能量和大量营养素摄入的趋势——美国，1971 ～ 2000"，《发病率与死亡率周报》53，第 4 期（2004）：80—82。

[287] "植物性饮食，这种饮食"：膳食指南咨询委员会，为农业研究服务部，美国农业部和美国卫生和公众服务部而准备，《膳食指南咨询委员会为美国居民膳食指南报告，2010》。《给农业部长和卫生与公众服务部部长》（第七版）（华盛顿特区：美国政府印刷局，2010 年 5 月），2。

[287] 1972 年，《阿特金斯医生的饮食革命》：罗伯特·C. 阿特金斯，《阿特金斯医生的饮食革命：高热量饮食，永远保持苗条》（纽约：大卫·麦凯，1972）。

[288] 在 1963 年写的低碳水化合物饮食实验的文章：埃德加·S. 戈登，马歇尔·戈德堡，格蕾丝·J. 初西，"肥胖症治疗中的新概念"，《美国医学协会杂志》186，第 1 期（1963）：156—166。

[288] 一度被称为"时尚饮食法"："美丽：《时尚》杂志的离开，远离超级节食……在罗伯特·阿特金斯博士指导下设计的"，《时尚》155，第 10 期（1970）：84—85。

[289] "给出这种建议的作者是失职，是犯罪"：营养和人类需求特别委员会，美国参议院，"肥胖与时尚饮食"，第 93 届国会（华盛顿特区：美国政府印刷局，1973）。

[289] "营养师的噩梦"：引自"猪皮之战"，《新闻周刊》，2000 年 3 月 5 日。

[289] 登上了《时代》杂志的封面：约珥·施泰因，"低碳水化合物饮食热潮"，《时代》，1999 年 11 月 1 日。

[289] 欧宁胥上了《新闻周刊》：杰弗里·考利，"心脏治疗者：迪恩·欧宁胥的低技术方法可以改变美国的医学——这位医生仍在努力改变自己"，《新闻周刊》，1998 年 3 月 16 日。

[289] 创造了"diabesity"这个词：罗伯特·C. 阿特金斯，《拉里·金现场》，CNN，2003 年 1 月 6 日。

[289] CNN 电视辩论的特别节目："最健康的减肥方式是什么？"，《交叉火力》，

CNN，2000 年 5 月 30 日。

[290] 有一次他曾这样告诉拉里·金：阿特金斯，《拉里·金现场》。

[290] 艾比·布洛赫说：作者对艾比·布洛赫的采访，2005 年 8 月 24 日。

[291] 由于管理不善，……兴趣减退：帕拉维·高戈伊，"阿特金斯使自己陷入困境"，《彭博商业周刊》，2005 年 8 月 1 日。

[291] 爱丽丝·李奇登斯坦告诉我的那样：作者对爱丽丝·李奇登斯坦的采访，2005 年 10 月 11 日。

[292] 一本薄薄的小册子，是 1863 年……写的：威廉·班廷，"关于肥胖，致大家的一封公开信"，引自《关于肥胖，致大家的一封公开信》（纽约：科西莫经典出版社，2005）。

[292] 班廷的小册子开篇这样写道：同上，6—7。

[292] 当时在法国治疗糖尿病的常见做法就是：阿尔弗雷德·W. 彭宁顿，"肥胖治疗：过去 150 年的发展"，《美国消化道疾病杂志》21，第 3 期（1954）：65。

[292] 班廷一日三餐吃的是：同上，65—69。

[293] 平均寿命：保罗·克莱顿和朱迪思·罗博瑟姆，"维多利亚时代中期的人们的工作、饮食和死亡"，《国际环境研究与公众杂志》6，第 3 期（2009）：1239。

[293] 欧洲……临床医生所接受：佩尔·汉森，"通过相对含有碳水化合物较少的饮食治疗肥胖"，《斯堪的纳维亚医学学报》88，第 1 期（1936）：97—106 ；罗伯特·坎普，"碳水化合物成瘾"，《医生》190（1963）：358—364；H. R. 罗尼，《肥胖与苗条》（费城：李与菲比格，1940）。

[293] 纳撒尼尔·约克-戴维斯……使用……减重 70 磅：黛博拉·莱文，"肥胖与通信：威廉姆·H. 塔夫脱总统和肥胖症的医学管理"，《内科学年鉴》159，第 8 期（2013）：565—570。

[293] 他在回忆录《妙手良方》：布莱克·F. 唐纳森，《妙手良方》（伦敦：卡塞尔，1961）。

[293] "能捕猎到的最肥的肉"：同上，34。

[293] "肉类摄取量的上限"……"但我还没有发现这个阈值"：同上，35。

[294] "减肥治疗"：同上。

[294] "在两餐中间，不会饿"：阿尔弗雷德·W. 彭宁顿，"肥胖产业：问题与解决方案"，《工业医学与手术》18，第 6 期（1949）：259。

[294] 一个月减掉了 7 ~ 10 磅：阿尔弗雷德·W. 彭宁顿，"肥胖的讨论：对肥胖的重新定位"，《新英格兰医学杂志》248，第 23 期（1953）：963。

[294] 彭宁顿写了大量的文章：同上，959—964。

[294] "似乎都埋得更深"：彭宁顿，"对肥胖的治疗"，67。

[295] 而是代谢荷尔蒙活动活跃的蜂巢状组织：E. 韦特海默和 B . 夏皮罗，"脂肪组织生理学"，《生理学评论》28，第 4 期（1948）：451—464。

[295] 通过使老鼠……改变荷尔蒙分泌水平：约翰·R. 布罗贝克，"患有下丘脑病变的动物的肥胖发展机制"，《生理学评论》26，第 4 期（1946）：544。

[295] "抢食"，"狼吞虎咽"，"贪吃，食欲异常旺盛"：同上，549。

[295] 也发现了类似的结果：同上，541—559。也可见 A. W. 赫瑟林顿和 S. W. 兰森，"下丘脑病变大鼠的自发活动和进食"，《美国生理学学报》136，第 4 期（1942）：609。

[295] 下丘脑有肿瘤的人：布罗贝克，"肥胖发展机制"，541。

[295] 胰岛素，似乎在脂肪存储方面胜过所有其他的荷尔蒙：C. 冯·诺登，《病理学临床专著以及对代谢和营养障碍的治疗》（新约克：E. B. 特里特，1907），60。

[295] 医生通过注射胰岛素，给体重过轻孩子们增重：路易斯·费舍尔和朱利安·罗加慈，"胰岛素与营养不良"，《儿科与青少年医学档案》31，第 3 期（1926）：363。

[296] 胰腺如果被摘除：威廉·法尔塔，《内分泌疾病：包括他们的诊断和治疗》（费城：Blakiston's son 出版社，1923），584。

[296] 彭宁顿形容：A. W. 彭宁顿，"肥胖：过度营养还是新陈代谢疾病？"，《美国消化道疾病杂志》20，第 9 期（1953）：268—274。

[296] 彭宁顿……回顾了大量的相关研究：阿尔弗雷德·W. 彭宁顿，"肥胖"，《医疗时报》80，第 7 期（1952）：390；阿尔弗雷德·W. 彭宁顿，"肥胖的重新定位"，《新英格兰医学杂志》248，第 23 期（1953）：959—964。

[298] 最惊人的发现之一在于……"肥胖六重奏"：唐纳森，《妙手良方》，2。

[298] "用药的几率越来越小"：同上，3。

[298] 他在巴芬岛发现的族群：奥托·谢菲尔，"加拿大北极圈医学观察和存在的问题（二）"，《加拿大医学协会期刊》81，第 5 期（1959）：387。

[298] 满船的食物：大卫·达马斯，《北极移民 / 北极村民：北极圈的因纽特人定居点的转变》（魁北克：麦吉尔女王出版社，2002），29—30。

[299] "是由新鲜的肉和鱼组成的"：谢菲尔，"加拿大北极圈医学观察和存在的问题：（二）"，386。

[299] 心脏病"并不存在"：同上，387。

[299] "无法应付"：杰拉尔德·W. 汉金斯，《庞纳唐升起的太阳：奥托·谢菲尔博士的故事》（卡尔加里：卡尔加里大学北美北极研究所，2000）：160。

[300] "突然间"：奥托·谢菲尔，"当因纽特人来到城里"，《今日营养学》6，第 6 期（1971）：11。

[300] "种族灭绝"：引自《育空新闻》（1975 年 6 月 4 日），19：杰拉尔德·W. 汉

金斯，《庞纳唐的日出：奥托·谢菲尔的故事》（加拿大卡尔加里：卡尔加里大学北美北极研究所，2000），168。

[300] 他称这些慢性病为"糖精疾病"：托马斯·L.克利夫和乔治·邓肯·坎贝尔，《糖尿病、冠状动脉血栓和糖精病》（布里斯托尔：约翰·怀特父子出版社，1966）。

[300] 增加了五倍：詹姆斯·沃文，《帝国的果实：异国产品和英国产品味道1660～1800》（纽约：纽约大学出版社，1997），119。

[300] 出现第一例心脏病病例：莱昂·迈克尔斯，《18世纪的心绞痛的起源：诱因、识别和后果》（伦敦：伦敦大学学院医学史威康信托中心，2001），9。

[301] 糖的人均供应量超过150磅：美国农业部，"分析美国食品消费"，《农业概况2001～2002》（华盛顿特区：美国政府印刷局，2003），20。

[301] 乔治·普伦蒂斯医生……一起度过了一段时间：H.C.楚维尔和D.P.伯基利编，《西方疾病：它们的出现和预防》（伦敦：爱德华·阿诺德，1981）。

[301] 2002年世界卫生组织报告称：世卫组织/粮农组织专家共同商议，"饮食、营养和慢性疾病的预防"，《世界卫生组织技术报告系列》916（2003）：6。

[302] 四种易携带食品：在克利夫和坎贝尔的"糖尿病、冠状动脉血栓形成和糖精病"中有很多故事；韦斯顿·A.普莱斯，《营养与身体退化》（1936年，再版，拉梅沙，加州：普莱斯-波廷杰营养基金会，2004）；威尔海尔默·斯蒂芬森，《这块土地的脂肪》（增订版）（纽约：麦克米伦，1956），xxx。

[302] "嘿，医生，我吃的全都是牛排和鸡蛋！"：作者对埃里克·C.韦斯特曼的采访，2004年9月12日。

[303] 一项具有里程碑意义的比较不同的饮食试验：加里·福斯特等，"碳水化合物与低脂饮食两年后体重和新陈代谢的结果对比：随机试验"，《内部医学年鉴》153，第3期（2010）：147—157。

[303] 他对我说：作者对加里·福斯特的采访，2005年8月18日。

[303] 成为该领域中他所谓的"异端"……"并不严重的一些原因"：斯蒂芬·D.菲尼发给作者的电子邮件，2012年8月28日。

[304] "我们确信我们会证明多吃碳水化合物的观点是正确的"：同上。

[304] 他的发现正好相反：斯蒂芬·D.菲尼等，"采用低热量、生酮饮食后，肥胖受试者适度锻炼的能力"，《新陈代谢》32，第8期（1983）：769—776。

[305] 人体系统依靠酮体，也可以维持得很好：小罗伯特·S.戈登和阿蜜莉雅·切尔克斯，"人血浆中的未酯化脂肪酸"，《临床研究杂志》35，第2期（1956）：206—212。

[305] 可以由肝脏通过……制造出来：联合员工诊所，"肥胖"，《美国医学杂志》19，第1期（1955）：117。

[305] 与……过渡期相关：斯蒂芬·D. 菲尼等，"人类的新陈代谢对没有热量限制的慢性酮症的反应：身体和生化适应"，《新陈代谢》32，第 8 期（1983）：757—768；P. C. 凯莱赫等，"含碳水化合物和限制碳水化合物的低热量和适当热量的饮食对视黄醇结合蛋白、甲状腺素结合前白蛋白、转铁蛋白血清浓度的影响"，《新陈代谢》32，第 1 期（1983）：95—101；G. L. 布莱克本，"严格限制热量饮食的含氮机制"，《国际肥胖杂志》5，第 3 期（1981）：215—216。

[306] 在对阿特金斯饮食法和标准的……饮食的比较试验中：杰夫·S. 沃莱克等，"比较超重男性和女性的能量限制极低碳水化合物饮食和低脂饮食的减肥和身体成分"，《营养与代谢》1，第 13 期（2004）：1—32；J. W. 克里格等，"能量限制期间，蛋白质和碳水化合物变化对体重和身体的影响：元回归分析"，《美国临床营养学杂志》83，第 2 期（2006）：260—274。

[306] 低碳水化合物饮食……"内皮功能"：杰夫·S. 沃莱克等，"限制碳水化合物的饮食与低脂饮食对血管舒张功能的影响"，《新陈代谢》58，第 12 期（2009）：1769—1777。

[306] 他又做了跟进实验，使他的受试者们体重保持不变：埃里克·C. 韦斯特曼，杰夫·S. 沃莱克，理查德·D. 费恩曼，"碳水化合物限制在改善动脉粥样血脂异常方面即使在没有减肥的情况下也是有效的"，《美国临床营养学杂志》84，第 6 期（2006）：1549—1549。

[306] 为这样的治疗提供坚实的科学支持的研究：早于韦斯特曼的一项研究是布鲁斯·R. 比斯特里安等，"蛋白质修正断食中肥胖糖尿病患者的氮代谢与胰岛素需求"，《糖尿病》25，第 6 期（1976）：494—504。

[307] 他们甚至可以停服糖尿病药物：玛丽·C. 弗农等，"限制碳水化合物饮食的临床经验：对糖尿病的影响"，《代谢综合征和相关障碍》1，第 3 期（2003）：234。

[307] 韦斯特曼和他的同事极力主张：安东尼·阿克顿等，"2 型糖尿病和代谢综合征患者的膳食碳水化合物限制：进行批判性评价的时刻"，《营养与代谢》5，第 1 期（2008）：1—8。

[307] 美国糖尿病协会（ADA）……官方建议：美国糖尿病协会，"营养推荐和对糖尿病的干预"，《糖尿病护理》31，S1（2008）：S66。

[307] 进行一系列实验：埃里克·C. 韦斯特曼等，"低碳水化合物营养与新陈代谢"，《美国临床营养学杂志》86，第 2 期（2007）：276—284；沃莱克等，"能量限制极低碳水化合物饮食和低脂肪饮食的比较"，1—32；杰夫·S. 沃莱克等，"极低碳水化合物饮食和低脂肪饮食对超重妇女的空腹血脂、低密度脂蛋白亚组分、胰岛素耐受性、餐后脂血症的反应比较"，《美国营养学院期刊》23，第 2 期（2004）：177—184；马修·J. 沙曼等，《人类营养和代谢》134，第 4 期

（2004）：880—885；弗雷德里克·F.萨马哈等，"严重肥胖者的低碳水化合物饮食与低脂饮食比较"，《新英格兰医学杂志》348，第 21 期（2003）：2074—2081；琳达·斯特恩等，"低碳水化合物饮食与传统的减肥饮食对重度肥胖成年人的影响：随机试验的一年随访"，《内科医学年鉴》140，第 10 期（2004）：778—786；威廉·S.杨斯等，"低碳水化合物、生酮饮食与低脂饮食对治疗肥胖和高脂血症的比较：随机对照试验"，《内科年鉴》140，第 10 期（2004）：769—777；詹姆士·H.海斯等，"高饱和脂肪和无淀粉饮食对患有动脉粥样硬化性心血管疾病的病人血清亚组分的影响"，《梅奥诊所记录》78，第 11 期（2003）：1331—1336；凯利·A.克林，凯特里奥娜·奥沙利文，戴娜·萨里，"低脂肪饮食与低碳水化合物饮食对自由居住的超重男性和女性的减重，身体成分，和糖尿病和心血管的风险因素的比较"，《临床内分泌与代谢杂志》89，第 6 期（2004）：2717—2723；埃里克·C.韦斯特曼，"低碳水化合物生酮饮食的评论"，《最新动脉硬化报告》5（2003）：476—483。

[308] 一个特别的实验是：杨斯等，"低碳水化合物、生酮饮食与低脂饮食"。

[308] 沃莱克说，……"人们就会保持安静"：作者对杰夫·沃莱克的采访，2006 年4 月 18 日。

[309] 韦斯特曼写道：埃里克·C.韦斯特曼，"重新考虑膳食饱和脂肪"，《食品技术》63，第 2 期（2009）：30。

[309] "更公正、公平"的方式：杰夫·S.沃莱克，马修·J.沙曼，卡珊德拉·E.福赛思，"极低碳水化合物饮食对脂蛋白的改变"，《营养杂志》135，第 6 期（2005）：1339—1342。

[309] 一项为期两年的以色列研究，结果终于公布了：爱丽思·沙伊等，"食用低碳水化合物、地中海饮食或低脂饮食减肥"，《新英格兰医学杂志》359，第 3 期（2008）：229—241。

[312] "要是脂肪并不会让你变胖呢？"：加里·陶布斯，"要是脂肪并不会让你变胖呢？"，《纽约时报》，2002 年 7 月 7 日。

[312] 2007 年出版了：加里·陶布斯，《好的卡路里，坏的卡路里：挑战关于饮食、体重控制和疾病的传统观点》（纽约：阿尔佛雷德·A.克诺夫，2007）。

[313] 吉娜·科拉塔，称他为：吉娜·科拉塔，"碳恐惧症"，《纽约时报》，2007 年10 月 7 日。

[313] 陶布斯后来在他的博客上这样写道：加里·陶布斯，"抓住失去的时间：祖先的健康研讨会、食物奖励、适口性、胰岛素信号传导和碳水化合物、水壶、锅和其他的零碎事情（以某种科学哲学作为特殊补充吸引力），2011 年 9 月 2日，http: //garytaubes. com/2011/09/catching-up-on-lost-time-ancestral-health-symposium-food-reward-palatability-insulin-signaling-carbohydrates-kettles-

pots-other-odds-ends-part-i/，最后一次登录时间是 2014 年 2 月 12 日。

[314] "巨大的范围内……不可原谅了"：同上。

[314] 《洛杉矶时报》的一篇文章标题称：玛尼·詹姆森，"碳水化合物的逆转：脂肪曾经是魔鬼，现在更多的营养学家指责糖和精制谷物"，《洛杉矶时报》，2010年 12 月 20 日。

[314] 开始忙着研究……水果中的果糖：理查德·J. 约翰逊，《脂肪的扭转》。

[315] 罗纳德·M. 克劳斯说：作者对罗纳德·M. 克劳斯的采访，2013 年 8 月 21 日。

[315] 《英国医学杂志》：加里·陶布斯，"肥胖的科学：是什么使我们变胖的，关于这一点我们到底知道多少？"，《英国医学杂志》346（2013）。

[317] 不少主要的研究发现：米歇尔·德·洛尔吉等，"地中海式富含 α-亚麻酸饮食二级预防冠心病"，《柳叶刀》343，第 8911 期（1994）：1454—1459；让-皮埃尔·戴斯普，"把木星带到地球上"，《柳叶刀》373，第 9670 期（2009）：1147—1148；J. C. 拉罗萨等，"针对稳定型冠心病患者使用阿托伐他汀强化降脂"，《新英格兰医学杂志》352（2005）：1425—1435；K. K. 雷等，"高危初级预防中他汀类药物和所有导致死亡的原因：涉及 65,229 名参与者的 11 项随机对照试验的分析"，《内科档案》170（2010）：1024—1031；卡斯泰利等，"高密度脂蛋白胆固醇和其他脂类"，在"冠心病：脂蛋白表型合作研究"，《循环》55，第 5 期（1977）：771。

[317] 美国心脏协会的期刊《循环》上：罗德尼·A. 海沃德和哈伦·M. 克鲁姆霍兹，"三个放弃低密度脂蛋白目标的原因：致美国国立卫生研究院成人治疗小组的公开信"，《循环》5（2012）：2—5。还可见于哈伦·M. 克鲁姆霍兹，"社论：目标心血管风险而不是胆固醇浓度"，《英国医学杂志》347（2013）。

[317] "一种历史的残存"：作者对阿兰·斯尼德曼的采访，2012 年 9 月 6 日。

[318] 约翰·W. 戈夫曼发现：约翰·W. 戈夫曼等，"动脉粥样硬化中脂质和脂蛋白的作用"，《科学》111，第 2877 期（1950）：166—186。

[318] 克劳斯……证实了这些颗粒的存在：达琳·M. 克瑞翁等，"极低脂肪饮食与极具优势的男性的脂蛋白改善并不相关"，《美国临床营养学杂志》69，第 3 期（1999）：411—418；罗恩·M. 克劳斯和达琳·M. 克瑞翁，"低密度脂蛋白子集和健康男性低脂饮食的反应"，《美国临床营养学杂志》62，第 2 期（1995）：478S—487S。

[318] 他发现，当人们食用更多的总体脂肪和饱和脂肪时：克劳斯和克瑞翁，"低密度脂蛋白子集和低脂饮食的反应"；克瑞翁等，"极低脂肪饮食与极具优势的男性的脂蛋白改善并不相关"；罗纳德·M. 克劳斯，"饮食与动脉粥样硬化的遗传探索"，《动脉硬化、血栓和血管生物学》25，第 11 期（2005）：2265—2272；罗纳德·M. 克劳斯等，"减少碳水化合物的摄入和体重减轻对动脉粥

样硬化性血脂异常的分离效应",《美国临床营养学杂志》83,第 5 期（2006）：1025—1031。

[319] 他明白……但……因为：作者对克劳斯的采访,2006 年 6 月 12 日。

[319] 这个发现已经被成功复制了：伯诺瓦·拉马什等,"小而密集的低密度脂蛋白颗粒作为男性缺血性心脏病风险的预测因子",《循环》95,第 1 期（1997）：69—75。

[319] 当我向……罗伯特·埃克尔问到……（2013 年我采访他时,他的观点还是这样）：作者对罗伯特·H. 埃克尔的采访,2006 年 5 月 1 日,2013 年 11 月 19 日。

[319] 潘妮·克里斯-埃瑟顿……向我解释说：作者对潘妮·克里斯-埃瑟顿的采访,2007 年 6 月 7 日。

[319] 但李奇登斯坦反驳说：作者对克劳斯的采访；作者对埃里克·B. 瑞姆的采访,2008 年 1 月 7 日；作者对李奇登斯坦的采访。

[320] 克劳斯指出：罗纳德·M. 克劳斯等,"美国心脏协会膳食指南修订版 2000：一份来自美国心脏协会营养委员会的医疗保健专家的声明",《循环》102,第 18 期（2000）：2284—2299。

[320] "这太复杂了"：作者对克劳斯的采访,2012 年 8 月 20 日。

[320] 他将……挪到了……克劳斯认为：同上。

[320] 把美国心脏协会的指南调整回到另一个方向：爱丽丝·H. 李奇登斯坦等,"饮食生活方式建议修改 2006：来自美国心脏协会营养委员会的科学声明",《循环》114,第 1 期（2006）：82—96。

[320] 她回答说：作者对爱丽丝·H. 李奇登斯坦的采访,2007 年 9 月 7 日。

[321] 现在建议更加严厉：罗伯特·H. 埃克尔等,"2013 年 AHA / ACC 生活方式管理的指导方针以降低心血管风险：一份来自美国心脏病学会 / 美国心脏协会实践指南工作小组的报告",《循环》（2013）。

[321] 饮食途径阻止高血压研究（DASH）和最佳大量营养物摄入预防心脏病试验（OmniHeart）：伊娃·奥巴扎克等,"降血压饮食对血脂的影响：饮食途径阻止高血压试验",《美国临床营养学杂志》,74（2001）：80—89；劳伦斯·阿佩尔等,"蛋白质、单不饱和脂肪和碳水化合物的摄入量对血压和血脂的影响：最佳大量营养物摄入预防心脏病随机试验结果",《美国医学协会杂志》29,第 19 期（2005）：2455—2464。

[323] "对……不再抱有幻想"：作者对克劳斯的采访,2012 年 8 月 20 日。

[324] 在他之前也有其他人这样做：史密斯和平克尼,《饮食、血液胆固醇和冠心病》。在陶布斯的书之前,这本作者自行出版的纲要是最重要的怀疑饮食-心脏病假说的参考文献。也可参见迈克尔·F. 奥利弗,"增加不饱和脂肪的摄入量比减少饱和脂肪的摄入更重要吗：与缺血性心脏病有关的临床试验的证据",

《美国临床营养学杂志》66，第 4 期 S（1997）：980S—986S。

[324] "这将是项艰巨的任务"：克劳斯发给作者的电子邮件，2009 年 1 月 4 日。

[324] 克劳斯告诉我：克劳斯发给作者的电子邮件，2009 年 6 月 14 日。

[324] "一系列痛苦的审查"……五次"重要的调整"：同上。

[324] 第一篇论文中：帕蒂·W. 西丽-塔里诺等，"饱和脂肪、碳水化合物和心血管疾病"，《美国临床营养学杂志》91，第 3 期（2010）：502。

[325] 在他冗长的社论：杰里迈·斯塔姆勒，"饮食-心脏病：一个有问题的重访"，《美国临床营养学杂志》91，第 3 期（2010）：497—499。

[325] 达瑞许·莫札法里恩……宣布：达瑞许·莫札法里恩，"脂肪大辩论：将关注点从饱和脂那里移开"，《美国饮食协会杂志》111，第 5 期（2011）：665。

[326] 美国人饱和脂肪的摄入减少了 14%，而总脂肪摄入减少了 5%：疾病控制与预防中心，"能量和主要营养素的摄入量趋势，1971 ～ 2000"，80—82。

[327] 总胆固醇水平……降到了……胆固醇"高"的：国家胆固醇教育计划，"计划描述"，http://www. nhlbi. nih. gov/about/ncep/ncep_pd. htm，最后一次访问时间是 2013 年 10 月 29 日。

[327] 主要是因为低密度脂蛋白胆固醇的下降：南希·D. 恩斯特等，"美国饮食摄入与血清总胆固醇浓度的一致性：国家健康与营养检查调查"，《美国临床营养学杂志》66，第 4 期，S（1997）：965S—972S。

[327] 他预测，如果人类：埃德加·V. 艾伦，"临床进展：动脉粥样硬化"，《循环》5，第 1 期（1952）：99。

[327] 这段时间实际发生的心脏病例到底下降多少还不清楚：韦恩·D. 罗莎蒙德等，"心肌梗死发病率和冠心病死亡率的趋势 1987 ～ 1994"，《新英格兰医学杂志》339，第 13 期（1998）：861—867；休·康舒妥-佩多等，"存活和冠状动脉事件的发生率趋势对冠心病死亡率变化的影响：37 个 WHO MONICA 项目人群 10 年研究的结果，监控心血管疾病趋势和决定因素"，《柳叶刀》353，第 9164 期（1999）：1547—1557。

[327] 他们中"很少有人""现在还在遵循"：膳食指南咨询委员会，《膳食指南咨询委员会报告》，72。

[327] 美国农业部的最新的《膳食指南》：爱丽丝·H. 李奇登斯坦等，"饮食和生活方式的建议（修订版 2006）：美国心脏协会营养委员会的科学声明"，《循环》114，第 1 期（2006）：82—96。

[328] 但对饱和脂肪的禁令依然态度强硬：膳食指南咨询委员会，《膳食指南咨询委员会报告》，4，13。

[328] "健康饮食应该是富含碳水化合物的"：同上，311。

[329] 依然以每年近 6% 的比例在增长：卡洛琳·斯科特-托马斯，"低脂趋势继续，

渐渐变成脂肪替代品的销售", http: //www. foodnavigator-usa. com/Markets/
Low-fat-trend-continues-to-grow-fat-replacer-sales-says-GIA，最后一次访问时
间是 2014 年 2 月 14 日。

## 结论

[331] 你可能每天都在不知不觉中经历了三次痛苦：爱德华·平克尼和凯茜·平克
尼，《胆固醇的争议》（洛杉矶：谢尔顿出版社，1973），3。

[333] 专家小组最近却仍建议：罗伯特·H. 埃克尔等，"2013 年 AHA／ACC 生活方
式管理的指导方针以降低心血管风险：一份来自美国心脏病学会／美国心脏协
会实践指南工作小组的报告"，《循环》（2013）。

[335] "基因什么也不能解释"：大卫·B. 戈尔茨坦，"常见的遗传变异以及人类的特
征"，《新英格兰医学杂志》360，第 17 期（2009）：1696—1698；大卫·戈
尔茨坦发给作者的电子邮件，2013 年 11 月 26 日。

# 术语表

AAP——美国儿科学会，重要的儿科医师专业协会。

AHA——美国心脏协会，美国历史最悠久的自发组织，致力于心脏病和中风预防，美国最大的非营利性组织。

**"个案对照"研究**——一种流行病学研究，研究中被诊断患有一种疾病或具备某种条件的受试者与健康的对照对象和风险因素相比（如饮食、锻炼、血清胆固醇）被评估，通常是追溯性的。这种类型的研究相对便宜，因为通常只对受试者评估一次，而不是长时间随访。

**临床试验**——一种研究类型，参与者被指派接受一个或多个干预措施，这样可以使研究人员能够评估干预对健康相关的结果的影响。"随机"试验是指将参与者随机分配到不同的研究组。"对照"试验会有一个不接受干预的对照组。"随机对照临床试验"一般被认为是临床试验和科学证据的黄金标准。

**美国的饮食目标**—— 1977 年，美国参议院营养与人类需求特别委员会发布的五个营养目标（"麦戈文报告"）。

《美国居民膳食指南》——定期报告，始于 1980 年，由美国农业部和美国卫生与公众服务部联合发行，为美国人提供健康饮食的建议。美国农业部的食物金字塔就基于这些指导方针。

双键——化学术语，指的是两个原子连接在一起的方式。双键就像原子之间在双手握手。有一个或更多的双键的脂肪酸分子被称为"不饱和"，是橄榄油和植物油中主要类型的脂肪酸分子，而没有双键的脂肪酸被称为"饱和脂肪酸"，在动物性食品中很常见。双键有"反式"和"顺式"两种形式。

流行病学研究——一种在特定人群中确定疾病发病率或某些其他条件的研究。营养流行病学包括评估人群的饮食，有时是周期性的，并将这些信息与最终的健康结果联系起来。这些研究可以证明关联性而不是因果关系。也被称为"观察"研究。

脂肪酸——由氢原子包围的碳原子链。单个脂肪酸可以是饱和的或不饱和的。三个脂肪酸像干草叉一样结合在一起被称为甘油三酯。

FDA——美国食品和药物管理局，直属美国卫生和公众服务部管辖的机构，负责保护国家的食品供应。

高密度脂蛋白胆固醇——高密度脂蛋白类型的胆固醇，被认为是"好的"胆固醇，因为高密度脂蛋白胆固醇水平高的人患心脏病的风险较低。它是总胆固醇的一部分。

低密度脂蛋白胆固醇——低密度脂蛋白类型的胆固醇，被认为是"坏的"胆固醇，因为低密度脂蛋白胆固醇水平非常高的人患心脏病的风险较高。

低脂饮食——这种饮食法通常定义为脂肪占总热量的 25% ～ 35%。低脂饮食不同于"谨慎"饮食，后者只限制饱和脂肪以及在鸡蛋、动物食品和贝类中发现的膳食胆固醇，但总体上不限制脂肪。

单不饱和脂肪——这种脂肪中脂肪酸只含有一个双键。最常见的单不饱和脂肪是"油酸"，橄榄油富含油酸。

NCEP——国家胆固醇教育计划，由美国国立卫生研究院内部的美国国家心肺血液研究所管理的一个项目。NCEP 创建于 1985 年，旨在指导美国人如何避免动脉粥样硬化心血管疾病。直到 2013 年，NCEP 还会定期公布美国最重要的指导方针，指导医生如何通过饮食和／或药物降低胆固醇。

NHI——美国心脏学会，美国国立卫生研究院的机构，专门致力于对抗心血管疾病。1948 年由哈里·S. 杜鲁门总统创立，1969 年更名为美国国家心肺血液研究所（NHLBI）。

NHLBI——美国国家心肺血液研究所，美国国立卫生研究院下属机构，致力于预防和治疗心脏、肺部和血液疾病，包括心血管疾病。前身为美国心脏学会（NHI）。

NIH——美国国立卫生研究院，美国政府机构，主要负责生物医学和与健康相关的研究，位于马里兰州贝塞斯达。

**护士健康研究**——美国规模最大、历时最长的流行病学研究。从 1976 年开始，这项研究（"护士健康研究 I"）在 1989 年扩大规模（"护士健康研究 II"），总共跟踪研究了 20 多万名女性。关于饮食和生活方式的"食物频率调查问卷"每两年发送一次，自愿回复。这项研究由国立卫生研究院资助，由哈佛大学公共卫生学院的沃尔特·C. 威利特指导。

**多元不饱和脂肪**——这种脂肪的脂肪酸中含有多重双键。多元不饱和脂肪包括各种植物油，如大豆油、玉米油、红花油、葵花籽油、棉籽油和菜籽油。

**谨慎饮食**——第一个官方建议的预防心脏病的饮食，20 世纪 40 年代末到 20 世纪 70 年代，在美国广泛使用，在那时，低脂饮食优先。谨慎饮食限制饱和脂肪和在鸡蛋、动物食品和贝类中发现的膳食胆固醇，但与"低脂饮食"不同的是，它总体上不限制脂肪。一般来说，通常脂肪占到谨慎饮食总热量的 40%。

**饱和脂肪**——这种脂肪的脂肪酸中没有双键。这些脂肪主要存在于动物性食品中，如鸡蛋、奶制品、肉类，以及棕榈和椰子油。

**反式脂肪**——这种脂肪的"反式"配置中含有双键的脂肪酸。"反式"键以 Z 形构成一个分子，使邻近的脂肪酸整齐地挨在一起，这导致这种脂肪在室温下以固体形式存在。另一种类型的双键，被称为"顺式"，这样产生了不能叠加在一起的 U 形分子，由此就构成了油。

**甘油三酯**——血液中循环的一种脂肪酸。甘油三酯是由三种脂肪酸通过甘油分子结合在一起的，形成一个干草叉的形状。自 20 世纪 40 年代以来，高甘油三酯被认为是心脏病的生物指标。

**不饱和脂肪**——这种脂肪含有一个（单不饱和）或更多双键的脂肪酸（多元不饱和）。

**USDA**——美国农业部。自 1980 年以来，美国农业部一直是《美国居民膳食指南》的发布者。1992 ～ 2011 年，基于这些准则，美国农业部公布了饮食金字塔。后来，该金字塔被一个叫作"我的盘子"的图形取代。

**WHI**——妇女健康倡议实验。这是有史以来最大规模的低脂肪饮食临床试验，在七年的时间里，有近 5 万名女性参与该实验，2006 年公布实验结果。这项由美国国立卫生研究院资助的研究，耗资约 7 亿美元，是由健康中心负责在全国范围内进行的。实验有三种不同的干预措施：激素替代治疗、补充钙/维生素 D、低脂饮食。

**WHO**——世界卫生组织，致力于国际公共健康的联合国机构。

# 参考文献

Aaes-Jørgensen, E., J. P. Funch, P. F. Engel, and H. Dam. "The Role of Fat in the Diet of Rats." *British Journal of Nutrition* 10, no. 04 (1956): 317–324.

"About the Foundation." http://www.atkinsfoundation.org/about.asp, last accessed October 11, 2013.

Accurso, Anthony, Richard K. Bernstein, Annika Dahlqvist, et al. "Dietary Carbohydrate Restriction in Type 2 Diabetes Mellitus and Metabolic Syndrome: Time for a Critical Appraisal." *Nutrition & Metabolism* 5 (April 8, 2008): 9.

Adams, Charles Darwin, trans. *The Genuine Works of Hippocrates.* New York: Dover, 1868.

Adams, Ronald J., and Kenneth M. Jennings. "Media Advocacy: A Case Study of Philip Sokolof's Cholesterol Awareness Campaigns." *Journal of Consumer Affairs* 27, no. 1 (Summer 1993): 145–165.

Ahrens, Edward H. Jr. "The Management of Hyperlipidemia: Whether, Rather than How." *Annals of Internal Medicine* 85, no. 1 (July 1976): 87–93.

―――. "The Evidence Relating Six Dietary Factors to the Nation's Health. Introduction." *American Journal of Clinical Nutrition* 32, no. 12 (December 1979): 2627–2631.

―――. "After 40 Years of Cholesterol-Watching." *Journal of Lipid Research* 25, no. 13 (December 15, 1984): 1442–1449.

―――. "The Diet-Heart Question in 1985: Has It Really Been Settled?" *Lancet* 1, no. 8437 (May 11, 1985): 1085–1087.

―――. "Carbohydrates, Plasma Triglycerides, and Coronary Heart Disease." *Nutrition Reviews* 44, no. 2 (February 1986): 60–64.

Ahrens, Edward H. Jr., David H. Blankenhorn, and Theodore T. Tsaltas. "Effect on Human

Serum Lipids of Substituting Plant for Animal Fat in Diet." *Proceedings for the Society of Experimental Biology and Medicine* 86, no. 4 (August–September 1954): 872–878.

Ahrens, Edward H. Jr., Jules Hirsch, William Insull Jr., Theodore T. Tsaltas, Rolf Blomstrand, and Malcolm L. Peterson. "Dietary Control of Serum Lipids in Relation to Atherosclerosis." *Journal of the American Medical Association* 164, no. 17 (August 24, 1957): 1905–1911.

Ahrens, Edward H. Jr., Jules Hirsch, Kurt Oette, John W. Farquhar, and Yechezkiel Stein. "Carbohydrate-Induced and Fat-Induced Lipemia." *Transactions of the Association of American Physicians* 74 (1961): 134–146.

Ahrens, Edward H. Jr., William Insull Jr., Rolf Blomstrand, Jules Hirsch, Theodore T. Tsaltas, and Malcolm L. Peterson. "The Influence of Dietary Fats on Serum-Lipid Levels in Man." *Lancet* 272, no. 6976 (May 11, 1957): 943–953.

Akiya, Toshimi, Chuji Araki, and Kiyoko Igarashi. "Novel Methods of Evaluation Deterioration and Nutritive Value of Oxidized Oil." *Lipids* 8, no. 6 (June 1973): 348–352.

Alberti-Fidanza, Adalberta. "Mediterranean Meal Patterns." *Bibliotheca Nutritio et Dieta* 45 (1990): 59–71.

Albrink, Margaret J. "Triglycerides, Lipoproteins, and Coronary Artery Disease." *Archives of Internal Medicine* 109, no. 3 (March 1962): 345–359.

———. "The Significance of Serum Triglycerides." *Journal of the American Dietetic Association* 42 (January 1963): 29–31.

Aldana, Steven G., Roger Greenlaw, Audrey Salberg, Ray M. Merrill, Ron Hager, Rick B. Jorgensen. "The Effects of an Intensive Lifestyle Modification Program on Carotid Artery Intima-Media Thickness: A Randomized Trial." *American Journal of Health Promotion* 21, no. 6 (July–August 2007): 510–516.

Allbaugh, Leland Girard. *Crete: A Case Study of an Underdeveloped Area.* Princeton, NJ: Princeton University Press, 1953.

Allen, Edgar V., Louis N. Katz, Ancel Keys, and John W. Gofman, "Atherosclerosis: A Symposium," *Circulation* 5, no. 1 (January 1952): 98–134.

Al-Marzouki, Sanaa, Stephen Evans, Tom Marshall, and Ian Roberts. "Are These Data Real? Statistical Methods for the Detection of Data Fabrication in Clinical Trials." *British Medical Journal* 331, no. 7511 (July 30, 2005): 267–270.

Alonso, Alvaro, and Miguel Ángel Martínez-González. "Olive Oil Consumption and Reduced Incidence of Hypertension: The SUN Study." *Lipids* 39, no. 12 (December 2004): 1233–1238.

Alonso, Alvaro, Valentina Ruiz-Gutierrez, and Miguel Ángel Martínez-González. "Monounsaturated Fatty Acids, Olive Oil and Blood Pressure: Epidemiological, Clinical and Experimental Evidence." *Public Health Nutrition* 9, no. 2 (April 2005): 251–257.

American Academy of Pediatrics, Committee on Nutrition. "Prudent Life-style for Children: Dietary Fat and Cholesterol." *Pediatrics* 78, no. 3 (September 1, 1986): 521–525.

———. "Cholesterol in Childhood." *Pediatrics* 101, no. 1, part 1 (January 1998): 141–147.

American Diabetes Association. "Position Statement. Nutrition Recommendations and Interventions for Diabetes." *Diabetes Care* 31, suppl. 1 (January 2008): S61–S78.

American Heart Association. *An Eating Plan for Healthy Americans: Our American Heart Association Diet.* Dallas: American Heart Association, 1995.

———. Committee on Nutrition. "Diet and Heart Disease." New York: American Heart Association, 1968.

———. "Diet and Coronary Heart Disease." New York: American Heart Association, 1973.

———. "Diet and Coronary Heart Disease." New York: American Heart Association, 1978.

Anderson, Joseph T., Francisco Grande, and Ancel Keys. "Hydrogenated Fats in the Diet and Lipids in the Serum of Man." *Journal of Nutrition* 75 (1961): 388–394.

Anderson, Joseph T., Ancel Keys, and Francisco Grande. "The Effects of Different Food Fats on Serum Cholesterol Concentration in Man." *Journal of Nutrition* 62, no. 3 (July 10, 1957); 421–424.

Anderson, Keaven M., William P. Castelli, and Daniel Levy. "Cholesterol and Mortality: 30 Years of Follow-up from the Framingham Study." *Journal of the American Medical Association* 257, no. 16 (April 24, 1987): 2176–2180.

Anderson, Sue Ann. "Guidelines for Use of Dietary Intake Data." *Journal of the American Dietetic Association* 88, no. 10 (October 1988): 1258–1260.

Andrews, John S., Wendell H. Griffith, James F. Mead, and Robert A. Stein. "Toxicity of Air-Oxidized Soybean Oil." *Journal of Nutrition* 70, no. 2 (February 1, 1960): 199–210.

Anitschkow, Nikolai N. and S. Chalatow, "Ueber Experimentelle Cholester-insteatose und ihre Bedeutehung für die Entstehung Einiger Pathologischer Prozesse." *Zentralblatt für Allgemeine Pathologie und Pathologische Anatomie* 24 (1913): 1–9.

Anon. "The Fat of the Land." *Time* 67 no. 3 (January 13, 1961): 48–52.

———. "Beauty: Vogue's Take It Off, Keep It Off Super Diet . . . Devised with the Guidance of Dr. Robert Atkins." *Vogue* 155, no. 10 (1970): 184–185.

———. "A Few Kind Words for Cholesterol." *Time*, June 9, 1980.

———. "Focus." *Journal of the American Oil Chemists' Society* 61, no. 9 (1984): 1434.

———. "Sorry, It's True: Cholesterol Really Is a Killer." *Time*, January 23, 1984.

———. "New Findings on Palm Oil." *Nutrition Reviews* 45, no. 9 (1987): 205–207.

———. "Tropical Fats Labeling: Malaysians Counterattack ASA Drive." *Journal of the American Oil Chemists' Society* 64, no. 12 (December 1987): 1596–1598.

———. "FASEB Nutrition Study Using 'Flawed Data,' Researcher Charges." *Food Chemical News* (January 25, 1988): 52–54.

———. "Congress Hears Cholesterol Debate." Associated Press, December 9, 1989.

———. "The Battle of Pork Rind Hill," *Newsweek*, March 5, 2000.

———. "Death of a Diet Doctor." Snopes.com, last modified February 11, 2004, http://www.snopes.com/medical/doctor/atkins.asp.

Antar, Mohamed A., Margaret A. Ohlson, and Robert E. Hodges. "Perspectives in Nutrition: Changes in Retail Market Food Supplies in the United States in the Last Seventy Years in Relation to the Incidence of Coronary Heart Disease, with Special Reference to Dietary

Carbohydrates and Essential Fatty Acids." *American Journal of Clinical Nutrition* 14 (March 1964): 169–178.

Appel, Lawrence J., Frank M. Sacks, Vincent J. Carey, et al. "Effects of Protein, Monounsaturated Fat, and Carbohydrate Intake on Blood Pressure and Serum Lipids: Results of the OmniHeart Randomized Trial." *Journal of the American Medical Association* 294, no. 19 (November 16, 2005): 2455–2464.

Applewhite, Thomas H. " 'Statistical Correlations' Relating Trans-Fats to Cancer: A Commentary." *Federation Proceedings* 38, no. 11 (1979): 2435.

———. "Nutritional Effects of Isomeric Fats: Facts and Fallacies." In *Dietary Fats and Health*. Edited by Edward George Perkins and W. J. Visek. Chicago: American Oil Chemists' Society (1983).

———. "Trans-Isomers, Serum Lipids and Cardiovascular Disease: Another Point of View." *Nutrition Reviews* 51, no. 11 (November 1993): 344–345.

Aravanis, Christos. "The Classic Risk Factors for Coronary Heart Disease: Experience in Europe." *Preventive Medicine* 12, no. 1 (January 1983): 16–19.

Aro, Antti, Matti Jauhiainen, Raija Partanen, Irma Salminen, and Marja Mutanen. "Stearic Acid, Trans Fatty Acids, and Dairy Fat: Effects on Serum and Lipoprotein Lipids, Apolipoproteins, Lipoprotein(a), and Lipid Transfer Proteins in Healthy Subjects." *American Journal of Clinical Nutrition* 65, no. 5 (May 1997): 1419–1426.

Aro, Antti, I. Salminen, J. K. Huttunen, et al. "Adipose Tissue Isomeric *Trans* Fatty Acids and Risk of Myocardial Infarction in Nine Countries: the EURAMIC Study." *Lancet* 345, no. 8945 (February 4, 1995): 273–278.

Ascherio, Alberto, Martijn B. Katan, Peter L. Zock, Meir J. Stampfer, and Walter C. Willett. "Trans Fatty Acids and Coronary Heart Disease." *New England Journal of Medicine* 340, no. 25 (June 24, 1999): 1994–1998.

Association of Schools of Public Health. "Health Revolutionary: The Life and Work of Ancel Keys." Public Health Leadership Film. Last accessed February 14, 2014. http://www.asph.org/document.cfm?page=793.

Astrup, Arne, Jørn Dyerberg, Peter Elwood, et al. "The Role of Reducing Intakes of Saturated Fat in the Prevention of Cardiovascular Disease: Where Does the Evidence Stand in 2010?" *American Journal of Clinical Nutrition* 93, no. 4 (April 2011): 684–688.

Astrup, Arne, Peter Marckmann, and John Blundell. "Oiling of Health Messages in Marketing of Food." *The Lancet* 356, no. 9244 (November 25, 2000): 1786.

Atkins, Robert C. *Dr. Atkins' Diet Revolution: The High-Calorie Way to Stay Thin Forever*. Philadelphia: David McKay Co., 1972.

———. Interview with Larry King. *Larry King Live*. CNN, January 6, 2003.

Austin, Peter C., Muhammad M. Mamdani, David N. Juurlink, and Janet E. Hux. "Testing Multiple Statistical Hypotheses Resulted in Spurious Associations: A Study of Astrological Signs and Health." *Journal of Clinical Epidemiology* 59, no. 9 (September 2006): 964–969.

Bach, Anna, Lluís Serra-Majem, Josep L. Carrasco, et al. "The Use of Indexes Evaluating the Adherence to the Mediterranean Diet in Epidemiological Studies: A Review." *Public*

*Health Nutrition* 9, no. 1A (February 2006): 132–146.

Bacon, Francis. *Novum Organum Scientiarum*, England, 1620, Book 1: XXXIV.

Bailar, John C. "Dietary Fat and Cancer Trends—A Further Critique." *Federation Proceedings* 38, no. 11 (October 1979): 2435–2436.

Ball, Richard A., and J. Robert Lilly. "The Menace of Margarine: The Rise and Fall of a Social Problem." *Social Problems* 29, no. 5 (June 1982): 488–498.

Banting, William. *Letter on Corpulence. Addressed to the Public.* London, 1863. Reprinted: New York: Cosimo Classics, 2005.

Barbour, Andrew D. "The Deposition and Utilization of Hydrogenation Isooleic Acid in the Animal Body." *The Journal of Biological Chemistry* 101, no. 1 (June 1933): 63–72.

Barker, J. Ellis. *Cancer.* London: John Murray, 1924.

Bauer, Bob. Letter Responding to the Health Claim Petition (Docket No. 2003Q-0559). Office of Nutritional Products, Labeling and Dietary Supplements, US Food and Drug Administration, November 1, 2004.

Baum, Seth J., Penny M. Kris-Etherton, Walter C. Willett, et al. "Fatty Acids in Cardiovascular Health and Disease: A Comprehensive Update." *Journal of Clinical Lipidology* 6, no. 3 (May 2012): 216–234.

Beaglehole, Robert, Mary A. Foulkes, Ian A. M. Prior, and Elaine F. Eyles. "Cholesterol and Mortality in New Zealand Maoris." *British Medical Journal* 280, no. 6210 (February 2, 1980): 285–287.

Beauchamp, Gary K., Russell S. J. Keast, Diane Morel, et al. "Phytochemistry: Ibuprofen-like Activity in Extra-Virgin Olive Oil." *Nature* 437, no. 7055 (September 1, 2005): 45–46.

Beckles, G. L., C. F. Chou, Centers for Disease Control and Prevention, "Diabetes—United States, 2006 and 2010," *Morbidity and Mortality Weekly Report* 62, suppl. 3 (2012): 99–104.

Bekelman, Justin E., Yan Li, and Cary P. Gross. "Scope and Impact of Financial Conflicts of Interest in Biomedical Research; A Systematic Review." *Journal of the American Medical Association* 289, no. 4 (January 22–29, 2003): 454–465.

Bendsen, N. T., R. Christensen, E. M. Bartels, and A. Astrup. "Consumption of Industrial and Ruminant Trans Fatty Acids and Risk of Coronary Heart Disease: A Systematic Review and Meta-Analysis of Cohort Studies." *European Journal of Clinical Nutrition* 65, no. 7 (July 2011): 773–783.

Beresford, Shirley A. A., Karen C. Johnson, et al. "Low-Fat Dietary Pattern and Risk of Colorectal Cancer: The Women's Health Initiative Randomized Controlled Dietary Modification Trial." *Journal of the American Medical Association* 295, no. 6 (February 8, 2006): 643–654.

Bier, Dennis M., J. T. Brosnan, J. P. Flatt, et al. "Report of the IDECG Working Group on Lower and Upper Limits of Carbohydrate and Fat Intake." *European Journal of Clinical Nutrition* 53, no. 1 suppl. (April 1999): S177–S178.

Bier, Dennis M., Ronald M. Lauer, and Olli Simell. "Summary." *The American Journal of Clinical Nutrition* 72, no. 5 suppl. (November 2000): 1410S–1413S.

Bierenbaum, Marvin L., Donald P. Green, Alvin Florin, Alan Fleischman, and Anne B. Caldwell. "Modified-Fat Dietary Management of the Young Male with Coronary Disease," *Journal of the American Medical Association* 202, no. 13 (1967): 59–63.

Biesalski, Hans Konrad. "Meat and Cancer: Meat as a Component of a Healthy Diet." *European Journal of Clinical Nutrition* 56, suppl. 1 (March 2002): S2–S11.

Bingham, Sheila A. "Limitations of the Various Methods for Collecting Dietary Intake Data." *Annals of Nutrition and Metabolism* 35, no. 3 (1991): 117–127.

Biss, Kurt, Kang-Jey Ho, Belma Mikkelson, Lena Lewis, and C. Bruce Taylor. "Some Unique Biologic Characteristics of the Masai of East Africa." *New England Journal of Medicine* 284, no. 13 (April 1971): 694–699.

Bistrian, Bruce R., George L. Blackburn, Jean-Pierre Flatt, Jack Sizer, Nevin S. Scrimshaw, and Mindy Sherman. "Nitrogen Metabolism and Insulin Requirements in Obese Diabetic Adults on a Protein-Sparing Modified Fast." *Diabetes* 25, no. 6 (June 1976): 494–504.

Bittman, Mark. "No Meat, No Dairy, No Problem." *New York Times Sunday Magazine*, January 1, 2012.

Blackburn, G. L. "Mechanisms of Nitrogen Sparing with Severe Calorie Restricted Diets." *International Journal of Obesity* 5, no. 3 (1981): 215–216.

Blackburn, Henry. "The Low Risk Coronary Male." *American Journal of Cardiology* 58, no. 1 (July 1986): 161.

———. "Ancel Keys Lecture: The Three Beauties: Bench, Clinical, and Population Research." *Circulation* 86, no. 4 (October 1992): 1323–1331.

Blackburn, Henry, and Darwin Labarthe. "Stories for the Evolution of Guidelines for Casual Interference in Epidemiologic Associations: 1953–1965." *American Journal of Epidemiology* 176, no. 12 (December 5, 2012): 1071–1077.

Blakeslee, Alton, and Jeremiah Stamler. *Your Heart Has Nine Lives: Nine Steps to Heart Health.* New York: Pocket Books, 1966.

Blasbalg, Tanya L., Joseph R. Hibbeln, Christopher E. Ramsden, Sharon F. Majchrzak, and Robert R. Rawlings. "Changes in Consumption of Omega-3 and Omega-6 Fatty Acids in the United States During the 20th Century." *American Journal of Clinical Nutrition* 93, no. 5 (May 2011): 950–962.

Blondheim, S. H., T. Horne, R. Davidovich, J. Kapitulnik, S. Segal, and N. A. Kaufmann. "Unsaturated Fatty Acids in Adipose Tissue of Israeli Jews." *Israel Journal of Medical Sciences* 12, no. 7 (July 1976): 658–661.

Blume, Elaine. "The Truth About Trans: Hydrogenated Oils Aren't Guilty as Charged." *Center for Science in the Public Interest: Nutrition Action Healthletter* 15, no. 2 (March 1, 1988): 8–10.

Bogani, Paola, Claudio Galli, Marco Villa, and Francesco Visioli. "Postprandial Anti-inflammatory and Antioxidant Effects of Extra Virgin Olive Oil." *Atherosclerosis* 190, no. 1 (January 2007): 181–186.

Boniface, D. B., and M. E. Tefft, "Dietary Fats and 16-year Coronary Heart Disease Mortality in a Cohort of Men and Women in Great Britain." *European Journal of Clinical Nutrition* 56, no. 8 (August 2002): 786–792.

Bostock, John, and H. T. Riley. *The Natural History of Pliny.* London: Taylor and Francis, 1855.

Böttiger, Lars-Erik, and Lars A. Carlson. "Serum Glucoproteins in Men with Myocardial Infarction." *Journal of Atherosclerosis Research* 1, no. 3 (May 6, 1961): 184–188.

Breslow, Jan L. "Why You Should Support the American Heart Association!" *Circulation* 94, no. 11 (December 1, 1996): 3016–3022.

Broad, William James. "NIH Deals Gingerly with Diet-Disease Link." *Science* 204, no. 4398 (June 15, 1979): 1175–1178.

———. "Academy Says Curb on Cholesterol Not Needed." *Science* 208, no. 4450 (June 20, 1980): 1354–1355.

Brobeck, John R. "Mechanisms in the Development of Obesity in Animals with Hypothalamic Lesions." *Physiological Reviews* 26, no. 4 (October 1, 1946): 541–559.

Brody, Jane E. *Jane Brody's Good Food Book: Living the High Carbohydrate Way.* New York: W. W. Norton, 1985.

Brown, Michael S., and Joseph L. Goldstein. "How LDL Receptors Influence Cholesterol and Atherosclerosis." *Scientific American* 251, no. 5 (November 1984): 58–66.

Byers, Tim. "Hardened Fats, Hardened Arteries?" *New England Journal of Medicine* 337, no. 21 (November 20, 1997): 1544–1545.

Caballero, Benjamin, Theresa Clay, Sally M. Davis, et al. "Pathways: A School-Based, Randomized Controlled Trial for the Prevention of Obesity in American Indian Schoolchildren." *American Journal of Clinical Nutrition* 78, no. 5 (November 2003): 1030–1038.

Campbell, T. Colin, and Chen Junshi. "Diet and Chronic Degenerative Diseases: Perspectives from China." *American Journal of Clinical Nutrition* 59, no. 5 suppl. (May 1994): 1153S–1161S.

Campbell, T. Colin, Banoo Parpia, and Junshi Chen. "Diet, Lifestyle, and the Etiology of Coronary Artery Disease: The Cornell China Study." *American Journal of Cardiology* 82, no. 10B (November 26, 1998): 18T–21T.

Canadian Pediatric Society and Health Canada, Joint Working Group. *Nutrition Recommendations Update: Dietary Fat and Children.* Ottowa, Ontario: Health Canada, 1993.

Cannon, Geoffrey. *Food and Health: The Experts Agree.* London: Consumers' Association, 1992.

Capewell, Simon, and Martin O'Flaherty. "What Explains Declining Coronary Mortality? Lessons and Warnings." *Heart* 94, no. 9 (September 2008): 1105–1108.

Carlson, Lars A., Lars E. Böttiger, and P. E. Åhdfeldt. "Risk Factors for Myocardial Infarction in the Stockholm Prospective Study." *Acta Medica Scandinavica* 206, no. 5 (1979): 351–360.

Cassady, Bridget A., Nicole L. Charbonneau, Emily E. Brys, Kristin A. Crouse, Donald C. Beitz, and Ted Wilson. "Effects of Low Carbohydrate Diets High in Red Meats or Poultry, Fish and Shellfish on Plasma Lipids and Weight Loss." *Nutrition & Metabolism* 4, no. 23 (October 31, 2007). doi:10.1186/1743-7075-4-23.

Castelli, William P. "Concerning the Possibility of a Nut . . ." *Archives of Internal Medicine* 152, no. 7 (July 1992): 1371–1372.

Castelli, William P., Joseph T. Doyle, Tavia Gordon, et al. "HDL Cholesterol and Other Lipids in Coronary Heart Disease: The Cooperative Lipoprotein Phenotyping Study."

*Circulation* 55, no. 5 (May 1977): 767–772.

Center for Food Safety and Applied Nutrition, US Food and Drug Administration. "FDA Issues Draft Guidance for Industry on How to Reduce Acrylamide in Certain Foods." *CFSAN Constituent Update*, November 14, 2013, http://www.fda.gov/Food/NewsEvents /ConstituentUpdates/ucm374601.htm.

Center for Science in the Public Interest. *Saturated Fat Attack*. Washington, DC: Center for Science in the Public Interest, 1988.

———. "Building a Healthier America, 35th Anniversary Report." Washington, DC: Center for Science in the Public Interest, 2006.

Centers for Disease Control and Prevention. "Trends in Intake of Energy and Macronutrients in the United States, 1971–2000." *Morbidity and Mortality Weekly Report* 53, no. 4 (February 6, 2004): 80–82.

———. National Health Examination Survey, 1960–1962. Available at http://www.cdc.gov/ nchs/nhanes.htm.

Central Committee for Medical and Community Program, American Heart Association. "Dietary Fat and Its Relation to Heart Attacks and Strokes: Report by the Central Committee for Medical and Community Program of the American Heart Association." *Journal of the American Medical Association* 175 (February 4, 1961): 389–391.

Chamberlin, Thomas C. "The Method of Multiple Working Hypotheses." (Repr. *Journal of Geology*, 1897.) *Science* 148, no. 3671 (May 7, 1965): 754–759.

Charles, Dan. "The Making of Meat Eating America." Morning Edition, National Public Radio, June 26, 2012.

Chlebowski, Rowan T., George L. Blackburn, Cynthia A. Thomson, et al. "Dietary Fat Reduction and Breast Cancer Outcome: Interim Efficacy Results from the Women's Intervention Nutrition Study." *Journal of the National Cancer Institute* 98, no. 24 (December 20, 2006): 1767–1776.

Christakis, George, Seymour H. Rinzler, Morton Archer, and Arthur Kraus. "Effect of the Anti-Coronary Club Program on Coronary Heart Disease: Risk-Factor Status." *Journal of the American Medical Association* 198, no. 6 (November 7, 1966): 597–604.

Christakis, George, Seymour H. Rinzler, Morton Archer, and Ethel Maslansky. "Summary of the Research Activities of the Anti-Coronary Club." *Public Health Reports* 81, no. 1 (January 1966): 64–70.

Clarke, William R., Helmut G. Schrott, Paul E. Leaverton, William E. Connor, and Ronald M. Lauer. "Tracking of Blood Lipids and Blood Pressures in School Age Children: The Muscatine Study." *Circulation* 58, no. 4 (October 1978): 626–634.

Claxson, Andrew W. D., Geoffrey E. Hawkes, David P. Richardson, et al. "Generation of Lipid Peroxidation Products in Culinary Oils and Fats During Episodes of Thermal Stressing: A High Field 1H NMR Study." *FEBS Letters* 355, no. 1 (November 21, 1994): 81–90.

Clayton, Paul, and Judith Rowbotham. "How the Mid-Victorian Worked, Ate and Died." *International Journal of Environmental Research and Public Health* 6, no. 3 (March 2009):

1235–1253.

Cleave, Thomas L., and George D. Campbell. *Diabetes, Coronary Thrombosis, and the Saccharine Disease.* Bristol: John Wright & Sons, 1966.

Cobe, P., J. M. Lang, T. H. Strenk, and D. Tanyeri. "Best Do-Over That We'll All Be Doing Soon." *Restaurant Business*, April 6, 2007.

Coggon, D., B. Pannett, C. Osmond, and E. D. Acheson. "A Survey of Cancer and Occupation in Young and Middle Aged Men. I. Cancers of the Respiratory Tract." *British Journal of Industrial Medicine* 43, no. 5 (May 1986): 332–338.

Combined Staff Clinic. "Obesity." *American Journal of Medicine* 19, no. 1 (July 1955): 115–125.

Committee of Principal Investigators. "A Co-operative Trial in the Primary Prevention of Ischaemic Heart Disease Using Clofibrate: A Report from the Committee of Principal Investigators." *British Heart Journal* 40 (October 1978): 1069–1118.

Conklin, Daniel J., Oleg A. Barski, Jean-Francois Lesgards, et al. "Acrolein Consumption Induces Systemic Dyslipidemia and Lipoprotein Modification." *Toxicology and Applied Pharmacology* 243, no. 1 (February 15, 2010): 1–12.

Conklin, Daniel J., Russell A. Prough, Peter Juvan, et al. "Acrolein-Induced Dyslipidemia and Acute-Phase Response Are Independent of HMG-CoA Reductase." *Molecular Nutrition and Food Research* 55, no. 9 (September 2011): 1411–1422.

Cooper, Thomas. *Some Information Respecting America.* London: J. Johnson, 1794.

———. *The Chainbearer.* Oxford: Oxford University, 1845.

Cordain, Loren, Janette Brand Miller, S. Boyd Eaton, Neil Mann, Susanne H. Holt, and John D. Speth. "Plant-animal Subsistence Ratios and Macronutrient Energy Estimations in Worldwide Hunter-gatherer Diets." *American Journal of Clinical Nutrition* 71, no. 3 (March 2000): 682–692.

Cowley, Geoffrey. "Healer of Hearts: Dean Ornish's Low-Tech Methods Could Transform American Medicine. But the Doctor Is Still Striving to Transform Himself." *Newsweek*, March 16, 1998.

Crampton, E. W., R. H. Common, E. T. Pritchard, and Florence A. Farmer. "Studies to Determine the Nature of the Damage to the Nutritive Value of Some Vegetable Oils from Heat Treatment: IV. Ethyl Esters of Heat Polymerized Linseed, Soybean and Sunflower Seed Oils." *Journal of Nutrition* 60, no. 1 (September 10, 1956): 13–24.

Crawford, Michael A. "Fatty-Acid Ratios in Free-Living and Domestic Animals." *Lancet* 291, no. 7556 (June 22, 1968): 1329–1333.

Csallany, A. Saari, I. Han, D.W. Shoeman, and C. Chen. "4-Hydroxynonenal (HNE), a Toxic Aldehyde in French Fries from Fast Food Restaurants." Poster presentation at the HNE Symposium of the 16th Bi-Annual Conference of the Free Radical Society and HNE Symposium, London, September 1–9, 2012.

Cummings, Richard Osborn. *The American and His Food: A History of Food Habits in the United States.* Chicago: The University of Chicago Press, 1940.

Damas, David. *Arctic Migrants/Arctic Villagers: The Transformation of Inuit Settlement in the Central Arctic.* Quebec: McGill-Queen's Press, 2002.

Damasceno, N. R., A. Pérez-Heras, M. Serra, et al. "Crossover Study of Diets Enriched with Virgin Olive Oil, Walnuts or Almonds. Effects on Lipids and Other Cardiovascular Risk Markers." *Nutrition Metabolism Cardiovascular Disease* 21, no. 1 suppl. (2011): 14S–20S.

Daniel, Carrie R., Amanda J. Cross, Corinna Koebnick, and Rashmi Sinha. "Trends in Meat Consumption in the USA." *Public Health Nutrition* 14, no. 4 (2011): 575–583.

Davidson, Alan. "Lard" in *The Penguin Companion to Food*. New York: Penguin Books, 2002, 530–531.

Day, Ivan. *Cooking in Europe 1650–1850*. Westport, CT: Greenwood Press, 2009.

Day, José, Malcolm Carruthers, Alan Bailey, and David Robinson. "Anthropometric, Physiological and Biochemical Differences Between Urban and Rural Masai." *Atherosclerosis* 23, no. 2 (1976): 357–361.

Dayton, Seymour, and Morton Lee Pearce. "Diet and Atherosclerosis." *Lancet* 295, no. 7644 (February 28, 1970): 473–474.

Dayton, Seymour, Morton Lee Pearce, Sam Hashimoto, Wilfrid J. Dixon, and Uwamie Tomiyasu. "A Controlled Clinical Trial of a Diet High in Unsaturated Fat in Preventing Complications of Atherosclerosis." *Circulation* 40, no. 1, suppl. 2 (1969): II-1–II-63.

Decker, Walter J., and Walter Mertz. "Effects of Dietary Elaidic Acid on Membrane Function in Rat Mitochondria and Erythrocytes." *Journal of Nutrition* 91, no. 3 (March 1967): 324–330.

DeHaven, Joseph, Robert Sherwin, Rosa Hendler, and Philip Felig. "Nitrogen and Sodium Balance and Sympathetic-Nervous-System Activity in Obese Subjects Treated With a Low-Calorie Protein or Mixed Diet." *New England Journal of Medicine* 302, no. 9 (February 28, 1980): 477–482.

Després, Jean-Pierre. "Bringing JUPITER Down to Earth." *Lancet* 373, no. 9670 (April 4, 2009): 1147–1148.

Deuel, Harry J. Jr. "The Butter-Margarine Controversy." *Science* 103, no. 2668 (February 15, 1946): 183–187.

Deuel, Harry J. Jr., Samuel M. Greenberg, Evelyn E. Savage, and Lucien A. Bavetta. "Studies on the Comparative Nutritive Value of Fats: XIII. Growth and Reproduction Over 25 Generations on Sherman Diet B Where Butterfat was Replaced by Margarine Fat, Including a Study of Calcium Metabolism." *Journal of Nutrition* 42, no. 2 (1950): 239–255.

Deuel, Harry J. Jr., Eli Movitt, and Lois F. Hallman. "Studies of the Comparative Nutritive Value of Fats: IV. The Negative Effect of Different Fats on Fertility and Lactation in the Rat." *Journal of Nutrition* 27, no. 6 (June 1944): 509–513.

Deuel, Harry J. Jr., Eli Movitt, Lois F. Hallman, Fred Mattson, and Evelyn Brown. "Studies of the Comparative Nutritive Value of Fats: I. Growth Rate and Efficiency of Conversion of Various Diets to Tissue." *Journal of Nutrition* 27, no. 1 (January 1944): 107–121.

Dietary Guidelines Advisory Committee. Prepared for the Agricultural Research Service, US Department of Agriculture and US Department of Health and Human Services. *Report of the Dietary Guidelines Advisory Committee on the Dietary Guidelines for Americans,*

2010. *To the Secretary of Agriculture and the Secretary of Health and Human Services.* Washington, DC: US Government Printing Office, June 15, 2010.

DISC Collaborative Research Group. "Dietary Intervention Study in Children (DISC) with Elevated Low Density Lipoprotein Cholesterol: Design and Baseline Characteristics." *Annals of Epidemiology* 3, no. 4 (July 1993): 393–402.

Doll, R., R. Peto, K. Wheatley, R. Gray, and I. Sutherland. "Mortality in Relation to Smoking: 40 Years' Observations on Male British Doctors." *British Medical Journal* 309, no. 6959 (October 8, 1994): 901–911.

Donaldson, Blake F. *Strong Medicine.* New York: Cassell, 1963.

Dreon, Darlene M., Harriett A. Fernstrom, Paul T. Williams, and Ronald M. Krauss. "A Very-Low-Fat Diet Is Not Associated with Improved Lipoprotein Profiles in Men with a Predominance of Large, Low-Density Lipoproteins." *American Journal of Clinical Nutrition* 69, no. 3 (March 1999): 411–418.

Drewnowski, Adam. "The Cost of U.S. Foods as Related to Their Nutritive Value." *American Journal of Clinical Nutrition* 92, no. 5 (Nov, 2010): 1181–1188.

Dupré, Ruth. " 'If It's Yellow, It Must be Butter': Margarine Regulation in North America Since 1886." *Journal of Economic History* 59, no. 2 (June 1999): 353–371.

Duthie, Susan J. "Soybean Growers Move to Label Palm Oil as Unhealthy, Bringing Rivalry to a Boil." *Wall Street Journal*, August 31, 1987.

Eckel, Robert H., J. M. Jakicic, V. S. Hubbard, et al. "2013 AHA/ACC Guideline on Lifestyle Management to Reduce Cardiovascular Risk: A Report of the American College of Cardiology/American Heart Association Task Force on Practice Guidelines." *Circulation*, (2013), doi:10.1161/01.cir.0000437740.48606.d1.

Editors. "Coronary Heart Disease and Carbohydrate Metabolism." *Journal of the American Medical Association* 201, no. 13 (September 25, 1967): 164.

———. "Diet and Atherosclerosis." *Lancet* 2, no. 7627 (November 1, 1969): 939–940.

———. "Can I Avoid a Heart Attack?" *Lancet* 303, no. 7858 (April 6, 1974): 605–607.

———. "Trans Fatty Acids Dispute Rages in Letters to FASEB." *Food Chemical News* (May 30, 1988): 6–10.

———. "Expression of Concern." *British Medical Journal* 331, no. 7511 (July 30, 2005): 266.

Enig, Mary G. *Trans Fatty Acids in the Food Supply: A Comprehensive Report Covering 60 Years of Research,* 2nd Edition. Silver Spring, MD: Enig Associates, 1995.

Enig, Mary G., S. Atal, M. Keeney, and J. Sampugna. "Isomeric Trans Fatty Acids in the U.S. Diet." *Journal of the American College of Nutrition* 9, no. 5 (October 1990): 471–486.

Enig, Mary G., R. Munn, and M. Keeney, "Dietary Fat and Cancer Trends—A Critique." *Federation Proceedings* 37, no. 9 (July 1978): 2215–2220.

Ernst, Nancy D., C. T. Sempos, R. R. Briefel, and M. B. Clark. "Consistency Between US Dietary Fat Intake and Serum Total Cholesterol Concentrations: The National Health and Nutrition Examination Surveys." *American Journal of Clinical Nutrition* 66, no. 4 suppl. (October 1997): 965S–972S.

Esposito, Katherine, Raffaele Marfella, Miryam Ciotola, et al. "Effect of a Mediterranean-Style Diet on Endothelial Dysfunction and Markers of Vascular Inflammation in the Metabolic Syndrome: A Randomized Trial." *Journal of the American Medical Association* 292, no. 12 (September 22, 2004): 1440–1446.

Esterbauer, Hermann. "Cytotoxicity and Genotoxicity of Lipid-Oxidation Products." *American Journal of Clinical Nutrition* 57, no. 5 suppl. (May 1993): 779S–786S.

Esterbauer, Hermann, K. H. Cheeseman, M. U. Dianzani, G. Poli, and T. F. Slater. "Separation and Characterization of the Aldehydic Products of Lipid Peroxidation Stimulated by ADP-Fe2+ in Rat Liver Microsomes." *Biochemical Journal* 208, no. 1 (October 15, 1982): 129–140.

Esterbauer, Hermann, Günther Jürgens, Oswald Quehenberger, and Ernst Koller. "Autoxidation of Human Low Density Lipoprotein: Loss of Polyunsaturated Fatty Acids and Vitamin E and Generation of Aldehydes." *Journal of Lipid Research* 28, no. 5 (May 1987): 495–509.

Esterbauer, Hermann, Rudolf Jörg Schaur, and Helmward Zollner. "Chemistry and Biochemistry of 4-Hydroxynonenal, Malonaldehyde and Related Aldehydes." *Free Radical Biology & Medicine* 11, no. 1 (1991): 81–128.

Estruch, Ramón, Emilio Ros, Jordi Salas-Salvadó, et al. "Primary Prevention of Cardiovascular Disease with a Mediterranean Diet." *New England Journal of Medicine* 368, no. 14 (April 4, 2013): 1279–1290.

European Food Safety Authority. "Analysis of Occurrence of 3 monochloropropane 1,2 diol (3 MCPD) in Food in Europe in the Year 2009–2011 and Preliminary Exposure Assessment." *EFSA Journal* 11, no. 9 (2013): 3381. doi:10.2903/j.efsa.2013.3381.

Expert Panel on Trans Fatty Acids and Coronary Heart Disease. "Trans Fatty Acids and Coronary Heart Disease Risk." *American Journal of Clinical Nutrition* 62, no. 3 suppl. (1995): 655S–708S.

Falta, Wilhelm. *Endocrine Diseases, Including Their Diagnosis and Treatment.* Philadelphia: P. Blakiston's Sons, 1923.

Federal Trade Commission, Complaint, "In the Matter of Standard Brands, Inc., et al.: Consent Order, Etc., In Regard to the Alleged Violation of the Federal Trade Commission Act." Docket C-2377, April 9, 1973.

Fehily, A. M., J. W. G. Yarnell, P. M. Sweetnam, and P. C. Elwood. "Diet and Incident of Ischaemic Heart Disease: The Caerphilly Study." *British Journal of Nutrition* 69, no. 2 (March 1993): 303–314.

Feinleib, Manning. "On a Possible Inverse Relationship Between Serum Cholesterol and Cancer Mortality." *American Journal of Epidemiology* 114, no. 1 (July 1981): 5–10.

———. "Summary of a Workshop on Cholesterol and Noncardiovascular Disease Mortality." *Preventive Medicine* 11, no. 3 (May 1982): 360–367.

Feron, V. J., H. P. Til, Flora de Vrijer, et al. "Aldehydes: Occurrence, Carcinogenic Potential, Mechanism of Action and Risk Assessment." *Mutation Research* 259, no. 3–4 (March–April 1991): 363–385.

Ferro-Luzzi, Anna, and Francesco Branca. "Mediterranean Diet, Italian-Style: Prototype of a Healthy Diet." *American Journal of Clinical Nutrition* 61, no. 6 suppl. (June 1995): 1338S–1345S.

Ferro-Luzzi, Anna, Philip James, and Anthony Kafatos. "The High-Fat Greek Diet: a Recipe for All?" *European Journal of Clinical Nutrition* 56, no. 9 (September 2002): 796–809.

———. "Response to Letter: Response to the Letter Submitted by D. Trichopoulos entitled, 'In Defense of the Mediterranean Diet.' " *European Journal of Clinical Nutrition* 56, no. 9 (September 2002): 930–931.

Ferro-Luzzi, Anna, and Stefania Sette. "The Mediterranean Diet: An Attempt to Define Its Present and Past Composition." *European Journal of Clinical Nutrition* 43, no. 2 suppl. (1989): 13–29.

Ferro-Luzzi, Anna, Pasquale Strazzullo, Cristina Scaccini, et al. "Changing the Mediterranean Diet: Effects on Blood Lipids." *American Journal of Clinical Nutrition* 40, no. 5 (November 1984): 1027–1037.

Fiedorowicz, Jess G., and William G. Haynes. "Cholesterol, Mood, and Vascular Health: Untangling the Relationship. Does Low Cholesterol Predispose to Depression and Suicide, or Vice Versa?" *Current Psychiatry* 9, no. 7 (July 2010): 17–22.

Finegan, Aileen, Noel Hickey, Brian Maurer, and Risteárd Mulcahy. "Diet and Coronary Heart Disease: Dietary Analysis on 100 Male Patients." *American Journal of Clinical Nutrition* 21, no. 2 (February 1968): 143–148.

———. "Diet and Coronary Heart Disease: Dietary Analysis on 50 Female Patients." *American Journal of Clinical Nutrition* 22, no. 1 (January 1969): 8–9.

Firestone, David. "Worldwide Regulation of Frying Fats and Oils." *Inform* 4 (1993): 1366–1371.

Fischer, Louis, and Julian L. Rogatz. "Insulin in Malnutrition." *Archives of Pediatrics & Adolescent Medicine* 31, no. 3 (March 1926): 363–372.

Fitó, M., M. Cladellas, R. de la Torre, et al. "Anti-Inflammatory Effect of Virgin Olive Oil in Stable Coronary Disease Patients: A Randomized, Crossover, Controlled Trial." *European Journal of Clinical Nutrition* 62, no. 4 (April 2004): 570–574.

Flavell, C. M. "Women and Coronary Heart Disease." *Progress in Cardiovascular Nursing* 9, no. 4 (Fall 1994): 18–27.

Flint, Austin. *A Practical Treatise on the Diagnosis, Pathology, and Treatment of Diseases of the Heart.* Philadelphia: Blanchard and Lea, 1859.

Flock, M. R., J. A. Fleming, and Penny M. Kris-Etherton. "Macronutrient Replacement Options for Saturated Fat: Effects on Cardiovascular Health." *Current Opinion in Lipidology* 25, no. 1 (February 2014): 67–74.

Fogliano, Vincenzo, and Raffaele Sacchi. "Oleocanthal in Olive Oil: Between Myth and Reality." *Molecular Nutrition & Food Research* 50, no. 1 (January 2006): 5–6.

Food and Agriculture Organization of the United Nations. "Fats and Fatty Acids in Human Nutrition: Report of an Expert Consultation. 10–14 November 2008." *FAO Food and Nutrition Paper* 91. Rome: Food and Agriculture Organization of the United Nations,

2010.

Food and Drug Administration, US Department of Health and Human Services. "Food Labeling: Trans Fatty Acids in Nutrition Labeling, Nutrient Content Claims, and Health Claims; Proposed Rule." Washington, DC: US Government Printing Office, 1999.

———. "Food Labeling: *Trans* Fatty Acids in Nutrition Labeling, Nutrient Content Claims, and Health Claims, Final and Proposed Rule." *Federal Register* 68, no. 133. Washington, DC: US Government Printing Office, July 11, 2003.

Food and Nutrition Board, Division of Biological Sciences, Assembly of Life Sciences, The National Research Council, National Academy of Sciences. *Toward Healthful Diets.* Washington, DC: National Academy Press, 1980.

Foppa, Ivo, and Christoph E. Minder. "Oral, Pharyngeal and Laryngeal Cancer as a Cause of Death Among Swiss Cooks." *Scandinavian Journal of Work, Environment & Health* 18, no. 5 (October 1992): 287–292.

Forbes, Hamish. "Ethnoarchaeology and the Place of the Olive in the Economy of the Southern Argolid, Greece." In *La Production du Vin et l'Huile en Méditerranée.* Edited by M.-C. Amouretti and J.-P. Brun, 213–226. Paris: Ecole Française d'Athenes, 1993.

Forsythe, Cassandra E., Stephen D. Phinney, Richard D. Feinman, et al. "Limited Effect of Dietary Saturated Fat on Plasma Saturated Fat in the Context of a Low Carbohydrate Diet." *Lipids* 45, no. 10 (October 2010): 947–962.

Foster, Gary D., Holly R. Wyatt, James O. Hill, et al. "Weight and Metabolic Outcomes After 2 Years on a Low-Carbohydrate Versus Low-Fat Diet: A Randomized Trial." *Annals of Internal Medicine* 153, no. 3 (August 3, 2010): 147–157.

Frank, Charles W., Eve Weinblatt, and Sam Shapiro. "Angina Pectoris in Men." *Circulation* 42, no. 3 (March 1973): 509–517.

Frantz, Ivan D., Emily A. Dawson, Patricia L. Ashman, et al. "Test of Effect of Lipid Lowering by Diet on Cardiovascular Risk. The Minnesota Coronary Survey." *Arteriosclerosis, Thrombosis, and Vascular Biology* 9, no. 1 (January–February 1989): 129–135.

Fraser, Gary E. "Determinants of Ischemic Heart Disease in Seventh-Day Adventists: A Review." *American Journal of Clinical Nutrition* 48, no. 3 suppl. (September 1988): 833–836.

Fraser, Gary E., Joan Sabaté, and W. Lawrence Beeson. "The Application of Results of Some Studies of California Seventh-Day Adventists to the General Population." *Archives of Internal Medicine* 153, no. 4 (February 22, 1993): 533–534.

Fredrickson, Donald S. "Mutants, Hyperlipoproteinaemia, and Coronary Artery Disease." *British Medical Journal* 2, no. 5755 (April 24, 1971): 187–192.

Freedman, David S., Charles L. Shear, Sathanur R. Srinivasan, Larry S. Webber, and Gerald S. Berenson. "Tracking of Serum Lipids and Lipoproteins in Children Over an 8-year Period: The Bogalusa Heart Study." *Preventive Medicine* 14, no. 2 (March 1985): 203–216.

Fullanana, Andres, Angel A. Carbonell-Barrachina, and Sukh Sidhu. "Comparison of Volatile Aldehydes Present in the Cooking Fumes of Extra Virgin Olive, Olive, and Canola Oils." *Journal of Agriculture and Food Chemistry* 52, no. 16 (August 11, 2004): 5207–5214.

Galan, Pilar, Emmanuelle Kesse-Guyot, Sébastien Czernichow, Serge Briancon, Jacques

Blacher, and Serge Hercberg. "Effects of B Vitamins and Omega 3 Fatty Acids on Cardiovascular Disease: A Randomised Placebo Controlled Trial." *British Medical Journal* 341 (November 29, 2010): 1–9.

Gammal, Elias B., Kenneth K. Carroll, and Earl R. Plunkett. "Effects of Dietary Fat on the Uptake and Clearance of 7,12-Dimethylbenz(α)anthracene by Rat Mammary Tissue." *Cancer Research* 28, no. 2 (February 1968): 384–385.

Garcia-Palmieri, Mario R., Paul D. Sorlie, Raul Costas, Jr., and Richard J. Havlik. "An Apparent Inverse Relationship Between Serum Cholesterol and Cancer Mortality in Puerto Rico." *American Journal of Epidemiology* 114, no. 1 (July 1981): 29–40.

Gardner, Christopher D., Alexandre Kiazand, Sofiya Alhassan, et al. "Comparison of the Atkins, Zone, Ornish, and LEARN Diets for Change in Weight and Related Risk Factors Among Overweight Premenopausal Women: The A TO Z Weight Loss Study: A Randomized Trial." *Journal of the American Medical Association* 297, no. 9 (March 7, 2007): 969–977; "Corrections: Incorrect Wording and Data Error." *Journal of the American Medical Association* 298, no. 2 (2007): 178.

Garg, Rekha, Jennifer H. Madans, and Joel C. Kleinman. "Regional Variation in Ischemic Heart Disease Incidence." *Journal of Clinical Epidemiology* 45, no. 2 (February 1992): 149–156.

German, J. Bruce, Robert A. Gibson, Ronald M. Krauss, et al. "A Reappraisal of the Impact of Dairy Foods and Milk Fat on Cardiovascular Disease Risk." *European Journal of Nutrition* 48, no. 4 (2009): 191–203.

Gertler, Menard M., Paul D. White, Raoul Simon, and Lida G. Gottsch. "Long-Term Follow-up of Young Coronary Patients." *American Journal of Medical Sciences* 247, no. 2 (February 1964): 145–155.

Gibbons, Gary H., John Gordon Harold, Mariell Jessup, Rose Marie Robertson, and William Oetgen. "The Next Steps in Developing Clinical Practice Guidelines for Prevention." *Circulation* 128, no. 15 (October 8, 2013): 1716–1717.

Gilchrist, A. Rae. "The Edinburgh Tradition in Clinical Cardiology." *Scottish Medical Journal* 17, no. 8 (August 1972): 282–287.

Ginsberg, Henry N., Penny Kris-Etherton, Barbara Dennis, et al. "Effects of Reducing Dietary Saturated Fatty Acids on Plasma Lipids and Lipoproteins in Healthy Subjects: The DELTA Study, Protocol 1." *Arteriosclerosis, Thrombosis, and Vascular Biology* 18, no. 3 (March 1998): 441–449.

GISSI-Prevenzione Investigators (Gruppo Italiano per lo Studio della Sopravvivenza nell'Infarto Miocardico). "Dietary Supplementation with n-3 Polyunsaturated Fatty Acids and Vitamin E after Myocardial Infarction: Results of the GISSI-Prevenzione Trial." *Lancet* 354, no. 9177 (August 7, 1999): 447–455.

Glazer, M. D., and J. W. Hurst. "Coronary Atherosclerotic Heart Disease: Some Important Differences Between Men and Women." *American Journal of Noninvasive Cardiology* 61, no. 1 (1987).

Gofman, John W., Frank Lindgren, Harold Elliott, et al. "The Role of Lipids and Lipoproteins in Atherosclerosis." *Science* 111, no. 2877 (February 17, 1950): 166–186.

Gofman, John W., Alex Y. Nichols, and E. Virginia Dobbin. *Dietary Prevention and Treatment of Heart Disease.* New York: Putnam, 1958.

Gogoi, Palavi. "Atkins Gets Itself in a Stew." *Bloomberg Businessweek,* August 1, 2005.

Goldbourt, U., S. Yaari, and J. H. Medalie. "Factors Predictive of Long-Term Coronary Heart Disease Mortality Among 10,059 Male Israeli Civil Servants and Municipal Employees. A 23-Year Mortality Follow-up in the Israeli Ischemic Heart Disease Study." *Cardiology* 82, nos. 2–3 (1993): 100–121.

Gordon, Edgar S., Marshall Goldberg, and Grace J. Chosy. "A New Concept in the Treatment of Obesity." *Journal of the American Medical Association* 186, no. 1 (October 5, 1963): 156–166.

Gordon, Robert S., and Amelia Cherkes. "Unesterified Fatty Acid in Human Blood Plasma." *Journal of Clinical Investigation* 35, no. 2 (February 1956): 206–212.

Gordon, Tavia, William P. Castelli, Marthana C. Hjortland, William B. Kannel, and Thomas R. Dawber. "High Density Lipoprotein as a Protective Factor Against Coronary Heart Disease: The Framingham Study." *American Journal of Medicine* 62, no. 5 (May 1977): 707–714.

Gould, K. Lance, Dean Ornish, Larry Scherwitz, et al. "Changes in Myocardial Perfusion Abnormalities by Positron Emission Tomography after Long-Term, Intense Risk Factor Modification." *Journal of the American Medical Association* 274, no. 11 (September 20, 1995): 894–901.

Gould, R. Gordon. "Lipid Metabolism and Atherosclerosis." *American Journal of Medicine* 11, no. 2 (August 1951): 209–227.

Gould, R. Gordon, C. Bruce Taylor, Joanne S. Hagerman, Irving Warner, and Donald J. Campbell. "Cholesterol Metabolism: I. Effect of Dietary Cholesterol on the Synthesis of Cholesterol in Dog Tissue in Vitro." *Journal of Biological Chemistry* 201, no. 2 (April 1, 1953): 519–528.

Greenberg, Samuel M., and A. C. Frazer. "Some Factors Affecting the Growth and Development of Rats Fed Rancid Fat." *Journal of Nutrition* 50, no. 4 (August 1953): 421–440.

Greenblatt, James M. "Low Cholesterol and Its Psychological Effects: Low Cholesterol Is Linked to Depression, Suicide, and Violence." *Psychology Today*, June 10, 2011. Accessed January 2, 2014. http://www.psychologytoday.com/blog/the-breakthrough-depression -solution/201106/low-cholesterol-and-its-psychological-effects.

Griel, Amy E., and Penny Kris-Etherton. "Brief Critical Review: Beyond Saturated Fat: The Importance of the Dietary Fatty Acid Profile on Cardiovascular Disease." *Nutrition Reviews* 64, no. 5 (May 2006): 257–262.

Grigg, David. "Olive Oil, the Mediterranean and the World." *GeoJournal* 53, no. 2 (February 2001): 163–172.

Groen, J., B. K. Tjiong, C. E. Kamminga, and A. F. Willebrands. "Influence of Nutrition, Individual, and Some Other Factors, Including Various Forms of Stress, on Serum Cholesterol; Experiment of Nine Months' Duration in 60 Normal Human Volunteers." *Voeding* 13 (October 1952): 556–587.

Grootveld, Martin, Christopher J. L. Silwood, Paul Addis, Andrew Claxson, Bartolomé Bonet Serra, and Marta Viana. "Health Effects of Oxidized Heated Oils." *Foodservice Research International* 13, no. 1 (October 2001): 41–55.

Grootveld, Martin, Christopher J. L. Silwood, and Andrew W. D. Claxson. "Letter to the Editor. Warning: Thermally-Stressed Polyunsaturates Are Damaging to Health." *Food Chemistry* 67 (1999): 211–213.

Grundy, Scott, David Bilheimer, Henry Blackburn, et al. "Rationale of the Diet-Heart Statement of the American Heart Association." *Circulation* 65, no. 4 (April 1982): 839A–854A.

Grune, Tilman, Neven Zarkovic, and Kostelidou Kalliopi. "Lipid Peroxidation Research in Europe and the COST B35 Action 'Lipid Peroxidation Associated Disorders." *Free Radical Research* 44, no. 10 (October 2010): 1095–1097.

Guberan, E. "Surprising Decline of Cardiovascular Mortality in Switzerland: 1951–1976." *Journal of Epidemiology and Community Health* 33, no. 2 (June 1979): 114–120.

Halperin, M., Jerome Cornfield, and S. C. Mitchell. "Letters to the Editor: Effect of Diet on Coronary-Heart-Disease Mortality." *Lancet* 302, no. 7826 (August 25, 1973): 438–439.

Hamilakis, Yannis. "Food Technologies/Technologies of the Today: The Social Context of Wine and Oil Production and Consumption in Bronze Age Crete." *World Archeology* 31, no. 1 (June 1999): 38–54.

Han, In Hwa, and A. Saari Csallany. "Formation of Toxic α-β-Unsaturated 4-Hydroxy-Aldehydes in Thermally Oxidized Fatty Acid Methyl Esters." *Journal of the American Oil Chemists' Society* 86, no. 3 (March 2009): 253–260.

———. "Temperature Dependence of HNE Formation in Vegetable Oils and Butter Oil." *Journal of the American Oil Chemists' Society* 85, no. 8 (August 2008): 777–782.

Han, Paul W., and Lawrence A. Frohman. "Hyperinsulinemia in Tube-fed Hypophysectomized Rats Bearing Hypothalamic Lesions." *American Journal of Physiology* 219, no. 6 (1970): 1632–1636.

Hankins, Gerald W. *Sunrise Over Pangnirtung: The Story of Otto Schaefer, M.D.* Calgary, Canada: The Arctic Institute of North America of the University of Calgary, 2000.

Hansen, Anders. "Swedish Health Advisory Body Says Too Much Carbohydrate, Not Fat, Leads to Obesity." *British Medical Journal* 347 (November 15, 2013). doi: 10.1136/bmj.f6873.

Hanssen, Per. "Treatment of Obesity by a Diet Relatively Poor in Carbohydrates." *Acta Medica Scandinavica* 88, no. 1 (January 1936): 97–106.

Hardinge, Mervyn G., and Fredrick J. Stare. "Nutritional Studies of Vegetarians. 2. Dietary and Serum Levels of Cholesterol." *American Journal of Clinical Nutrition* 2, no. 2 (March 1954): 83–88.

Hardy, Stephen C., and Ronald E. Kleinman. "Fat and Cholesterol in the Diet of Infants and Young Children: Implications for Growth, Development, and Long-Term Health." *Jour-*

*nal of Pediatrics* 125, no. 5, part 2 (November 1994): S69–S77.

Harman, Denham. "Letter to the Editor. Atherosclerosis: Possible Ill-Effects of the Use of Highly Unsaturated Fats to Lower Serum Cholesterol Levels." *Lancet* 275, no. 7005 (November 30, 1957): 1116–1117.

Harris, Maureen I. "Prevalence of Noninsulin-Dependent Diabetes and Impaired Glucose Tolerance." In *Diabetes in America: Diabetes Data Compiled in 1984*, 1–31. US Department of Health and Human Services, Public Health Service, August 1985.

Harris, William S., Dariush Mozaffarian, Eric Rimm, et al. "Omega-6 Fatty Acids and Risk for Cardiovascular Disease. A Science Advisory from the American Heart Association Nutrition Subcommittee of the Council of Nutrition, Physical Activity, and Metabolism; Council on Cardiovascular Nursing; and Council on Epidemiology and Prevention." *Circulation* 119, no. 6 (February 17, 2009): 902–907.

Hayes, Kenneth C., for the Expert Panel. "Fatty Acid Expert Roundtable: Key Statements about Fatty Acids." *Journal of the American College of Nutrition* 29, no. 3 suppl. (2010): 285S–288S.

Hays, James H., Angela DiSabatino, Robert T. Gorman, Simi Vincent, and Michael E. Stillabower. "Effect of a High Saturated Fat and No-Starch Diet on Serum Lipid Subfractions in Patients with Documented Atherosclerotic Cardiovascular Disease." *Mayo Clinic Proceedings* 78, no. 11 (November 2003): 1331–1336.

Hayward, Rodney A., and Harlan M. Krumholz. "Three Reasons to Abandon Low-Density Lipoprotein Targets: An Open Letter to the Adult Treatment Panel IV of the National Institute of Health." *Circulation: Cardiovascular Quality and Outcomes* 5, no. 1 (January 2012): 2–5.

Haywood, Rachel M., Andrew W. D. Claxson, Geoffrey W. Hawkes, et al. "Detection of Aldehydes and Their Conjugated Hydroperoxydiene Precursors in Thermally-Stressed Culinary Oils and Fats: Investigations Using High Resolution Proton NMR Spectroscopy." *Free Radical Research* 22, no. 5 (May 1995): 441–482.

Hecht, Harvey S., and H. Robert Superko. "Electron Beam Tomography and National Cholesterol Education Program Guidelines in Asymptomatic Women." *Journal of the American College of Cardiology* 37, no. 6 (May 2001): 1506–1511.

Hegsted, Mark. "Washington—Dietary Guidelines." Preventing Heart Attack and Stroke: A History of Cardiovascular Disease Epidemiology, ed. Henry Blackburn, last accessed January 29, 2014, http://www.epi.umn.edu/cvdepi/pdfs/Hegstedguidelines.pdf.

Helsing, Elisabet, and Antonia Trichopoulou, eds. "The Mediterranean Diet and Food Culture—a Symposium." *European Journal of Clinical Nutrition* 43, suppl. 2 (1989): 1–92.

Hetherington, A. W., and S. W. Ranson. "The Spontaneous Activity and Food Intake of Rats with Hypothalamic Lesions." *American Journal of Physiology* 136, no. 4 (1942): 609–617.

Hibbeln, Joseph R., and Norman Salem, Jr. "Dietary Polyunsaturated Fatty Acids and Depression: When Cholesterol Does Not Satisfy." *American Journal of Clinical Nutrition* 62, no. 1 (July 1995): 1–9.

Hibbeln, Joseph R., John C. Umhau, David T. George, and Norman Salem, Jr. "Do Plasma

Polyunsaturates Predict Hostility and Violence?" In *Nutrition and Fitness: Metabolic and Behavior Aspects in Health and Disease, World Review of Nutrition and Diatetics*. Edited by A. P. Simopoulos and K. N. Pavlou. Basel, Switzerland: Karger, 1996, 175–186.

Hilditch, Thomas Percy, and N. L. Vidyarthi. "The Products of Partial Hydrogenation of Higher Monoethylenic Esters." *Proceedings of the Royal Society of London. Series A, Mathematical, Physical and Engineering Sciences* 122, no. 790 (February 1, 1929): 552–570.

Hirsch, Jules, and Edward H. Ahrens, Jr. "The Separation of Complex Lipide Mixtures by the Use of Silic Acid Chromatography." *Journal of Biological Chemistry* 233, no. 2 (August 1958): 311–320.

Hite, Adele H., Richard David Feinman, Gabriel E. Guzman, Morton Satin, Pamela A. Schoenfeld, and Richard J. Wood. "In the Face of Contradictory Evidence: Report of the Dietary Guidelines for Americans Committee." *Nutrition* 26, no. 10 (October 2010): 915–924.

Hoffman, William. "Meet Monsieur Cholesterol." Update. University of Minnesota, 1979. Accessed January 2, 2013. http://mbbnet.umn.edu/hoff/hoff_ak.html.

Holmes, Michelle D., David J. Hunter, Graham A. Colditz, et al. "Association of Dietary Intake of Fat and Fatty Acids with Risk of Breast Cancer." *Journal of the American Medical Association* 281, no. 10 (March 10, 1999): 914–920.

Hooper, Lee, Paul A. Kroon, Eric B. Rimm, et al. "Flavonoids, Flavonoid-Rich Foods, and Cardiovascular Risk: a Meta-Analysis of Randomized Controlled Trials." *American Journal of Clinical Nutrition* 88, no. 1 (July 2008): 38–50.

Hopkins, Paul N. "Effects of Dietary Cholesterol on Serum Cholesterol: A Meta-Analysis and Review." *American Journal of Clinical Nutrition* 55, no. 6 (June 1992): 1060–1070.

Hornstra, Gerard, and Anna Vendelmans-Starrenburg. "Induction of Experimental Arterial Occlusive Thrombi in Rats." *Atherosclerosis* 17, no. 3 (May–June 1973): 369–382.

Horowitz, Roger. *Putting Meat on the American Table: Taste, Technology, Transformation*. Baltimore, MD: Johns Hopkins University Press, 2006.

Horton, Richard. "Expression of Concern: Indo-Mediterranean Diet Heart Study." *The Lancet* 366, no. 9483 (July 30, 2005): 354–356.

Howard, Barbara V., JoAnn E. Manson, Marcia L. Stefanick, et al. "Low-Fat Dietary Pattern and Weight Change Over 7 Years: The Women's Health Initiative Dietary Modification Trial." *Journal of the American Medical Association* 295, no. 1 (January 4, 2006): 39–49.

Howard, Barbara V., Linda Van Horn, Judith Hsia, et al. "Low-Fat Dietary Pattern and Risk of Cardiovascular Disease: The Women's Health Initiative Randomized Controlled Dietary Modification Trial." *Journal of the American Medical Association* 295, no. 6 (February 8, 2006): 655–666.

Hrdlička, Aleš. Physiological and Medical Observations Among the Indians of Southwestern United States and Northern Mexico, No. 34. Washington, DC: US Government Printing Office, 1908.

Hu, Frank B. "The Mediterranean Diet and Mortality—Olive Oil and Beyond." *New England Journal of Medicine* 348, no. 26 (June 26, 2003): 2595–2596.

Hu, Frank B., JoAnn E. Manson, and Walter C. Willett. "Types of Dietary Fat and Risk of Coronary Heart Disease: A Critical Review." *Journal of American College of Nutrition* 20, no. 1 (February 2001): 5–19.

Hulley, Stephen B., Judith M. B. Walsh, and Thomas B. Newman. "Health Policy on Blood Cholesterol. Time to Change Directions." *Circulation* 86, no. 3 (September 1992): 1026–1029.

Hunter, Beatrice Trum. *Consumer Beware*. New York: Simon & Schuster, 1971.

Hunter, David J., Eric B. Rimm, Frank M. Sacks, Meir J. Stampfer, Graham A. Colditz, Lisa B. Litin, and Walter C. Willett. "Comparison of Measures of Fatty Acid Intake by Subcutaneous Fat Aspirate, Food Frequency Questionnaire, and Diet Records in a Free-Living Population of US Men." *American Journal of Epidemiology* 135, no. 4 (February 15, 1992): 418–427.

Hunter, J. Edward. "Dietary *trans* Fatty Acids: Review of Recent Human Studies and Food Industry Responses." *Lipids* 41, no. 11 (November 2006): 967–992.

Hunter, J. Edward, and Thomas H. Applewhite. "Isomeric Fatty Acids in the US Diet: Levels and Health Perspectives." *American Journal of Clinical Nutrition* 44, no. 6 (December 1986): 707–717.

Hustvedt, B. E., and A. Løvø. "Correlation between Hyperinsulinemia and Hyperphagia in Rats with Ventromedial Hypothalamic Lesions." *Acta Physiologica Scandinavica* 84, no. 1 (January 1972): 29–33.

Institute of Medicine of the National Academies, Panel on Macronutrients, Panel on the Definition of Dietary Fiber, Subcommittee on Upper Reference Levels of Nutrients, Subcommittee on Interpretation and Uses of Dietary Reference Intakes, and the Standing Committee on the Scientific Evaluation of Dietary Reference Intakes. "Dietary Fats: Total Fat and Fatty Acids." In *Dietary Reference Intakes for Energy, Carbohydrate, Fiber, Fat, Fatty Acids, Cholesterol, Protein, and Amino Acids, part 1*. Washington, DC: National Academies Press, 2002.

———. "Letter Report on Dietary Reference Intakes for Trans Fatty Acids." In *Dietary Reference Intakes for Energy, Carbohydrate, Fiber, Fat, Fatty Acids, Cholesterol, Protein, and Amino Acids, part 1*. Washington, DC: National Academies Press, 2002.

Instituto Nazionale di Statistica. "Statistical Analysis on Young Conscripts" (Analisi Statistica sui Giovani Iscritti nelle Liste di Leva). ISTAT Notiziaro Serie 4 Foglio 41 (1993): 1–10.

International Agency for Research on Cancer, World Health Organization. "Household Use of Solid Fuels and High-Temperature Frying." *IARC Monographs on the Evaluation of Carcinogenic Risks to Humans*, vol. 95. Lyon, France: IARC, 2006.

Jacobs, David, Henry Blackburn, Millicent Higgins, et al. "Report of the Conference on Low Blood Cholesterol: Mortality Associations." *Circulation* 86, no. 3 (January 1992): 1046–1060.

Jacobson, Michael F., and Sarah Fritschner. *The Fast-Food Guide: What's Good, What's Bad, and How to Tell the Difference*. New York: Workman, 1986.

Jochim, Michael A. *Strategies for Survival: Cultural Behavior in an Ecological Context*. New York: Academic Press, 1981.

Johnson, Richard J. *The Fat Switch*. Mercola.com, 2012.

Johnston, Patricia V., Ogden C. Johnson, and Fred A. Kummerow. "Occurrence of Trans Fatty Acids in Human Tissue." *Science* 126, no. 3276 (October 11, 1957): 698–699.

———. "Deposition in Tissues and Fecal Excretion of Trans Fatty Acids in the Rat." *Journal of Nutrition* 65, no. 1 (May 10, 1958): 13–23.

Jolliffe, Norman, Seymour H. Rinzler, and Morton Archer. "The Anti-Coronary Club: Including a Discussion of the Effects of a Prudent Diet on the Serum Cholesterol Level of Middleaged Men." *The American Journal of Clinical Nutrition* 7, no. 4 (July 1959): 451–462.

Jones, David S. "Visions of a Cure: Visualization, Clinical Trials, and Controversies in Cardiac Therapeutics, 1968–1998." *Isis* 91, no. 3 (September 2000): 504–541.

Joslin, Elliot Proctor. *A Diabetic Manual for the Mutual Use of Doctor and Patient*. Philadelphia: Lea & Febiger, 1919.

Judd, Joseph T., Beverly A. Clevidence, Richard A. Muesing, Janet Wittes, Matthew E. Sunkin, and John J. Podczasy. "Dietary Trans Fatty Acids: Effects on Plasma Lipids and Lipoproteins of Healthy Men and Women." *American Journal of Clinical Nutrition* 59, no. 4 (April 1994): 861–868.

Kaaks, Rudolf, Nadia Slimani, and Elio Riboli. "Pilot Phase Studies on the Accuracy of Dietary Intake Measurements in the EPIC Project: Overall Evaluation of Results." *International Journal of Epidemiology* 26, no. 1 suppl. (1997): S26–36.

Kagan, Abraham, Jordan Popper, Dwayne M. Reed, Charles J. MacLean, and John S. Grove. "Trends in Stroke Incidence and Mortality in Hawaiian Japanese Men." *Stroke* 25, no. 6 (June 1994): 1170–1175.

Kaminer, Benjamin, and W. P. W. Lutz. "Blood Pressure in Bushmen of the Kalahari Desert." *Circulation* 22, no. 2 (August 1960): 289–295.

Kannel, William B. "Metabolic Risk Factors for Coronary Heart Disease in Women: Perspective from the Framingham Study." *American Heart Journal* 114, no. 2 (August 1987): 413–419.

Kannel, William B., William P. Castelli, Tavia Gordon, and Patricia M. McNamara. "Serum Cholesterol, Lipoproteins, and the Risk of Coronary Heart Disease, The Framingham Study." *Annals of Internal Medicine* 74, no. 1 (January 1, 1971): 1–12.

Kannel, William B., Thomas R. Dawber, Abraham Kagan, Nicholas Revotskie, and Joseph Stokes. "Factors of Risk in the Development of Coronary Heart Disease—Six-Year Follow-up Experience. The Framingham Study." *Annals of Internal Medicine* 55, no. 1 (July 1961): 33–50.

Kannel, William B., and Tavia Gordon. "The Framingham Study: An Epidemiological Investigation of Cardiovascular Disease." Section 24, unpublished paper. Washington, DC: National Heart, Lung, and Blood Institute, 1987.

Kaplan, Robert M. *Disease, Diagnosis and Dollars*. New York: Copernicus Books, 2009.

Kaplan, Robert M., and Michelle T. Toshima. "Does a Reduced Fat Diet Cause Retardation in Child Growth?" *Preventive Medicine* 21, no. 1 (January 1992): 33–52.

Kark, J. D., A. H. Smith, and C. G. Hames. "The Relationship of Serum Cholesterol to the Incidence of Cancer in Evans County, Georgia." *Journal of Chronic Diseases* 33, no. 5 (1980): 311–322.

Katan, Martijn B. "High-oil Compared with Low-Fat, High-Carbohydrate Diets in the Prevention of Ischemic Heart Disease." *American Journal of Clinical Nutrition* 66, no. 4 suppl. (1997): 974S–979S.

Katan, Martijn B., Scott M. Grundy, and Walter C. Willett. "Should a Low-Fat, High-Carbohydrate Diet Be Recommended for Everyone? Beyond Low-Fat Diets." *New England Journal of Medicine* 337, no. 8 (August 21, 1997): 563–566.

Katan, Martijn B., Peter L. Zock, and Ronald P. Mensink. "Dietary Oils, Serum Lipoproteins, and Coronary Heart Disease." *American Journal of Clinical Nutrition* 61, no. 6 (1995): 1368S–1373S.

Kato, Hiroo, Jeanne Tillotson, Milton Z. Nichaman, George G. Rhoads, and Howard B. Hamilton. "Epidemiologic Studies of Coronary Heart Disease and Stroke in Japanese Men Living in Japan, Hawaii and California." *American Journal of Epidemiology* 97, no. 6 (June 1973): 372–385.

Katritsis, Demosthenes G., and John P. A. Ioannidis. "Percutaneous Coronary Intervention Versus Conservative Therapy in Nonacute Coronary Artery Disease: A Meta-Analysis." *Circulation* 111, no. 22 (June 7, 2005): 2906–2912.

Katsouyanni, Klea, Eric B. Rimm, Charalambos Gnardellis, Dimitrio Trichopoulos, Evangelos Polychronopoulos, and Antonia Trichopoulou. "Reproducibility and Relative Validity of an Extensive Semi-Quantitative Food Frequency Questionnaire Using Dietary Records and Biochemical Markers among Greek Schoolteachers." *International Journal of Epidemiology* 26, no. 1, suppl. 1 (1997): S118–S127.

Kaunitz, Hans. "Importance of Lipids in Arteriosclerosis: An Outdated Theory," in Select Committee on Nutrition and Human Needs of the United States Senate, *Dietary Goals for the United States—Supplemental Views*. 42–54. Washington, DC: US Government Printing Office, 1977.

Kaunitz, Hans, and Ruth E. Johnson. "Exacerbation of the Heart and Liver Lesions in Rats by Feeding Various Mildly Oxidized Fats." *Lipids* 8, no. 6 (June 1973): 329–336.

Kelleher, Philip C., Stephen D. Phinney, Ethan A. H. Sims, et al. "Effects of Carbohydrate-Containing and Carbohydrate-Restricted Hypocaloric and Eucaloric Diets on Serum Concentrations of Retinol-Binding Protein, Thyroxine-Binding Prealbumin and Transferrin." *Metabolism* 32, no. 1 (January 1983): 95–101.

Key, Timothy J., Paul N. Appleby, Elizabeth A. Spencer, Ruth C. Travis, Andrew W. Roddam, and Naomi E. Allen. "Mortality in British Vegetarians: Results from the European Prospective Investigation into Cancer and Nutrition (EPIC-Oxford)." *American Journal of Clinical Nutrition* 89, no. 5 suppl. (May 2009): 1613S–1619S.

Keys, Ancel. "Human Atherosclerosis and the Diet." *Circulation* 5, no. 1 (1952): 115–118.

———. "Atherosclerosis: A Problem in Newer Public Health." *Journal of the Mount Sinai Hospital, New York* 20, no. 2 (July–August 1953): 118–139.

————. "The Diet and Development of Coronary Heart Disease." *Journal of Chronic Disease* 4, no. 4 (October 1956): 364–380.

————. "Diet and the Epidemiology of Coronary Heart Disease." *Journal of the American Medical Association* 164, no. 17 (August 24, 1957): 1912–1919.

————. "Epidemiologic Aspects of Coronary Artery Disease." *Journal of Chronic Diseases* 6, no. 5 (November 1957): 552–559.

————. "Arteriosclerotic Heart Disease in Roseto, Pennsylvania." *Journal of the American Medical Association* 195, no. 2 (January 10, 1966): 137–139.

————. "Sucrose in the Diet and Coronary Heart Disease." *Atherosclerosis* 14, no. 2 (September–October 1971): 193–202.

————. "Letter: Sucrose in the Diet and Coronary Heart Disease." *Atherosclerosis* 18, no. 2 (September–October 1973): 352.

————. "Letter to the Editors." *Atherosclerosis* 18, no. 2 (September–October 1973): 352.

————. "Coronary Heart Disease—The Global Picture." *Atherosclerosis* 22, no. 2 (September–October 1975): 149–192.

————. *Seven Countries: A Multivariate Analysis of Death and Coronary Heart Disease.* Cambridge, MA: Harvard University Press, 1980.

————. "From Naples to Seven Countries—A Sentimental Journey." In *Progress in Biochemical Parmacology* 19. Edited by R. J. Hegyeli, 1–30. Basel, Switzerland: Karger, 1983.

————. "Mediterranean Diet and Public Health." *American Journal of Clinical Nutrition* 61, no. 6 suppl. (June 1995): 1321S–1323S.

Keys, Ancel, ed. "Coronary Heart Disease in Seven Countries." *Circulation* 41 and 42, no. 1 suppl. 1, American Heart Association Monograph No. 29 (April 1970): 1–211.

Keys, Ancel, and Joseph T. Anderson. "The Relationship of the Diet to the Development of Atherosclerosis in Man." In *Symposium on Atherosclerosis.* Publication 338. Washington, DC: National Academy of Sciences–National Research Council, 1954, 181–196.

Keys, Ancel, Joseph T. Anderson, Flaminio Fidanza, Margaret Haney Keys, and Bengt Swahn. "Effects of Diet on Blood Lipids In Man, Particularly Cholesterol and Lipoproteins." *Clinical Chemistry* 1, no. 1 (February 1955): 34–52.

Keys, Ancel, Joseph T. Anderson, and Francisco Grande. "Fats and Disease." *Lancet* 272, no. 6796 (May 11, 1957): 992–993.

————. "Prediction of Serum-Cholesterol Responses of Man to Changes in Fats in the Diet." *Lancet* 273, no. 7003 (November 16, 1957): 959–966.

————. "Serum Cholesterol in Man: Diet Fat and Intrinsic Responsiveness." *Circulation* 19, no. 2 (1959): 201–214.

Keys, Ancel, Christos Aravanis, and Helen Sdrin. "The Diets of Middle-aged Men in Two Rural Areas of Greece." *Voeding* 27, no. 11 (1966): 575–586.

Keys, Ancel, Flaminio Fidanza, Vicenzo Scardi, Gino Bergami, Margaret Haney Keys, and Ferruccio Di Lorenzo. "Studies on Serum Cholesterol and Other Characteristics of Clinically Healthy Men in Naples." *Archives of Internal Medicine* 93, no. 3 (March 1954): 328–336.

Keys, Ancel, and Francisco Grande. "Role of Dietary Fat in Human Nutrition: III. Diet and the Epidemiology of Coronary Heart Disease." *American Journal of Public Health and the Nation's Health* 47, no. 12 (December 1957): 1520–1530.

Keys, Ancel, Francisco Grande, and Joseph T. Anderson. "Bias and Misrepresentation Revisited: 'Perspective' on Saturated Fat." *The American Journal of Clinical Nutrition* 27, no. 2 (February 1974): 188–212.

Keys, Ancel, and Margaret Keys. *Eat Well and Stay Well*. New York: Doubleday, 1959.

———. *How to Eat Well and Stay Well the Mediterranean Way*. Garden City, NY: Doubleday, 1975.

Keys, Ancel, and Noboru Kimora. "Diets of Middle-Aged Farmers in Japan." *American Journal of Clinical Nutrition* 23, no. 2 (February 1970): 212–223.

Keys, Ancel, Alessandro Menotti, Christos Aravanis, et al. "The Seven Countries Study: 2,289 Deaths in 15 Years." *Preventive Medicine* 13, no. 2 (March 1984): 141–154.

Keys, Ancel, Alessandro Menotti, Mariti J. Karvonen, et al. "The Diet and 15-year Death Rate in the Seven Countries Study." *American Journal of Epidemiology* 124, no. 6 (December 1986): 903–915.

Keys, Ancel, Francisco Vivanco, J. L. Rodriguez Miñon, Margaret Haney Keys, and H. Castro Mendoza. "Studies on the Diet, Body Fatness and Serum Cholesterol in Madrid, Spain." *Metabolism Clinical and Experimental* 3, no. 3 (May 1954): 195–212.

Khosla, Pramod. "Palm Oil: A Nutritional Overview." *Journal of Agriculture and Food Industry* 17 (2000): 21–23.

Khosla, Pramod, and Kalyana Sundram, eds. "A Supplement on Palm Oil." *Journal of the American College of Nutrition* 29, no. 3 suppl. (June 2010): 237S–239S.

Kim, Song-Suk, Daniel D. Gallaher, and A. Saari Csallany. "Lipophilic Aldehydes and Related Carbonyl Compounds in Rat and Human Urine." *Lipids* 34, no. 5 (May 1999): 489–495.

Kimura, Noboru. "Changing Patterns of Coronary Heart Disease, Stroke, and Nutrient Intake in Japan." *Preventive Medicine* 12, no. 1 (January 1983): 222–227.

Kinsell, Lawrence W., J. Partridge, Lenore Boling, S. Margen, and G. Michaels. "Dietary Modification of Serum Cholesterol and Phospholipid Levels." *Journal of Clinical Endocrinology and Metabolism* 12, no. 7 (July 1952): 909–913.

Kinsella, John E., Geza Bruckner, J. Mai, and J. Shimp. "Metabolism of Trans Fatty Acids with Emphasis on the Effects of Trans, Trans-Octadecadienoate on Lipid Composition, Essential Fatty Acid, and Prostaglandins: An Overview." *American Journal of Clinical Nutrition* 34, no. 10 (October 1981): 2307–2318.

Knittle, J. L., and Edward H. Ahrens, Jr. "Carbohydrate Metabolism in Two Forms of Hyperglyceridemia." *Journal of Clinical Investigation* 43 (March 1964): 485–495.

Knopp, Robert H., Pathmaja Paramsothy, Barbara M. Retzlaff, et al. "Gender Differences in Lipoprotein Metabolism and Dietary Response: Basis in Hormonal Differences and Implications for Cardiovascular Disease." *Current Atherosclerosis Reports* 7, no. 6 (November 2005): 472–479.

———. "Sex Differences in Lipoprotein Metabolism and Dietary Response: Basis in Hormonal Differences and Implications for Cardiovascular Disease." *Current Cardiology Reports* 8, no. 6 (November 2006): 452–459.

Knopp, Robert H., Barbara Retzlaff, Carolyn Walden, Brian Fish, Brenda Buck, and Barbara McCann. "One-Year Effects of Increasingly Fat-Restricted, Carbohydrate-Enriched Diets on Lipoprotein Levels in Free-living Subjects." *Proceedings for the Society of Experimental Biology and Medicine* 225, no. 3 (December 2000): 191–199.

Koertge, Jenny, Gerdi Weidner, Melanie Elliot-Eller, et al. "Improvement in Medical Risk Factors and Quality of Life in Women and Men with Coronary Artery Disease in the Multicenter Lifestyle Demonstration Project." *American Journal of Cardiology* 91, no. 11 (June 2003): 1316–1322.

Koeth, Robert A., Zeneng Wang, Bruce S. Levison, et al. "Intestinal Microbiota Metabolism of L-Carnitine, a Nutrient in Red Meat, Promotes Atherosclerosis." *Nature Medicine* 19, no. 5 (May 2013): 576–585.

Kolata, Gina. "Heart Panel's Conclusions Questioned." *Science* 227, no. 4682 (January 4, 1985): 40–41.

———. "Culprit in Heart Disease Goes Beyond Meat's Fat." *New York Times*, April 8, 2013: A14.

———. "Eggs, Too, May Provoke Bacteria to Raise Heart Risk." *New York Times*, April 25, 2013: A14.

Koletzko, Berthold, Katharina Dokoupil, Susanne Reitmayr, Barbara Weimert-Harendza, and Erich Keller. "Dietary Fat Intakes of Infants and Primary School Children in Germany." *American Journal of Clinical Nutrition* 72, no. 5 suppl. (November 2000): 1329S–1398S.

Korányi, A. "Prophylaxis and Treatment of the Coronary Syndrome." *Therapia Hungarcia* 12 (1963): 17.

Kozarevic, Djordje, D. L. McGee, N. Vojvodic, et al. "Serum Cholesterol and Mortality: The Yugoslavia Cardiovascular Disease Study." *American Journal of Epidemiology* 114, no. 1 (1981): 21–28.

Krauss, Ronald M. "Dietary and Genetic Probes of Atherogenic Dyslipidemia." *Arteriosclerosis, Thrombosis, and Vascular Biology* 25, no. 11 (November 2005): 2265–2272.

Krauss, Ronald M., Patricia J. Blanche, Robin S. Rawlings, Harriett S. Fernstrom, and Paul T. Williams. "Separate Effects of Reduced Carbohydrate Intake and Weight Loss on Atherogenic Dyslipidemia." *American Journal of Clinical Nutrition* 83, no. 5 (May 2006): 1025–1031.

Krauss, Ronald M., and Darlene M. Dreon. "Low-density-lipoprotein Subclasses and Response to a Low-fat Diet in Healthy Men." *American Journal of Clinical Nutrition* 62, no. 2 suppl. (August 1995): 478S–487S.

Krauss, Ronald M., Robert H. Eckel, Barbara Howard, et al. "AHA Dietary Guidelines Revision 2000: A Statement for Healthcare Professionals from the Nutrition Committee of the American Heart Association." *Circulation* 102, no. 18 (October 31, 2000): 2284–2299.

Krieger, James W., Harry S. Sitren, Michael J. Daniels, and Bobbi Langkamp-Henken. "Effects of Variation in Protein and Carbohydrate Intake on Body Mass and Composition During Energy Restriction: A Meta-Regression." *American Journal of Clinical Nutrition* 83, no. 2 (February 2006): 260–274.

Kris-Etherton, Penny M., Robert H. Eckel, Barbara V. Howard, Sachiko St. Jeor, and Terry L. Bazzarre. "Lyon Diet Heart Study Benefits of a Mediterranean-Style, National Cholesterol Education Program/American Heart Association Step I Dietary Pattern on Cardiovascular Disease." *Circulation* 103, no. 13 (April 3, 2001): 1823–1825.

Kris-Etherton, Penny M., and Robert J. Nicolosi. "Trans Fatty Acids and Coronary Heart Disease Risk." *American Journal of Clinical Nutrition* 62, no. 3 suppl. (1995): 655S–708S.

Kris-Etherton, Penny M., Denise Shaffer Taylor, Shaomei Ya-Poth, et al. "Polyunsaturated Fatty Acids in the Food Chain in the United States." *American Journal of Clinical Nutrition* 71, no. 1 suppl. (January 2000): 179S–188S.

Kristal, Alan R., Ulrike Peters, and John D. Potter. "Is It Time to Abandon the Food Frequency Questionnaire?" *Cancer Epidemiology, Biomarkers and Prevention* 14, no. 12 (December 2005): 2826–2828.

Kromhout, Daan, and Bennie Bloemberg. "Diet and Coronary Heart Disease in the Seven Countries Study." In *Prevention of Coronary Heart Disease: Diet, Lifestyle and Risk Factors in the Seven Countries Study.* Edited by Daan Kromhout, Alessandro Menotti, and Henry Blackburn. Dordrecht, The Netherlands: Kluwer Academic Publishers, 2002, 43–70.

Kromhout, Daan, Erik J. Giltay, and Johanna M. Geleijnse. "n-3 Fatty Acids and Cardiovascular Events after Myocardial Infarction." *New England Journal of Medicine* 363, no. 21 (November 18, 2010): 2015–2026.

Kromhout, Daan, Ancel Keys, Christ Aravanis, et al. "Food Consumption Patterns in the 1960s in Seven Countries." *American Journal of Clinical Nutrition* 49, no. 5 (May 1989): 889–894.

Kromhout, Daan, Alessandro Menotti, and Henry W. Blackburn, eds. *The Seven Countries Study: A Scientific Adventure in Cardiovascular Disease Epidemiology.* Bilthoven, The Netherlands, privately published, 1993.

Kronmal, Richard A. "Commentary on the Published Results of the Lipid Research Clinics Coronary Primary Prevention Trial." *Journal of the American Medical Association* 253, no. 14 (April 12, 1985): 2091–2093.

Krumholz, Harlan M. "Editorial: Target Cardiovascular Risk Rather than Cholesterol Concentration." *British Medical Journal* 347 (2013). doi:10.1136/bmj.f7110.

Kummerow, Fred A., T. Mizuguchi, T. Arima, B. H. S. Cho, W. J. Huang, and R. Tracey. "The Influence of Three Sources of Dietary Fats and Cholesterol on Lipid Composition of Swine Serum Lipids and Aorta Tissue." *Artery* 4 (1978): 360–384.

Kummerow, Fred A., Sherry Q. Zhou, and Mohamedain M. Mahfouz. "Effects of Trans Fatty Acids on Calcium Influx into Human Arterial Endothelial Cells." *American Journal of Clinical Nutrition* 70, no. 5 (November 1999): 832–838.

Kuo, Peter T., Louise Feng, Norman N. Cohen, William T. Fitts, and Leonard D. Miller.

"Dietary Carbohydrates in Hyperlipemia (Hyperglyceridemia); Hepatic and Adipose Tissue Lipogenic Activities." *American Journal of Clinical Nutrition* 20, no. 2 (February 1967): 116–125.

Kurlansky, Mark. "Essential Oil." *Bon Appétit.* September 30, 2008. http://www.bonappetit.com/trends/article/essential-oil.

Kushi, Lawrence H., and Edward Giovannucci. "Dietary Fat and Cancer." *American Journal of Medicine* 113, no. 9, suppl. B (December 30, 2002): 63S–70S.

Kushi, Lawrence H., Elizabeth B. Lenart, and Walter C. Willett. "Health Implications of Mediterranean Diets in Light of Contemporary Knowledge. 1. Plant Foods and Dairy Products." *American Journal of Clinical Nutrition* 61, no. 6 suppl. (June 1995): 1407S–1415S.

———. "Health Implications of Mediterranean Diets in Light of Contemporary Knowledge. 2. Meat, Wine, Fats and Oils." *American Journal of Clinical Nutrition* 61, no. 6 suppl. (June 1995): 1416S–1427S.

L'Abbé, M. R., Steen Stender, C. M. Skeaff, B. Ghafoorunissa, and M. Tavella. "Approaches to Removing *Trans* Fats from the Food Supply in Industrialized and Developing Countries." *European Journal of Clinical Nutrition* 63, suppl. (2009): S50–S67.

Lamarche, Benoit, A. Tchernof, Sital Moorjani, et al. "Small, Dense Low-Density Lipoprotein Particles as a Predictor of the Risk of Ischemic Heart Disease in Men: Prospective Results From the Quebec Cardiovascular Study." *Circulation* 95, no. 1 (January 7, 1997): 69–75.

Lands, William E. M., M. Blank, L. J. Nutter, and O. Privett. "A Comparison of Acyltransferase Activities in Vitro with the Distribution of Fatty Acids in Lecithins and Triglycerides in Vivo." *Lipids* 1, no. 3 (May 1966): 224–229.

Lapinleimu, Helena, Jorma Vilkari, Eero Jokinen, et al. "Prospective Randomised Trial in 1062 Infants of Diet Low in Saturated Fat and Cholesterol." *Lancet* 345, no. 8948 (February 25, 1995): 471–476.

LaRosa, John C., Scott M. Grundy, David D. Waters, et al. "Intensive Lipid Lowering with Atorvastatin in Patients with Stable Coronary Disease." *New England Journal of Medicine* 352, no. 14 (April 7, 2005): 1425–1435.

Laskarzewski, Peter, John A. Morrison, I. deGroot, et al. "Lipid and Lipoprotein Tracking in 108 Children Over a Four-Year Period." *Pediatrics* 64, no. 5 (November 1979): 584–591.

Lawson, Larry D., and Fred A. Kummerow. "B-Oxidation of the Coenzyme A Esters of Vaccenic, Elaidic, and Petroselaidic Acids by Rat Heart Mitochondria." *Lipids* 14, no. 5 (May 1979): 501–503.

Lee, Patrick Y., Karen P. Alexander, Bradley G. Hammill, Sara K. Pasquali, and Eric D. Peterson. "Representation of Elderly Persons and Women in Published Randomized Trials of Acute Coronary Syndromes." *Journal of the American Medical Association* 286, no. 6 (August 8, 2001): 708–713.

Lehzen, George, and Karl Knauss. "Über Xanthoma Multiplex Planum, Tuberosum, Mollusciformis." *Archiv A, Pathological Anatomy and Histology* 116 (1889): 85–104.

Leren, Paul. "The Effect of Plasma Cholesterol Lowering Diet in Male Survivors of Myocardial Infarction: A Controlled Clinical Trial." *Acta Medica Scandinavica Supplementum* 466 (1966): 1–92.

Lesser, Lenard I., Cara B. Ebbeling, Merrill Goozner, David Wypij, and David S. Ludwig. "Relationship between Funding Source and Conclusion among Nutrition-Related Scientific Articles." *PLoS Medicine* 4, no. 1 (January 2007): 41–46.

Levenstein, Harvey. *Paradox of Plenty: A Social History of Eating in Modern America*. Berkeley, CA: University of California Press, 2003.

Levine, Deborah. "Corpulence and Correspondence: President William H. Taft and the Medical Management of Obesity." *Annals of Internal Medicine* 159, no. 8 (2013): 565–570.

Levine, Janet M. "Hearts and Minds: The Politics of Diet and Heart Disease." In *Consuming Fears: The Politics of Product Risks*. Edited by Henry M. Sapolsky. New York: Basic Books, 1986, 40–79.

Li, Zhengling, James D. Otvos, Stefania Lamon-Fava, et al. "Men and Women Differ in Lipoprotein Response to Dietary Saturated Fat and Cholesterol Restriction." *Journal of Nutrition* 133, no. 11 (November 2003): 3428–3433.

List, Gary R., and M. A. Jackson. "Giants of the Past: The Battle Over Hydrogenation (1903–1920)." *Inform* 18, no. 6 (June 2007): 403–405.

Lichtenstein, Alice H., Lawrence J. Appel, Michael Brands, et al. "Diet and Lifestyle Recommendations, Revision 2006: A Scientific Statement from the American Heart Association Nutrition Committee." *Circulation* 114, no. 1 (July 4, 2006): 82–96.

Lichtenstein, Alice H., Lynne M. Ausman, Wanda Carrasco, Jennifer L. Jenner, Jose M. Ordovas, and Ernst J. Schaefer. "Hydrogenation Impairs the Hypolipidemic Effect of Corn Oil in Humans. Hydrogenation, Trans Fatty Acids, and Plasma Lipids." *Arteriosclerosis, Thrombosis, and Vascular Biology* 13, no. 2 (February 1993): 154–161.

Lichtenstein, Alice H., and Linda Van Horn. "Very Low Fat Diets." *Circulation* 98, no. 9 (1998): 935–939.

Lieb, Clarence W. "The Effects on Human Beings of a Twelve Months' Exclusive Meat Diet: Based on Intensive Clinical and Laboratory Studies on Two Arctic Explorers Living Under Average Conditions in a New York Climate." *Journal of the American Medical Association* 93, no. 1 (July 6, 1929): 20–22.

Lieb, Clarence W., and Edward Tolstoi. "Effect of an Exclusive Meat Diet on Chemical Constituents of the Blood." *Proceedings of the Society for Experimental Biology and Medicine* 26, no. 4 (January 1929): 324–325.

Liebman, Bonnie. "Just the Mediterranean Diet Facts." *Nutrition Action Health Letter* 21, no. 10 (1994).

Life Sciences Research Center, Federation of American Societies for Experimental Biology. Prepared for the Bureau of Foods, Food and Drug Administration. *Evaluation of the Health Aspects of Hydrogenated Soybean Oil as a Food Ingredient*. Bethesda, MD: Federation of American Societies for Experimental Biology, 1976.

Lifshitz, Fima, and Nancy Moses. "Growth Failure. A Complication of Dietary Treatment of

Hypercholesterolemia." *American Journal of Diseases of Children* 143, no. 5 (May 1989): 537–542.

Lionis, Christos D., Antonis D. Koutis, Nikos Antonakis, Åke Isacsson, Lars H. Lindholm, and Michael Fioretos. "Mortality Rates in a Cardiovascular 'Low -Risk' Population in Rural Crete." *Family Practice* 10, no. 3 (September 1993): 300–304.

Lloyd-Jones, Donald, R. J. Adams, T. M. Brown, et al. "Heart Disease and Stroke Statistics—2010 Update: A Report from the American Heart Association." *Circulation* 121, no. 7 (February 23, 2010): 46–215.

Lloyd-Jones, Donald, Robert Adams, Mercedes Carnethon, et al. "Heart Disease and Stroke Statistics—2009 Update: A Report from the American Heart Association Statistics Committee and Stroke Statistics Subcommittee." *Circulation* 119, no. 3 (2009): 480–486.

De Lorgeril, Michel, Serge Renaud, P. Salen, et al. "Mediterranean Alpha-Linolenic Acid-Rich Diet in Secondary Prevention of Coronary Heart Disease." *Lancet* 343, no. 8911 (June 11, 1994): 1454–1459.

De Lorgeril, Michael, P. Salen, E. Caillat-Vallet, M. T. Hanauer, J. C. Barthelemy, and N. Mamelle. "Control of Bias in Dietary Trial to Prevent Coronary Recurrences: The Lyon Diet Heart Study." *European Journal of Clinical Nutrition* 51, no. 2 (February 1997): 116–122.

Lowenstein, Frank W. "Blood-pressure in Relation to Age and Sex in the Tropics and Subtropics: A Review of the Literature and an Investigation in Two Tribes of Brazil Indians." *Lancet* 277, no. 7173 (February 18, 1961): 389–392.

———. "Epidemiologic Investigations in Relation to Diet in Groups Who Show Little Atherosclerosis and Are Almost Free of Coronary Ischemic Heart Disease." *American Journal of Clinical Nutrition* 15, no. 3 (1964): 175–186.

LRC Study Group. "The Lipid Research Clinics Coronary Primary Prevention Trial Results. I: Reduction in Incidence of Coronary Heart Disease." *Journal of the American Medical Association* 251, no. 3 (January 20, 1984): 351–364.

———. "The Lipid Research Clinics Coronary Primary Prevention Trial Results. II: The Relationship of Reduction in Incidence of Coronary Heart Disease to Cholesterol Lowering." *Journal of the American Medical Association* 251, no. 3 (January 20, 1984): 365–374.

Lund, E., and J. K. Borgan. "Cancer Mortality Among Cooks." *Tidsskrift for Den Norske Legeforening* 107 (1987): 2635–2637.

Lundberg, George D. "MRFIT and the Goals of the Journal." *Journal of the American Medical Association* 248, no. 12 (September 24, 1982): 1501.

Mabrouk, Ahmed Fahmy, and J. B. Brown. "The Trans Fatty Acids of Margarines and Shortenings." *Journal of the American Oil Chemists' Society* 33, no. 3 (March 1956): 98–102.

Mahabir, S., D. J. Baer, C. Giffen, et al. "Calorie Intake Misreporting by Diet Record and Food Frequency Questionnaire Compared to Doubly Labeled Water Among Postmenopausal Women." *European Journal of Clinical Nutrition* 60, no. 4 (April 2005): 561–565.

Mahfouz, Mohamedain M., T. L. Smith, and Fred A. Kummerow. "Effect of Dietary Fats on Desaturase Activities and the Biosynthesis of Fatty Acids in Rat-Liver Microsomes." *Lipids* 19, no. 3 (March 1984): 214–222.

Malhotra, S. L. "Geographical Aspects of Acute Myocardial Infarction in India with Special Reference to Patterns of Diet and Eating." *British Heart Journal* 29, no. 3 (May 1967): 337–344.

———. "Epidemiology of Ischaemic Heart Disease in Southern India with Special Reference to Causation." *British Heart Journal* 29, no. 6 (November 1967): 895–905.

———. "Dietary Factors and Ischemic Heart Disease." *American Journal of Clinical Nutrition* 24, no. 10 (1971): 1195–1198.

Malmros, Haqvin. "The Relation of Nutrition to Health: A Statistical Study of the Effect of the War-Time on Arteriosclerosis Cardiosclerosis, Tuberculosis and Diabetes." *Acta Medica Scandinavica Supplementum* 246 (1950): 137–153.

Mann, George V. "Epidemiology of Coronary Heart Disease." *American Journal of Medicine* 23, no. 3 (1957): 463–480.

———. "Diet and Coronary Heart Disease." *Archives of Internal Medicine* 104 (1959): 921–929.

———. "Diet-Heart: End of an Era." *New England Journal of Medicine* 297, no. 12 (September 22, 1977): 644–650.

———. "Coronary Heart Disease—the Doctor's Dilemma." *American Heart Journal* 96, no. 5 (November 1978): 569–571.

———. "A Short History of the Diet/Heart Hypothesis." In *Coronary Heart Disease: The Dietary Sense and Nonsense. An Evaluation by Scientists*. Edited by George V. Mann for the Veritas Society. London: Janus, 1993, 1–17.

Mann, George V., Georgiana Pearson, Tavia Gordon, Thomas R. Dawber, Lorna Lyell, and Dewey Shurtleff. "Diet and Cardiovascular Disease in the Framingham Study I. Measurement of Dietary Intake." *American Journal of Clinical Nutrition* 11, no. 3 (September 1962): 200–225.

Mann, George V., R. D. Shaffer, R. S. Anderson, et al. "Cardiovascular Disease in the Masai." *Journal of Atherosclerosis Research* 4, no. 4 (1964): 289–312.

Mann, George V., Anne Spoerry, Margarete Gary, and Debra Jarashow. "Atherosclerosis in the Masai." *American Journal of Epidemiology* 95, no. 1 (1972): 26–37.

Mann, George V., and Fredrick J. Stare. "Nutrition and Atherosclerosis." In *Symposium on Atherosclerosis*. Publication 338. Washington, DC: National Academy of Sciences–National Research Council, 1954, 169–180.

Marcy, Randolph B. *The Prairie Traveler: A Handbook for Overland Expeditions*. London: Trubner, 1863.

Marmot, M. G., Sherman L. Syme, Abraham Kagan, Hiroo Kato, J. B. Cohen, and J. Belsky. "Epidemiologic Studies of Coronary Heart Disease and Stroke in Japanese Men Living in Japan, Hawaii and California: Prevalence of Coronary and Hypertensive Heart Disease and Associated Risk Factors." *American Journal of Epidemiology* 102, no. 6 (December 1975): 514–525.

Massiello, F. J. "Changing Trends in Consumer Margarines." *Journal of the American Oil Chemists' Society* 55, no. 2 (February 1978): 262–265.

Masterjohn, Chris. "The China Study by Colin T. Campbell." *Wise Traditions in Food, Farming, and the Healing Arts* 6, no. 1 (Spring 2005): 41–45.

———. "Does Carnitine from Red Meat Contribute to Heart Disease Through Intestinal Bacterial Metabolism to TMAO?" *Mother Nature Obeyed* (blog). April 10, 2013.

Mattson, Fred H. and Scott M. Grundy. "Comparison of Effects of Dietary Saturated, Unsaturated, and Polyunsaturated Fatty Acids on Plasma Lipids and Lipoproteins in Man." *Journal of Lipid Research* 26, no. 2 (February 1985): 194–202.

Mauer, Alvin M. "Should There Be Intervention to Alter Serum Lipids in Children?" *Annual Review of Nutrition* 11 (July 1991): 375–391.

Mazhar, D., and J. Waxman. "Dietary Fat and Breast Cancer." *Quarterly Journal of Medicine* 99, no. 7 (2006): 469–473.

McCarrison, Robert. *Nutrition and National Health: The Cantor Lectures*. London: Faber and Faber Limited, 1936.

McClellan, Walter S., Virgil R. Rupp, and Vincent Toscani. "Prolonged Meat Diets with a Study of the Metabolism of Nitrogen, Calcium, and Phosporus." *Journal of Biological Chemistry* 87, no. 3 (July 1930): 669–680.

McCollum, Elmer Verner. *The Newer Knowledge of Nutrition*. New York: MacMillan, 1921.

McConnell, Kenneth P. and Robert Gordon Sinclair. "Passage of Elaidic Acid Through the Placenta and Also into the Milk of the Rat." *Journal of Biological Chemistry* 118, no. 1 (1937): 123–129.

McGill, Henry C., C. Alex McMahan, Edward E. Herderick, Gray T. Malcom, Richard E. Tracy, and Jack P. Strong. "Origin of Atherosclerosis in Childhood and Adolescence." *American Journal of Clinical Nutrition* 72, no. 5 suppl. (November 2000): 1307S–1315S.

McMichael, John. "Prevention of Coronary Heart-Disease." *Lancet* 308, no. 7985 (September 11, 1976): 569.

McOsker, Don E., Fred H. Mattson, H. Bruce Sweringen, and Albert M. Kligman. "The Influence of Partially Hydrogenated Dietary Fats on Serum Cholesterol Levels." *Journal of the American Medical Association* 180, no. 5 (May 5, 1962): 380–385.

Meadows, Bob, M. Morehouse, and M. Simmons. "The Problem with Low-Fat Diets." *People*, February 27, 2006, 89–90.

Meckling, Kelly A., Caitriona O'Sullivan, and Dayna Saari. "Comparison of a Low-Fat Diet to a Low-Carbohydrate Diet on Weight Loss, Body Composition, and Risk Factors for Diabetes and Cardiovascular Disease in Free-Living, Overweight Men and Women." *Journal of Clinical Endocrinology & Metabolism* 89, no. 6 (June 2004): 2717–2723.

Medalie, Jack H., Harold A. Kahn, Henry N. Neufeld, Egon Riss, and Uri Goldbourt. "Five-Year Myocardial Infarction Incidence—II. Association of Single Variables to Age and Birthplace." *Journal of Chronic Diseases* 26, no. 6 (1973): 329–349.

Medical News. "Questions Surround Treatment of Children with High Cholesterol." *Journal of American Medical Association* 214, no. 10 (1970): 1783–1785.

Menotti, Alessandro, Daan Kromhout, Henry Blackburn, Flaminio Fidanza, Ratko Buzina, and Aulikki Nissinen. "Food Intake Patterns and 25-Year Mortality from Coronary Heart Disease: Cross-Cultural Correlations in the Seven Countries Study." *European Journal of Epidemiology* 15, no. 6 (1999): 507–515.

Mensink, Ronald P., and Martijn B. Katan. "Effect of Dietary Trans Fatty Acids on High-Density and Low-Density Lipoprotein Cholesterol Levels in Healthy Subjects." *New England Journal of Medicine* 323, no. 7 (August 16, 1990): 439–445.

Meyer, W. H. "Dietary Fat and Cancer Trends—Further Comments." *Federation Proceedings* 38, no. 11 (November 1979): 2436–2437.

Michaels, Leon. "Ætiology of Coronary Artery Disease: An Historical Approach." *British Heart Journal* 28, no. 2 (March 1966): 258–264.

———. *The Eighteenth-Century Origins of Angina Pectoris: Predisposing Causes, Recognition and Aftermath,* Medical History, suppl. 21. London: The Wellcome Trust Centre for the History of Medicine at UCL, 2001.

Michels, Karin, and Frank Sacks. "Trans Fatty Acids in European Margarines." *New England Journal of Medicine* 332, no. 8 (February 23, 1995): 541–542.

Miettinen, Matti, Martti Karvonen, Osmo Turpeinen, Reino Elosuo, and Erkki Paavilainen. "Effect of Cholesterol-Lowering Diet on Mortality from Coronary Heart-Disease and Other Causes: A Twelve-Year Clinical Trial in Men and Women." *Lancet* 300, no. 7782 (October 1972): 835–838.

———. "Effect of Diet on Coronary-Heart-Disease Mortality." *Lancet* 302, no. 7840 (1973): 1266–1267.

Miller, Seth R., Paul I. Tartter, Angelos E. Papatestas, Gary Slater, and Arthur H. Aufses. "Serum Cholesterol and Human Colon Cancer." *Journal of the National Cancer Institute* 67, no. 2 (August 1981): 297–300.

Mills, Barbara K. "The Nutritionist Who Prepared the Pro-Cholesterol Report Defends It Against Critics." *People*, June 16, 1980.

Mills, Paul K., W. Lawrence Beeson, Roland L. Phillips, and Gary E. Fraser. "Cancer Incidence Among California Seventh-Day Adventists, 1976–1982." *American Journal of Clinical Nutrition* 59, no. 5 suppl. (May 1994): 1136S–1142S.

Minger, Denise. "The China Study." *Raw Food SOS* (blog).

Montanari, Massimo. *The Culture of Food.* Translated by Carl Ipsen. Cambridge, MA: Wiley-Blackwell, 1996.

Moore, Thomas J. "The Cholesterol Myth." *The Atlantic* 264, no. 3 (September 1989): 37.

———. *Heart Failure: A Critical Inquiry into American Medicine and the Revolution in Heart Care.* New York: Simon and Schuster, 1989.

Moore, William W. *Fighting for Life: A History of the American Heart Association 1911–1975.* Dallas: American Heart Association, 1983.

Moreno, Luis A., Antonio Sarría, Aurora Lázaro, and Manuel Bueno. "Dietary Fat Intake and Body Mass Index in Spanish Children." *American Journal of Clinical Nutrition* 72, no. 5 suppl. (November 2000): 1399S–1403S.

Morgan, Jane B., A. C. Kimber, A. M. Redfern, and B. J. Stordy. "Healthy Eating for Infants—Mothers' Attitudes." *Acta Paediatrica* 84, no. 5 (May 1995): 512–515.

Morrell, Sally Fallon and Mary Enig. "Guts and Grease: The Diet of Native Americans," *Wise Traditions in Food, Farming and the Healing Arts* 2, no. 1 (Spring 2001): 40–47.

Mozaffarian, Dariush. "Taking the Focus off of Saturated Fat." Presented as part of the "Great Fat Debate" at a conference and exposition of the Academy of Nutrition and Dietetics, Boston, Massachusetts, November 8, 2010. Available from the Academy as an audio recording.

Mozaffarian, Dariush, Martijn B. Katan, Alberto Ascherio, Meir J. Stampfer, and Walter C. Willett. "Trans Fatty Acids and Cardiovascular Disease." *New England Journal of Medicine* 354, no. 15 (April 13, 2006): 1601–1613.

Mulcahy, Risteard, Noel Hickey, Ian Graham, and Gilbert McKenzie. "Factors Influencing Long-Term Prognosis in Male Patients Surviving a First Coronary Attack." *British Heart Journal* 37, no. 2 (February 1975): 158–165.

Muldoon, Matthew F., Stephen B. Manuck, and Karen A. Matthews. "Lowering Cholesterol Concentrations and Mortality: A Quantitative Review of Primary Prevention Trials." *British Medical Journal* 301, no. 6747 (August 11, 1990): 309–314.

Multiple Risk Factor Intervention Trial Research Group. "Multiple Risk Factor Intervention Trial: Risk Factor Changes and Mortality Results." *Journal of American Medicine* 248, no. 12 (September 24, 1982): 1465–1477.

Murata, Mitsunori. "Secular Trends in Growth and Changes in Eating Patterns of Japanese Children." *American Journal of Clinical Nutrition* 72, no. 5 suppl. (November 2000): 1379S–1383S.

Murphy, Suzanne P., and Rachel K. Johnson. "The Scientific Basis of Recent US Guidance on Sugars Intake," *American Journal of Clinical Nutrition* 78, no. 4 (2003): 8275–8335.

Napoli, Claudio, Christopher K. Glass, Joseph L. Witztum, Reena Deutsch, Francesco P. D'Armiento, and Wulf Palinski. "Influence of Maternal Hypercholesterolaemia During Pregnancy on Progression of Early Atherosclerotic Lesions in Childhood: Fat of Early Lesions in Children (FELIC) Study." *Lancet* 354, no. 9186 (October 9, 1999): 1234–1241.

Naska, Androniki, Eleni Oikonomou, Antonia Trichopoulou, Theodora Psaltopoulou, and Dimitrios Trichopoulos. "Siesta in Healthy Adults and Coronary Mortality in the General Population." *Archives of Internal Medicine* 167, no. 3 (February 12, 2007): 296–301.

———. Author reply to "Siesta, All-Cause Mortality, and Cardiovascular Mortality: Is There a "Siesta" at Adjudicating Cardiovascular Mortality?" by Sripal Bangalore, Sabrina Sawhney, and Franz H. Messerli. *Archives of Internal Medicine* 167, no. 19 (October 22, 2007): 2143–2144.

National Cholesterol Education Program. *Third Report of the National Cholesterol Education Program (NCEP). Expert Panel on Detection, Evaluation, and Treatment of High Blood Cholesterol in Adults: (Adult Treatment Panel III) Final Report.* NIH Publication No. 02-

5215. Washington, DC: NIH, 2002.

National Diet-Heart Study Research Group. "The National Diet Heart Study Final Report." *American Heart Association Monograph* 18 in *Circulation* 37 and 38, suppl. 1 (March 1968): I-ix-I-428.

National Institutes of Health. "Lowering Blood Cholesterol to Prevent Heart Disease." *NIH Consensus Statement* 5, no. 7 (December 10–12, 1984): 1–11.

National Research Council, Division of Medical Sciences. *Symposium on Atherosclerosis.* Publication 338. Washington, DC: National Academy of Sciences–National Research Council, March, 1954.

National Toxicology Program, US Public Health Service, US Department of Health and Human Services. "Report on Carcinogens: 12th Edition." Washington, DC: US Government Printing Office, 2011.

Negre-Salvayre, Anne, Nathalie Auge, Victoria Ayala, et al. "Pathological Aspects of Lipid Peroxidation." *Free Radical Research* 44, no. 10 (October 2010): 1125–1171.

Ness, Andy R., J. Hughes, P. C. Elwood, E. Whitley, G. D. Smith, and M. L. Burr. "The Long-Term Effect of Dietary Advice in Men with Coronary Disease: Follow-Up of the Diet and Reinfarction Trial (DART)." *European Journal of Clinical Nutrition* 56, no. 6 (June 2002): 512–518.

Nestel, Paul J., and Andrea Poyser. "Changes in Cholesterol Synthesis and Excretion When Cholesterol Intake Is Increased." *Metabolism* 25, no. 12 (December 1976): 1591–1599.

Nestle, Marion. "Mediterranean Diets: Historical and Research Overview." *American Journal of Clinical Nutrition* 61, no. 6 suppl. (June 1995): 1313S–1320S.

———. "The Mediterranean (Diet and Disease Prevention)." In *Cambridge World History of Food 2*. Edited by Kenneth Kiple and Kriemhild Coneè Ornelas. Cambridge, England: Cambridge University Press, 2000, 1193–1203.

———. *Food Politics*. Berkeley, CA: University of California Press, 2002.

Nestle, Marion, ed. "Mediterranean Diets." *American Journal of Clinical Nutrition* 61, no. 6 suppl. (1995): ix–1427S.

Newcombe, W. W., Jr. *The Indians of Texas: From Prehistoric to Modern Times.* Austin: University of Texas Press, 1961.

Nicklas, Theresa A., Larry S. Webber, MaryLynn Koschak, and Gerald S. Berenson. "Nutrient Adequacy of Low Fat Intakes for Children: The Bogalusa Heart Study." *Pediatrics* 89, no. 2 (February 1, 1992): 221–228.

Niinikoski, Harri, Hanna Lagström, Eero Jokinen, et al. "Impact of Repeated Dietary Counseling Between Infancy and 14 Years of Age on Dietary Intakes and Serum Lipids and Lipoproteins: The STRIP Study." *Circulation* 116, no. 9 (August 13, 2007): 1032–1040.

Niinikoski, Harri, Jorma Viikari, Tapani Rönnemaa, et al. "Regulation of Growth of 7- to 36-Month-Old Children by Energy and Fat Intake in the Prospective, Randomized STRIP Baby Trial." *Pediatrics* 100, no. 5 (November 1997): 810–816.

Noakes, Tim D. "The Women's Health Initiative Randomized Controlled Dietary Modification Trial: An Inconvenient Finding and the Diet-Heart Hypothesis." *South African*

*Medical Journal* 103, no. 11 (September 30, 2013): 824–825.

Nordmann, Alain J., Katja Suter-Zimmermann, Heiner C. Bucher, et al. "Meta-Analysis Comparing Mediterranean to Low-Fat Diets for Modification of Cardiovascular Risk Factors." *American Journal of Medicine* 124, no. 9 (September 2011): 841–851.

Nydegger, Uris E., and René E. Butler. "Serum Lipoprotein Levels in Patients with Cancer." *Cancer Research* 32, no. 8 (August 1972): 1756–1760.

Obarzanek, Eva, Sally A. Hunsberger, Linda Van Horn, et al. "Safety of a Fat-Reduced Diet: The Dietary Intervention Study in Children (DISC)." *Pediatrics* 100, no. 1 (July 1997): 51–59.

Obarzanek, Eva, Frank M. Sacks, William M. Vollmer, et al. "Effects on Blood Lipids of a Blood Pressure-Lowering Diet: The Dietary Approaches to Stop Hypertension (DASH) Trial." *American Journal of Clinical Nutrition* 74, no. 1 (2001): 80–89.

O'Brien, Patrick. "Dietary Shifts and Implications for US Agriculture." *American Journal of Clinical Nutrition* 61, no. 6 suppl. (1995): 1390S–1396S.

Office of the Surgeon General, US Public Health Service, US Department of Health and Human Services. "Healthy People: The Surgeon General's Report on Health Promotion and Disease Prevention." Docket number 79-55071, Washington DC: US Government Printing Office, 1979.

Ohfuji, Takehi Ko, and Takashi Kaneda. "Characterization of Toxic Components in Thermally Oxidized Oil." *Lipids* 8 (1973): 353–359.

Oliver, Michael Francis. "Ischaemic Heart Disease: A Secondary Prevention Trial Using Clofibrate." *Pharmacological Control of Lipid Metabolism* 26 (1972): 255–259.

──────. "Dietary Cholesterol, Plasma Cholesterol and Coronary Heart Disease." *British Heart Journal* 38, no. 3 (March 1976): 214–218.

──────. "It Is More Important to Increase the Intake of Unsaturated Fats than to Decrease the Intake of Saturated Fats: Evidence from Clinical Trials Relating to Ischemic Heart Disease." *American Journal of Clinical Nutrition* 66, no. 4 suppl. (October 1997): 980S–986S.

Opie, Lionel H. "Letter to the Editor: Mediterranean Diet for the Primary Prevention of Heart Disease." *New England Journal of Medicine* 369, no. 7 (August 15, 2013): 672–673.

Orchard, Trevor J., Richard P. Donahue, Lewis H. Kuller, Patrick N. Hodge, and Allan L. Drash. "Cholesterol Screening in Childhood: Does It Predict Adult Hypercholesterolemia? The Beaver County Experience." *Journal of Pediatrics* 103, no. 5 (November 1983): 687–691.

Ornish, Dean, Shirley E. Brown, J. H. Billings, et al. "Can Lifestyle Changes Reverse Coronary Heart Disease? The Lifestyle Heart Trial." *Lancet* 336, no. 8708 (July 21, 1990): 129–133.

Ornish, Dean, Larry W. Scherwitz, Rachelle S. Doody, et al. "Effects of Stress Management Training and Dietary Changes in Treating Ischemic Heart Disease." *Journal of the American Medical Association* 249, no. 1 (January 7, 1983): 54–59.

Ornish, Dean, Larry W. Scherwitz, James H. Billings, et al. "Intensive Lifestyle Changes for Reversal of Coronary Heart Disease." *Journal of the American Medical Association* 280, no. 23 (December 16, 1998): 2001–2007.

Orr, John B., and John L. Gilks. *Studies of Nutrition: The Physique and Health of Two African Tribes*. Medical Research Council. Special Report Series. No. 155. London: Stationery Office, 1931.

Osler, William. *The Principles and Practice of Medicine*. 1892. Reprint, RareBooksClub.com, 2012.

Ozonoff, David. "The Political Economy of Cancer Research." *Science and Nature* 2 (1979): 14–16.

Page, Irvine H., Edgar V. Allen, Francis L. Chamberlain, Ancel Keys, Jeremiah Stamler, and Fredrick J. Stare. "Dietary Fat and Its Relation to Heart Attacks and Strokes." *Circulation* 23, no. 1 (1961): 133–136.

Page, Irvine H., Fredrick J. Stare, A. C. Corcoran, Herbert Pollack, and Charles F. Wilkinson. "Atherosclerosis and the Fat Content of the Diet." *Circulation* 16, no. 2 (August 1957): 163–178.

Pagoto, Sherry L., and Bradley M. Appelhans. "A Call for an End to the Diet Debates." *Journal of the American Medical Association* 310, no. 7 (2013): 687–688.

Palmieri, Luigi, Kathleen Bennett, Simona Giampaoli, and Simon Capewell. "Explaining the Decrease in Coronary Heart Disease Mortality in Italy between 1980 and 2000." *American Journal of Public Health* 100, no. 4 (April 2010): 684–692.

Pan, An, Qi Sun, Adam M. Bernstein, et al. "Red Meat Consumption and Mortality: Results from 2 Prospective Cohort Studies." *Archives of Internal Medicine* 172, no. 7 (April 9, 2012): 555–563.

Park, Youngmee K., and Elizabeth A. Yetley. "Trench Changes in Use and Current Intakes of Tropical Oils in the United States." *American Journal of Clinical Nutrition* 51, no. 5 (1990): 738–748.

Patek, Arthur J., Forrest E. Kendall, Nancy M. deFritsch, and Robert L. Hirsch. "Cirrhosis-Enhancing Effect of Corn Oil." *Archives of Pathology* 82, no. 6 (December 1966): 596–601.

Patel, Sanjay R. "Is Siesta More Beneficial than Nocturnal Sleep?" *Archives of Internal Medicine* 167, no. 19 (October 22, 2007): 2143–2144.

Pearce, Morton Lee, and Seymour Dayton. "Incidence of Cancer in Men on a Diet High in Polyunsaturated Fat." *Lancet* 297, no. 7697 (March 6, 1971): 464–467.

Pennington, Alfred W. "Obesity in Industry: The Problem and Its Solution." *Industrial Medicine & Surgery* 18, no. 6 (June 1949): 259.

———. "Obesity." *Medical Times* 80, no. 7 (July 1952): 389–398.

———. "An Alternate Approach to the Problem of Obesity." *American Journal of Clinical Nutrition* 1, no. 2 (1953): 100–106.

———. "A Reorientation on Obesity." *New England Journal of Medicine* 248, no. 23 (June 4, 1953): 959–964.

———. "Treatment of Obesity with Calorically Unrestricted Diets." *Journal of Clinical Nutrition* 1, no. 5 (July–August 1953): 343–348.

———. "Obesity: Overnutrition or Disease of Metabolism?" *American Journal of Digestive Diseases* 20, no. 9 (September 1953): 268–274.

———. "Treatment of Obesity: Developments of the Past 150 Years." *American Journal of Digestive Diseases* 21, no. 3 (March 1954): 65–69.

Pernetti, Mimma, Kees van Malssen, Daniel Kalnin, and Eckhard Flöter. "Structuring Edible Oil with Lecithin and Sorbitan Tri-Stearate." *Food Hydrocolloids* 21, nos. 5–6 (July–August 2007): 855–861.

Phillips, Roland L., Frank R. Lemon, W. Lawrence Beeson, and Jan W. Kuzma. "Coronary Heart Disease Mortality Among Seventh-Day Adventists with Differing Dietary Habits: A Preliminary Report." *American Journal of Clinical Nutrition* 31, no. 10 suppl. (October 1978): S191–S198.

Phinney, Stephen D., Bruce R. Bistrian, W. J. Evans, E. Gervino, and G. L. Blackburn. "The Human Metabolic Response to Chronic Ketosis Without Caloric Restriction: Preservation of Submaximal Exercise Capability Without Reduced Carbohydrate Oxidation." *Metabolism* 32, no. 8 (August 1983): 769–776.

Phinney, Stephen D., Bruce R. Bistrian, R. R. Wolfe, and G. L. Blackburn. "The Human Metabolic Response to Chronic Ketosis Without Caloric Restriction: Physical and Biochemical Adaption." *Metabolism* 32, no. 8 (August 1983): 757–768.

Phinney, Stephen D., and Jeff S. Volek. *New Atkins for a New You: The Ultimate Diet for Shedding Weight and Feeling Great*. New York: Touchstone, 2010.

Phinney, Stephen D., James A. Wortman, and Douglas Bibus. "Oolichan Grease: A Unique Marine Lipid and Dietary Staple of the North Pacific Coast." *Lipids* 44, no. 1 (January 2009): 47–51.

Pickat, A. K. "The Nutritive Value of Margarine and Soy Bean-Oil." *Voprosy Pitaniia* 2, no. 5 (1933): 34–60.

Pinckney, Edward R., and Cathey Pinckney. *The Cholesterol Controversy.* Los Angeles: Sherbourne Press, 1973.

Plourde, Mélanie, and Stephen C. Cunnane. "Extremely Limited Synthesis of Long Chain Polyunsaturates in Adults: Implications for Their Dietary Essentiality and Use as Supplements." *Applied Physiology, Nutrition and Metabolism* 32, no. 4 (August 2007): 619–634.

Plumb, Robert K. "Diet Linked to Cut in Heart Attacks." *New York Times*, May 17, 1962, 39.

Poli, Giuseppi, and Rudolph Jörg Schaur. "4-Hydroxynonenal: A Lipid Degradation Product Provided with Cell Regulatory Functions." *Molecular Aspects of Medicine* 24, nos. 4–5 suppl. (August–October 2003): 147–313.

Poli, Giuseppi, Rudolph Jörg Schaur, W. G. Sterns, and G. Leonnarduzzi. "4-Hydroxynonenal: A Membrane Lipid Oxidation Product of Medicinal Interest." *Medicinal Research Reviews* 28, no. 4 (July 2008): 569–631.

Popper, Karl. *Objective Knowledge: An Evolutionary Approach.* Revised edition. Oxford: Clarendon Press, 1979.

Porter, Eugene O. "Oleomargarine: Pattern for State Trade Barriers." *Southwestern Social Science Quarterly* 29 (1948): 38–48.

Poustie, Vanessa J., and Patricia Rutherford. "Dietary Treatment for Familial Hypercholesterolaemia." *Cochrane Database of Systematic Reviews,* no. 2 (2001): CD001918.

Powley, Terry L. "The Ventromedial Hypothalamic Syndrome, Satiety and a Cephalic Phase Hypothesis." *Psychological Review* 84, no. 1 (1977): 89–126.

Prentice, Andrew M., and Alison A. Paul. "Fat and Energy Needs of Children in Developing Countries." *American Journal of Clinical Nutrition* 72, no. 5 suppl. (November 2000): 1253s-1265s.

Prentice, George. "Cancer Among Negroes." *British Medical Journal* 2, no. 3285 (December 15, 1923): 1181.

Prentice, Ross L., Bette Caan, Rowan T. Chlebowski, et al. "Low-Fat Dietary Pattern and Risk of Invasive Breast Cancer: The Women's Health Initiative Randomized Controlled Dietary Modification Trial." *Journal of the American Medical Association* 295, no. 6 (February 8, 2006): 629–642.

Prentice, Ross L., Cynthia A. Thomson, Bette Caan, et al. "Low-Fat Dietary Pattern and Cancer Incidence in the Women's Health Initiative Dietary Modification Randomized Controlled Trial." *Journal of the National Cancer Institute* 99, no. 20 (October 17, 2007): 1534–1543.

Price, Weston A. *Nutrition and Physical Degeneration.* 1939. Reprinted. La Mesa, CA: The Price-Pottenger Nutrition Foundation, 2004.

Prior, Ian A., Flora Davidson, Clare E. Salmond, and Z. Czochanska. "Cholesterol, Coconuts, and Diet on Polynesian Atolls: A Natural Experiment: The Pukapuka and Tokelau Island Studies." *American Journal of Clinical Nutrition* 34, no. 8 (August 1981): 1552–1561.

The Procter & Gamble Company. "The Story of Crisco." In *The Story of Crisco: 250 Tested Recipes,* by Marion Harris Neil. Cincinnati, OH: Procter & Gamble, 1914, 5–17.

Psaltopoulou, Theodora, Androniki Naska, Philoppos Orfanos, Dimitrios Trichopoulos, Theodoros Mountokalakis, and Antonia Trichopoulou. "Olive Oil, the Mediterranean Diet, and Arterial Blood Pressure: The Greek European Prospective Investigation into Cancer and Nutrition (EPIC) Study." *American Journal of Clinical Nutrition* 80, no. 4 (October 1, 2004): 1012–1018.

Qintão, Eder, Scott Grundy, and Edward H. Ahrens, Jr. "Effects of Dietary Cholesterol on the Regulation of Total Body Cholesterol in Man." *Journal of Lipid Research* 12, no. 2 (March 1971): 233–247.

Ramsden, Christopher E., Joseph R. Hibbeln, Sharon F. Majchrzak, and John M. Davis. "N-6 Fatty Acid-Specific and Mixed Polyunsaturate Dietary Interventions Have Different Effects on CHD Risk: A Meta-Analysis of Randomised Controlled Trials." *British Journal of Nutrition* 104, no. 11 (December 2010): 1586–1600.

Ramsden, Christopher E., Daisy Zamora, Boonseng Leelarthaepin, et al. "Use of Dietary Linoleic Acid for Secondary Prevention of Coronary Heart Disease and Death: Evaluation of Recovered Data from the Sydney Diet Heart Study and Updated Meta-Analysis." *British Medical Journal* 346 (February 4, 2013): doi:10.1136/bmj.e8707.

Rand, Margaret L., Adje A. Hennissen, and Gerard Hornstra. "Effects of Dietary Palm Oil on Arterial Thrombosis, Platelet Responses and Platelet Membrane Fluidity in Rats." *Lipids*

23, no. 11 (November 1988): 1019–1023.

Rauch B., R. Schiele, S. Schneider, et al. "OMEGA, a Randomized, Placebo Controlled Trial to Test the Effect of Highly Purified Omega-3 Fatty Acids on Top of Modern Guideline-Adjusted Therapy After Myocardial Infarction." *Circulation* 122, no. 21 (November 23, 2010): 2152–2159.

Ravnskov, Uffe. *The Cholesterol Myths: Exposing the Fallacy that Saturated Fat and Cholesterol Cause Heart Disease.* Washington, DC: New Trends, 2000.

Ray, Kausik K., Sreenivasa Rao Kondapally Seshasai, Sebhat Erqou, et al. "Statins and All-Cause Mortality in High-Risk Primary Prevention: A Meta-Analysis of 11 Randomized Controlled Trials Involving 65,229 Participants." *Archives of Internal Medicine* 170, no. 12 (June 28, 2010): 1024–1031.

Reeves, Robert M. Letter to the Editor. "Effect of Dietary Trans Fatty Acids on Cholesterol Levels." *New England Journal of Medicine* 324, no. 5 (January 31, 1991): 338–340.

———. Presentation at a conference hosted by the Institute of Shortening and Edible Oils, Las Vegas, August 2007.

Reid, D. D., and G. A. Rose. "Preliminary Communications: Assessing the Comparability of Mortality Statistics." *British Medical Journal* 2, no. 5422 (December 5, 1964): 1437–1439.

Reiser, Raymond. "Saturated Fat in the Diet and Serum Cholesterol Concentration: A Critical Examination of the Literature." *American Journal of Clinical Nutrition* 26, no. 5 (May 1973): 524–555.

———. "Saturated Fat: A Rebuttal." *American Journal of Clinical Nutrition* 27, no. 3 (March 1974): 228–229.

Research Committee. "Low-Fat Diet in Myocardial Infarction: A Controlled Trial." *Lancet* 2, no. 7411 (September 11, 1965): 501–504.

Riepma, S. F. *The Story of Margarine.* Washington, DC: Public Affairs Press, 1970.

Rillamas-Sun, Eileen, Andrea Z. LaCroix, Molly E. Warring, et al. "Obesity and Late-Age Survival Without Major Disease or Disability in Older Women." *Journal of the American Medical Association, Internal Medicine* 174, no. 1 (January 2014): 98–106.

Rittenberg, D., and Rudolf Schoenheimer. "Deuterium as an Indicator in the Study of Intermediary Metabolism: XI. Further Studies on the Biological Uptake of Deuterium into Organic Substances, with Special Reference to Fat and Cholesterol Formation." *Journal of Biological Chemistry* 121, no. 1 (October 1, 1937): 235–253.

Rivellese, Angela A., Rosalba Giacco, Giovanni Annuzzi, et al. "Effects of Monounsaturated vs. Saturated Fat on Postprandial Lipemia and Adipose Tissue Lipases in Type 2 Diabetes." *Clinical Nutrition* 27, no. 1 (February 2008): 133–141.

Robe, Karl. "Focus Gets Clearer on Confused Food Oil Picture." *Food Processing*, December 1961, 62–68.

Roberts, T. L., D. A. Wood, R. A. Riemersma, P. J. Gallagher, and Fiona C. Lampe. "Trans Isomers of Oleic and Linoleic Acids in Adipose Tissue and Sudden Cardiac Death." *Lancet* 345, no. 8945 (February 4, 1995): 278–282.

Rogers, Adrianne E., and Matthew P. Longnecker. "Biology of Disease: Dietary and Nutritional Influences on Cancer—A Review of Epidemiological and Experimental Data." *Laboratory Investigation* 59, no. 6 (1988): 729–759.

Rony, H. R. *Obesity and Leanness.* Philadelphia: Lea and Febiger, 1940.

Root, Waverley, and Richard De Rochemont. *Eating in America: A History.* New York: Morrow, 1976.

Rosamond, Wayne D., Lloyd E. Chambless, Aaron R. Folsom, et al. "Trends in the Incidence of Myocardial Infarction and in Mortality Due to Coronary Heart Disease, 1987 to 1994." *New England Journal of Medicine* 339, no. 13 (September 24, 1998): 861–867.

Rose, Geoffrey, Henry Blackburn, Ancel Keys, et al. "Colon Cancer and Blood-Cholesterol." *Lancet* 303, no. 7850 (February 9, 1974): 181–183.

Rose, Geoffrey, W. B. Thompson, and R. T. Williams. "Corn Oil in Treatment of Ischaemic Heart Disease." *British Medical Journal* 1, no. 5449 (June 12, 1965): 1531–1533.

Ross, Russell. "The Pathogenesis of Atherosclerosis—An Update." *New England Journal of Medicine* 314, no. 8 (February 20, 1986): 488–500.

Rothstein, William G. *Public Health and the Risk Factor: A History of an Uneven Medical Revolution.* Rochester Studies in Medical History 3. Rochester, NY: University of Rochester Press, 2003.

Rouja, Philippe Max, Éric Dewailly, and Carole Blanchet. "Fat, Fishing Patterns, and Health Among the Bardi People of North Western Australia." *Lipids* 38, no. 4 (April 2003): 399–405.

Roussouw, Jacques E., Loretta Finnegan, William R. Harlan, Vivian W. Pinn, Carolyn Clifford, and Joan A. McGowan. "The Evolution of the Women's Health Initiative: Perspectives from the NIH." *Journal of the American Medical Women's Association* 50, no. 2 (March/April 1995): 50–55.

Rubba, Paolo, F. Mancini, M. Gentile, and M. Mancini. "The Mediterranean Diet in Italy: An Update." *World Review of Nutrition and Dietetics* 97 (2007): 85–113.

Ruiz-Canela, Miguel, and Miguel A. Martínez-González. "Olive Oil in the Primary Prevention of Cardiovascular Disease." *Maturitas* 68, no. 3 (March 2011): 245–250.

Sacks, Frank M., George A. Bray, Vincent J. Carey, et al. "Comparison of Weight-Loss Diets with Different Compositions of Fat, Protein, and Carbohydrates." *New England Journal of Medicine* 360, no. 9 (February 26, 2009): 859–873.

Sacks, Frank M., and Lisa Litlin. "Trans-Fatty-Acid Content of Common Foods." *New England Journal of Medicine* 329, no. 26 (December 23, 1993): 1969–1970.

Samaha, Frederick F., Nayyar Iqbal, Prakash Seshadri, et al. "A Low-Carbohydrate as Compared with a Low-Fat Diet in Severe Obesity." *New England Journal of Medicine* 348, no. 21 (May 22, 2003): 2074–2081.

Samuel, Paul, Donald J. McNamara, and Joseph Shapiro. "The Role of Diet in the Etiology and Treatment of Atherosclerosis." *Annual Review of Medicine* 34, no. 1 (1983): 179–194.

Sarri, Katerina, and Anthony Kafatos. Letter to the Editor. "The Seven Countries Study in Crete: Olive Oil, Mediterranean Diet or Fasting?" *Public Health Nutrition* 8, no. 6 (2005): 666.

Sarri, Katerina, Manolis K. Linardakis, Frosso N. Bervanaki, Nikolaos E. Tzanakis, and Anthony G. Kafatos. "Greek Orthodox Fasting Rituals: A Hidden Characteristic of the Mediterranean Diet of Crete." *British Journal of Nutrition* 92, no. 2 (2004): 277–284.

Schaefer, Ernst J., Joi L. Augustin, Mary M. Schaefer, et al. "Lack of Efficacy of a Food-frequency Questionnaire in Assessing Dietary Macronutrient Intakes in Subjects Consuming Diets of Known Composition." *American Journal of Clinical Nutrition* 71, no. 3 (March 2000): 746–751.

Schaefer, Otto. "Medical Observations and Problems in the Canadian Arctic: Part II." *Canadian Medical Association Journal* 81, no. 5 (September 1, 1959): 386–393.

———. "Glycosuria and Diabetes Mellitus in Canadian Eskimos: A Preliminary Report and Hypothesis." *Canadian Medical Association Journal* 99, no. 5 (August 3, 1968): 201–206.

———. "When the Eskimo Comes to Town." *Nutrition Today* 6, no. 6 (November–December 1971): 8–16.

Schatzkin, Arthur, Peter Greenwald, David P. Byar, and Carolyn K. Clifford. "The Dietary Fat–Breast Cancer Hypothesis Is Alive." *Journal of the American Medical Association* 261, no. 22 (June 9, 1989): 3284–3287.

Schatzkin, Arthur, Victor Kipnis, Raymond J. Carroll, et al. "A Comparison of a Food Frequency Questionnaire with a 24-hour Recall for Use in an Epidemiological Cohort Study: Results from the Biomarker-based Observing Protein and Energy Nutrition (OPEN) Study." *International Journal of Epidemiology* 32, no. 6 (December 2003): 1054–1062.

Schettler, Gotthard. "Atherosclerosis During Periods of Food Deprivation Following World Wars I and II." *Preventive Medicine* 12, no. 1 (1983): 75–83.

Schleifer, David. "Reforming Food: How Trans Fats Entered and Exited the American Food System." PhD dissertation. New York University, 2010.

———. "The Perfect Solution: How Trans Fats Became the Healthy Replacement for Saturated Fats." *Technology and Culture* 53, no. 1 (January 2012): 94–119.

Schwarzfuchs, Dan, Rachel Golan, and Iris Shai. Letter to the Editor. "Four-Year Follow-Up After Two-Year Dietary Interventions." *New England Journal of Medicine* 367, no. 14 (October 4, 2012): 1373–1374.

Seinfeld, Jerry. *I'm Telling You for the Last Time.* Broadhurst Theatre, New York, NY, August 6–9, 1998.

Seiz, Keith. *Dietary Goals for the United States,* Ninety-Fifth Congress (Washington, DC: US Government Printing Office, 1977).

———. "Formulations: Sourcing Ideal Trans-Free Oils." *Functional Foods & Neutraceuticals* (July 2005): 36–37.

Seltzer, Carl C. "The Framingham Heart Study Shows No Increases in Coronary Heart Disease Rates from Cholesterol Values of 205–264 mg/dL." *Giornale Italiano di Cardiologia* (Padua) 21, no. 6 (1991): 683.

Senti, Frederic R., ed. Prepared for the Center for Food Safety and Applied Nutrition, Food and Drug Administration. *Health Aspects of Dietary Trans-Fatty Acids.* Bethesda, MD: Life Sciences Research Office, Federation of American Societies for Experimental Biology, August 1985.

Seppanen, C. M., and A. Saari Csallany. "Simultaneous Determination of Lipophilic Aldehydes by High-Performance Liquid Chromatography in Vegetable Oil." *Journal of the American Oil Chemists' Society* 78, no. 12 (December 1, 2001): 1253–1260.

———. "Formation of 4-Hydroxynonenal, a Toxic Aldehyde, in Soybean Oil at Frying Temperature." *Journal of the American Oil Chemists' Society* 79, no. 10 (October 1, 2002): 1033–1038.

Serra-Majem, Lluís, J. Ngo de la Cruz, L. Ribas, and L. Salleras. "Mediterranean Diet and Health: Is All the Secret in Olive Oil?" *Pathophysiology of Haemostasis and Thrombosis* 33, nos. 5–6 (September–December 2003/2004): 461–465.

Serra-Majem, Lluís, Lourdes Ribas, Ricard Tresserras, Joy Ngo, and Llufs Salleras. "How Could Changes in Diet Explain Changes in Coronary Heart Disease Mortality in Spain? The Spanish Paradox." *American Journal of Clinical Nutrition* 61, no. 6 suppl. (June 1995): 1351S–1359S.

Serra-Majem, Lluís, Blanca Roman, and Ramón Estruch. "Scientific Evidence of Interventions Using the Mediterranean Diet: A Systematic Review." *Nutritional Reviews* 64, no. 2 (February 2006): S27–S47.

Serra-Majem, Lluís, Antonia Trichopoulou, Joy Ngo de la Cruz, et al. "Does the Definition of the Mediterranean Diet Need to be Updated?" *Public Health Nutrition* 7, no. 7 (October 2004): 927–929.

Shai, Iris, Dan Schwarzfuchs, Yaakov Henkin, et al. "Weight Loss with a Low-Carbohydrate, Mediterranean, or Low-Fat Diet." *New England Journal of Medicine* 359, no. 3 (July 17, 2008): 229–241.

Shaper, A. Gerald. "Cardiovascular Studies in the Samburu Tribe of Northern Kenya." *American Heart Journal* 63, no. 4 (April 1962): 437–442.

———. Interview with Henry Blackburn. In "Preventing Heart Attack and Stroke: A History of Cardiovascular Disease Epidemiology," last accessed February 14, 2014. http://www.epi.umn.edu/cvdepi/interview.asp?id=64.

Sharman, Matthew J., Ana L. Gómez, William J. Kraemer, and Jeff S. Volek. "Very Low-Carbohdryate and Low-Fat Diets Affect Fasting Lipids and Postprandial Lipemia Differently in Overweight Men." *Journal of Nutrition* 134, no. 4 (April 1, 2004): 880–885.

Shaten, Barbara J., Lewis H. Kuller, Marcus O. Kjelsberg, et al. "Lung Cancer Mortality After 16 Years in MRFIT Participants in Intervention and Usual-Care Groups." *Annals of Epidemiology* 7, no. 2 (February 1997): 125–136.

Shekelle, Richard B., Anne MacMillan Shryock, Oglesby Paul, et al. "Diet, Serum Cholesterol, and Death from Coronary Heart Disease: The Western Electric Study." *New England Journal of Medicine* 304, no. 2 (January 8, 1981): 65–70.

Shekelle, Richard, and Salim Yusuf. "Report of the Conference on Low Blood Cholesterol: Mortality Associations." *Circulation* 86, no. 3 (1992): 1046–1060.

Shi, Z., X. Hu, B. Yuan, G. Hu, X. Pan, Y. Dai, J. E. Byles, and G. Holmboe-Ottesen. "Vegetable-Rich Food Pattern Is Related to Obesity in China." *International Journal of Obesity* 32, no. 6 (2008): 975–984.

Shields, David S. "Prospecting for Oil." *Gastronomica* 10, no. 4 (2010): 25–34.

Shin, Ju Young, Jerry Suls, and René Martin. "Are Cholesterol and Depression Inversely Related? A Meta-Analysis of the Association Between Two Cardiac Risk Factors." *Annals of Behavioral Medicine* 36, no. 1 (August 2008): 33–43.

Siampos, George S. *Recent Population Change Calling for Policy Action: With Special Reference to Fertility and Migration.* Athens: National Statistical Service of Greece, 1980.

Sieri, Sabina, Vittorio Krogh, Pietro Ferrari, et al. "Dietary Fat and Breast Cancer Risk in the European Prospective Investigation into Cancer and Nutrition." *American Journal of Clinical Nutrition* 88, no. 5 (November 2008): 1304–1312.

Silverman, Anna, Rajni Banthia, Ivette S. Estay, Colleen Kemp, et al. "The Effectiveness and Efficacy of an Intensive Cardiac Rehabilitation Program in 24 Sites." *American Journal of Health Promotion* 24, no. 4 (2010): 260–266.

Silwood, Christopher J. L., and Martin C. Grootveld. "Application of High-Resolution, Two-Dimensional H and C Nuclear Magnetic Resonance Techniques to the Characterization of Lipid Oxidation Products in Autoxidized Linoleoyl Linolenoylglycerols." *Lipids* 34, no. 7 (July 1999): 741–756.

Simell, Olli, Harri Niinikoski, Tapani Rönnemaa, et al. "Special Turku Coronary Risk Factor Intervention Project for Babies (STRIP)." *American Journal of Clinical Nutrition* 72, no. 5 suppl. (November 2000): 1316S–1331S.

Simons, Leon A., Yechiel Friedlander, John McCallum, and Judith Simons. "Risk Factors for Coronary Heart Disease in the Prospective Dubbo Study of Australian Elderly." *Atherosclerosis* 117, no. 1 (1995): 107–118.

Sinclair, Hugh M. "The Diet of Canadian Indians and Eskimos." *Proceedings of the Nutrition Society* 12, no. 1 (1953): 74.

Singh, Ram B., Shanti S. Rastogi, Rakesh Verma, Laxmi Bolaki, and Reema Singh. "An Indian Experiment with Nutritional Modulation in Acute Myocardial Infarction." *American Journal of Cardiology* 69, no. 9 (April 1, 1992): 879–885.

Singh, Ram B., Shanti S. Rastogi, Rakesh Verma, L. Bolaki, Reema Singh, S. Ghosh, and Mohammad A. Niaz. "Randomised Controlled Trial of Cardioprotective Diet in Patients with Recent Acute Myocardinal Infarction: Results of One Year Follow Up." *British Medical Journal* 304, no. 6833 (April 18, 1992): 1015–1019.

Siri-Tarino, Patty W., Qi Sun, Frank B. Hu, and Ronald M. Krauss. "Saturated Fat, Carbohydrate, and Cardiovascular Disease." *American Journal of Clinical Nutrition* 91, no. 3 (March 2010): 502–509.

Slining, Meghan M., Kevin C. Mathias, and Barry M. Popkin. "Trends in Food and Beverage Sources among US Children and Adolescents: 1989–2010." *Journal of the Academy of*

*Nutrition and Dietetics* 113, no. 12 (December 2013): 1683–1694.

Smith, Jane, and Fiona Godlee. "Investigating Allegations of Scientific Misconduct." *British Medical Journal* 331, no. 7511 (July 30, 2005): 245–246.

Smith, Leland L. "The Autoxidation of Cholesterol." In *Autoxidation in Food and Biological Systems.* Edited by Michael G. Simic and Marcus Karel. New York: Springer Science+Business Media, 1980, 119–132.

Smith, Russell Lesley, and Edward Robert Pinckney. *Diet, Blood Cholesterol, and Coronary Heart Disease: A Critical Review of the Literature.* Santa Monica, CA: privately published, July 1988.

Soman, C. R. "Correspondence: Indo-Mediterranean Diet and Progression of Coronary Artery Disease." *Lancet* 366, no. 9483 (July 30, 2005): 365–366.

Spencer, Colin. *Vegetarianism: A History.* London: Grub Street, 2000.

Speth, John D. *Bison Kills and Bone Counts: Decision Making by Ancient Hunters.* Chicago: University of Chicago Press, 1983.

Squires, Sally. "Hearts and Minds." *Washington Post,* July 24, 2001.

Stamler, Jeremiah. "Diet-Heart: A Problematic Revisit." *American Journal of Clinical Nutrition* 91, no. 3 (March 2010): 497–499.

Stamler, Jeremiah, and Frederick H. Epstein. "Coronary Heart Disease: Risk Factors as Guides to Preventive Action." *Preventive Medicine* 1, no. 1 (1972): 27–48.

Staprans, Ilona, Xian-Mang Pan, Joseph H. Rapp, Carl Grunfeld, and Kenneth R. Feingold. "Oxidized Cholesterol in the Diet Accelerates the Development of Atherosclerosis in LDL Receptor- and Apolipoprotein E–Deficient Mice." *Journal of Arteriosclerosis, Thrombosis, and Vascular Biology* 20, no. 3 (March 2000): 708–714.

Stearns, Peter N. *Fat History: Bodies and Beauty in the Modern West.* New York: New York University Press, 1997.

Stefanick, Marcia L., Sally Mackey, Mary Sheehan, Nancy Ellsworth, William L. Haskell, and Peter D. Wood. "Effects of Diet and Exercise in Men and Postmenopausal Women with Low Levels of HDL Cholesterol and High Levels of LDL Cholesterol." *New England Journal of Medicine* 339, no. 1 (July 2, 1998): 12–20.

Stefansson, Vilhjalmur. *The Fat of the Land.* Enlarged Edition of *Not By Bread Alone,* first published in 1946. New York: Macmillan, 1956.

———. *The Friendly Arctic: The Story of Five Years in Polar Regions.* New edition (First edition: New York: MacMillan, 1921). New York: Greenwood Press, 1969.

Stehbens, William E., and Elli Wierzbicki. "The Relationship of Hypercholesterolemia to Atherosclerosis with Particular Emphasis on Familial Hypercholesterolemia, Diabetes Mellitus, Obstructive Jaundice, Myxedema, and the Nephrotic Syndrome." *Progress in Cardiovascular Diseases* 30, no. 4 (January–February 1988): 289–306.

Stein, Joel. "The Low-Carb Diet Craze." *Time,* November 1, 1999.

Steinberg, Daniel. "An Interpretive History of the Cholesterol Controversy: Part 1." *Journal of Lipid Research* 45, no. 9 (September 2004): 1583–1593.

———. "An Interpretive History of the Cholesterol Controversy. Part II. The Early Evidence

Linking Hypercholesterolemia to Coronary Disease in Humans." *Journal of Lipid Research* 46, no. 2 (February 2005): 179–190.

————. "The Pathogenesis of Atherosclerosis: An Interpretive History of the Cholesterol Controversy, Part IV: The 1984 Coronary Primary Prevention Trial Ends It—Almost." *Journal of Lipid Research* 47, no. 1 (January 2006): 1–14.

Stemmermann, Grant N., Abraham Nomura, Lance K. Heilbrun, Earl S. Pollack, and Abraham Kagan. "Serum Cholesterol and Colon Cancer Incidence in Hawaiian Japanese Men." *Journal of the National Cancer Institute* 67, no. 6 (December 1981): 1179–1182.

Stender, Steen, and Jørn Dyerberg. "High Levels of Industrially Produced Trans Fat in Popular Fast Foods." *New England Journal of Medicine* 354, no. 15 (April 13, 2006): 1650–1652.

Stern, Linda, Nayyar Iqbal, Prakash Seshadri, et al. "The Effects of Low-Carbohydrate versus Conventional Weight Loss Diets in Severely Obese Adults: One-Year Follow-up of a Randomized Trial." *Annals of Internal Medicine* 140, no. 10 (May 18, 2004): 778–785.

Stout, Clarke, Jerry Morrow, Edward N. Brandt, Jr., and Stewart Wolf. "Unusually Low Incidence of Death from Myocardial Infarction: Study of Italian American Community in Pennsylvania." *Journal of the American Medical Association* 188, no. 10 (June 8, 1964): 845–849.

Sturdevant, Richard A. L., Morton Lee Pearce, and Seymour Dayton. "Increased Prevalence of Cholelithiasis in Men Ingesting a Serum-Cholesterol-Lowering Diet." *New England Journal of Medicine* 288, no. 1 (January 4, 1973): 24–27.

Sutherland, Wayne H. F., Sylvia A. de Jong, Robert J. Walker, et al. "Effect of Meals Rich in Heated Olive and Safflower Oils on Oxidation of Postprandial Serum in Healthy Men." *Atherosclerosis* 160, no. 1 (January 2002): 195–203.

Svendsen, Kristin, Hanne Naper Jensen, Ingvill Sivertsen, and Ann Kristin Sjaastad. "Exposure to Cooking Fumes in Restaurant Kitchens in Norway." *Annals of Occupational Hygiene* 46, no. 4 (2002): 395–400.

Takeya, Yo, Jordan S. Popper, Yukiko Shimizu, Hiroo Kato, George G. Rhoads, and Abraham Kagan. "Epidemiologic Studies of Coronary Heart Disease and Stroke in Japanese Men Living in Japan, Hawaii and California: Incidence of Stroke in Japan and Hawaii." *Stroke* 15, no. 1 (January–February 1984): 15–23.

Tanaka, Heizo, Yutaka Ueda, Masayuki Hayashi, et al. "Risk Factors for Cerebral Hemorrhage and Cerebral Infarction in a Japanese Rural Community." *Stroke* 13, no. 1 (January–February 1982): 62–73.

Tanaka, T., and T. Okamura. "Blood Cholesterol Level and Risk of Stroke in Community-Based or Worksite Cohort Studies: A Review of Japanese Cohort Studies in the Past 20 Years." *Keio Journal of Medicine* 61, no. 3 (2012): 79–88.

Tang, Jian, Qi Zhang Jin, Guo Hui Shen, Chi Tang Ho, and Stephen S. Chang. "Isolation and Identification of Volatile Compounds from Fried Chicken." *Journal of Agricultural and Food Chemistry* 31, no. 6 (1983): 1287–1292.

Tang, W. H. Wilson, Zeneng Wang, Bruce S. Levison, et al. "Intestinal Microbial Metabolism of Phosphatidylcholine and Cardiovascular Risk." *New England Journal of Medicine* 368, no. 17 (April 25, 2013): 1575–1584.

Tannenbaum, Albert. "The Genesis and Growth of Tumors. III. Effects of a High-Fat Diet." *Cancer Research* 2, no. 7 (July 1942): 468–475.

Taubes, Gary. "The Soft Science of Dietary Fat." *Science* 291, no. 5513 (March 2001): 2536–2545.

———. "What if It's All Been a Big Fat Lie?" *New York Times Magazine*, July 7, 2002.

———. *Good Calories, Bad Calories: Fats, Carbs, and the Controversial Science of Diet and Health.* New York: Alfred A. Knopf, 2007.

———. "Do We Really Know What Makes Us Healthy?" *New York Times Magazine*, September 16, 2007.

———. Letter to the Editor. "Eat, Drink and Be Wary." *New York Times*, October 28, 2007.

———. "The Science of Obesity: What Do We Really Know about What Makes Us Fat? An Essay by Gary Taubes." *British Medical Journal* 346 (April 16, 2013).

———. "What Makes You Fat: Too Many Calories, or the Wrong Carbohydrates?" *Scientific American* 309, no. 3 (September 2013): 60–65.

Teicholz, Nina. "Heart Breaker." *Gourmet,* June 2004, 100–105.

Teti, Vito. "Food and Fatness in Calabria." In *Social Aspects of Obesity #1.* Edited by Igor De Garine and Nancy J. Pollock. Translated by Nicolette S. James. Amsterdam: Gordon and Breach, 1995.

Thannhauser, S. J., and Heinz Magendantz. "The Different Clinical Groups of Xanthomatous Diseases: A Clinical Physiological Study of 22 Cases." *Annals of Internal Medicine* 11, no. 9 (March 1, 1938): 1662–1746.

Tillotson, Jeanne L., Hiroo Kato, Milton Z. Nichaman, et al. "Epidemiology of Coronary Heart Disease and Stroke in Japanese Men Living in Japan, Hawaii, and California: Methodology for Comparison of Diet." *American Journal of Clinical Nutrition* 26, no. 2 (February 1973): 177–184.

Tolstoi, Edward. "The Effect of an Exclusive Meat Diet Lasting One Year on the Carbohydrate Tolerance of Two Normal Men." *Journal of Biological Chemistry* 83, no. 3 (September 1929): 747–752.

———. "The Effect of an Exclusive Meat Diet on the Chemical Constituents of the Blood." *Journal of Biological Chemistry* 83, no. 3 (September 1929): 753–758.

Torrey, John C. "Influence of an Exclusively Meat Diet on the Human Intestinal Flora." *Proceedings of the Society for Experimental Biology and Medicine* 28, no. 3 (December 1930): 295–296.

"Trans Fatty Acids and Risk of Myocardial Infarction." Toxicology Forum Annual Summer Meeting, July 11–15, 1994.

"Trial of Clofibrate in the Treatment of Ischaemic Heart Disease. Five-year Study by a Group of Physicians of the Newcastle Upon Tyne Region." *British Medical Journal* 4, no. 5790 (December 25, 1971): 767–775.

Trichopoulos, Dimitrios. Letter to the Editor. "In Defense of the Mediterranean Diet." *European Journal of Clinical Nutrition* 56, no. 9 (September 2002): 928–929.

Trichopoulou, Antonia, Tina Costacou, Christina Bamia, and Dimitrios Trichopoulos. "Adherence to a Mediterranean Diet and Survival in a Greek Population." *New England Journal of Medicine* 348, no. 26 (June 26, 2003): 2599–2608.

Trichopoulou, Antonia, Antigone Kouris-Blazos, Mark L. Wahlqvist, et al. "Diet and Overall Survival in Elderly People." *British Medical Journal* 311, no. 7018 (December 2, 1995): 1457–1460.

Trichopoulou, Antonia, and Pagona Lagiou. "Healthy Traditional Mediterranean Diet: An Expression of Culture, History, and Lifestyle." *Nutrition Reviews* 55, no. 11, pt. 1 (November 1997): 383–389.

Trichopoulou, Antonia, Philippos Orfanos, Teresa Norat, et al. "Modified Mediterranean Diet and Survival: EPIC-Elderly Prospective Cohort Study." *British Medical Journal* 330, no. 7498 (April 28, 2005): 991.

Troiano, Richard P., Ronette R. Briefel, Margaret D. Carroll, and Karil Bialostosky. "Energy and Fat Intakes of Children and Adolescents in the United States: Data from the National Health and Nutrition Examination Surveys." *American Journal of Clinical Nutrition* 72, no. 5 suppl. (2000): 1343S–1353S.

Trowell, H. C., and D. P. Burkitt, eds. *Western Diseases: Their Emergence and Prevention.* London: Edward Arnold, 1981.

Truswell, A. Stewart. "Diet and Plasma Lipids—A Reappraisal." *American Journal of Clinical Nutrition* 31, no. 6 (June 1978): 977–989.

———. "Evolution of Dietary Recommendations, Goals, and Guidelines." *American Journal of Clinical Nutrition* 45, no. 5 suppl. (May 1987): 1060–1072.

———. "Problems with Red Meat in the WCRF2." *American Journal of Clinical Nutrition* 89, no. 4 (April 2009): 1274–1275.

Tunstall-Pedoe, Hugh, Kari Kuulasmaa, Markku Mähönen, Hanna Tolonen, Esa Ruokokski, and Phillippe Amouyel. "Contribution of Trends in Survival and Coronary-Event Rates to Changes in Coronary Heart Disease Mortality: 10-Year Results from 37 WHO MONICA Project Populations. Monitoring Trends and Determinants in Cardiovascular Disease." *Lancet* 353, no. 9164 (May 8, 1999): 1547–1557.

Turpeinen, Osmo, Martti Karvonen, Maija Pekkarinen, Matti Miettinen, Reino Elosuo, and Erkki Paavilainen. "Dietary Prevention of Coronary Heart Disease: The Finnish Mental Hospital Study." *International Journal of Epidemiology* 8, no. 2 (1979): 99–118.

Twain, Mark. *Life on the Mississippi.* 1883. Reprinted. Hollywood, CA: Simon & Brown, 2011.

Uauy, Ricardo, Charles E. Mize, and Carlos Castillo-Duran. "Fat Intake During Childhood: Metabolic Responses and Effects on Growth." *American Journal of Clinical Nutrition* 72, no. 5 suppl. (November 2000): 1345S–1360S.

Ueshima, Hirotsuga, Minoru Iida, and Yoshio Komachi. Letter to the Editor. "Is It Desirable to Reduce Total Serum Cholesterol Level as Low as Possible?" *Preventive Medicine* 8, no. 1 (January 1979): 104–111.

Ueshima, Hirotsugu, Kozo Tatara, and Shintaro Asakura. "Declining Mortality From Ischemic Heart Disease and Changes in Coronary Risk Factors in Japan, 1956–1980." *American Journal of Epidemiology* 125, no. 1 (1987): 62–72.

US Census Office. *Census Reports II: Twelfth Census of the United States, Taken in the Year 1900. Population. Part II.* Washington, DC: US Census Office, 1902.

US Congress. House. Committee on Agriculture. *National Academy of Sciences Report on Healthful Diets: Hearings before the House Subcommittee on Domestic Marketing, Consumer Relations, and Nutrition.* 96th Congress, 2nd Session, 1980.

———. House. Committee on Appropriations. *Dietary Guidelines for Americans: Hearings before the House Subcommittee on Agriculture, Rural Development and Related Agencies.* 96th Congress, 2nd Session, 1980.

———. Senate. Commmittee on Nutrition and Human Needs. *Diet Related to Killer Diseases.* 94th Congress, July 27 and 28, 1976.

———. Senate. Committee on Nutrition and Human Needs. *Obesity and Fad Diets: Hearings Before the Select Committee on Nutrition and Human Needs of the US Senate.* 93rd Congress. Washington, DC: US Government Printing Office, April 12, 1973.

US Department of Agriculture. *Nutrition and Your Health: Dietary Guidelines for Americans Home and Garden Bulletin* 228. Washington, DC: Science and Education Administration, 1980.

———. "Profiling Food Consumption in America." In *Agricultural Fact Book 2001–2002.* 13–21. Washington, DC: US Government Printing Office, 2003.

US Department of Agriculture and US Department of Health and Human Services. *Dietary Guidelines for Americans, 2010.* 7th Edition, Washington, DC: US Government Printing Office, December 2010.

Van Deventer, Hendrick, W. Greg Miller, Gary L. Meyers, et al. "Non-HDL Cholesterol Shows Improved Accuracy for Cardiovascular Risk Score Classification Compared to Direct or Calculated LDL Cholesterol in Dyslipidemic Population." *Clinical Chemistry* 57, No. 3 (2011): 490–501.

Vernon, Mary C., John Mavropoulos, Melissa Transue, William S. Yancy, and Eric C. Westman. "Clinical Experience of a Carbohydrate-Restricted Diet: Effect on Diabetes Mellitus." *Metabolic Syndrome and Related Disorders* 1, no. 3 (September 2003): 233–237.

Volek, Jeff S., Kevin D. Ballard, Ricardo Silvestre, et al. "Effects of Dietary Carbohydrate Restriction Versus Low-Fat Diet on Flow-Mediated Dilation." *Metabolism* 58, no. 12 (December 2009): 1769–1777.

Volek, Jeff S., Stephen D. Phinney, Cassandra E. Forsythe, et al. "Carbohydrate Restriction Has a More Favorable Impact on the Metabolic Syndrome than a Low Fat Diet." *Lipids* 44, no. 4 (April 2009): 297–309.

Volek, Jeff S., Matthew J. Sharman, and Cassandra E. Forsythe. "Modification of Lipoproteins by Very Low-Carbohydrate Diets." *Journal of Nutrition* 135, no. 6 (June 2005): 1339–1342.

Volek, Jeff S., Matthew Sharman, Ana Gomez, et al. "Comparison of Energy-Restricted Very

Low-Carbohydrate and Low-Fat Diets on Weight Loss and Body Composition in Overweight Men and Women." *Nutrition & Metabolism* 1, no. 13 (2004): 1–32.

Volek, Jeff S., Matthew J. Sharman, et al. "Comparison of a Very Low-Carbohydrate and Low-Fat Diet on Fasting Lipids, LDL Subclasses, Insulin Resistance, and Postprandial Lipemic Responses in Overweight Women." *Journal of the American College of Nutrition* 23, no. 2 (April 2004): 177–184.

Von Noorden, C. *Clinical Treatises on Pathology and Therapy of Disorders of Metabolism and Nutrition, Part VIII. Diabetes Mellitus.* New York: E. B. Treat, 1907.

Vos, Eddie. "Modified Mediterranean Diet and Survival: Key Confounder Was Missed." *British Medical Journal* 330, no. 7503 (June 4, 2005): 1329.

Wade, Nicholas. "Food Board's Fat Report Hits Fire." *Science* 209, no. 4453 (July 11, 1980): 248–250.

Walden, Carolyn E., Barbara M. Retzlaff, Brenda L. Buck, Shari Wallick, Barbara S. McCann, and Robert H. Knopp. "Differential Effect of National Cholesterol Education Program (NCEP) Step II Diet on HDL Cholesterol, Its Subfractions, and Apoprotein AI Levels in Hypercholesterolemic Women and Men After 1 Year: The beFIT Study." *Arteriosclerosis, Thrombosis, and Vascular Biology* 20, no. 6 (June 2000): 1580–1587.

Wallace, A. J., W. H. F. Sutherland, J. I. Mann, and S. M. Williams. "The Effects of Meals Rich in Thermally Stressed Olive and Safflower Oils on Postprandial Serum Paraoxonase Activity in Patients with Diabetes." *European Journal of Clinical Nutrition* 55, no. 11 (November 2001): 951–958.

Wallace, Lance, and Wayne Ott. "Personal Exposure to Ultrafine Particles." *Journal of Exposure Science and Environmental Epidemiology* 21 (January–February 2011): 20–30.

Wallis, Claudia. "Hold the Eggs and Butter." *Time*, March 26, 1984.

Walvin, James. *Fruits of Empire: Exotic Produce and British Taste, 1660–1800.* New York: New York University Press, 1997.

Waterlow, John C. "Diet of the Classical Period of Greece and Rome." *European Journal of Clinical Nutrition* 43, suppl. 2 (1989): 3–12.

Wears, Robert L., Richelle J. Cooper, and David J. Magid. "Subgroups, Reanalyses, and Other Dangerous Things." *Annals of Emergency Medicine* 46, no. 3 (September 2005): 253–255.

Weld, Isaac. *Travels Through the States of North America, and the Provinces of Upper and Lower Canada, During the Years 1795, 1796, and 1797.* London: printed for John Stockdale, Piccadilly, 1799.

Werdelin, Lars. "King of Beasts." *Scientific American* 309, no. 5 (November 2013): 34–39.

Werkö, Lars. "Risk Factors and Coronary Heart Disease—Facts or Fancy?" *American Heart Journal* 91, no. 1 (January 1976): 87–98.

Wertheimer, E., and B. Shapiro. "The Physiology of Adipose Tissue." *Physiology Reviews* 28, no. 4 (October 1948): 451–464.

Westman, Eric C. "Rethinking Dietary Saturated Fat." *Food Technology* 63, no. 2 (2009): 30.

Westman, Eric C., Richard D. Feinman, John C. Mavropoulos, et al. "Low-Carbohydrate Nutrition and Metabolism." *American Journal of Clinical Nutrition* 86, no. 2 (August 2007): 276–284.

Westman, Eric C., John C. Mavropoulos, William S. Yancy, and Jeff S. Volek. "A Review of Low-Carbohydrate Ketogenic Diets." *Current Atherosclerosis Reports* 5, no. 6 (November 2003): 476–483.

Westman, Eric C., Jeff S. Volek, and Richard D. Feinman. "Carbohydrate Restriction Is Effective in Improving Atherogenic Dyslipidemia even in the Absence of Weight Loss." *American Journal of Clinical Nutrition* 84, no. 6 (December 2006): 1549.

Westman, Eric C., William S. Yancy, Joel S. Edman, Keith F. Tomlin, and Christine E. Perkins. "Effect of 6-month Adherence to a Very Low Carbohydrate Diet Program." *American Journal of Medicine* 113, no. 1 (2002): 30–36.

Westman, Eric C., William S. Yancy, and Margaret Humphreys. "Dietary Treatment of Diabetes Mellitus in the Pre-Insulin Era (1914–1922)." *Perspectives in Biology and Medicine* 49, no. 1 (Winter 2006): 77–83.

White, Caroline. "Suspected Research Fraud: Difficulties Getting at the Truth." *British Medical Journal* 331, no. 7511 (July 30, 2005): 281–288.

White, Paul Dudley. "Heart Ills and Presidency: Dr. White's Views." *New York Times*, October 30, 1955.

Willett, Walter C. *Eat, Drink and Be Healthy: The Harvard Medical School Guide to Healthy Eating*. New York: Simon & Schuster, 2001.

———. "The Great Fat Debate: Total Fat and Health," *Journal of the American Dietetic Association* 111, no. 5 (May 2011): 660–662.

Willett, Walter C., and Alberto Ascherio. "Trans Fatty Acids: Are the Effects Only Marginal?" *American Journal of Public Health* 84, no. 5 (May 1994): 722–724.

Willett, Walter C., and David J. Hunter. "Prospective Studies of Diet and Breast Cancer." *Cancer* 74, no. 3 suppl. (August 1, 1994): 1085–1089.

Willett, Walter C., Frank Sacks, Antonia Trichopoulou, et al. "Mediterranean Diet Pyramid: A Cultural Model for Healthy Eating." *American Journal of Clinical Nutrition* 61, no. 6 (June 1995): 1402S–1406S.

Willett, Walter C., Meir J. Stampfer, Graham A. Colditz, et al. "Dietary Fat and the Risk of Breast Cancer." *New England Journal of Medicine* 316, no. 1 (January 1, 1987): 22–28.

Willett, Walter C., Meir J. Stampfer, JoAnn E. Manson, et al. "Intake of Trans Fatty Acids and Risk of Coronary Heart Disease Among Women." *Lancet* 341, no. 8845 (March 6, 1993): 581–585.

Williams, Roger R., Paul D. Sorlie, Manning Feinleib, et al. "Cancer Incidence by Levels of Cholesterol." *Journal of the American Medical Association* 245, no. 3 (January 16, 1981): 247–252.

Wood, Randall, Fred Chumbler, and Rex Wiegand. "Incorporation of Dietary *cis* and *trans* Isomers of Octadecenoate in Lipid Classes of Liver and Hepatoma." *Journal of Biological Chemistry* 252, no. 6 (March 25, 1977): 1965–1970.

Wood, Randall, Karen Kubena, Barbara O'Brien, Stephen Tseng, and Gail Martin. "Effect of Butter, Mono- and Polyunsaturated Fatty Acid-Enriched Butter, Trans Fatty Acid Margarine, and Zero Trans Fatty Acid Margarine on Serum Lipids and Lipoproteins in Healthy Men." *Journal of Lipid Research* 34, no. 1 (January 1993): 1–11.

Wood, Randall, Karen Kubena, Stephen Tseng, Gail Martin, and Robin Crook. "Effect of Palm Oil, Margarine, Butter and Sunflower Oil on Serum Lipids and Lipoproteins of Normocholesterolemic Middle-Aged Men." *Journal of Nutritional Biochemistry* 4, no. 5 (May 1993): 286–297.

Woodhill, J. M., A. L. Palmer, B. Leelarthaepin, C. McGilchrist, and R. B. Blacket. "Low Fat, Low Cholesterol Diet in Secondary Prevention of Coronary Heart Disease." *Advances in Experimental Medicine and Biology* 109 (1978): 317–330.

Wootan, Margo, Bonnie Liebman, and Wendie Rosofsky. "Trans: The Phantom Fat." *Nutrition Action Healthletter* 23, no. 7 (1996): 10–14.

World Cancer Research Fund and the American Institute for Cancer Research. *Food, Nutrition, Physical Activity, and the Prevention of Cancer: A Global Perspective.* Washington, DC: American Institute for Cancer Research, 2007.

World Health Organization. "Diet, Nutrition, and the Prevention of Chronic Diseases: Joint WHO/FAO Expert Consultation." *World Health Organization Technical Report Series* 916. Geneva, Switzerland: WHO, 2003.

Worth, Robert M., Hiroo Kato, George G. Rhoads, Abraham Kagan, and Sherman Leonard Syme. "Epidemiologic Studies of Coronary Heart Disease and Stroke in Japanese Men Living in Japan, Hawaii and California: Mortality." *American Journal of Epidemiology* 102, no. 6 (December 1975): 481–490.

Wrangham, Richard. *Catching Fire: How Cooking Made Us Human.* Philadelphia: Basic Books, 2009.

The Writing Group for the DISC Collaborative Research Group. "Efficacy and Safety of Lowering Dietary Intake of Fat and Cholesterol in Children with Elevated Low-Density Lipoprotein Cholesterol." *Journal of the American Medical Association* 273, no. 18 (May 10, 1995): 1429–1435.

Wu, She-Ching, and Gow-Chin Yen. "Effects of Cooking Oil Fumes on the Genotoxicity and Oxidative Stress in Human Lung Carcinoma (A-549) Cells." *Toxicology in Vitro* 18, no. 5 (October 2004): 571–580.

Yancy, William S., Maren K. Olsen, John R. Guyton, Ronna P. Bakst, and Eric C. Westman. "A Low-Carbohydrate, Ketogenic Diet Versus a Low-Fat Diet to Treat Obesity and Hyperlipidemia: A Randomized, Controlled Trial." *Annals of Internal Medicine* 140, no. 10 (May 18, 2004): 769–777.

Yancy, William S., Eric C. Westman, J. R. McDuffie, et al. "A Randomized Trial of a Low-carbohydrate diet vs Orlistat Plus a Low-fat Diet for Weight Loss." *Archives of Internal Medicine* 170, no. 2 (January 2010): 136–145.

Yang, Mei-Uih, and Theodore B. Van Itallie. "Composition of Weight Lost During Short-Term Weight Reduction. Metabolic Responses of Obese Subjects to Starvation and Low-

Calorie Ketogenic and Nonketogenic Diets." *Journal of Clinical Investigation* 58, no. 3 (September 1976): 722–730.

Yano, Katsuhiko, George G. Rhoads, Abraham Kagan, and Jeanne Tillotson. "Dietary Intake and the Risk of Coronary Heart Disease in Japanese Men Living in Hawaii." *American Journal of Clinical Nutrition* 31, no. 7 (July 1978): 1270–1279.

Yellowlees, Walter W. "Sir James Mackenzie and the History of Myocardial Infarction." *Journal of the Royal College of General Practitioners* 32, no. 235 (February 1982): 109–112.

Yerushalmy, Jacob, and Herman E. Hilleboe. "Fat in the Diet and Mortality from Heart Disease; A Methodologic Note." *New York State Journal of Medicine* 57, no. 14 (July 1957): 2343–2354.

Yngve, Agneta, Leif Hambraeus, Lauren Lissner, et al. "Invited Commentary: The Women's Health Initiative. What Is on Trial: Nutrition and Chronic Disease? Or Misinterpreted Science, Media Havoc and the Sound of Silence from Peers?" *Public Health Nutrition* 9, no. 2 (2006): 269–272.

Yonge, C. D., ed. and trans. *The Deipnosophists, or, Banquet of the Learned, of Athenæus.* London: Henry G. Bohn, 1854.

Young, S. Stanley. "Gaming the System: Chaos from Multiple Testing." *IMS Bulletin* 36, no. 10 (2007): 13.

Young, Shun-Chieh, Louis W. Chang, Hui-Ling Lee, Lung-Hung Tsai, Yin-Chang Liu, and Pinpin Lin. "DNA Damages Induced by Trans, Trans-2, 4-Decadienal (tt-DDE), a Component of Cooking Oil Fume, in Human Bronchial Epithelial Cells." *Environmental and Molecular Mutagenesis* 51, no. 4 (February 2010): 315–321.

Yudkin, John. *Pure, White and Deadly.* New York: Penguin, 1972.

Zarkovic, Neven. "4-Hydroxynonenal as a Bioactive Marker of Pathophysiological Processes." *Molecular Aspects of Medicine* 24, no. 4–5 (August–October 2003): 281–291.

Zhang, Quing, Ahmed S. M. Saleh, Jing Chen, and Qun Shen. "Chemical Alterations Taken Place During Deep-Fat Frying Based on Certain Reaction Products: A Review." *Chemistry and Physics of Lipids* 165, no. 6 (September 2012): 662–681.

Zhong, Lijie, Mark S. Goldberg, Yu-Tang Gao, and Fan Jin. "Lung Cancer and Indoor Air Pollution Arising from Chinese-Style Cooking among Nonsmoking Women Living in Shanghai, China." *Epidemiology* 10, no. 5 (September 1999): 488–494.

Zhong, Lijie, Mark S. Goldberg, Marie-Élise Parent, and James A. Hanley. "Risk of Developing Lung Cancer in Relation to Exposure to Fumes from Chinese-Style Cooking." *Scandinavian Journal of Work, Environment and Health* 25, no. 4 (August 1999): 309–316.

Zimetbaum, Peter, William H. Frishman, Wee Lock Ooi, et al. "Plasma Lipids and Lipoproteins and the Incidence of Cardiovascular Disease in the Very Elderly. The Bronx Aging Study." *Arteriosclerosis, Thrombosis, and Vascular Biology* 12, no. 4 (April 1992): 416–423.

Zock, Peter L., and Martijn B. Katan. "Hydrogenation Alternatives: Effects of Trans Fatty Acids and Stearic Acid Versus Linoleic Acid on Serum Lipids and Lipoproteins in Humans." *Journal of Lipid Research* 33, no. 3 (March 1992): 399–410.

Zukel, William J., Robert H. Lewis, Philip E. Enterline, et al. "A Short-Term Community Study of the Epidemiology of Coronary Heart Disease: A Preliminary Report on the North Dakota Study." *American Journal of Public Health and the Nation's Health* 49, no. 12 (1959): 1630–1639.

# 索引

斜体页码系插图位置

（数字系原版书页码，在本书中为边码）

## A

Academy of Nutrition and Dietetics 营养和饮食学学院, 325—326

acrolein 丙烯醛, 281—282

Africa 非洲, 29, 84, 158, 180n, 301

 Manns study in 曼恩的研究在, 11—13, 20

 meat consumption in 肉类消耗在, 11—12, 15—16, 23, 62, 144—145

age, aging 年龄, 老化, 11—12, 65, 98, 108n, 132, 136, 151, 279, 295, 299

 children and 儿童, 152, 154—155, 157—159

 clinical trials 临床试验, 73, 75, 77—78, 102n, 127, 130, 152, 154—155, 170, 210, 213—214

 heart disease and 心脏病, 28, 54, 102n, 104, 118, 146

 low-carbohydrate diet and 低碳水化合物饮食, 292—294

 Masai and 马赛人, 12, 143n

 Mediterranean diet and 地中海饮食和, 207, 210, 213—214, 221

Agriculture Department, US（USDA）美国农业部, 151, 273n, 281, 283

 children and 儿童, 153n, 158

 dietary recommendations of 的饮食推荐, 13, 112, 121—124, 135—138, 153, 158, 170, 172—173, 182, 186—188, *186*, *187*, 198—199, 215, 286—287, 322, 326—328, *328*, 332

 food pyramid of 的饮食金字塔, 1, 123, 186, *186*, 199, 286—287, *328n*

 and history of food consumption 食物消耗的历史, 112—113, 115n, *116*

 low-fat diet and 低脂肪饮食, 1, 169, 198, 215, 328, 332—333

 political issues and 政治问题, 121—124,

breads 面包，30，264*n*，286—287，292，325

  clinical trials and 临床试验，78，169

  Mediterranean diet and 地中海饮食，174，177，*187*

  political issues and 政治问题，106，121

  vegetable oils 植物油，82，85

breakfast 早餐，4，33，53，58，101，114，150，289，331

*British Medical Journal*（BMJ）《英国医学杂志》（BMJ），15，147，211，315

Brody, Jane 简·布罗迪，112，138，329

  diet-heart hypothesis and 饮食-心脏病假说，52—53

Brown, Michael 迈克尔·布朗，163

Burger King 汉堡王，228，277，278*n*，284*n*

butter 黄油，5—6，14，30，135，140，149，237，282，285，330，333—335

  clinical trials and 临床试验，75—77，80—81，93，169

  comparisons between Crisco and 与科瑞起酥油的比较，88—89，91

  comparisons between margarine and 与人造黄油的比较，89—91，238—239，253

  heart disease and 心脏病，42，55

  history of consumption of 的消耗史，114，119

  hydrogenated oils and 氢化油，225—226，228，242

  olive oil research and 橄榄油研究，200—201

  saturated fats and 饱和脂肪，6，25—26

  Seven Countries study and 七国研究，40，42

  trans fats and 反式脂肪，262

  trans-free alternatives and 不含反式脂肪的替代物，270—271

  US consumption of 美国人的消耗，*83*，84

  vegetable oils and 植物油，84，87，200—201

butterfat 乳脂，11，120，246

Byers, Tim 蒂姆·拜尔斯，170

## C

Calabria 卡拉布里亚，220—223

calcium 钙，11，149，243

  children and 儿童，148，153

  women and 女性，169，317*n*

calories 卡路里，13，102，139*n*，263，310*n*

  from carbohydrates 来自碳水化合物，29，104，120，137，140，294，314—315

  diabetes and 糖尿病，313

  from fat 来自脂肪，4，9，11，27，*28*，29，*34*，39，49—50，56，82，93，104，136，152—153，155—158，160，164，169，181—182，187*n*，213*n*，226，234，251，257*n*，267*n*，276，287，297，308，320—321，328

  heart disease and 心脏病，54，101

  Mediterranean diet and 地中海饮食，208，213*n*

  obesity and 肥胖，313，326*n*

  restriction of 的限制，59，99*n*，101，292—294，306，326*n*

  women and 女性，165，167，213*n*

Canada 加拿大，9，*28*，*34*，86*n*，269，298—300

cancer 癌症，6，13—15，28，39，166—

AHA 美国心脏协会，48，48n—49n，68
heart attacks of 心脏病发作，32—33，48
Enig, Mary G. 玛丽·G. 安宁格：
  Applewhite's conficts with 与阿普尔怀特的冲突，247—248，250
  trans fats and 反式脂肪，247—252，260，267
environment 环境，62，105，108，205，335，337
epidemiology, epidemiological studies 流行病学，流行病学研究，49，92，96—100，164，183—184，208，213，222n，258，282n，316，332n
  Bogalusa Heart Study 博加卢萨心脏研究，153—154
  on chronic diseases 关于慢性疾病，43—44
  comparisions between clinical trials and 与临床试验的比较，44，60，73
  definition of 的定义，36n—37n，42，96
  diet-heart hypothesis and 饮食-心脏病假说，97—100
  heart disease and 心脏病，37—39，42，55，64—67，97—99，97n—98n，161—162，178，216，219n，223
  Israel Civil Service Study 以色列公务员研究，97，97n—98n，100
  Mediterranean diet and 地中海饮食，188，197，206—207，216—217，219
  Morten and 莫特恩，104
  Nihon San 日本人研究，98—100
  olive oil and 橄榄油，201—202
  political issues and 政治问题，122

Roseto 罗塞托，55—57，97
saturated fars and 饱和脂肪，38—40，44，97n—98n，178，324—326
trans fats and 反式脂肪，259，262—264，267n，268
Western Electric Study 西部电气研究，97
women and 女性，167—168
*see also* Nurses Health Study; Seven Countries study 也可见护士健康研究；七国研究
Esterbauer, Hermann 赫尔曼·伊斯特鲍尔，280
ethics 道德，27，79，105，107，128，337
European Prospective Investigation into Cancer and Nutrition（EPIC）欧洲癌症和营养的前瞻研究，201，205n，206—207
Exelerate ZTF，278
exercise 锻炼，110，157，*187*，262，292，294
  cholesterol and 胆固醇，161，164
  clinical trials and 临床试验，73，80，170
  heart disease and 心脏病，12n，31，35n，49n
  Masai and 马赛人，4，12
  Nihon San and 日本人研究，99
  Ornish and 欧宁胥，140—141，143—144，146
  women and 女性，170

## F

Farr, Walter 沃尔特·法尔，237，269
fast food 快餐，179，228，237，272
  oil oxidation and 油氧化，277—279，281，283，285，333

碳水化合物，299，315

cholesterol and 胆固醇，65，159—160，162，164—165，317*n*

heart disease and 心脏病，54，93*n*，108*n*，146，159—160，162，164—166，170，171*n*

low-fat diet and 低脂肪饮食，146，159—160，165—170，*172*

pregnant 怀孕，38，146，295

saturated fats and 饱和脂肪，159，164—165，167，169—171，322

and studies and trials 研究与实验，5，64—65，77，93n，108，159—160，162，164—171，215，309n，315，322，329

Women's Health Initiative（WHI）妇女健康倡议，5，169—171，215，315，322，329

Women's Intervention Nutrition Study 女性营养干预研究，168

Wood, Randall 兰德尔·伍德，243—245，249

World Cancer Research Fund 世界癌症研究基金，111，144，168

World Health Organization（WHO）世界卫生组织，33，36，56，175，278，301，308*n*

Mediterranean diet and 地中海饮食，179，185，208

World War I 第一次世界大战，88—89，117—118

World War II 第二次世界大战，59，177，296

heart disease and 心脏病，31，35*n*

Japan and 日本，98，100

Keys and 季斯，21，31—33

Mediterranean diet and 地中海饮食，216，220—221

Seven Countries study and 七国研究，37—38，55*n*，216，220

## X

xanthomas 黄色瘤，21—22

## Y

Yerushalmy, Jacob 雅各布·耶鲁沙米，33—35，*34*，37

yogurt 酸奶，4，55，138，186，212*n*

Mediterranean diet and 地中海饮食，174，*187*

Yorke-Davis, Nathanial 纳撒尼尔·约克-戴维斯，293

Young, S. Stanley S. 斯坦利·杨，265

*Your Heart Has Nine Lives*（Stamler）《你的心脏有九条命》（斯塔姆勒），86

Yudkin, John 约翰·尤肯，42—43，61

Yusuf, Salim 萨利姆·尤瑟夫，130

## Z

Zone diet 带状饮食法，189，197，309*n*

Zuke, William 威廉·祖克尔，53—54

**图书在版编目(CIP)数据**

脂肪的真相/(美)妮娜·泰肖尔兹著;王薇译. —北京:商务印书馆,2019(2024.12重印)
ISBN 978 - 7 - 100 - 16047 - 6

Ⅰ.①脂… Ⅱ.①妮… ②王… Ⅲ.①减肥—基本知识 Ⅳ.①R161

中国版本图书馆 CIP 数据核字(2018)第 081644 号

**脂肪的真相**

〔美〕妮娜·泰肖尔兹 著

王薇 译

商 务 印 书 馆 出 版
(北京王府井大街36号 邮政编码100710)
商 务 印 书 馆 发 行
北京中科印刷有限公司印刷
ISBN 978 - 7 - 100 - 16047 - 6

2019 年 5 月第 1 版　　　　开本 700×1000　1/16
2024 年 12 月北京第 5 次印刷　印张 31

定价:89.00 元